W0224599

Auteurs

Référentiel pour la préparation de l'ECN - 7e édition 2021 - Collège des Enseignants de Pneumologie

Les auteurs suivants ont contribué à la rédaction de cet ouvrage :

Pr Bernard AGUILANIU, Grenoble
Pr Claire ANDREJAK, Amiens
Pr Philippe ASTOUL, Marseille
Pr Michel AUBIER, Paris
Pr Fabrice BARLESI, Marseille
Dr Cindy BARNIG, Besançon
Pr Anne BERGERON-LAFAURIE, Paris
Pr Emmanuel BERGOT, Caen
Pr François-Xavier BLANC, Nantes
Dr Jonathan BENZAQUEN, Nice
Pr François BONNAUD, Limoges
Pr Philippe BONNIAUD, Dijon
Pr Raphael BORIE, Paris
Pr Arnaud BOURDIN, Montpellier
Dr Jacques BOUTROS, Nice
Pr Jorge BOCZKOWSKI, Créteil
Pr Pierre Régis BURGEL, Paris
Pr Jacques CADRANEL, Paris
Pr Denis CAILLAUD, Clermont-Ferrand
Pr Philippe CAMUS, Dijon
Pr François CHABOT, Nancy
Pr Pascal CHANEZ, Marseille
Pr Ari CHAOUAT, Nancy
Dr Nouha CHAABANE, Nice
Pr Denis CHARPIN, Marseille
Pr Cécile CHENIVESSE, Lille
Pr Thierry CHINET, Boulogne
Pr Christos CHOUAID, Créteil
Pr Alexis CORTOT, Lille
Pr Vincent COTTIN, Lyon
Pr Louis Jean COUDERC, Suresnes
Pr Francis COUTURAUD, Brest
Pr Sébastien COURAUD, Lyon
Dr Perrine CREQUIT, Paris
Pr Bruno CRESTANI, Paris
Pr Antoine CUVELIER, Rouen
Pr Jean-Charles DALPHIN, Besançon
Dr Marie DARRASON, Lyon
Pr Bertrand DAUTZENBERG, Paris
Pr Frédéric DE BLAY, Strasbourg
Pr Bruno DEGANO, Grenoble
Pr Philippe DELAVAL, Rennes
Pr Pascal DEMOLY, Montpellier
Pr Alexandre DEMOULE, Paris
Pr Gaétan DESLEE, Reims
Pr Benoît DESRUES, Rennes
Pr Gilles DEVOUASSOUX, Lyon
Pr Alain DIDIER, Toulouse
Pr Patrice DIOT, Tours
Dr Boris DUCHEMANN, Bobigny
Pr Alexandre DUGUET, Paris
Dr Michael DURUISSEAUX, Lyon
Pr Daniel DUSSER, Paris
Pr Michel FOURNIER, Paris
Pr Frédéric GAGNADOUX, Angers
Pr Marjolaine GEORGES, Dijon
Pr Nicolas GIRARD, Paris
Pr Etienne GIROUX-LEPRIEUR, Paris
Pr Philippe GODARD, Montpellier
Pr Jesus GONZALEZ-BERMEJO, Paris
Dr Marion GOUITAA, Marseille
Pr Laurent GREILLIER, Marseille
Dr Nicolas GUIBERT, Toulouse
Pr Laurent GUILLEMINAULT, Toulouse
Pr Bruno HOUSSET, Créteil
Pr Gérard HUCHON, Paris
Pr Marc HUMBERT, Le Kremlin Bicêtre
Pr Dominique ISRAEL-BIET, Paris

Pr Vincent JOUNIEAUX, Amiens
Pr Stéphane JOUNEAU, Rennes
Dr Aurélien JUSTET, Caen
Pr Romain KESSLER, Strasbourg
Pr Jean Pierre LAABAN, Paris
Pr Bouchra LAMIA, Rouen
Pr François LEBARGY, Reims
Pr Etienne LEMARIE, Tours
Pr Sylvie LEROY, Nice
Pr Christophe LEROYER, Brest
Dr Olivier LE ROUZIC, Lille
Pr Antoine MAGNAN, Suresnes
Pr Bernard MAITRE, Créteil
Pr Hervé MAL, Paris
Dr Gilles MANGIAPAN, Créteil
Pr Sylvain MARCHAND-ADAM, Tours
Pr Charles-Hugo MARQUETTE, Nice
Dr Clémence MARTIN, Paris
Pr Yves MARTINET, Nancy
Pr Céline MASCAUX, Strasbourg
Pr Julien MAZIERES, Toulouse
Pr Boris MELLONI, Limoges
Pr Jean-Claude MEURICE, Poitiers
Pr Guy MEYER, Paris
Dr Nicolas MIGUERES, Strasbourg
Pr Pamela MOCERI, Nice
Pr David MONTANI, Le Kremlin Bicêtre
Pr Capucine MORELOT-PANZINI
Pr Denis MORO-SIBILOT, Grenoble
Pr Jean François MORNEX, Lyon
Pr Jean-François MUIR, Rouen
Pr Hilario NUNES, Bobigny
Dr Alain PALOT, Marseille
Pr Jeanne Marie PEROTIN-COLLARD, Reims
Pr Christophe PISON, Grenoble
Dr Benjamin PLANQUETTE, Paris
Pr Jean-Louis PUJOL, Montpellier
Pr Elisabeth QUOIX, Strasbourg
Pr Chantal RAHERISON, Bordeaux
Pr Martine REYNAUD-GAUBERT, Marseille
Dr Karine RISSO, Nice
Pr Nicolas ROCHE, Paris
Dr Antoine ROUX, Suresnes
Dr Anne-Marie RUPPERT, Paris
Pr Mathieu SALAUN, Rouen
Pr Olivier SANCHEZ, Paris
Dr Céline SANFIORENZO, Nice
Pr Arnaud SCHERPEREEL, Lille
Dr Frédéric SCHLEMMER, Créteil
Pr Thomas SIMILOWSKI, Paris
Pr Olivier SITBON, Le Kremlin Bicêtre
Pr Pierre-Jean SOUQUET
Pr Camille TAILLE, Paris
Pr Abdellatif TAZI, Paris
Pr Gabriel THABUT, Paris
Pr Luc THIBERVILLE, Rouen
Pr Isabelle TILLIE-LEBLOND, Lille
Dr Diane TISSIER, Marseille
Dr Anne-Claire TOFFART, Grenoble
Dr Pascale TOMASINI, Marseille
Dr Cécile TROMEUR, Brest
Pr Wojciech TRZEPIZUR, Angers
Pr Manuel TUNON DE LARA, Bordeaux
Pr Thierry URBAN, Angers
Pr Yurdagul UZUNHAN, Bobigny
Dr Corinne VANNIMENUS, Lille
Pr Dominique VALEYRE, Bobigny
Pr Nicolas VENISSAC, Lille
Pr Jean Michel VERGNON, St Etienne
Dr Guillaume VOIRIOT, Paris
Pr Benoît WALLAERT, Lille
Pr Emmanuel WEITZENBLUM, Strasbourg
Pr Virginie WESTEEL, Besançon
Pr Marie WISLEZ, Paris
Pr Gérard ZALCMAN, Caen
Dr Maeva ZYSMAN, Bordeaux

Introduction

Le Collège des Enseignants de Pneumologie (CEP) a mis à jour le référentiel de pneumologie.

Ce référentiel est un ouvrage collectif rédigé par plus de 140 contributeurs et mis à jour tous les deux ans. Il est mis en ligne gratuitement et accessible sans condition particulière.

Cette 7e édition ne contient pas de modifications majeures du contenu de l'enseignement, nous avons simplement :

- Actualisé les connaissances
- Hiérarchisé les connaissances (rang A et B) en mettant les connaissances de rang B en italiques surlignées en rouge
- Travaillé avec nos collègues allergologues et cardiologues pour les items communs à nos disciplines (items 186, 188, 222, 226 & 338)

Cette 7e édition fait foi pour les étudiants qui passeront les ECN à partir de juin 2021. Ceux qui passeront les ECN en 2021 et en 2022 ne doivent donc pas tenir compte des parties en italiques surlignées en rouge, dans la mesure où c'est l'ancien programme qui prévaut.

Ceux qui passeront les ECN en juin 2023 sont soumis au nouveau programme sans que la hiérarchisation soit utilisée pour le classement unique final. Mais la distinction en rangs A et B les aidera à prioriser leurs efforts.

Enfin, ceux qui passeront les examens dématérialisés nationaux (EDN) à partir de septembre 2023, devront tenir compte de la hiérarchisation.

Par exemple, dans l'item « *359 - Détresse respiratoire (ex-item 354)* », on considère que tout médecin doit savoir reconnaitre les signes d'une détresse respiratoire et savoir qu'il faut mettre de l'oxygène en urgence (connaissance de rang A). En revanche, connaitre les grands principes et les principales indications d'une assistance ventilatoire sont des connaissances de rang B, concernant plus spécifiquement ceux qui se destinent à la médecine intensive, à la pneumologie, à la médecine d'urgence, à l'anesthésie-réanimation, etc.

Pour les étudiants qui passeront les ECN en 2021 et en 2022 et qui auraient déjà travaillé le programme de pneumologie sur la 6e édition, nous précisons que les modifications ne sont pas majeures. Les modifications significatives ont fait l'objet d'un recensement (Cf. page suivante).

Ce référentiel est destiné en priorité aux étudiants qui préparent l'ECN. Il s'adresse aussi à tous ceux qui s'investissent dans l'enseignement de la pathologie respiratoire : hospitalo-universitaires, internes, chefs de clinique, praticiens, membres de professions paramédicales.

ATTENTION 1 : Dans la mesure ou de nouveaux items sont apparus pour ceux qui passeront l'ECN puis les EDN à partir de 2023 (nouveau programme), **la numérotation des items a changé**. Vous trouverez la correspondance entre les numéros de l'ancien programme et les numéros du nouveau programme sur le site du CEP.

ATTENTION 2 : Nous insistons sur l'importance de la séméiologie que fera partie des points essentiels à connaitre. Vous accéderez facilement à la séméiologie respiratoire (textes, images, vidéos et sons) sur le site que le CEP a construit pour vous : *https://semiologiepneumologique.com)* ou en consultant l'ouvrage « Sémiologie pneumologique » paru chez S-Editions.

ATTENTION 3 : L'item « 222 - Hypertension pulmonaire » de l'ancien programme a disparu du nouveau programme, nous l'avons laissé dans ce référentiel et actualisé car il reste à connaitre pour les étudiants qui passeront les ECN en 2021 et en 2022.

Aucun des contributeurs à cet ouvrage ne touche de droits d'auteurs, ces droits d'auteurs sont reversés en nom collectif au CEP.

Ce référentiel est destiné en priorité aux étudiants qui préparent l'ECN. Il s'adresse aussi à tous ceux qui s'investissent dans l'enseignement de la pathologie respiratoire : hospitalo-universitaires, internes, chefs de clinique, praticiens, membres de professions paramédicales.

Bonne lecture.

Pour le **Collège des Enseignants de Pneumologie**

Pr Charles-Hugo Marquette - Université Côte d'Azur

Changements principaux entre la 6e et la 7e édition

Item	Intitulé	Modifications
75	Addiction au tabac	A été ajoutée la dépendance au tabagisme, a été actualisée l'épidémiologie du tabagisme et de ses conséquences.
110	Troubles du sommeil	Allègement portant sur le Syndrome d'apnées de type central et suppression du Syndrome obésité hypoventilation et des Troubles respiratoires nocturnes au cours des insuffisances respiratoires chroniques.
154	Infections broncho pulmonaires	A été ajouté la COVID-19. Ont été supprimés les pneumonies du sujet âgé, les pneumonies abcédées et les pneumonies associées aux soins. Le tableau 8 a été partiellement modifié.
159	Tuberculose	Suppression des posologies ; clarification de la question PZA et grossesse
186	Hypersensibilités et allergies	A été ajoutée l'allergie alimentaire, a été modifié le chapitre « Immunothérapie allergénique » (ex. « Immunothérapie spécifique »).
188	Asthme, rhinite	Le chapitre asthme en dehors de l'urgence a été profondément remanié (cf. chapitre 3).
192	Pathologies auto-immunes	Pas de changement notable
203	Dyspnée aiguë et chronique	Pas de changement notable
204	Toux	Tout le chapitre a été modifié
205	Hémoptysie	Le tableau 1 a été partiellement modifié.
206	Épanchement pleural liquidien	Les tableaux 1 et 2 ont été partiellement modifiés.
207	Opacités et masses intrathoraciques	La 1ère partie (nodules intraparenchymateux a été en grande partie réécrite) ; pas de modifications sur la 2e partie (masses du médiastin).
208	Insuffisance respiratoire chronique	La classification des IRC et le traitement de l'IRC ont été partiellement modifiés.
209	BPCO	Pas de changement notable
210	Pneumopathie interstitielle diffuse	Pas de changement notable
211	Sarcoïdose	Pas de changement notable
226	Thrombose veineuse profonde et embolie pulmonaire	Le traitement anticoagulant a été partiellement modifié
230	Douleur thoracique aiguë	Pas de changement notable
309	Tumeurs du poumon, primitives et secondaires	L'oncogenèse a été a été partiellement modifiée.
338	Œdème de Quincke et anaphylaxie	Pas de changement notable
359 bis	Corps étranger bronchique	Pas de changement notable
359	Détresse et insuffisance respiratoire aigüe	A été ajouté un complément de séméiologie (paragraphe 2) ; Figures 1 et 3.
360	Pneumothorax	Les indications de drainage ont été partiellement modifiées

Sommaire

Item 75 - Addiction au tabac

(Ex-item 73)

Rang	Rubrique	Intitulé connaissance	Descriptif
A	Définition	Connaître les principaux risques liés au tabagisme actif, au tabagisme passif, et au tabagisme in utero	
A	Définition	Connaître les principaux types de dépendance entraînés par le tabac et la façon d'évaluer cette dépendance	
B	*Définitions*	*Vaporisateur personnel (cigarette électronique)*	*Principe basique de fonctionnement*
B	*Physiopath.*	*Toxicité nicotine, goudrons et fumée de tabac*	
B	*Physiopath.*	*Mécanisme d'atteinte artérielle (Thrombogénicité, vasomotricité, inflammation)*	
A	Epidémiologie	Age de début, le % de dépendants et la mortalité mondiale et française liée au tabac et les risques	Connaître
A	Épidémiologie	Tendances épidémiologiques du tabagisme au cours du temps	Connaître
A	Épidémiologie	Tabagisme hommes/femmes	Connaître
A	Épidémiologie	Tabagisme chez les jeunes	Connaître
A	Épidémiologie	Tabagisme chez la femme enceinte	Connaître
A	Épidémiologie	Modes de consommation du tabac	Connaître
A	Épidémiologie	Ordre de grandeur du nombre de cas de cancer liés au tabac	Connaître
A	Épidémiologie	Part du tabac dans la mortalité en France	Connaître
A	Épidémiologie	Mortalité liée au tabagisme actif	Connaître
A	Epidémiologie	Impact sur la mortalité cardiovasculaire	
A	Epidémiologie	Connaître l'épidémiologie du tabagisme et celles des principales maladies liées au tabac	
A	Epidémiologie	Tabagisme passif, grandes notions de surrisque	
A	Épidémiologie	CSP des fumeurs en France	Connaître : tabac est un marqueur social
A	Diagnostic	Savoir dépister la consommation de tabac	Connaitre la question à poser et évaluer les consommations et les objectifs (l'arrêt)
A	Diagnostic	Diagnostic de dépendance	
A	Diagnostic	Signes de sevrage en tabac	
A	Diagnostic	Complications médicales non psychiatriques	Néoplasiques, pulmonaires, cardiovasculaires, dermatologiques
B	*Diagnostic*	*Diagnostic des comorbidités psychiatriques et addictives*	*Connaître la fréquente comorbidité des troubles psychiatriques et addictifs ; Renvoi item introductif 73-78*
A	Prise en charge	Moment du sevrage : Proposition d'aide à l'arrêt à chaque contact avec un professionnel de santé.	
A	Prise en charge	Connaître les moyens de prévention primaire et secondaire	
A	Prise en charge	Connaître les traitements de la dépendance au tabac (pharmacologiques et non pharmacologiques)	TSN (présentations et modes de prescriptions) et TCC (le principe) Cigarette électronique
A	Prise en charge	Outils institutionnels (tabac info service)	
B	*Prise en charge*	*Après un évènement aigu : infarctus du myocarde, décompensation respiratoire...*	
B	*Prise en charge*	*Recherche des comorbidités en fonction du terrain*	
B	*Prise en charge*	*A long terme : savoir que les rechutes sont la règle d'où proposer systématiquement l'arrêt*	
B	*Prise en charge*	*Aide médicamenteuse autre que TSN*	*Varénicline et bupropion*
A	Prise en charge	Tabacologie : Premier recours, méthode des 5A (Ask, Assess, Advise, Assist and Arrange)	Quand adresser un patient en consultation de tabacologie

Les objectifs de rang B apparaissent surlignés et en italiques dans le texte.

Points clés

1. Le tabagisme est initialement lié à un comportement acquis à l'adolescence, la dépendance devient rapidement une maladie chronique récidivante.
2. La France compte plus de 11 millions de fumeurs et le tabac est responsable de plus de 75000 décès par an. Un fumeur sur 2 meurt d'une maladie liée au tabac.
3. L'arrêt du tabac doit être organisé quelle que soit la motivation du fumeur, et plus particulièrement, en cas de grossesse ou d'intervention chirurgicale programmée ou de maladies sévères liées au tabac.
4. Toute consultation médicale doit être l'occasion d'un conseil d'arrêt. Il s'agit pour le professionnel de conseiller à chaque fumeur d'arrêter de fumer, d'évoquer les aides et accompagnements disponibles pour y arriver.
5. La dépendance physique liée à la nicotine est évaluée par le test de Fagerström dont les deux principales questions sont le délai entre le réveil et la première cigarette et la quantité de cigarettes fumées par jour.
6. Le sevrage repose sur la combinaison d'un apport de substituts nicotiniques ou de varénicline et d'une prise en charge cognitivo-comportementale (TCC)
7. Il n'existe aucune contre-indication aux substituts nicotiniques.
8. Le craving et le syndrome de sevrage sont des facteurs de risque de rechute.
9. La cigarette électronique peut être considérée comme une aide au sevrage tabagique.

1. INTRODUCTION

1.1 Les fumées du tabac

Le tabac fumé produit 3 types de fumées :
- Le courant primaire : inhalé par le fumeur
- Le courant secondaire : s'échappe de la cigarette par le bout incandescent (tabagisme passif)
- Le courant tertiaire : exhalé par le fumeur (tabagisme passif)

1.2 Les produits de la fumée

Il existe plus de 4000 composants identifiés dans la fumée de tabac.
- *Goudron → cancers*
- *Monoxyde de carbone (CO) → infarctus*
  - *se fixe sur l'hémoglobine créant l'hypoxie*
  - *participe aux lésions endothéliales*
  - *sa mesure dans l'air expiré est un bon marqueur du tabagisme des dernières heures précédant la mesure*
- La nicotine → rôle majeur dans la dépendance :
  - *peu toxique*
  - *drogue la plus puissante sur le marché*
- *Diamètre médian des particules de fumée de tabac = 0,3 microns :*
  - *pénètrent tout l'arbre respiratoire et les alvéoles pulmonaires, passent dans le sang et provoquent des phénomènes inflammatoires.*
  - *jouent un rôle dans la thrombose artérielle (mais pas veineuse)*

1.3 Les statuts tabagiques

Pour définir le statut fumeur d'un individu, il est conseillé de suivre les définitions suivantes :
- Un non (jamais)-fumeur est une personne ayant fumé moins de 100 cigarettes au cours de sa vie.
- Un ex-fumeur (ou fumeur sevré) a stoppé totalement et définitivement son tabagisme depuis plusieurs mois. Le délai le plus communément admis est 12 mois.
- Un fumeur actif est un fumeur non sevré depuis 12 mois.

1.4 La dépendance au tabagisme

L'addiction au tabac est un phénomène complexe qui fait intervenir plusieurs types de mécanismes de dépendance, dont le repérage est essentiel pour faciliter l'arrêt.
- La dépendance physique ou pharmacologique est directement liée à la nicotine et à son passage très rapide, lorsqu'elle est fumée, vers le cerveau (responsable de « l'effet shoot »). Elle se fixe alors sur

les récepteurs cholinergiques nicotiniques et stimule les systèmes de récompense, en modulant la libération de nombreux neurotransmetteurs (en particulier la dopamine).

- La dépendance psychologique est liée aux « effets positifs » que le fumeur associe à la cigarette, utilisée pour « se relaxer », « réfléchir », « l'effet coupe-faim ».
- La dépendance comportementale (ou sociale) est liée aux situations répétées associées à la cigarette et qui peuvent déclencher l'envie « réflexe » de fumer (moments de convivialité, association avec la prise d'autres substances addictives comme le café, l'alcool, le cannabis, etc.).

2. ÉPIDÉMIOLOGIE

La France comptait près de 11 millions de fumeurs en 2018.

- Evolution récente du tabagisme : en 2017, puis en 2018, la proportion de fumeur a diminué de 12% (soit 1,6 millions de fumeur en moins en 2018 par rapport à 2016, après plusieurs années de stabilité. Les facteurs qui concourent à cela sont multiples bien que le prix en forte hausse soit vraisemblablement l'un des plus déterminant aux côtés du paquet neutre, ou de l'opération « Mois Sans Tabac ».
- Tabagisme quotidien et occasionnel : en 2018, chez les 18-75 ans, on comptait au moins 32% de fumeurs dont 25,4% qui fument quotidiennement et 6,6% qui fument occasionnellement (Figure 1).

Figure 1 : Statut tabagique en 2018 chez les 18-75 ans.

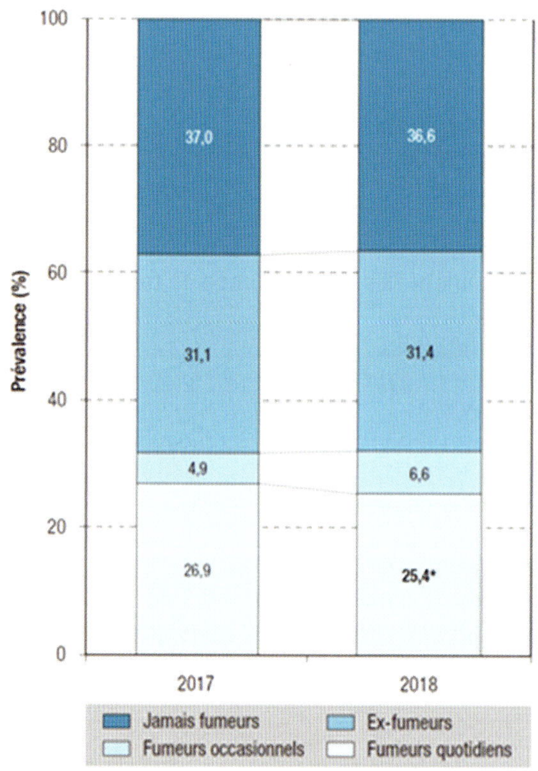

Sources : Baromètres de Santé publique France, 2017 et 2018.
* : évolution significative entre 2017 et 2018 ($p<0,05$).

- Prévalence selon le sexe : la prévalence du tabagisme reste plus importante chez les hommes (29.8% en 2018) que chez les femmes (22.9%), mais la diminution du tabagisme semble plus rapide chez les hommes que chez les femmes (Figure 2). La consommation a diminué parmi les hommes dans toutes les classes d'âges ainsi que chez les femmes de moins de 55 ans. L'augmentation du tabagisme parmi les femmes dans la tranche d'âge de 55-75 ans témoigne de l'arrivée dans ces tranches d'âges des femmes qui ont commencé à fumer à partir des années 60 (Figure 3). La moitié des femmes enceintes continuent le tabagisme au cours de la grossesse, plus fréquemment parmi les femmes les plus jeunes et les moins diplômées.

Figure 2 : Prévalence du tabagisme quotidien selon le sexe en France parmi les 18-75 ans, de 2000 à 2018

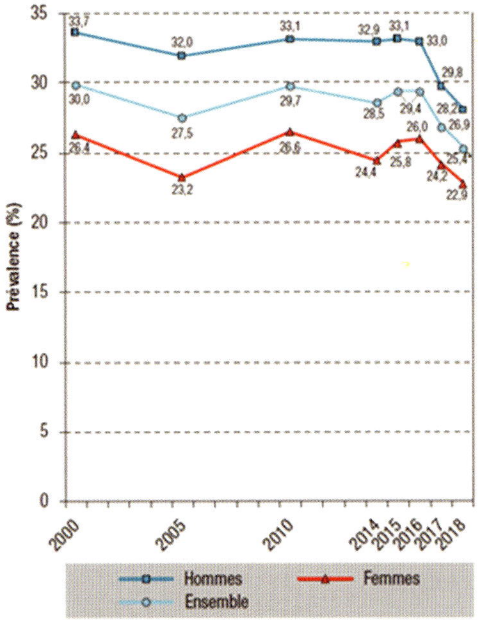

Sources : Baromètres santé 2000, 2005, 2010, 2014, 2016 et Baromètres de Santé publique France 2017 et 2018, Santé publique France. Baromètre cancer 2015, INCa.
* : évolution significative entre 2017 et 2018 (p<0,05).

Figure 2 : Prévalence du tabagisme quotidien selon l'âge et le sexe en France entre 2000 et 2018

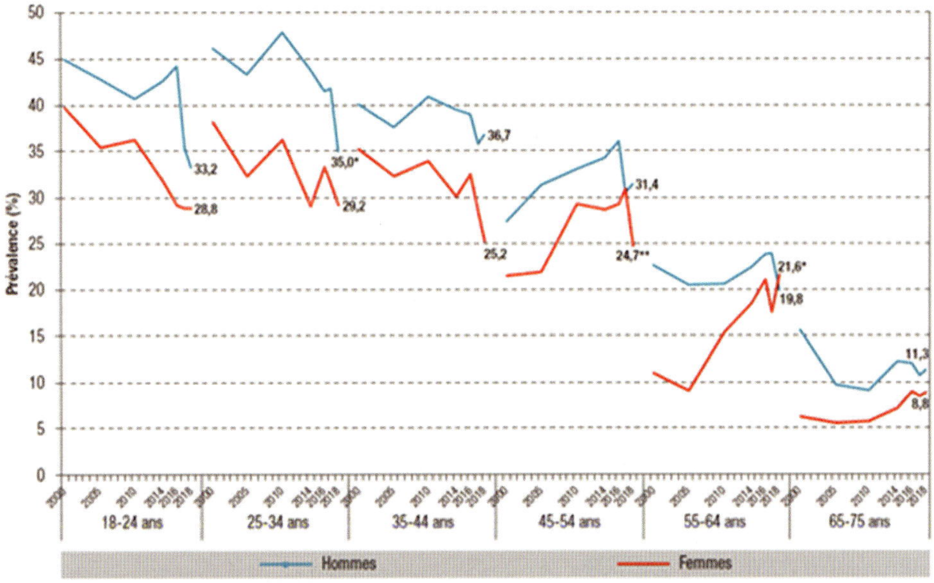

Sources : Baromètres santé 2000, 2005, 2010, 2014, 2016 et Baromètres de Santé publique France 2017 et 2018, Santé publique France.
Les * indiquent une évolution significative entre 2017 et 2018 : * p<0,05 ; ** p<0,01.
Les prévalences indiquées correspondent à l'année 2018.

- Tabac et inégalités sociales : Depuis 2000, la prévalence du tabagisme quotidien diminue parmi les fumeurs les plus défavorisés : de 38,8% en 2016 à 33,0% en 2018 parmi les personnes aux revenus les plus faibles, de 49,7% à 40% parmi les personnes au chômage. Le tabac reste malgré tout un puissant « marqueur » social : en 2018 plus le revenu augmente, moins la prévalence du tabagisme quotidien est élevée.
- Âge de la première cigarette : en 2017 l'expérimentation du tabac est réalisée à 14,4 ans et la consommation quotidienne à 15,1 ans.

3. PATHOLOGIES LIÉES AU TABAC

Tabac = 1ère cause de mortalité évitable

Un fumeur sur deux mourra prématurément d'une maladie due au tabac.

En France, environ 75 000 décès étaient imputables au tabac en 2015 sur les 580 000 décès enregistrés en France métropolitaine la même année (hommes environ 55 000 soit 19% de l'ensemble des décès / femmes environ 20 000 soit 7% de l'ensemble des décès) (Tableau 1).

Tableau 1 : Causes de décès attribuables au tabac en France en 2015
Sources Bulletin épidémiologique hebdomadaire

Causes de décès	Total
Cancers	46 000
– Poumons	32 000
– Autres cancers	14 000
Maladies cardiovasculaires	17 000
Maladies respiratoires	12 000
TOTAL	75 000

3.1 Pathologies cancéreuses

- Un cancer sur quatre est dû au tabac.
- Cancers du poumon (CP) :
  - . 90 % sont liés au tabac
  - . le tabac multiplie de 2 à 30 le risque de CP
  - . pas de seuil en-dessous duquel fumer ne représente aucun risque, mais le risque de CP dépend du nombre de cigarettes / jour et surtout de la durée du tabagisme
  - . tabagisme passif : ↗ du risque relatif de CP de 26 %
- De nombreux autres cancers sont liés au tabac, notamment :
  - . voies aérodigestives supérieures
  - . pancréas, reins et vessie

3.2 Maladies cardio-vasculaires

- Le tabac multiplie par 20 le risque de développer une maladie cardio-vasculaire :
  - . Cardiopathies ischémiques
  - . Artérite
  - . Hypertension artérielle (HTA)
  - . Accident vasculaires cérébraux
- Le CO se fixe sur l'hémoglobine, créant l'hypoxie
  - . Entraine des lésions endothéliales
- La fumée de tabac :
  - . Entraine une dysfonction endothéliale
  - . Favorise l'agrégation plaquettaire : ↗ thromboses artérielles
- Tabagisme passif : ↗ du risque relatif de décès par maladie cardiovasculaire de 20 à 30 %

3.3 Pathologies respiratoires

Bronchopneumopathie obstructive (BPCO) :

- . 3,5 millions de personnes sont touchées en France dont 2/3 l'ignorent
- . Évolue vers l'insuffisance respiratoire en l'absence de sevrage
- . Le risque de développer un cancer du poumon est multiplié par 3 chez la BPCO

Asthme :

- . Le tabagisme actif et passif favorise les exacerbations
- . Facteur de mauvais contrôle de l'asthme

Le tabagisme passif :

- . Augmente le risque d'infections ORL et pulmonaires chez l'enfant et le nourrisson
- . Augmente le risque de mort subite du nourrisson

3.4 Grossesse

Le tabac :
- Augmente le risque de fausses couches
- Augmente le risque de retards de croissance intra-utérin
- Augmente le risque de grossesses extra-utérines
- Augmente le risque de accouchements prématurés

4. PRISE EN CHARGE DIAGNOSTIQUE DU PATIENT TABAGIQUE

4.1 Evaluation de la consommation

- Mode de consommation : cigarette (1 cigarette = 1 gramme), tabac roulé, chicha...
- Âge de début
- Quantité en **paquets-années** = nombre de paquets consommés par jour multiplié par le nombre d'années pendant lesquelles la personne a fumé cette quantité
- Durée en années

ATTENTION : la notion de paquet-année n'est pas un très bon évaluateur du facteur de risque tabagique :
- La quantité de tabac augmente le risque de développer un cancer avec un facteur à la puissance 2
- Alors que la durée de l'exposition le multiplie avec un facteur à la puissance 4. Il n'est donc pas du tout équivalent de fumer 10 cigarettes /j pendant 20 ans (10 PA) que 20 cigarettes /j pendant 10 ans (10 PA)

4.2 Évaluation de la dépendance

L'évaluation de la dépendance pharmacologique se fait par l'intermédiaire du test de Fagerström (Figure 3).

Figure 3 : Test de dépendance à la nicotine de Fagerström, simplifié en 2 questions.

QS 1 : Combien de cigarettes fumez-vous par jour ?	
10 ou moins	0 ❑
11 à 20	1 ❑
21 à 30	2 ❑
31 ou plus	3 ❑
QS 2 : Dans quel délai après le réveil fumez-vous votre première cigarette ?	
Dans les 5 premières minutes	3 ❑
Entre 6 et 30 minutes	2 ❑
Entre 31 et 60 minutes	1 ❑
Après 60 minutes	0 ❑
Interprétation du test : . 0- 1 : Non dépendant à la nicotine . 2 -3 : Dépendance modérée à la nicotine . 4-5-6 : Dépendance forte à la nicotine	

Signes de sevrage

Survenant dès l'arrêt du tabac, constitue le facteur de rechute principal, consécutif au manque de nicotine.
- Trouble de l'humeur
- Insomnie, irritabilité
- Frustration, colère
- Anxiété, nervosité
- Difficultés de concentration
- Augmentation de l'appétit et/ou prise de poids.

Le craving est la pulsion à consommer du tabac ; c'est le reflet de la dépendance psychologique et comportementale.

4.3 Recherche d'une consommation d'autres produits psychoactifs

Doit être systématique :

- *Alcool : la consommation d'alcool est un facteur de risque de rechute du tabagisme. La prise d'alcool est un stimulus déclencheur de l'envie de fumer*
- *Cannabis : empêche l'arrêt du tabac*
- *Autres substances : héroïne, cocaïne, méthamphétamine nécessitent une prise en charge spécialisée*

4.4 Recherche d'une comorbidité médicale psychiatrique

- *Un syndrome anxiodépressif doit être recherché*

5. TRAITEMENT DE LA DÉPENDANCE

5.1 Le conseil d'arrêt

- TOUS les professionnels de santé DOIVENT proposer l'arrêt (selon la technique des 5A) à CHAQUE consultation :
  . demander si la personne fume (Ask)
  . évaluer son tabagisme (Assess)
  . conseiller à chaque fumeur d'arrêter de fumer (Advise)
  . évoquer la palette des aides et accompagnements disponibles pour y arriver (Assist)
  . proposer un support écrit d'information pour appuyer ce conseil (Arrange)
- Ce conseil minimal permet d'augmenter le taux de sevrage.
- Ne pas hésiter à orienter les patients vers les sites *http://www.tabac-info-service.fr* et ligne téléphonique gratuite 3989 qui proposent des accompagnements personnalisés (*coaching*).

5.2 Le renforcement de la motivation : l'entretien motivationnel

Approche relationnelle centrée sur le patient, dont le but est de susciter ou renforcer la motivation au changement, pour l'aider à changer son comportement.

Exemple de méthode d'entretien motivationnel

Évaluer les souhaits, les croyances et les attentes du patient par rapport à son tabagisme et aux traitements

→ « Qu'est-ce que vous apporte le fait de fumer ? »

→ « Pour quelles raisons souhaiteriez-vous cesser de fumer ? »

→ « Avez-vous peur d'arrêter de fumer ? Si oui, pour quelles raisons ? »

→ « Si vous décidez d'arrêter de fumer, quelle confiance auriez-vous dans votre capacité à y parvenir ? »

→ **Utiliser l'échelle analogique d'évaluation du sentiment d'efficacité.**

5.3 Traitements médicamenteux

5.3.1 Substituts nicotiniques (SN)

- 1 cigarette équivaut à 1 mg
- Sous formes cutanée (timbre) et orale (gomme, pastille, inhaleur, spray)
- Peu d'effets secondaires
- Diminuent les signes du sevrage
- Doublent les chances d'arrêt du tabac *vs.* le placebo
- Remboursement depuis 2018 par l'Assurance Maladie à 65% (à l'exception de l'inhaleur et du spray) et à 100% en cas d'ALD
- Peuvent être prescrits :
  . au cours de la grossesse
  . chez les personnes présentant une pathologie cardiovasculaire
  . par tout professionnel de santé disposant d'un numéro RPPS (y compris les infirmiers(ères)).

Par exemple : un patient fumant un paquet par jour nécessitera donc un dosage de substitution proche de 20 mg/jour. On peut associer les formes cutanées (patch) et orales et adapter les doses en fonction des signes de surdosage et de sous-dosage (signes de sevrage).

5.3.2 Varénicline (Champix®)

- Agoniste partiel des récepteurs nicotiniques à l'acétylcholine
- Indiqué en cas d'échec du sevrage tabagique par substitution nicotinique et dépendance forte à la nicotine
- Les principaux effets secondaires sont : nausées, céphalées, cauchemars, insomnie, dépression, risque cardio-vasculaire
- Remboursement par l'assurance maladie

5.4 Thérapies cognitivo-comportementales

- Permettent de modifier les comportements vis-à-vis de la consommation tabagique
- Augmentent les chances de réussite par rapport à une médication seule

5.5 Vaporisateur personnel (cigarette électronique)

Composée d'une batterie, d'un atomiseur et d'une cartouche remplie d'un e-liquide qui contient
- Des substances aromatiques variées (tabac, menthe, pomme, etc.)
- Du propylène glycol
- De la glycérine végétale
- Des additifs
- De la nicotine, à différentes concentrations

Lors de l'inspiration, le liquide chauffé, mélangé à l'air inspiré, est diffusé sous forme de vapeur, inhalée par l'utilisateur. En raison de l'absence de combustion, la cigarette électronique ne dégage pas de CO ni de goudrons.

Haut conseil de la santé publique 2016
La cigarette électronique :
- Peut être considérée comme une aide pour arrêter ou diminuer la consommation de tabac des fumeurs
- Pourrait constituer une porte d'entrée dans le tabagisme, notamment pour les plus jeunes
- Induit un risque de normalisation de la consommation de tabac compte tenu de l'image positive véhiculée par son marketing et sa visibilité dans les espaces publics.
- Peut être utilisée en association avec les sn pour faciliter le servage
- Non recommandée chez la femme enceinte, ni chez le non-fumeur

6. SUIVI DU SEVRAGE

La qualité et la fréquence du suivi améliorent les chances de réussite du sevrage. La périodicité est à définir avec le fumeur, sur une durée d'environ 6 à 12 mois. Un sevrage « réussi » est un sevrage total sur une durée ≥ 1 an.

Le suivi régulier permet une meilleure prévention des récidives.

La rechute doit être dédramatisée, elle constitue une étape souvent nécessaire dans l'apprentissage de la vie sans tabac. Il est important de valoriser les efforts réalisés et d'analyser les circonstances de la rechute. Le suivi doit être maintenu en vue d'une nouvelle tentative.

7. PRÉVENTION

En France, la loi Veil de 1976, la loi Evin de 1991 et le décret Bertrand de 2006 ont mis un frein à l'expansion du tabagisme.

Les principales mesures recommandées sont :
- Interdiction de toute publicité, directe ou indirecte.
- Augmentation dissuasive et répétée des prix :
  . de tous les produits du tabac (y compris le tabac à rouler)
  . prix de 10 € en 2020
- Protection contre l'exposition au tabagisme passif (lieux publics et de travail).
- Éducation et information : les avertissements sanitaires sous forme d'images sur les paquets.

Figure 4 : Evolution de la consommation de tabac en fonction de l'évolution du prix des cigarettes en France (Prabhat J, NEJM 2014).

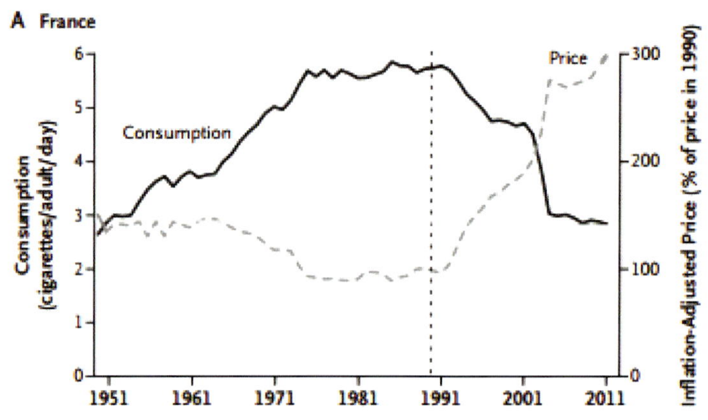

Le Programme National de Réduction du Tabagisme 2014-2019 (PNRT) comprenait 3 grandes mesures :

1. Instauration du paquet neutre
2. Remboursement des substituts nicotiniques ou varénicline par l'assurance maladie
3. Mise en place du grand évènement national médiatique de prévention intégrée d'aide au sevrage tabagique du mois de novembre : « Mois sans tabac ».

Programme National de Lutte contre le Tabagisme 2018-2022 comprend notamment des déclinaisons régionales :

1. Protéger nos enfants et éviter l'entrée dans le tabagisme
2. Encourager et accompagner les fumeurs pour aller vers le sevrage
3. Agir sur l'économie du tabac pour protéger la santé publique
4. Surveiller, évaluer, chercher et diffuser les connaissances relatives au tabac

Il ambitionne notamment que, d'ici 2032, les enfants nés depuis 2014 deviennent la première génération d'adultes non-fumeurs (<5% de fumeurs).

Item 110 - Troubles du sommeil de l'enfant et de l'adulte

(Ex-item 108)

Rang	Rubrique	Intitulé	Descriptif
A	Contenu multimédia	Photographies d'un exemple typique d'hypertrophie amygdalienne obstructive	
A	Définition	Savoir identifier et définir un trouble du sommeil chez l'enfant et chez l'adulte	Hypersomnolence, insomnie, parasomnie
A	Définition	Connaître la définition d'un SAS	
B	*Diagnostic et examens complémentaires*	*Savoir évaluer une hypersomnolence*	*Par l'interrogatoire, l'échelle d'Epworth, les techniques instrumentales de l'EEG*
A	Diagnostic positif	Connaître les signes cliniques évocateurs de syndrome d'apnées obstructives du sommeil (SAS) de l'adulte	
A	Étiologies	Connaitre les principales étiologies de troubles du sommeil	Hypersomnolence, insomnie, parasomnie
A	Étiologies	Connaître les facteurs de risque de SAS et les comorbidités/ complications associées	
B	*Examens complémentaires*	*Connaitre les modalités d'évaluation du syndrome d'apnées du sommeil*	*Polygraphie respiratoire et polysomnographie*
B	*Prévalence, Epidémiologie*	*Connaître l'importance du SAS sur le plan épidémiologique*	
B	*Prise en charge*	*Connaitre les principes de la prise en charge des troubles du sommeil chez l'adulte et l'enfant*	
A	Prise en charge	Connaitre la prévention des troubles du sommeil chez l'adulte et l'enfant	
B	*Prise en charge*	*Connaître conséquences du SAS dans l'activité professionnelle et leurs implications pour la vie professionnelle*	
B	*Prise en charge*	*Connaitre les principes du traitement du syndrome d'apnées du sommeil*	*Pression positive continue et orthèse mandibulaire*

Les objectifs de rang B apparaissent surlignés et en italiques dans le texte.

Points clés

1. Le syndrome d'apnées hypopnées obstructives du sommeil (SAHOS) se caractérise par des occlusions répétées des voies aériennes supérieures (VAS) au cours du sommeil.
2. Il s'agit d'une affection fréquente dont les principaux facteurs de risques sont le sexe masculin, l'âge et le surpoids.
3. Le SAHOS est responsable de nuits non réparatrices avec des perturbations du fonctionnement diurne (somnolence, asthénie, troubles de concentrations, troubles de l'humeur).
4. Le diagnostic, suspecté devant des signes cliniques évocateurs, est confirmé par un enregistrement nocturne permettant de détecter apnées et hypopnées, de les quantifier et d'en préciser le mécanisme (obstructif ou central).
5. Risques associés : comorbidités cardiovasculaire, accidents de travail et de la circulation.
6. La prise en charge du SAHOS repose sur des mesures générales hygiéno-diététiques (limitation de la prise d'alcool, de médicaments, perte de poids) et des mesures visant à améliorer la qualité du sommeil (mesures d'hygiène du sommeil) combinées à la mise en place de traitements spécifiques instrumentaux ou chirurgicaux s'opposant à la fermeture des VAS durant le sommeil.
7. Le traitement instrumental du SAHOS repose essentiellement sur la pression positive continue (PPC) et l'orthèse d'avancée mandibulaire (OAM). Le choix de l'un ou l'autre de ces traitements dépend de la sévérité des apnées-hypopnées (Index d'Apnées-Hypopnées), de l'importance des symptômes diurne (somnolence) et de la présence de comorbidités cardiovasculaires et respiratoires.
8. Le syndrome d'apnées hypopnées centrales du sommeil (SAHCS), en rapport avec des diminution ou abolition répétées de la commande ventilatoire est beaucoup moins fréquent (environ 10% des SAS), nécessite un bilan étiologique (cardiologique, neurologique, médicaments) et un traitement spécifique.

1. INTRODUCTION

Le passage de l'état de veille au sommeil s'accompagne de nombreuses modifications physiologiques neurologiques et respiratoires. Il est constaté une perte du contrôle cortical de la respiration avec pour conséquences une réduction de la ventilation, d'une diminution de la tonicité et de la contractilité des muscles respiratoires (en particulier des muscles respiratoires accessoires mais également des muscles dilatateurs du pharynx). De ce fait, plusieurs pathologies respiratoires peuvent se manifester ou se majorer au cours du sommeil.

C'est avant tout le cas du syndrome d'apnées hypopnées obstructives du sommeil (SAHOS) qui se caractérise par des évènements respiratoires obstructifs qui ne se manifestent qu'au cours du sommeil. C'est également le cas du syndrome d'apnées hypopnées centrales du sommeil (SAHCS) qui se caractérise par des diminutions ou abolitions répétées de la commande ventilatoire centrale durant le sommeil. Si le mécanisme des apnées et hypopnées n'est pas précisé, on parle de syndrome d'apnées du sommeil (SAS).

Enfin, de nombreuses pathologies respiratoires chroniques, en particulier les maladies responsables d'hypoventilation alvéolaires chroniques (syndrome obésité hypoventilation, maladies neuromusculaires) mais également les maladies bronchiques (BPCO, asthme) peuvent s'accompagner de manifestations cliniques nocturnes spécifiques qui seront développées dans les chapitres correspondants.

Par sa prévalence élevée et par ses nombreuses comorbidités, le SAHOS est la pathologie respiratoire au cours du sommeil la plus fréquemment rencontrée en pratique clinique et fera donc l'objet d'un exposé détaillé.

2. *PHYSIOPATHOLOGIE*

Le SAHOS est lié à une obstruction intermittente et répétée des voies aériennes supérieures (VAS) au cours du sommeil. Le siège de cette obstruction est principalement situé au niveau du pharynx (voile du palais et/ou en arrière de la base de langue). Le pharynx est une structure anatomique souple composée principalement de muscles (dont le plus important est le muscle génioglosse). A l'état de veille comme pendant le sommeil, chaque cycle respiratoire commence par une contraction des muscles pharyngés (appelés muscles dilatateurs du pharynx) permettant une rigidification du pharynx ce qui permet de lutter contre la pression négative générée lors de la contraction des muscles inspiratoires. L'obstruction intermittente et répétée des VAS sont responsables d'apnées-hypopnées compliquées d'hypoxémie intermittente profonde et répétée et d'une stimulation du système sympathique qui majorent le risque cardiovasculaire.

Chez les patients présentant un SAHOS, cette contraction est insuffisante pour lutter contre le collapsus au cours du sommeil. Cette plus grande collapsibilité est le plus souvent en rapport avec une diminution anatomique du volume des VAS dont les causes sont nombreuses :
- *Épaississement des parois pharyngées en rapport avec des dépôts graisseux (obésité)*
- *Rétrognathie mandibulaire qui s'accompagne d'un recul du muscle génioglosse*
- *Hypertrophie amygdalienne et vélaire (en particulier chez les enfants)*

L'augmentation des résistances des VAS en rapport avec cette diminution de calibre entraine dans un premier temps des ronflements par vibration des structures pharyngées lors du passage de l'air. Chez les patients avec SAHOS vont apparaitre des occlusions complètes (apnées) ou incomplètes (hypopnées) des VAS.

Chaque obstruction pharyngée s'accompagne de la persistance voire de l'augmentation des efforts respiratoires, qui, en majorant les épisodes répétés de pression intrathoracique négative vont renforcer les phénomènes obstructifs. La levée de l'obstruction se fera au prix d'un micro-éveil (3 à 15 secondes) qui permettra une rigidification du pharynx et une reprise ventilatoire. Les micro-éveils répétés, souvent non perçus par le patient, entraînent une fragmentation du sommeil. Il s'ensuit l'absence d'approfondissement du sommeil, la raréfaction du temps passé en sommeil paradoxal et l'augmentation du temps passé en sommeil lent léger. Ces anomalies se traduisent cliniquement par un sommeil de moins en moins réparateur et des troubles de vigilance diurne.

3. DÉFINITION

La définition du SAHOS requiert la présence de signes cliniques évocateurs (éléments détaillés dans le chapitre diagnostic) et d'une quantité anormalement élevée d'évènements obstructifs (apnées et hypopnées) au cours du sommeil.

3.1 Définition des évènements respiratoires anormaux

Les apnées et hypopnées sont comptabilisées lors d'un enregistrement nocturne dont les modalités seront détaillées dans le chapitre « diagnostic » (polygraphie ventilatoire ou polysomnographie).
- Une apnée obstructive se définit comme un arrêt du débit aérien naso-buccal pendant au moins 10 secondes avec persistance d'efforts ventilatoires pendant l'apnée.
- Une hypopnée se définit comme une diminution de la ventilation $\geq 30\%$ pendant au moins 10 secondes associée à une désaturation transcutanée d'au moins 3% et/ou à un micro-éveil (polysomnographie).

Le nombre d'apnées et d'hypopnées est rapporté au temps d'enregistrement (polygraphie ventilatoire) ou au temps de sommeil (polysomnographie) permettant de définir l'index d'apnées hypopnée (IAH).

Figure 1 : Exemple d'apnée obstructive marquée par un arrêt du flux aérien nasal associé à la persistance de mouvements thoraciques et abdominaux en opposition de phase, responsables d'une désaturation en oxygène. Cette désaturation apparait retardée par rapport au début de l'apnée.

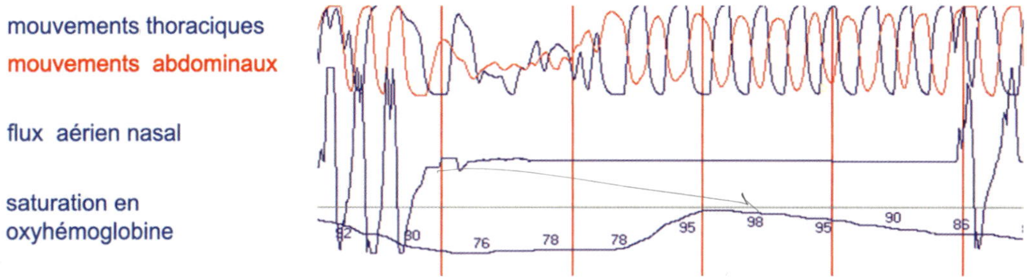

3.2 Définition du SAHOS

Le SAHOS est défini par la présence des critères A ou B et du critère C :

A. Somnolence diurne excessive non expliquée par d'autres facteurs

B. Deux au moins des critères suivants non expliqués par d'autres facteurs :
- Ronflement sévère et quotidien
- Sensations d'étouffement ou de suffocation pendant le sommeil
- Éveils répétés pendant le sommeil

- Sommeil non réparateur
- Fatigue diurne
- Difficultés de concentration
- Nycturie (plus d'une miction par nuit)

C. Critère polysomnographique ou polygraphique : IAH ≥ 5

3.3 Définition de la sévérité du SHAOS

La sévérité du SHAOS est évaluée sur l'IAH :
- Légère : entre 5 et 14 événements par heure
- Modérée : entre 15 et 29 événements par heure
- Sévère : 30 et plus événements par heure

L'importance de l'intensité des symptômes et la présence des comorbidités cardiovasculaires et respiratoires doivent également être prises en compte pour définir la sévérité du SAS et guider la stratégie thérapeutique (cf. chapitre « traitement »).

4. ÉPIDÉMIOLOGIE

4.1 Prévalence

Le SAHOS est une pathologie fréquente. La prévalence du SAHOS modéré à sévère (IAH au moins égal à 15/h et symptômes diurnes) estimée à 14% chez les hommes et 6% chez les femmes adultes. Plus d'un million de patients sont actuellement traités par pression positive continue (PPC) en France.

4.2 Facteurs de risque

- Obésité :
  . Facteur de risque principal avec une corrélation entre l'IAH et l'indice de masse corporelle (IMC)
  . L'obésité abdominale (ou androïde) est le plus associée à l'IAH.
- Sexe
  . Prédominance masculine (1/2 à 1/3 en fonction de l'âge)
  . La prévalence du SAHOS chez la femme augmente après la ménopause.
- Âge
- Anomalies anatomiques des VAS
  . Rétrognathie, micromandibulie
  . Hypertrophie amygdalienne
  . Macroglossie

4.3 Conséquences et comorbidités

Conséquences neuropsychologiques : asthénie, somnolence excessive mais également ralentissement intellectuel global avec altérations de la mémoire et des fonctions exécutives et procédurales. Il s'en suit :
- Une altération de la qualité de vie
- Une augmentation du risque d'accident de la voie publique et du travail
- Des troubles de l'humeur, irritabilité

Comorbidités cardiovasculaire et métaboliques : par les désaturations et les micro-éveils avec décharges sympathiques adrénergiques répétées associées aux apnées, le SAHOS a été décrit comme pouvant favoriser le développement de :
- Facteurs de risques cardiovasculaires : HTA, diabète
- Pathologies cardiovasculaires (CV) : coronaropathie, AVC, insuffisance cardiaque, troubles du rythme.

Conséquence professionnelle et sur la conduite automobile : l'hypersomnolence, quelle qu'en soit la cause, est une contre-indication à la conduite automobile (arrêté du 18 décembre 2015). Une interruption temporaire du travail doit être envisagée chez les conducteurs professionnels. La reprise de la conduite pourra être envisagée après un mois de traitement bien conduit après évaluation de l'efficacité thérapeutique :
- Par l'examen clinique pour les conducteurs dotés de permis pour véhicule léger
- Par un test EEG de maintien d'éveil pour les conducteurs dotés d'un permis poids lourds

5. DIAGNOSTIC

5.1 Suspicion clinique

Contexte : le SAHOS devra avant tout être suspecté devant un contexte clinique évocateur en rapport direct avec les facteurs de risques et les comorbidités de la maladie :
- Sexe, âge, index de masse corporelle
- Présence de comorbidités cardio-vasculaires et métaboliques (prévalence particulièrement élevée du SAHOS en cas de syndrome métabolique ou d'HTA résistante)

Symptômes nocturnes :
- Ronflements
- Pauses respiratoires au cours du sommeil constatées par l'entourage
- Sensations d'étouffement ou de suffocation pendant le sommeil
- Agitation nocturne ou insomnie
- Nycturie (plus d'une miction par nuit)

Symptômes diurnes :
- Somnolence diurne excessive : elle se traduit par un besoin non désiré et parfois incontrôlable de dormir dans la journée. Elle est évaluée par l'interrogatoire qui pourra être aidé d'auto-questionnaires dédiés. L'échelle de somnolence d'Epworth (ESE) est l'outil le plus utilisé (Figure 2). Un score supérieur ou égale à 11/24 est considéré comme pathologique. Il faut noter que :
  . Seulement 50% des patients SAS présentent une somnolence excessive (ESE>10) (il faut donc correctement interroger les patients pour prendre en compte la présence d'autres symptômes)
  . La somnolence diurne excessive est un symptôme fréquent dans la population générale, les causes étant nombreuses (cf. diagnostics différentiels)
  . L'ESE n'est pas un outil de dépistage du SAS mais de quantification de la somnolence
- Asthénie : symptômes souvent présents mais encore moins spécifique
- Troubles cognitifs (troubles mnésiques et de la concentration)
- Troubles de la libido
- Céphalées matinales

Diagnostics différentiels : les plaintes de troubles du maintien du sommeil et de somnolence diurne devront faire également évoquer d'autres troubles du sommeil développées dans d'autres chapitres (référentiel de psychiatrie). On peut citer :
- La dette chronique de sommeil et plus généralement les problèmes d'hygiène du sommeil
- La somnolence iatrogène (traitements psychotropes et antalgiques)
- L'insomnie chronique
- Les troubles psychiatriques (syndrome dépressif +++)
- Les hypersomnies centrales (narcolepsie, hypersomnie idiopathique)

Examen clinique : celui-ci permet à la fois de rechercher des arguments en faveur d'un SAHOS et d'anticiper la stratégie thérapeutique.
- Calcul de l'IMC (obésité si >30 kg/m^2), mesure du périmètre abdominal : obésité abdominale si > 94 cm (homme) ou > 80 cm (femme)
- Examen ORL : recherche un obstacle ou une réduction de la taille des VAS :
  . Rétrognathie, macroglossie
  . Hypertrophie du palais mou et de ces piliers avec hypertrophie de la luette
  . Hypertrophie des amygdales (Figure 3)
  . Obstruction nasale

5.2 Confirmation du diagnostic

Enregistrements nocturnes

Un enregistrement respiratoire nocturne est nécessaire pour confirmer le diagnostic et guider la prise en charge thérapeutique. Il permettra de définir l'IAH et préciser le caractère obstructif des évènements. Celui-ci pourra être réalisé à l'occasion d'une courte hospitalisation ou en ambulatoire. Les deux principaux examens disponibles sont la polygraphie ventilatoire et la polysomnographie. La stratégie diagnostique qui précise la place de ces deux examens est décrite dans la figure 4.

Figure 2 : Questionnaire de somnolence d'Epworth permettant l'identification d'un score par addition des valeurs données à chaque item. Le score est compris entre 0 et 24. Un score supérieur ou égal à 11 est considéré comme pathologique. Ce questionnaire ne remplace pas un interrogatoire correct des troubles de vigilance diurnes.

Remplissez le tableau en choisissant dans l'échelle suivante le nombre le plus approprié à chaque situation.

(0) = ne somnolerait jamais
(1) = faible chance de s'endormir
(2) = chance moyenne de s'endormir
(3) = forte chance de s'endormir

Situation	Probabilité de s'endormir			
	Aucune = (0)	Faible = (1)	Moyenne = (2)	Forte = (3)
Assis en train de lire	0	1	2	3
En train de regarder la télévision	0	1	2	3
Assis, inactif dans un endroit public (au théâtre, en réunion...)	0	1	2	3
Comme passager dans une voiture roulant sans arrêt pendant une heure	0	1	2	3
Allongé l'après-midi pour se reposer quand les circonstances le permettent	0	1	2	3
Assis en train de parler à quelqu'un	0	1	2	3
Assis calmement après un repas sans alcool	0	1	2	3
Dans une voiture immobilisée quelques minutes dans un encombrement	0	1	2	3
			Votre Score :	

Figure 3 : Hypertrophie obstructive amygdalienne (ici chez l'enfant).

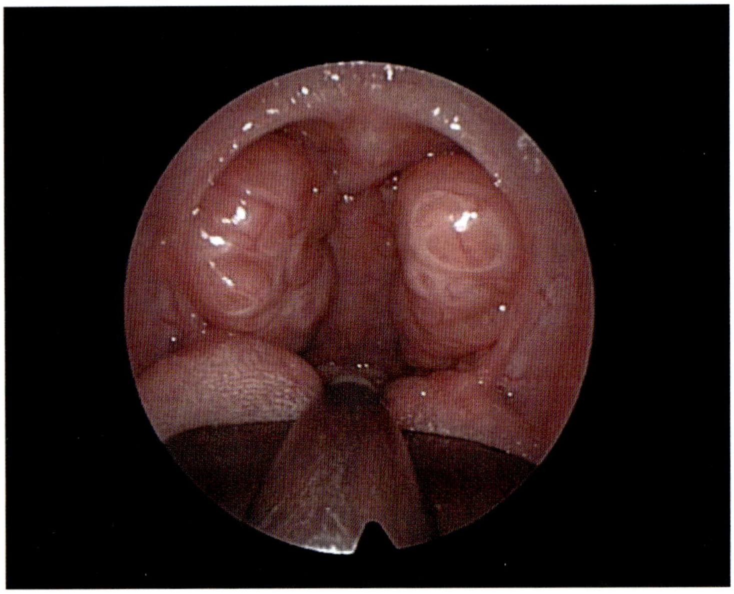

*La **polygraphie ventilatoire** est l'examen de première intention en cas de suspicion de SAHOS. Elle comprend :*

- *Un enregistrement du flux aérien par des canules nasales (permettant d'identifier les apnées et hypopnées)*
- *Une analyse des efforts respiratoires permettant de préciser le caractère obstructif ou central des évènements (sangles permettant de détecter les mouvements thoraciques et abdominaux le plus souvent)*
- *Un oxymètre de pouls (permet de détecter les désaturations associés au apnées)*

La polysomnographie (PSG) est l'examen de référence (« gold standard »). Il s'agit d'un examen plus complet mais plus consommateur de temps et plus onéreux, raison pour laquelle il est proposé pour des situations cliniques complexes ou en deuxième intension. La PSG comprend un enregistrement des données de la polygraphie ventilatoire décrites ci-dessus et des capteurs neurophysiologiques permettant l'analyse du sommeil :

- *Un électroencéphalogramme*
- *Un électro-oculogramme (détectant les mouvements oculaires)*
- *Un électro-myogramme mentonnier*

Ces données permettent d'établir la répartition des différents stades du sommeil (hypnogramme), d'enregistrer les éveils et micro-éveils associés aux apnées et hypopnées.

Figure 4 : Stratégie diagnostique chez un patient adulte adressé en consultation pour une suspicion de SAS.

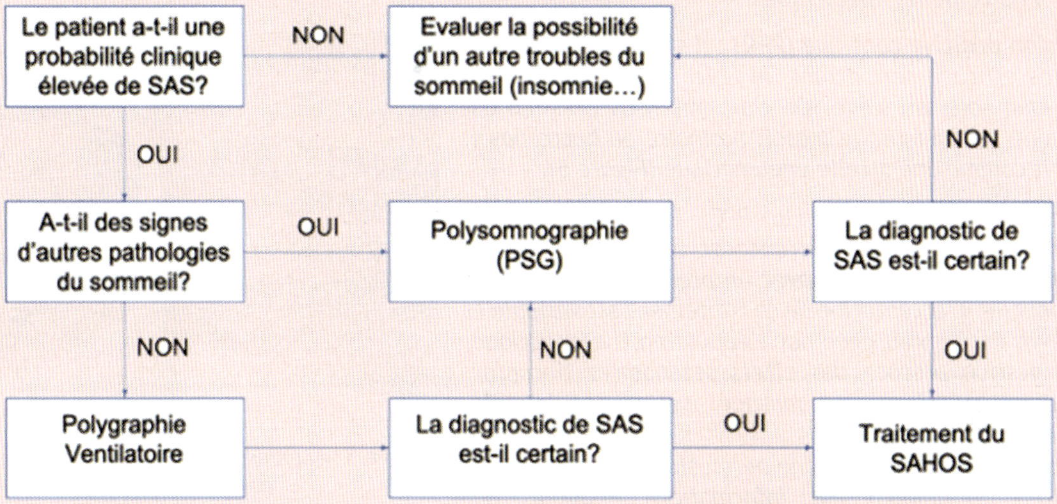

***Examens complémentaires** :*

Aucun examen complémentaire n'est systématique une fois le diagnostic de SAHOS posé. Les examens complémentaires supplémentaires seront proposés en fonction du contexte clinique à la recherche des principales comorbidités :

- *Bilan respiratoire : une spirométrie est recommandée chez les fumeurs ou ex-fumeurs et/ou chez les sujets obèses (IMC >30 kg/m^2) et/ou si présence de symptômes respiratoires ; une gazométrie artérielle est recommandée en cas de BPCO associée et d'une obésité sévère (IMC >35 kg/m^2) et/ou en cas de SpO_2 d'éveil < 94%*
- *Bilan métabolique : chez les patients présentant une obésité (en particulier abdominale) un bilan biologique métabolique (glycémie, bilan lipidique) et une surveillance tensionnelle devra être proposée*
- *Bilan stomatologie : celui-ci devra être proposé si un traitement par orthèse d'avancée mandibulaire (OAM) est envisagé*

6. TRAITEMENT

Le traitement du SAHOS doit s'inscrire dans le cadre d'une prise en charge pluridisciplinaire. Il repose sur des mesures générales permettant de lutter contre les facteurs favorisants et d'assurer un traitement optimal des autres facteurs de risque CV. En fonction de la sévérité du SAHOS, un traitement spécifique visant à lutter contre le collapsus des VAS devra être proposé.

6.1 Mesures générales

Prise en charge du surpoids et de l'obésité

- *Les conseils alimentaires et visant à promouvoir l'activité physique doivent être systématiques en cas d'obésité significative.*
- *En cas d'obésité importante, la présence d'un SAHOS peut constituer un argument supplémentaire pour poser l'indication d'une prise en charge chirurgicale de l'obésité (qui permet parfois une régression complète du SAHOS).*

Évictions des médicaments et des substances aggravant le SAHOS :

- *Médicaments : psychotropes (benzodiazépines), antalgiques (morphine et ses dérivés)*
- *Prise d'alcool le soir*

Dépistage et prise en charge des facteurs de risques CV : HTA, diabète ou dyslipidémie (le traitement spécifique du SAHOS ne permet pas à lui seul de corriger ces paramètres).

6.2 Traitements spécifiques

***Pression positive continue (PPC)** : il s'agit du traitement le plus efficace permettant de lever l'obstacle des VAS quel que soit son siège. De l'air mis sous pression est appliqué via un masque (nasal, narinaire ou bucco-nasal) et agit comme une attelle pneumatique (Figure 5).*

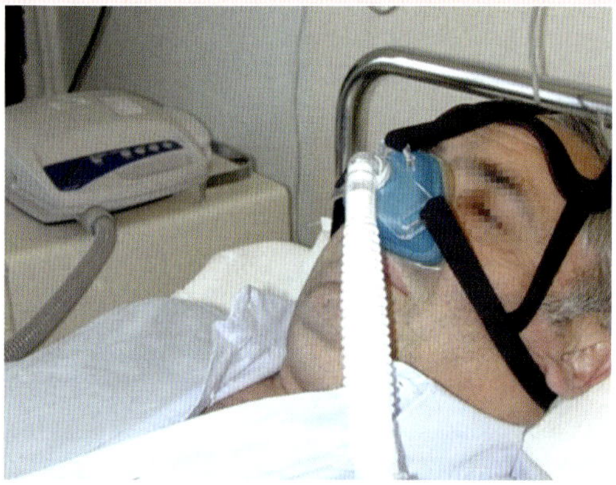

Figure 5 : Appareil de PPC et masque nasal fixé par des sangles.

- *La mise en place de la PPC, la surveillance de l'observance, de la tolérance et de l'efficacité sont réalisés en partenariat avec un prestataire de santé à domicile. L'acceptation de ce traitement est variable et devra être encouragée par l'éducation thérapeutique, la gestion précoce des effets secondaires (inconfort cutané au niveau du masque, sécheresse buccale, inconfort digestif).*
- *Des outils de télémédecine permettent de recueillir de façon quotidienne les informations délivrées par l'appareil (observance, niveau de fuites, IAH résiduel sous traitement) et font l'objet de rapport régulier par le prestataire au médecin prescripteur.*
- *La mise en route de la PPC est conditionnée par une demande d'entente préalable auprès des organismes de Sécurité Sociale et doit être réalisé par un médecin spécialisé dans la prise en charge des pathologies du sommeil. Le renouvellement annuel pourra être par la suite assuré par le médecin traitant.*
- *Son efficacité a été démontré sur les principaux symptômes neuropsychologiques du SAS (asthénie, somnolence, qualité de vie, nycturie…), en rapport avec la restructuration des phases de sommeil et la disparition de la fragmentation de celui-ci. L'impact du traitement par PPC sur le pronostic cardiovasculaire, retrouvé sur des études observationnelles, n'a pas été confirmé dans les études randomisées.*

Orthèse d'avancée mandibulaire (OAM) : Le principe mécanique de l'orthèse d'avancée mandibulaire (OAM) est de dégager le carrefour pharyngé en maintenant une propulsion forcée de la mandibule pendant le sommeil, en prenant appui sur les structures maxillaires (Figure 6). Il s'agit d'un appareil orthodontique constitué de deux gouttières. Chaque gouttière est moulée sur l'arcade dentaire correspondante, et ne peut se maintenir en place qu'en présence d'un nombre suffisant de dents saines sur chaque arcade.

- La mise en place de l'OAM nécessite une collaboration avec un dentiste ou stomatologue spécialisé.
- Le suivi comprend une surveillance de l'efficacité clinique mais également de l'absence d'effets secondaires (douleurs temporo-maxillaires) et d'impact stomatologique significatif de l'OAM sur le long terme (déplacements dentaires).
- Son efficacité sur la diminution de l'IAH est moindre par rapport à la PPC mais l'efficacité sur les données cliniques est considérée comme équivalente dans le SAHOS modéré à sévère.

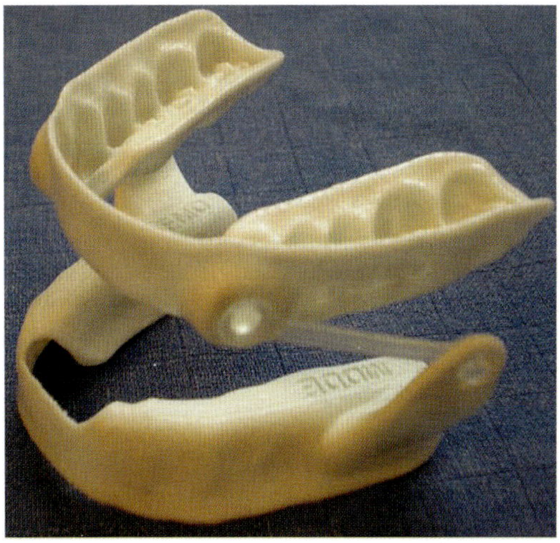

Figure 6 : Orthèse d'avancée mandibulaire avec réglettes d'avancée mandibulaire de taille progressivement croissante

Traitements alternatifs : la PPC et l'OAM sont les deux principaux traitements dont l'indication et la prise en charge sont codifiés. Les traitements cités ci-dessous sont d'utilisation plus restreintes. Des études sont en cours pour définir leur place dans la stratégie thérapeutique :

- **Traitement chirurgical** :

. Chirurgie vélo-amygdalienne : en cas d'hypertrophie amygdalienne majeure En pratique, cette chirurgie est surtout proposée en pédiatrie, rarement chez les adultes.

. Chirurgie d'avancée maxillo-mandibulaire : proposée uniquement chez des sujets bien sélectionnés (retro-micrognathie avec répercussion également esthétique ou sur la mastication, absence d'obésité) en échec de traitement par PPC et OAM.

- **Traitement positionnel** :

. Certains patients présentent un SAHOS positionnel (survenue des évènements majoritairement en décubitus dorsal). Un traitement mécanique (obstacle à type de sphère apposé dans le dos du patient ou système vibrant détectant le décubitus dorsal) peut parfois être efficace.

- **Traitement médicamenteux** :

. Aucun médicament n'est validé actuellement pour le traitement du SAHOS.

. Le solriamfetol est un traitement stimulant la vigilance. Il est indiqué en cas de somnolence persistante chez les patients atteints de SAS dont la somnolence n'a pas été traitée de façon suffisante par la PPC. Sa prescription est exclusivement hospitalière (neurologues et médecins du sommeil).

6.3 Indications thérapeutiques

La PPC est indiquée en première intention chez les patients symptomatiques présentant :

- IAH $\geq$ 30/h
- 15 $\leq$ IAH < 30/h associé une somnolence sévère (et/ou risque accidentel) ou des comorbidités CV ou respiratoires graves

L'OAM est indiquée :

- En première intention chez les patients symptomatiques présentant 15 $\leq$ IAH < 30/h et une absence de somnolence ou de comorbidités graves
- En seconde intention en cas de refus ou d'intolérance à la PPC

Item 154 - Infections bronchopulmonaires communautaires de de l'adulte

(Ex-item 151)

Rang	Rubrique	Intitulé	Descriptif
A	Contenu multimédia	Radiographie de thorax avec PFLA	
A	Contenu multimédia	Radiographie thoracique de face : pleuropneumopathie de l'enfant	
A	Définition	Savoir définir et identifier les cadres nosologiques des infections respiratoires basses (IRB) chez l'adulte et chez l'enfant	(Trachéo)-bronchites aiguës, pneumonies aiguës communautaires (PAC : PFLA, pneumonies atypiques, pneumonies compliquées ; abcès pulmonaires), pneumonies nosocomiales. Bronchiolite chez le nourrisson
A	Diagnostic positif	Savoir faire le diagnostic clinique des infections respiratoires basses (pneumonie, bronchiolite, bronchite)	
A	Diagnostic positif	Connaitre les signes cliniques des infections respiratoires basses (pneumonie, bronchiolite, bronchite)	
A	Examen complémentaire	Connaître les indications à la réalisation d'une radio de thorax chez l'adulte et chez l'enfant	(Indication rare pour la bronchiolite aiguë)
B	*Examen complémentaire*	*Savoir documenter microbiologiquement l'infection en fonction du tableau clinique et du terrain*	*Examens de première intention à connaître et hiérarchiser en fonction de la gravité et d'épidémiologie (Antigénuries, hémocultures, écouvillon NP pour PCR grippe)*
B	*Examen complémentaire*	*Connaître la place de l'échographie pleuropulmonaire, en particulier en pédiatrie*	
B	*Examen complémentaire*	*Connaître l'indication du scanner dans les infections respiratoires basses*	
A	Identifier une urgence	Savoir rechercher et reconnaître les signes de gravité cliniques et paracliniques	Signes de détresse respiratoire aigüe et de choc + Savoir demander une radiographie de thorax (bilatéral, extensif, épanchement pleural) et un GDS artériel avec lactates (hypoxémie profonde, hypercapnie, hyperlactacidémie). Connaître la sémiologie clinique pédiatrique
B	*Physiopathologie*	*Comprendre la physiopathologie d'une infection respiratoire basse (pneumonie, bronchiolite, bronchite)*	
A	Prévalence, épidémiologie	Connaître les principaux agents infectieux responsables des infections respiratoires basses et leur fréquence relative, chez l'adulte et chez l'enfant : pneumonies, bronchiolites et bronchites	Pneumocoque/Légionnelle/grippe. VRS dans les bronchiolites
A	Prévention	Connaître les principaux terrains à risque de pneumonie et les principes de la prévention vaccinale	Indications vaccin antipneumococcique et vaccin antigrippal
A	Prévention	Connaître les mesures d'hygiène à adopter en collectivité	Masque, lavage des mains etc. particulièrement en pandémie grippale

A	Prise en charge	Connaître les principes du traitement de première intention des infections respiratoires basses chez l'adulte et l'enfant	Grandes lignes du traitement symptomatique (hiérarchisation des techniques d'oxygénation, kiné etc.) et étiologique : savoir prescrire le traitement des infections respiratoires basses (critères de choix des molécules (antibiotiques...), voies d'administration, durée de traitement) selon le terrain et la présentation radio-clinique ; sans la posologie. Savoir ne pas prescrire d'antibiotique (bronchite, bronchiolite)
A	Prise en charge	Connaître les principes du traitement de la bronchite aiguë (pas d'antibiothérapie, pas d'AINS, pas d'antitussifs)	
B	*Prise en charge*	*Savoir réévaluer l'évolution et adapter la prise en charge en cas d'évolution défavorable*	*Réévaluation à 48h en ambulatoire, changement de classe d'ATB si besoin.*
B	*Suivi et/ou pronostic*	*Connaître les principales complications des pneumopathies aiguës communautaires et des bronchiolites*	

Les objectifs de rang B apparaissent surlignés et en italiques dans le texte.

Points clés

1. Bronchite aiguë du sujet sain : le plus souvent virale → traitement symptomatique, pas d'antibiotique, pas d'AINS ni de corticoïde (oral et/ou inhalé).
2. Exacerbation aiguë de Bronchopneumopathie Chronique Obstructive (BPCO) : virale ou bactérienne (*Haemophilus influenzae*, *Branhamella catarrhalis*= *Moraxella catarrhalis*, *Streptococcus pneumoniae* = *pneumocoque*) → critères codifiés d'antibiothérapie (selon la gravité de la BPCO sous-jacente et la majoration ou non de la purulence des crachats).
3. Pneumonie aiguë communautaire (PAC) :
   - Comorbidités, gravité et capacité de prise en charge au domicile (ambulatoire, hôpital) déterminent l'orientation.
   - Anomalies auscultatoires en foyer (VPP >> VPN)
   - Radiographie thoracique indispensable
   - Antibiothérapie urgente et probabiliste qui doit toujours au minimum couvrir le germe le plus fréquent et qui « tue » (pneumocoque).
   - Réévaluation systématique après 48-72 heures d'antibiothérapie.
   - Si aggravation ou pas d'amélioration : 1/ rechercher une complication loco-régionale (pleurésie, abcès, obstacle endobronchique) ou un diagnostic différentiel ; 2/ envisager une antibiothérapie de 2e ligne.
4. Cas particuliers :
   - PAC du sujet âgé en perte d'autonomie ou présentant un déficit cognitif (nombre croissant) = bronchopneumonie : révélation fréquente par la décompensation d'une comorbidité ou par des troubles du comportement (les signes respiratoires peuvent être absents ou au deuxième plan et la fièvre peut manquer).
   - PAC chez l'immunodéprimé : urgence ++, investigations plus approfondies (scanner thoracique et LBA souvent réalisés), prise en charge spécialisée pluridisciplinaire.
   - PAC chez le sujet VIH : plus fréquente (surtout à pneumocoque). Dépister le VIH lors d'une pneumonie à pneumocoque.
   - PAC chez le sujet ayant un déficit immunitaire humoral : fréquence des pneumonies à germe encapsulé (pneumocoque, *Haemophilus influenzae*). Faire électrophorèse des protéines plasmatiques (EPP) à la recherche d'une hypogammaglobulinémie dans ce contexte (a fortiori chez un sujet jeune)

Les infections respiratoires comprennent les infections respiratoires hautes (rhinopharyngite, otite, sinusite, angine, laryngite..., qui ne sont pas l'objet de cet item), et basses (**atteinte des voies aériennes sous-glottiques**).

Les infections respiratoires basses (IRB) communautaires[1] de l'adulte comportent trois entités : bronchite aiguë, exacerbation aiguë de bronchopathie chronique obstructive (BPCO) et pneumonie aiguë communautaire (PAC).

Les IRB nosocomiales et de l'immunodéprimé sont particulières quant à leurs mécanismes physiopathologiques et aux agents infectieux impliqués.

1. BRONCHITE AIGUË DU SUJET SAIN

Inflammation aiguë des **bronches et bronchioles** (voies de conduction), le plus souvent de nature infectieuse, **sans atteinte** du **parenchyme** pulmonaire et notamment des alvéoles (surface d'échange).

1.1 Épidémiologie

Très fréquente (environ 10 millions de cas/an en France), surtout durant la période hivernale.

De **cause virale** dans 90% des cas (rhinovirus, influenza, para-influenza, adénovirus, virus respiratoire syncytial, métapneumovirus humain...).

1.2 Diagnostic

Il est **clinique** :

- Caractère **épidémique**, période hivernale
- L'atteinte de plusieurs muqueuses avec « syndrome viral » oriente le clinicien
- **Toux** : initialement **sèche puis productive**, volontiers douloureuse à type de brûlures thoraciques bilatérales et rétro-sternales dessinant l'arbre bronchique (trachée et grosses bronches)
- **Expectoration** : muqueuse ou purulente
- Signes généraux inconstants : fièvre et symptômes viraux (céphalées, myalgies, malaise...)
- Auscultation : râles bronchiques, voire auscultation normale, mais surtout absence de crépitants en foyer (signe négatif important)
- Discordance entre signes fonctionnels (plaintes) et physiques quasi absents (pas de polypnée, pas de foyer, aucun signe de gravité)

Aucun examen complémentaire n'est justifié. Néanmoins, en cas de doute clinique sur une pneumonie, une radiographie thoracique de face doit être réalisée.

1.3 Traitement

Ambulatoire et **symptomatique** +++ : antipyrétique (paracétamol)

L'**absence d'antibiothérapie** est la règle chez l'adulte sain (≠ BPCO).

Ne sont pas recommandés (et potentiellement délétères) : corticoïdes systémiques et/ou inhalés, anti-inflammatoires non stéroïdiens, mucolytiques, expectorants.

L'**évolution** est **spontanément favorable** avec disparition de la fièvre en 3 jours et des signes respiratoires. La toux post-infectieuse peut durer jusqu'à trois semaines. Si ce n'est pas le cas, reconsidérer le diagnostic.

[1] Une infection est dite communautaire si elle est acquise en dehors d'une structure hospitalière ou qu'elle se déclare dans les 48 premières heures suivant l'admission à l'hôpital.

2. EXACERBATION AIGUË DE BPCO

Cf. item 205 - BPCO §6

Pour les exacerbations infectieuses des autres maladies chroniques des voies aériennes, voir item 184 - Asthme de l'adulte et item 200 - Toux chronique de l'adulte).

3. PNEUMONIE AIGUË COMMUNAUTAIRE (PAC)

Infection du **parenchyme pulmonaire**, d'acquisition communautaire

3.1 Épidémiologie

Elles ne représentent que 10% de l'ensemble des IRB mais constituent un enjeu important de santé publique en France, en raison :

- De leur fréquence : environ 500 000 cas / an en France
- De leur gravité potentielle, même chez les sujets sans comorbidité : c'est la 1ère cause de décès par infection dans les pays occidentaux (mortalité de 2 à 5%, atteignant 40% chez les patients admis en réanimation)
- De leur coût : 10 à 20% des malades nécessitent une hospitalisation, celle-ci représentant 90% des dépenses de santé dues aux PAC

3.2 Clinique

La PAC associe le plus souvent des **signes fonctionnels respiratoires** (toux, expectoration purulente, dyspnée, douleur thoracique si réaction pleurale), des **signes généraux** (fièvre, asthénie), et des **signes auscultatoires en foyer** témoins d'un **syndrome de condensation alvéolaire** (crépitants localisés, diminution du murmure vésiculaire, souffle tubaire, augmentation de la transmission des vibrations vocales), voire d'un syndrome pleural (abolition du murmure vésiculaire, matité à la percussion).

ATTENTION : l'auscultation peut être normale.

3.3 Paraclinique

3.3.1 Imagerie ++

La **radiographie thoracique de face = le seul examen complémentaire systématique** (diagnostic positif de pneumonie)

Elle montre :

- Une condensation alvéolaire systématisée
- Ou des opacités infiltratives uni ou bilatérales non systématisées

Examen clinique et radiographie thoracique suffisent au diagnostic de PAC dans la majorité des cas.

La radiographie peut être prise à défaut du fait d'un retard radiologique ou d'un foyer masqué par les structures anatomique (cœur)

***La TDM thoracique** non injecté n'est pas indiquée en 1ère intention. Cependant, elle peut être utile, pour le diagnostic positif (radiographie thoracique difficile d'interprétation chez le sujet âgé ou en cas de pathologie pulmonaire sous-jacente), pour le diagnostic étiologique (terrain particulier, par exemple immunodépression ; recherche de cause obstructive, par exemple tumeur), pour la recherche de complication locorégionales (épanchement pleural liquidien, excavation) ou pour écarter un diagnostic différentiel (embolie pulmonaire).*

***L'échographie thoracique** peut identifier une condensation parenchymateuse mais elle est surtout utile pour rechercher un épanchement pleural associé.*

3.3.2 Biologie

PAC ambulatoire : pas de biologie

PAC hospitalisée : le bilan rénal, hépatique et de coagulation participent à l'évaluation de la gravité et dans certains cas à l'orientation étiologique (hépatites et néphrites avec bactéries intracellulaires). La gazométrie artérielle est aussi utile pour l'évaluation de la gravité (si SpO_2 basse ou mauvaise tolérance) : apprécier la profondeur de l'hypoxémie, rechercher une hypercapnie et une hyperlactatémie.

3.3.3 *Microbiologie*

La documentation microbiologique des PAC est rare, même lorsque les prélèvements sont réalisés avant toute antibiothérapie.

Les examens microbiologiques sont recommandés en hospitalisation afin d'assoir le diagnostic et en vue d'une désescalade thérapeutique.

- ***Hémoculture*** *(HC)*
- ***Antigénuries légionelle et pneumocoque***
- ***Examen Cyto-Bactériologique des Crachats*** *(ECBC) : interprétable si critères cytologiques de qualité respectés (PNN > 25/champ, cellules épithéliales < 10/champ)*
- ***PCR multiplex*** *: réalisables sur écouvillon nasopharyngé (et/ou sur prélèvement respiratoire profond type crachat, aspiration bronchique, lavage broncho-alvéolaire) pour rechercher les principaux virus respiratoires (influenza, rhinovirus, virus respiratoire syncytial, métapneumovirus humain, parainfluenzae, adénovirus, SARS-CoV-2...), voire certaines bactéries atypiques*
- ***PCR pour bactéries atypiques*** *(Mycoplasma pneumoniae, Chlamydophila pneumoniae, Legionella pneumophila) qui peuvent être intégrées dans les PCR multiplex*
- ***Analyse du liquide pleural***

Tableau 1 : Indication des principaux examens paracliniques au cours de la PAC

	Ambulatoire	Hospitalisation conventionnelle	Soins intensifs-Réanimation
Hémocultures	-	+	+
ECBC	-	+	+ (ou aspiration bronchique)
PCR multiplex	-	± (Période épidémique automne-hiver)	+ (Période épidémique automne-hiver)
Antigénurie pneumocoque	-	±	+
Antigénurie légionnelle	-	± (Suspicion diagnostique, contexte épidémique, terrain à risque)	+
PCR bactéries atypiques	-	±	± (Contexte épidémique, terrain à risque)
Liquide pleural		Si épanchement	Si épanchement

L'indication de ces examens microbiologiques dépend de la gravité de la PAC (Tableau 1).

*Ils sont **à réaliser** de préférence **avant** d'initier l'**antibiothérapie**. La recherche d'antigènes solubles urinaires (légionelle & pneumocoque) n'est en revanche pas décapitée par une antibiothérapie préalable. Si une documentation microbienne éventuelle permet d'adapter secondairement le traitement, **les investigations microbiologiques ne doivent pas retarder l'antibiothérapie** (on ne s'acharne pas à attendre, pour débuter l'antibiothérapie, un ECBC chez un malade qui ne crache pas !).*

3.4 Diagnostic de gravité et orientation du patient

L'évaluation initiale de la gravité est fondamentale car elle détermine :

- L'orientation du patient (ambulatoire ou hospitalière ? hospitalisation conventionnelle ou soins intensifs/réanimation ?)
- La réalisation de certains **examens paracliniques**
- Les modalités de l'**antibiothérapie**

Le score CRB 65 ne prend en compte que des critères cliniques.

Tableau 2 : Score CRB 65.

Critères du score CRB 65	Conduite à tenir
C : Confusion **R** : Fréquence respiratoire ≥ 30 / mn **B** : PA systolique < 90 mmHg ou PA diastolique ≤ 60 mmHg **65** : Âge* ≥ 65 ans	0 critère : traitement ambulatoire possible ≥ 1 critère : évaluation à l'hôpital
C pour confusion, **R** pour respiratoire, **B** pour blood pressure et **65** pour 65 ans. * Plus que l'âge civil, l'âge physiologique - notamment chez les patients sans comorbidité - est à prendre en compte	

L'évaluation de la gravité d'une PAC repose sur la recherche

- De signes de gravité respiratoires (signes de détresse respiratoire)
- De signes de gravité du sepsis (défaillance hémodynamique ou retentissement sur d'autres organes : rein et système nerveux central notamment)
- De l'extension radiologique et de sa rapidité d'extension

Tableau 3 : Critères devant faire envisager l'orientation en soins intensifs ou réanimation.

Conséquences respiratoires de la PAC	**Conséquences systémiques de la PAC**
Nécessité d'une ventilation assistée (défaillance respiratoire, acidose respiratoire) Fréquence respiratoire >30/min Cyanose ou SpO_2 < 90 % sous O_2 Atteinte bilatérale ou multilobaire ou extension radiographique rapide de la pneumonie	Choc septique Oligurie Autres défaillances organiques sévères
Anomalies métaboliques ou hématologiques	
Insuffisance rénale ou hépatique aiguë Acidose sévère Thrombopénie (< 100 000 / mm^3)	CIVD Leucopénie (< 4000 /mm^3) Hyperlactatémie

La gravité à l'admission est certes le 1er critère qui guide l'orientation du patient, mais cette situation n'est pas la plus fréquente.

En pratique, on hospitalise un patient :

- Qui présente des signes de gravité <u>ou</u>
- Chez qui il existe une incertitude diagnostique <u>ou</u>
- En échec de prise en charge au domicile <u>ou</u>
- Qui risque de décompenser une pathologie chronique préexistante (comorbidité) <u>ou</u>
- En cas de difficulté prévisible dans la prise orale des antibiotiques (inobservance thérapeutique prévisible, isolement et perte d'autonomie, intolérance digestive...)

Dans les cas douteux ou litigieux, une hospitalisation, même courte, dans un service d'urgence disposant d'un plateau technique adapté ou dans un service d'hospitalisation de courte durée doit être proposée, ce qui permettra une surveillance rapprochée de l'évolution et de la réponse au traitement antibiotique au cours des premières 48-72h de prise en charge.

3.5 Formes cliniques des PAC

3.5.1 Épidémiologie des germes responsables de PAC

- *Streptococcus pneumoniae* (pneumocoque) :
  . C'est l'agent pathogène le plus fréquemment isolé dans les PAC chez les patients hospitalisés : responsable de 50% des PAC hospitalisées.
- *Streptococcus pneumoniae* et *Legionella pneumoniae* :
  . Sont les 2 agents les plus fréquemment responsables de PAC graves en réanimation.
- Les bactéries dites « atypiques » (*Mycoplasma pneumoniae* surtout, ***Chlamydophila pneumoniae*** et *Chlamydophila psittaci* beaucoup plus rarement) sont les pathogènes les plus fréquemment responsables de PAC non sévères prises en charge en ambulatoire chez le sujet jeune.
- Les virus respiratoires :
  . L'utilisation récente en routine clinique des PCR multiplex a révélé la place importante des virus respiratoires. Ils sont identifiés dans les voies aériennes chez un quart à la moitié des cas de PAC de patients hospitalisés.
  . Les virus influenza et les paramyxovirus (virus respiratoire syncytial, métapneumovirus humain et parainfluenzae) sont prédominants. Il existe de fréquentes co-infections virales et bactériennes. L'implication directe du virus dans la survenue de la pneumonie n'est pas toujours établie.
  . SARS-CoV-2 est aussi responsable de pneumopathies qui peuvent être sévères.

Figure 1 : Critères d'hospitalisation des PAC (adaptée des recommandations AFSSAPS 2010).

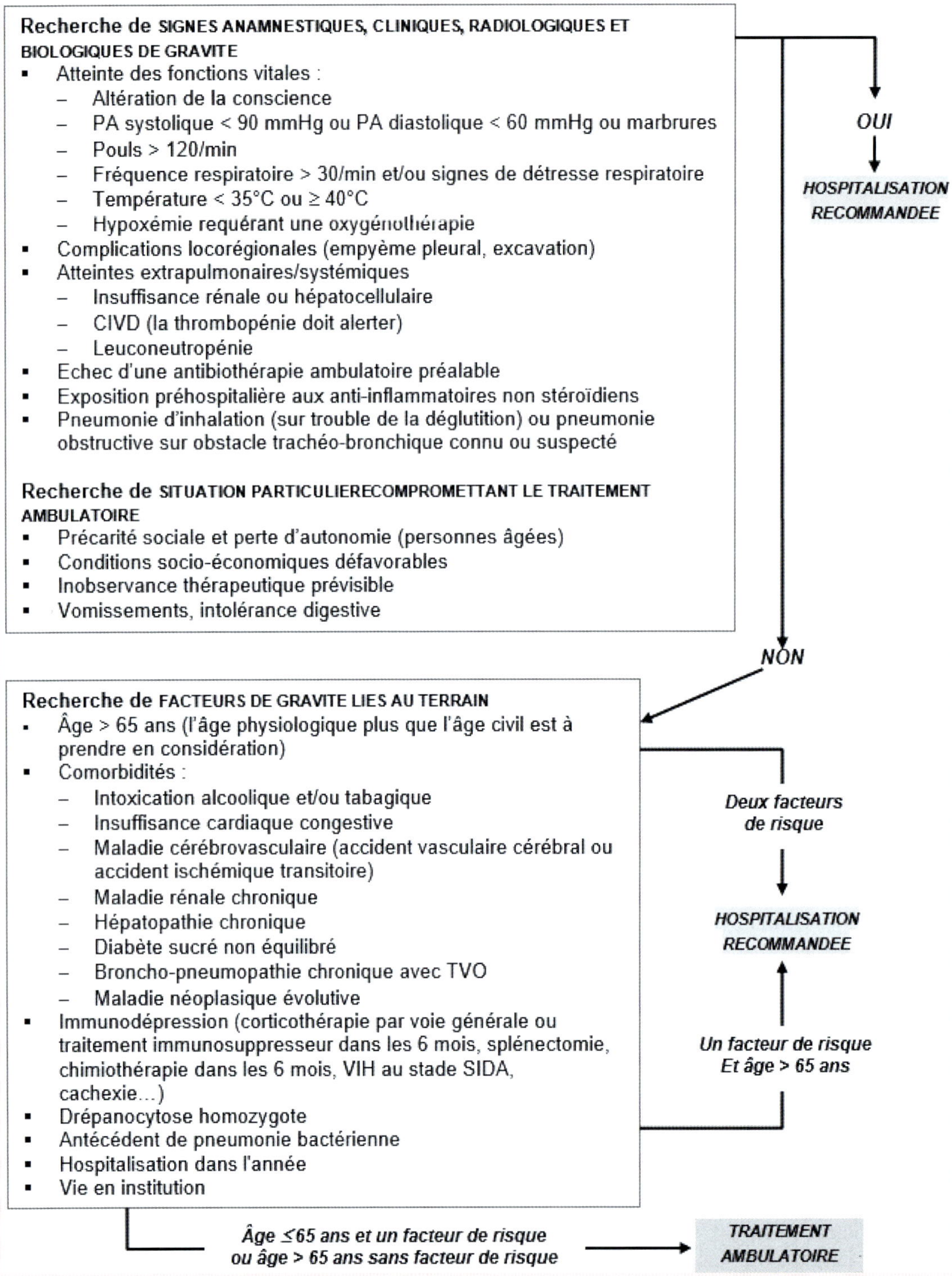

Figure 2 : Pneumonie à pneumocoque. H 56 ans, cirrhotique. T 39°C à début brutal, teint grisâtre, polypnée, SpO_2 89%, opacité alvéolaire systématisée de la lingula. Hémocultures positives à S. pneumoniae.

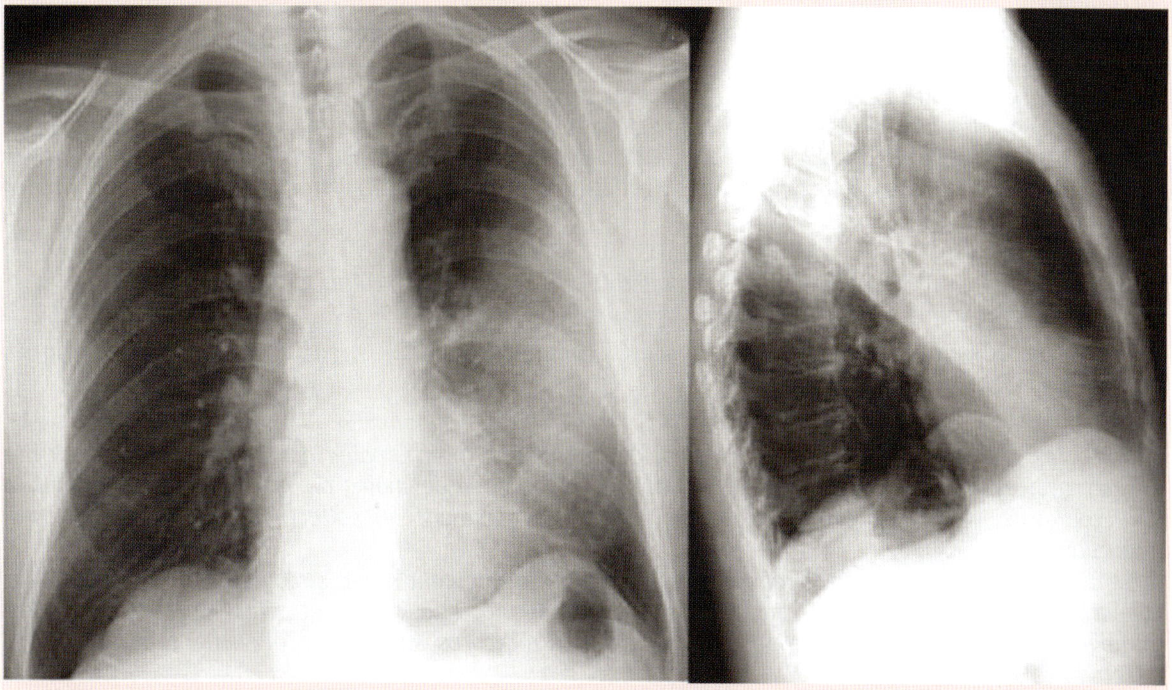

Figure 3 : Pneumonie à pneumocoque. Homme 62 ans, antécédent de trouble de la conduction auriculo-ventriculaire. T 39,5°C à début brutal, douleur thoracique droite, opacité alvéolaire systématisée segmentaire lobaire supérieure droite. Traitement par Amoxicilline 3g/j. Apyrexie en 72 heures.

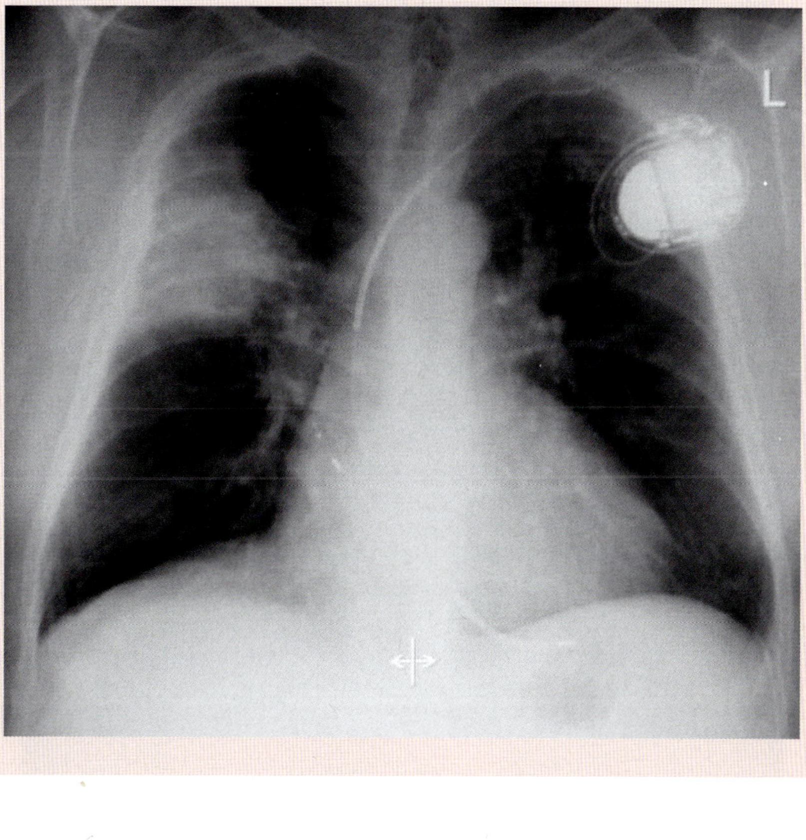

3.5.2 Pneumonie à pneumocoque

Microbiologie :

- Due à la colonisation de l'oropharynx : pas de contamination interhumaine, donc pas de caractère épidémique
- Un quart des souches de pneumocoques sont de sensibilité diminuée à la pénicilline (PSDP) mais elles restent sensibles à de fortes doses d'amoxicilline (≥50 mg/Kg soit 3g/j en 3 prises). Le PSDP dépend d'un mécanisme de résistance par modification des protéines liant les pénicillines (PLP) et non d'un mécanisme de résistance enzymatique, ainsi l'usage d'un inhibiteur de bêtalactamase (comme le clavulanate) est inutile.
- Évolution :
  . Potentiellement rapidement sévère → doit toujours être prise en compte dans les PAC graves
  . Parfois compliquée par un épanchement pleural

3.5.3 M. pneumoniae et à un moindre degré C. pneumoniae et C. psittaci = pneumonies atypiques (Tableau 4)

Microbiologie :

- Bactéries à développement intracellulaire, à transmission interhumaine par inhalation de particules respiratoires. Ils sont fréquemment en cause chez le sujet de moins de 40 ans, principalement le mycoplasme. A évoquer en contexte épidémique, notamment en collectivité ++ (famille, classe, bureau...).
- Le diagnostic microbiologique repose aujourd'hui principalement sur la biologie moléculaire (PCR sur sécrétion respiratoire). On observe aussi un virage sérologique, rarement utilisé aujourd'hui à titre diagnostique (diagnostic rétrospectif, apparition d'anticorps sur deux prélèvements sanguins à 2 semaines d'intervalle).

Évolution :

- L'antibiotique de référence est le macrolide (alternative= fluoroquinolones).

Figure 4 : Pneumonie à M. pneumoniae. Homme 22 ans, militaire. T 38,2°C ayant débuté progressivement depuis 3 jours. Otalgies, dysphagie et myalgies. Syndrome grippal chez 6 de ses collègues au cours de la dernière semaine. Infiltrats bilatéraux.

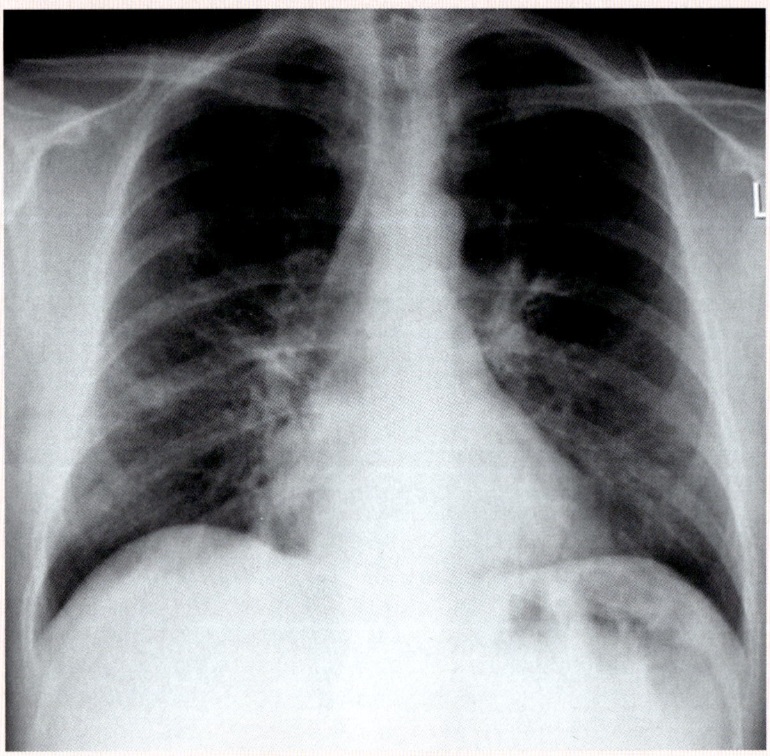

3.5.4 Pneumonies à Legionella spp (légionellose)

Population à risque : âge avancé, tabagisme, immunodépression acquise ou congénitale.

Microbiologie :

- *Bacille gram négatif présent dans le milieu naturel (eau, terre) et artificiel (réseaux d'eau chaude, tours aéroréfrigérantes)*
- *Contamination par voie respiratoire, par inhalation d'aérosol d'eau contaminée (réseaux d'eau chaude collectifs mal entretenus, climatisations tours aéroréfrigérantes, système de traitement d'air...)*
- *Pas de contamination interhumaine → **isolement non nécessaire***

***Déclaration obligatoire** à l'ARS :*

- *Cas nosocomiaux et cas sporadiques*
- *Pour enquête autour du cas index (circuit de distribution d'eau)*

Figure 5. Légionellose grave. Homme 67 ans, BPCO GOLD III. Fièvre à 39,2°C de début brutal la veille. FR à 30/min, confusion, douleurs abdominales, TA 90/50, pouls 130/min, SpO_2 86%. Opacités alvéolaires systématisées bilatérales (lobes supérieur droit et inférieur gauche). Antigénurie légionelle positive.

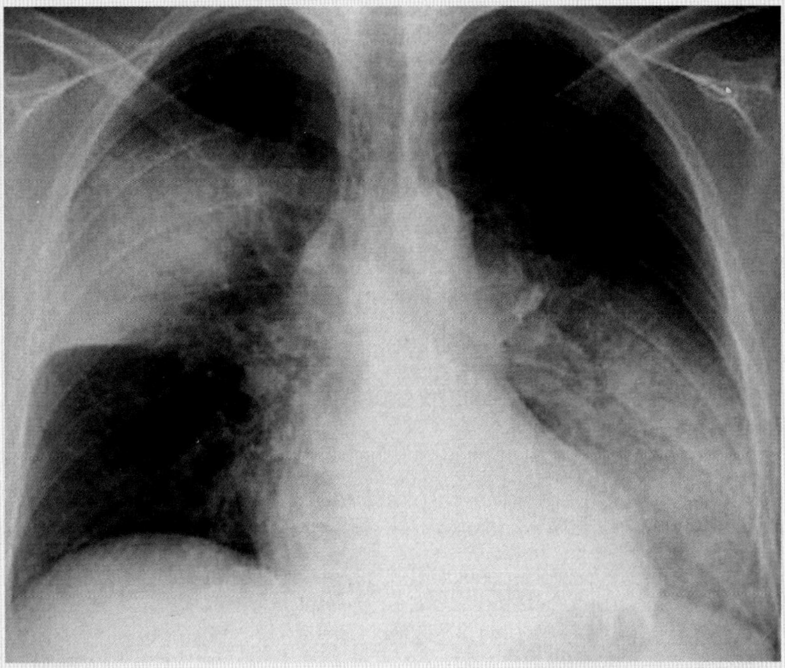

Diagnostic microbiologique :

- *L'antigénurie légionnelle :*
  - *. détecte uniquement Legionella pneumophila de sérogroupe 1 (responsable de 90 à 95% des légionelloses)*
  - *. se positive 2 à 3 jours après l'apparition des signes cliniques → 2 tests négatifs à 72h d'intervalle excluent le diagnostic avec 90% de certitude*
  - *. sa positivité n'est pas modifiée par le traitement antibiotique préalable*
  - *. sa positivité <u>persiste en moyenne 2 mois</u> après l'exposition*
- *La culture :*
  - *. seule la culture de Legionella à partir des prélèvements respiratoires (y compris expectorations) permet l'identification de la souche (pour le diagnostic et l'enquête épidémiologique)*
  - *. si la suspicion de légionellose est forte, sa réalisation est fortement recommandée en cas d'hospitalisation, que l'antigénurie soit positive ou négative (le laboratoire doit être averti de la suspicion clinique afin d'utiliser un milieu enrichi adapté)*
  - *. autres techniques : biologie moléculaire (PCR sur prélèvement respiratoire), sérologie (peu utilisée, diagnostic rétrospectif), notamment pour le diagnostic des infections à L. pneumophila d'autres sérogroupes*

Traitement :
- *Monothérapie par macrolides en l'absence de signe de gravite (durée 8 jours)*
- *Monothérapie par fluoroquinolones ou bithérapie par fluoroquinolone + macrolide ou rifampicine dans les formes sévères (durée 8 à 21 jours)*
- *Les modalités varient selon la gravité clinique et le terrain immunodéprimé ou non.*

3.5.5 *Pneumonies virales*

Tableau associant ***signes respiratoires et syndrome grippal*** *[fièvre, asthénie, myalgies, céphalées, signes ORL (rhinite, conjonctivite), signes digestifs (diarrhées, douleurs abdominales), éruption cutanée...]*

Principaux virus incriminés :
- *Virus influenza, virus respiratoire syncytial, métapneumovirus humain, para-influenza et adénovirus*
- *Distribution saisonnière (épidémie) pour les principaux virus respiratoires*
- *Transmission interhumaine*

Cas particulier de la COVID-19

Infection au coronavirus SARS-CoV-2 à transmission interhumaine évoluant sur un mode pandémique depuis début 2020. Elle est caractérisée par :
- Un tableau d'allure grippale (fièvre, toux sèche, asthénie, courbatures, maux de tête, dyspnée et douleurs thoraciques)
- Des symptômes extra-respiratoires incluant des signes ORL (anosmie, dysgueusie) ; digestifs (douleurs abdominales, nausées, diarrhées) ; cutanés (pseudo-engelures) et oculaires (conjonctivite)

Sévérité du tableau clinique éminemment variable :
- Allant de l'absence de symptômes à la
- Pneumonie sévère hypoxémiante avec SDRA (Cf. item 359), notamment en cas d'âge avancé, d'obésité, de diabète et d'hypertension

Présentation radiologique :
- Plages de verre dépoli non systématisées à prédominance sous-pleurale, et à un stade plus tardif, condensations alvéolaires (Figure 6).

Diagnostic :
- Comme pour les autres virus à tropisme respiratoire il repose sur la PCR pratiqué sur écouvillon nasopharyngé (intégré dans des PCR multiplex) puis, au-delà du 14e jour sur la sérologie.

Figure 6 : Présentation radiologique évocatrice de COVID-19 dans un contexte épidémique, chez un homme de 68 ans qui consulte pour syndrome grippal et douleurs thoraciques.

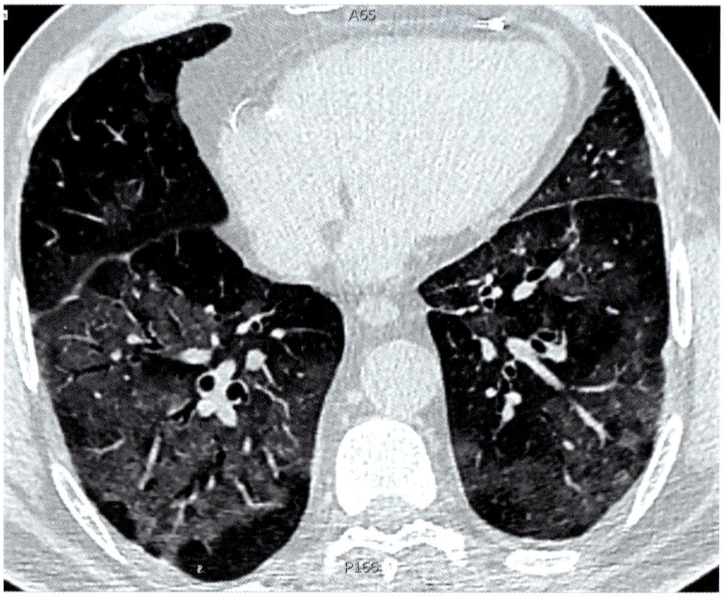

Tableau 4 : Éléments d'orientation étiologique face à une PAC.

	Pneumocoque (PFLA)	Mycoplasme (atypique)	Légionellose
Fréquence	+++++	++	+
Contexte	Rarement de contexte particulier, mais plus fréquent si cirrhose, âge > 65 ans ou immunodéprimé (VIH++)	Contexte épidémique Adulte jeune	Contexte épidémique Situation à risque : voyage, thermes, exposition à l'eau ou aux aérosols contaminés Sujets âgés, comorbidités et immunodépression
Début	Brutal	Progressif (2-3 jours)	Rapidement progressif
Tableau clinique	Bruyant : T° élevée, malaise général	Peu bruyant, non grave	Bruyant, gravité Dissociation pouls-température
Signes thoraciques	OUI ++ : douleur thoracique, expectorations saumonées	Modérés (examen fréquemment normal, toux sèche)	Modérés
Signes extrathoraciques	RARES Récurrence possible d'herpès labial (en faveur d'une pneumococcie)	OUI + ORL (rhinopharyngite) Polyarthralgies, myalgies Diarrhées Éruption cutanée/ muqueuses	OUI +++ (1/3 des cas) Pas de signes ORL Myalgies ++ Digestifs ++ : diarrhées, douleurs abdominales, vomissements Neurologiques + : confusion, hallucinations, bradycardie
Biologie (si réalisée)	Aspécifique (hyperleucocytose à PNN, procalcitonine élevée...)	Cytolyse hépatique Anémie hémolytique (agglutinines froides)	Cytolyse hépatique Insuffisance rénale Hyponatrémie Rhabdomyolyse (CPK élevées)
Microbiologie (si réalisée)	ECBC : CG+ en chaînettes (diplocoques) au direct antigénurie pneumocoque + HC surtout si forme grave	PCR sur prélèvement respiratoire (virage sérologique)	Antigénurie légionelle + Culture de sécrétion respiratoire sur milieu spécifique (à visée épidémiologique) PCR sur prélèvement respiratoire
RXT	Condensation systématisée	Opacités multifocales	Condensation systématisée ou opacités multifocales, bilatérales
Réponse aux bêtalactamines	OUI	NON	NON

ATTENTION, si certains éléments épidémiologiques, cliniques et radiologiques peuvent suggérer la responsabilité d'un pathogène, **aucun d'entre eux n'est véritablement discriminant.**

3.6 Traitement des PAC

3.6.1 Antibiothérapie

Choix basé sur l'épidémiologie des PAC, le terrain du patient et la gravité de la pneumonie.

La **voie orale** est privilégiée quand elle est possible **dès l'initiation** du traitement, sauf pour les C3G qui sont administrées par voie parentérale.

La **durée** du traitement antibiotique des PAC est de **7 jours** pour les PAC « tout venant ».

Tableau 5 : Principes et modalités de l'antibiothérapie des PAC communautaires.

→ URGENTE

Administration précoce[2], si possible après les *prélèvements microbiologiques* (sauf en ambulatoire)

→ PROBABILISTE[3]

Ciblant les bactéries les plus fréquemment responsables de PAC

Doit** donc **toujours couvrir le pneumocoque (sauf les rares cas très évocateurs de pneumonie à bactérie atypique du sujet jeune traitée en ambulatoire)

- Si grave : doit aussi couvrir la légionnelle
- Si inhalation : doit couvrir également streptocoques, anaérobies, *staphylococcus aureus*, entérobactéries
- Si pneumonie en période grippale : doit couvrir également *Staphylococcus aureus*, *Haemophilus influenzae* et les streptocoques du groupe A

→ SECONDAIREMENT RÉÉVALUEE *à 48-72h*

Clinique : efficacité ? élargissement du spectre antibiotique si évolution clinique défavorable

Microbiologique : examen direct et culture du prélèvement microbiologique si réalisé (réduction du spectre antibiotique sur la base de l'antibiogramme : « désescalade antibiotique »)

→ Avec un souci d'ÉCOLOGIE BACTÉRIENNE

Limiter le risque d'émergence de mutants résistants, favorisée par la pression antibiotique : réduire la durée d'antibiothérapie (*7 jours* pour une PAC tout venant) et réduire le spectre antibiotique (si et seulement si évolution favorable). Eviter les fluoroquinolones en 1ère intention en dehors de situations spécifiques (légionellose, allergies aux autres antibiotiques)

Antibiotiques à <u>ne pas utiliser</u> dans le traitement des PAC en raison d'une activité insuffisante vis-à-vis des pneumocoques en France :

- Céphalosporines orales de 1ère, 2e et 3e génération
- Cyclines
- Triméthoprime-sulfaméthoxazole

[2] La règle des « *4 heures au maximum entre l'entrée à l'hôpital et l'instauration de l'antibiothérapie* » n'a plus cours depuis 2012. En pratique l'antibiothérapie est à instaurer dès le diagnostic de PAC porté.

[3] En pratique il est exceptionnel qu'on ait le résultat d'un prélèvement quand on débute l'ATB. On fait donc un pari qu'il faut réévaluer à 48-72 h

Tableau 6 : Sensibilité aux antibiotiques des principaux germes responsables de PAC (en gras l'antibiotique de référence du germe en question).

	S. pneumoniae	*C. pneumoniae, M. pneumoniae, L. pneumophila*	*H. influenzae* Entérobactéries	Anaérobies	*S. aureus*
Amoxicilline PO	**+ + +**	–	±	–	–
Amoxicilline-acide clavulanique PO	+ + +	–	**+ +** *	**+ +**	**+ +** si oxa-S[4]
C3G IV = céphalosporines de 3e génération[5] (céfotaxime, ceftriaxone)	+ + +	–	+ +	±	+ si oxa-S
Macrolides PO[6]	±	**+ +**	–	–	±
Apparentés macrolides PO (pristinamycine)	+ +	+ +	±	±	+
FQAP PO (lévofloxacine à préférer à moxifloxacine)[7]	+ +	+ +	+ +	±	±
Imidazolés PO (métronidazole)	–	–	–	+ +	–

Tableau 7 : Antibiothérapie probabiliste des PAC en ambulatoire.

Sujet sain sans signe de gravité	**AMOXICILLINE** Pristinamycine (alternative) <u>ou</u> **MACROLIDE** Pristinamycine (alternative)
Si échec à 48-72 heures	Switch

Sujet avec comorbidité ou Sujet âgé ambulatoire (hors institution)	Amoxicilline/acide clavulanique <u>ou</u> ceftriaxone... (<u>ou</u> FQAP)
si échec à 48-72 heures	Hospitalisation

Tableau 8 : Antibiothérapie probabiliste des PAC en hospitalisation conventionnelle.

		1er choix	Si échec à 48-72 h
Pneumocoque suspecté ou documenté[8]	Tous âges	**Amoxicilline**	**Réévaluation**
Pas d'argument en faveur du pneumocoque	Sujet jeune	**Amoxicilline** Pristinamycine (alternative)	Association à un macrolide ou switch par pristinamycine Réévaluation
	Sujet âgé (y compris en institution) ou avec comorbidité(s)	Amoxicilline/acide clavulanique <u>ou</u> Ceftriaxone <u>ou</u> FQAP	**Réévaluation**

[4] 95% des souches de Staphylococcus aureus sécrètent une pénicillinase qui confère la résistance à l'amoxicilline; mais la méticilline (oxacilline) reste active, ainsi que l'association amoxicilline/acide clavulanique ou les C3G (moindre activité).

[5] Ceftazidime a une activité insuffisante sur les Cocci Gram positif (pneumocoque, S. aureus).

[6] Attention aux risques d'interaction médicamenteuse avec les macrolides.

[7] Les fluoroquinolones antipneumococciques (FQAP) sont à utiliser avec prudence, et seulement en l'absence d'alternative, du fait de la progression des résistances aux fluoroquinolones et de l'impact écologique de cette classe. Les FQAP ne doivent pas être prescrites si le malade a reçu une fluoroquinolone, quelle qu'en soit l'indication, dans les 3 derniers mois. Si la lévofloxacine a fait la preuve de son efficacité clinique dans les légionelloses graves en réanimation, les macrolides doivent être préférés dans les légionelloses non graves. Attention aux précautions lors de l'utilisation des fluoroquinolones [prudence chez les sujets âgés sous corticothérapie par voie générale car risque accru de tendinopathie, pas d'exposition au soleil, prévenir le patient du risque de tendinopathie (nécessité de stopper le traitement et consulter si douleur tendineuse)].

[8] Cocci à Gram positif à l'examen direct de l'ECBC et/ou antigénurie du pneumocoque positive et antigénurie de la Legionella négative.

Tableau 9 : Antibiothérapie probabiliste des PAC en soins intensifs / réanimation.

Cas général	C3G (céfotaxime IV ou ceftriaxone IV) + Macrolide IV ou FQAP°
Facteurs de risque de *Pseudomonas aeruginosa* *	Pipéracilline/tazobactam ou C4G (céfépime) ou carbapénème (méropénème, imipenème/cilastatine) + Amikacine ou tobramycine (max 3 jours) + Macrolide IV ou FQAP IV (lévofloxacine)

* Bronchectasies, antécédents d'exacerbations de BPCO dues à *Pseudomonas aeruginosa* ° Lévofloxacine

Cas particuliers

- Co-infection bactérienne au cours de la pneumonie grippale : le spectre de l'ATB doit nécessairement inclure *Streptococcus pneumoniae et Staphylococcus aureus oxa-S*
  → Amoxicilline-acide clavulanique
  → Alternative : pristinamycine (ou FQAP)
- Pneumonies abcédées
  → Amoxicilline-acide clavulanique
  → Alternative : C3G (ceftriaxone ou céfotaxime) + métronidazole

3.6.2 Traitements associés

Un traitement antigrippal probabiliste doit être associé en cas de suspicion clinique d'infection grippale chez le patient hospitalisé en période épidémique (oseltamivir PO durant 5 jours). L'initiation d'un traitement antigrippal n'exonère bien sûr pas du traitement antibiotique.

Le bénéfice de la corticothérapie systémique au cours de la PAC n'est pas démontré.

*La **kinésithérapie respiratoire** de drainage bronchique doit être systématique.*

3.6.3 Réévaluation systématique

Quel que soit le lieu de prise en charge (ambulatoire ou hospitalière), le patient doit être **obligatoirement réévalué cliniquement à 48-72h* du début de l'antibiothérapie** (efficacité et tolérance du traitement) et capable de contacter un médecin si dégradation dans ce délai.

L'évolution est alors dite défavorable en cas de persistance ou d'aggravation des symptômes.

Evolution favorable :
- En ambulatoire : pas de désescalade antibiotique (pas de microbiologie)
- En hospitalisation : une désescalade thérapeutique doit être envisagée[9]
  . si on dispose de résultats microbiologiques fiables
  . si amélioration sous antibiothérapie ne visant pas une bactérie secondairement identifiée sur ECBC = colonisation - pas d'adaptation - évoquer bronchopathie sous-jacente

* Une amélioration clinique est attendue à 72h qui ne signifie pas forcément apyrexie stricte (fièvre parfois prolongée 5 jours avec bactéries intracellulaires).

Absence d'évolution favorable à 48-72h chez un patient ambulatoire :
- Si l'antibiothérapie prescrite en 1ère intention ne comportait pas *S. pneumoniae* (hypothèse germes atypique chez un sujet jeune, sans comorbidités) on doit considérer *S. pneumoniae* et modifier l'antibiothérapie dans ce sens.
- Si l'antibiothérapie prescrite en 1ère intention était active sur *S. pneumoniae*, *H. influenzae* et les germes intracellulaires (pristinamycine, ou FQAP) une hospitalisation est indiquée.

Absence d'évolution favorable à 48-72h chez un patient hospitalisé (Cf. ci-dessous)

[9] La problématique se pose essentiellement en réanimation où l'antibiothérapie probabiliste couvre un large spectre de bactéries.

4. CAUSE DE L'ÉCHEC DE L'ANTIBIOTHERAPIE AU COURS D'UNE PAC

4.1 La pneumonie est compliquée

Épanchement pleural (Cf. item 202-figure 8) :
- L'examen clinique + la radiographie (± échographie pleurale ou TDM) orienteront vers ce diagnostic.
- La ponction pleurale (thoracocentèse) doit être envisagée lorsque l'abondance du liquide le permet.

Abcès pulmonaire :
- La radiographie (Figure 7) ± TDM, orientera vers ce diagnostic

Obstacle endobronchique (pneumonie de rétention) :
- En fonction de l'âge et du contexte : corps étranger chez le jeune adulte ou le sujet âgé (appareil dentaire), cancer bronchique chez le fumeur

À évoquer si trouble de ventilation radiologique et/ou pneumonies récidivantes dans le même territoire (confirmation : endoscopie bronchique)

4.2 Problèmes relatifs au traitement anti-infectieux

Mauvaise observance thérapeutique

Problème de pharmacocinétique (patient obèse, 3e secteur en réa obligeant à doser les ATB), troubles de l'absorption

Le germe responsable de la PAC sort clairement du spectre de l'antibiothérapie probabiliste conventionnelle :
- Entérobactéries, staphylocoque résistant à la méticilline
- Pyocyanique chez les patients porteurs de maladies bronchiques chroniques (BPCO IV, bronchectasies)
- Anaérobies (terrain favorisant les troubles de déglutition)
- Bacille de Koch (Figure 7) → ne jamais utiliser de fluoroquinolone en 1ère intention dans une PAC lorsqu'il y a suspicion de tuberculose (négativation de l'examen direct)
- Immunodépression ignorée : penser à une pneumocystose révélatrice d'une infection par le VIH → sérologie VIH au moindre doute avec accord du patient

Figure 7 : Tuberculose pulmonaire (forme pneumonique). F 62 ans, alcoolique, altération sévère de l'état général, fièvre persistante malgré une antibiothérapie de 10 jours par Amoxicilline / acide clavulanique, opacités alvéolaires bilatérales, probable excavation de l'opacité lobaire supérieure gauche. Bacilles alcoolo résistants à l'examen direct de l'expectoration.

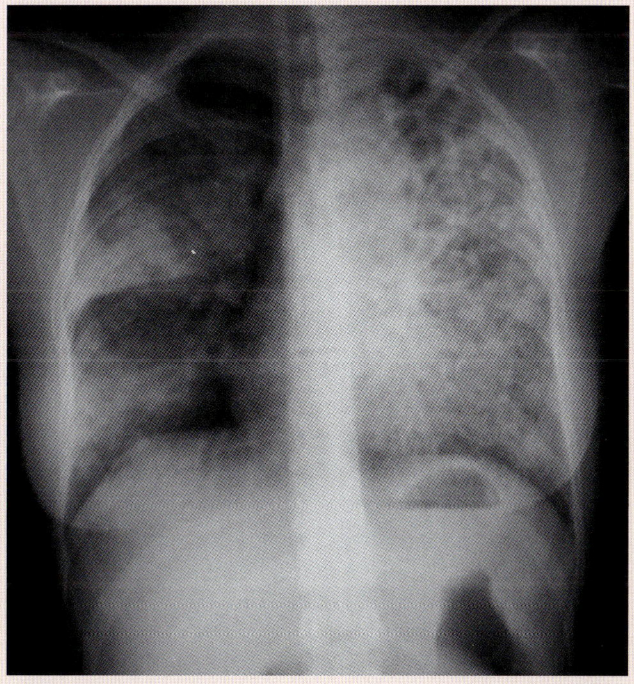

4.2.1 Erreur diagnostique

Le tableau simule une PAC mais il ne s'agit pas, ou pas uniquement, d'une infection du parenchyme pulmonaire :

Les diagnostics différentiels varient selon le type de pneumopathie :

- *Pneumopathie focalisée : embolie pulmonaire:*
  - *. séméiologie clinique (douleurs, fièvre, début brutal) non discriminative*
  - *. radiologiquement, aspect parfois évocateur d'infarctus pulmonaire : opacité périphérique, sous pleurale et triangulaire associé à des zones d'atélectasie aux bases.*
- *Pneumopathie interstitielle diffuse :*
  - *. les causes de pneumopathies interstitielles diffuses aiguës sont nombreuses mais on doit systématiquement évoquer dans l'ordre une PAC à germes conventionnels (légionnelle et pneumocoque), un œdème aigu pulmonaire fébrile qui doit faire évoquer une endocardite infectieuse, une tuberculose (miliaire notamment), une pneumocystose (voir ci-dessous) ; une lymphangite carcinomateuse, une pneumopathie d'hypersensibilité, notamment médicamenteuse et une pneumopathie éosinophile, une atteinte pulmonaire satellite d'une connectivite ou d'une vascularite en poussée.*
  - *. intérêt de l'interrogatoire (prises médicamenteuses), de l'examen clinique systémique et des prélèvements endobronchiques à visée microbiologique et notamment du lavage alvéolaire.*
- *Pneumopathie excavée :*
  - *. cancer bronchique : chez le fumeur, caractère irrégulier de l'opacité*
  - *. tuberculose pulmonaire : se situe principalement dans les lobes supérieurs, et sera alors en général bacillifère. L'absence de détection de mycobactéries à l'examen direct constitue un argument important contre l'origine tuberculeuse de l'opacité excavée.*
  - *. infarctus pulmonaire : principalement dans les lobes supérieurs ; diagnostic par l'angioscanner thoracique.*
  - *. vascularite : orientation diagnostique par les manifestations extra pulmonaires et le bilan immunologique (Wegener).*
  - *. aspergillose pulmonaire, histoplasmose*

Enfin, d'une manière générale, la persistance ou réapparition de la fièvre chez un patient sous antibiothérapie pour une PAC doit faire éliminer une fièvre d'une autre étiologie (veinite, infection de sonde urinaire, thrombose veineuse profonde, néoplasie, allergie médicamenteuse, colite post antibiothérapie).

5. PRÉVENTION DES PAC

Elle repose sur les vaccinations antigrippale et antipneumococcique : non systématiques dans la population adulte ; recommandées chez certaines populations à risque.

Les recommandations relatives à la vaccination antipneumococcique sont détaillées dans le tableau 10.

Tableau 10 : Indications et modalités du vaccin antipneumococcique (préférentiellement IM).

<table>
<tr><th colspan="2">Réflexe : Vaccination antipneumococcique (recommandation HCSP 2017)
VPC13 : vaccin pneumococcique conjugué 13-valent
VP23 : vaccin pneumococcique polyosidique non conjugué 23-valent
La vaccination antipneumococcique peut être faite en même temps que la vaccination antigrippale.</th></tr>
<tr><td>Enfants
La vaccination par le VPC13 est obligatoire pour l'ensemble des enfants âgés de moins de 2 ans</td><td>1 dose VPC13 à 2 mois puis
1 dose VPC13 à 4 mois
Rappel à l'âge de 11 mois</td></tr>
<tr><td>Adultes à risque élevé de contracter une infection pneumococcique
Immunodéprimés :
– Asplénie organique/fonctionnelle (drépanocytose homozygote)
– Déficits immunitaires héréditaires
– VIH, quel que soit le statut immunologique
– Patients sous chimiothérapie pour cancer
– Patients greffés (organe solide ou cellules souches hématopoïétiques), ou en attente de transplantation
– Patients traités par immunosuppresseur
– Syndrome néphrotique
À risque du fait d'une maladie sous-jacente prédisposant à la survenue d'infections invasive à pneumocoque) :
– Cardiopathie congénitale cyanogène, insuffisance cardiaque
– Insuffisance respiratoire chronique, BPCO obstructive
– Asthme sévère sous traitement continu
– Insuffisance rénale
– Hépatopathie chronique d'origine alcoolique ou non
– Diabète non-équilibré par le simple régime
– Patients présentant une brèche ostéoméningée, un implant cochléaire ou candidats à une implantation cochléaire</td><td>Non vaccinés antérieurement :
– 1 dose VPC13
puis
– 1 dose VP23 2 mois plus tard

Vaccinés antérieurement :
Avec la séquence VPC13-VPP23 :
– Faire VPP23 (avec un délai ≥ 5 ans après le dernier VPP23)
Avec le VPP23 :
– Faire VPC13 (avec un délai ≥ 1 ans après le dernier VPP23)
Revaccination par VPP 23 avec un délai ≥ 5 ans après le dernier VPP23</td></tr>
</table>

Item 159 - Tuberculose de l'adulte

(Ex-item 155)

Rang	Rubrique	Intitulé	Descriptif
A	Prévalence, épidémiologie	Connaître les caractéristiques épidémiologiques de la tuberculose	
A	Définition	Connaître la définition de la tuberculose et les caractéristiques microbiologiques des mycobactéries	
A	Étiologies	Connaître les facteurs de risque de la tuberculose	
A	Éléments physiopathologiques	Connaître les différentes modalités évolutives de la tuberculose	
A	Diagnostic positif (examen clinique, démarche diagnostique)	Indication d'une IDR à la tuberculine, d'un test IGRA	Indication et non indication de la prescription d'un IGRA
A	Diagnostic positif (examen clinique, démarche diagnostique)	Connaitre la présentation clinique d'une primo infection tuberculeuse	
A	Diagnostic positif (examen clinique, démarche diagnostique)	Connaitre la présentation clinique d'une tuberculose maladie	
B	*Diagnostic positif*	*Connaitre la présentation clinique de la tuberculose extrapulmonaire*	
A	Examens complémentaires	Connaitre les examens complémentaires à réaliser au cours d'une tuberculose maladie pulmonaire	Confirmation microbiologique de la tuberculose pulmonaire
B	*Contenu multimédia*	*Radiographie pulmonaire au cours d'une tuberculose pulmonaire maladie*	
B	*Contenu multimédia*	*TDM au cours d'une tuberculose maladie pulmonaire*	
A	Prise en charge	Connaître les principes généraux du traitement de la tuberculose	
B	*Prise en charge*	*Connaitre les modalités d'administration des anti tuberculeux*	
A	Prise en charge	Connaître les principales caractéristiques des anti tuberculeux (toxicité, interactions médicamenteuses, contre-indications, surveillance, précaution d'emploi	
A	Prise en charge	Connaitre les principes de prise en charge des sujets contacts et d'isolement du patient	
A	Prise en charge	Savoir que la tuberculose est une maladie à déclaration obligatoire	Prévention
A	Prise en charge	Connaitre les modalités de prévention vaccinale de la tuberculose	

Les objectifs de rang B apparaissent surlignés et en italiques dans le texte.

NB : les aspects pédiatriques de cet item ne sont pas traités dans ce chapitre.

Points-clés

1. La tuberculose est une maladie infectieuse transmissible liée à *Mycobacterium tuberculosis* ou BK.
2. France = pays à faible incidence de tuberculose.
3. Transmission aérienne responsable du 1er contact avec le BK → primo-infection tuberculeuse (PIT) avec passage à la latence = l'infection tuberculeuse latente (ITL).
4. Passage possible à n'importe quel moment de l'ITL à la tuberculose maladie (TM), principalement dans les 2 ans qui suivent la PIT. Ce risque est accru aux âges extrêmes et en cas d'immunodépression.
5. La principale localisation est pulmonaire.
6. TM pulmonaire :
   a) Symptômes aspécifiques évoluant de manière subaiguë : altération de l'état général (AEG), fièvre au long cours, sueurs nocturnes, toux, expectorations, hémoptysie
   b) Radiographie thoracique de TM = lésions des lobes supérieurs à type d'infiltrats, de nodules et de lésions excavées (cavernes)
7. *TM extrapulmonaires : adénites (pédiatrie++) ; pleurésie.*
8. *Formes systémiques plus fréquentes chez l'immunodéprimé et l'enfant. Diagnostic plus difficile.*
9. Diagnostic de certitude de tuberculose = mise en évidence du BK → prélèvements MULTIPLES.
10. Examen direct d'un prélèvement respiratoire : mise en évidence de bacilles acido-alcoolo résistants (BAAR), un examen direct négatif n'élimine pas le diagnostic.
11. Traitement de la TM pulmonaire (6 mois) : quadrithérapie (INH+RMP+EMB+PZA) pendant 2 mois, puis bithérapie pendant 4 mois (INH+RMP).
12. Notification et signalement obligatoires, permettant de rechercher et dépister les sujets contacts.
13. Vaccination par le BCG : plus obligatoire en France mais fortement recommandée aux enfants à risque.

1. INTRODUCTION ET HISTOIRE NATURELLE

1.1 Définition

Maladie infectieuse transmissible, due à *Mycobacterium tuberculosis hominis*, appelée bacille de Koch (BK). Il s'agit d'un bacille acido-alcoolo-résistant (BAAR), à multiplication intra- et extracellulaire, à croissance lente et dont le métabolisme est aérobie strict. La principale localisation de la tuberculose maladie (TM) est pulmonaire mais elle peut concerner n'importe quel organe (ganglions, plèvre, etc...).

1.2 Épidémiologie

On compte 10 millions de nouveaux cas de tuberculoses par an dans le monde, avec une incidence variant de moins de 10 cas/100 000 habitants (Europe occidentale et Amérique du Nord) à plus de 1000 cas/100 000 habitants (Afrique subsaharienne).

En 2019, 1,4 million de personnes sont décédées de tuberculose dans le monde, dont 208 000 coinfectées par le VIH.

En France, près de 5000 cas ont été déclarés en 2018, soit une incidence de 7,6 cas/100 000 habitants (faible incidence).

1.3 Histoire naturelle

Trois étapes (Figure 1)

→ Étape 1 : Contamination du sujet par transmission aérienne à partir d'une personne présentant une tuberculose bacillifère :

- La contamination est due à l'inhalation d'« aérosols » de gouttelettes infectantes (contenant du BK) émises lors de la toux. Les gouttelettes, et donc quelques bacilles, atteignent les territoires alvéolaires (c'est le « foyer primaire »), entrainant la primo-infection tuberculeuse (PIT)
- Le risque de contamination à l'origine d'une PIT est ainsi proportionnel à l'intensité de la toux, la contagiosité du cas (BAAR à l'examen direct, cavernes) et à la durée d'exposition

→ Étape 2 : Le sujet développe une PIT le plus souvent asymptomatique, responsable d'une infection tuberculeuse latente (ITL)

- *Au niveau du « foyer primaire » : les bacilles sont phagocytés par les macrophages alvéolaires, et se multiplient dans les macrophages*

- *Les bacilles gagnent le ganglion hilaire satellite du foyer primaire.*
- Dans les semaines suivant la PIT, une réponse immune à médiation cellulaire se développe au niveau du foyer primaire et des foyers secondaires :
  . Permettant le plus souvent de limiter la multiplication du BK
  . Responsable au niveau du foyer primaire et des foyers secondaires d'un afflux de cellules monocytaires d'allure épithélioïde avec au centre une nécrose dite « caséeuse », ces lésions sont appelées granulomes **giganto-cellulaires avec nécrose caséeuse** et contiennent quelques **bacilles quiescents**
- L'ITL est par définition une PIT asymptomatique.
- Parfois, la PIT est « **patente** ». Elle s'accompagne d'une altération de l'état général (AEG), d'un érythème noueux, d'une kérato-conjonctivite phlycténulaire, d'adénopathies cervicales. La radiographie du thorax peut alors montrer des adénopathies médiastinales avec ou sans lésion parenchymateuse correspondant au foyer primaire (chancre d'inoculation).

→ Étape 3 : Développement de la Tuberculose Maladie (TM)

- À n'importe quel moment, pendant l'ITL ou après l'ITL, la multiplication des bacilles quiescents peut survenir → le patient devient symptomatique
- 10% des patients qui font une PIT développent une TM le plus souvent au cours des 2 premières années suivant la contamination
- Le développement d'une TM est favorisé par :
  . L'immunodépression (infection VIH +++, tumeurs et hémopathies, traitements immunosuppresseurs ou anti-TNF)
  . Les âges extrêmes
  . Le diabète, l'insuffisance rénale, la malnutrition, l'alcoolisme/tabagisme
  . La précarité, la toxicomanie

Figure 1 : Histoire naturelle.

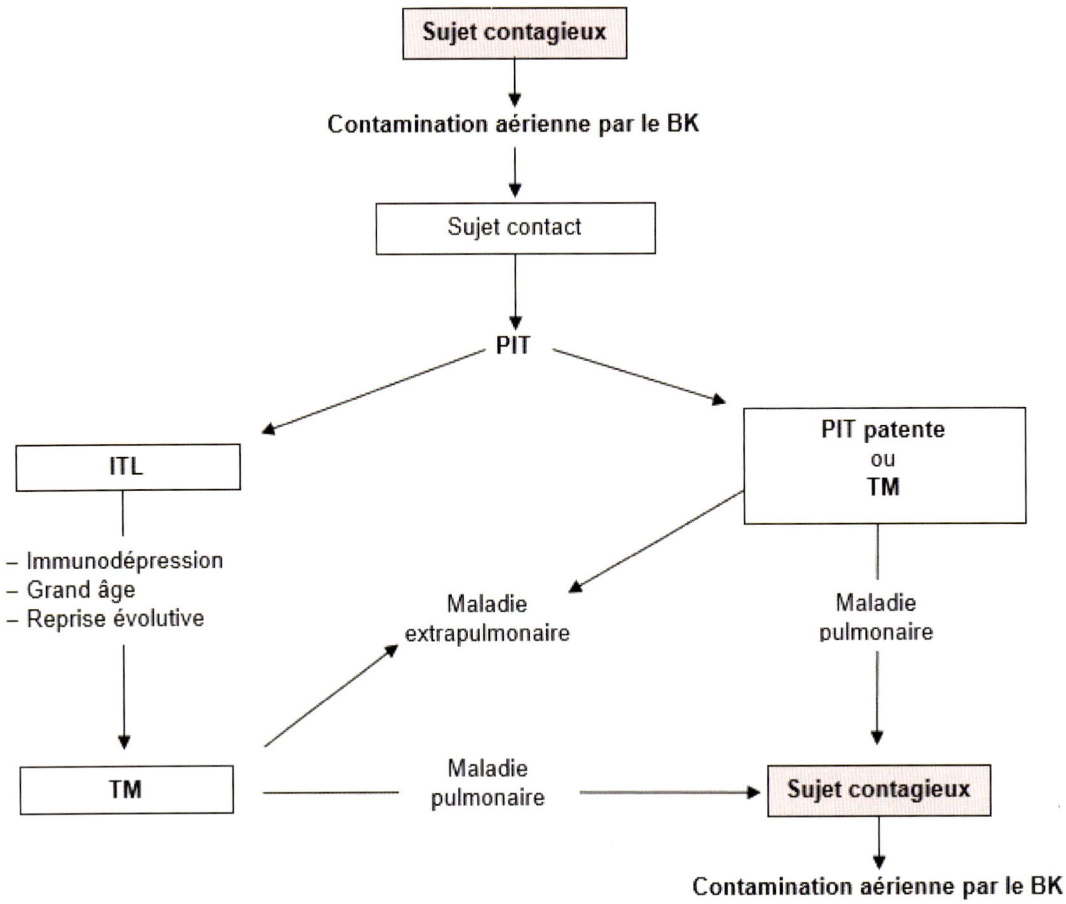

2. TUBERCULOSE-MALADIE (TM)

2.1 Formes avec atteinte pulmonaire (75% des cas) ou intrathoracique

2.1.1 Tuberculose pulmonaire commune = la forme la plus « CLASSIQUE » de TM

Physiopathologie :
- Lésions formées à partir de(s) foyer(s) secondaire(s) et/ou primaire(s) avec fonte du caséum et formation d'une caverne fistulisée dans l'arbre bronchique
- Dissémination **bronchogène** au reste du poumon

Présentation clinique :
- Pas de symptôme spécifique
- Évolution progressive sur plusieurs semaines à plusieurs mois, avec début insidieux
- Signes généraux :
  . AEG : asthénie, anorexie, amaigrissement
  . fébricule à prédominance nocturne
  . sueurs nocturnes
- Signes fonctionnels
  . toux chronique ± expectorations
  . hémoptysie : du simple crachat hémoptoïque à l'hémoptysie grave
  . dyspnée, généralement tardive
- Signes physiques :
  . généralement absents
  . possible syndrome pleural (en cas de pleurésie tuberculeuse associée)

Présentation radiologique :
- *3 types de lésions (Figures 2, 3, 4)*

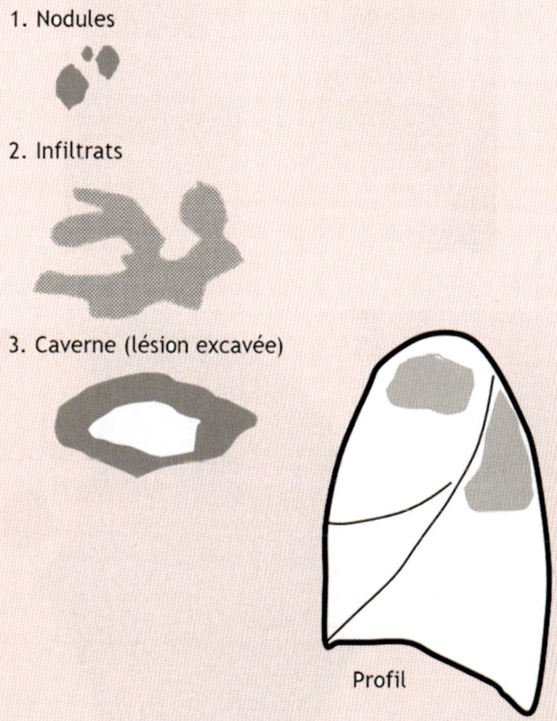

- *Peuvent être associées*
- *Généralement situées dans les segments supérieurs et postérieurs*

Figure 2 : Tuberculose pulmonaire commune : infiltrats lobaires supérieurs + caverne lobaire supérieure gauche.

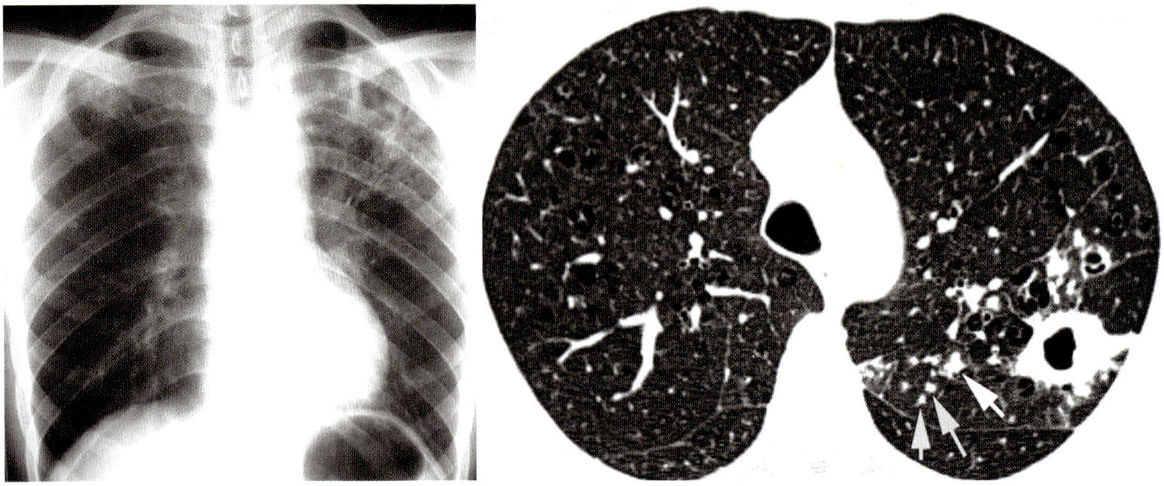

Figure 3 : Tuberculose pulmonaire commune : nodules, infiltrats et caverne (flèche) lobaires supérieurs droits.

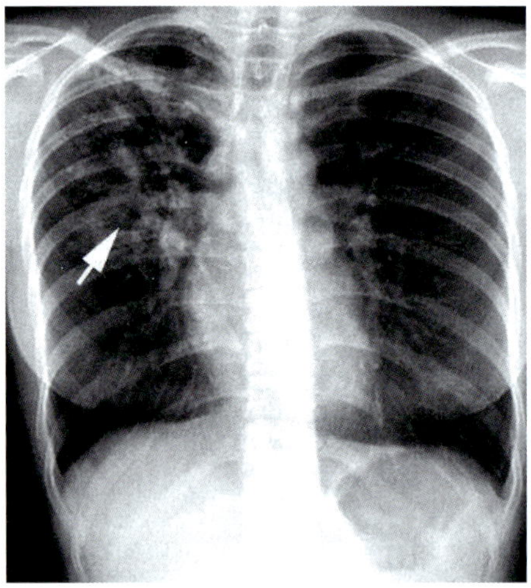

Figure 4 : Tuberculose pulmonaire commune : nodule de l'apex droit (rx) ; infiltrat lobaire supérieur droit (scanner).

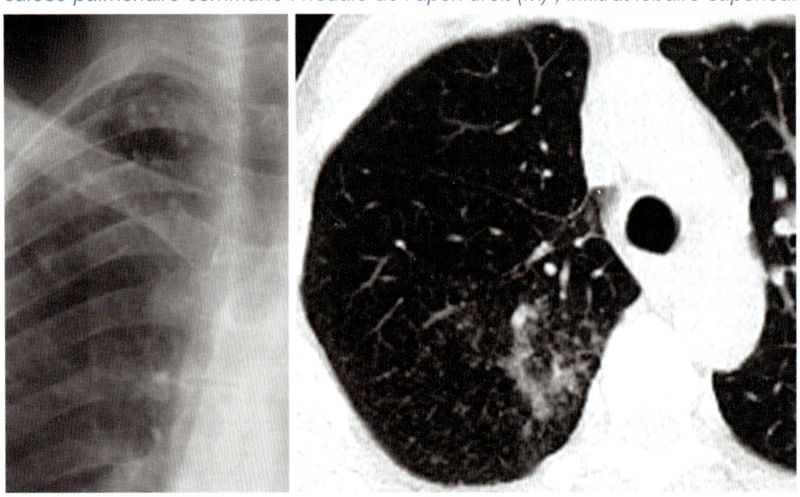

2.1.2 Miliaire tuberculeuse

Il ne s'agit pas à proprement parler d'une forme pulmonaire de la TM mais bien d'une forme disséminée, généralisée, mise en évidence sur l'imagerie thoracique. Le poumon ainsi que beaucoup d'autres organes peuvent être atteints, d'où la sévérité de cette forme de TM.

Physiopathologie :

- Dissémination **hématogène**
- Lors de la phase de bacillémie initiale, ou par érosion vasculaire à partir d'un foyer de nécrose caséeuse

Clinique : AEG marquée, souvent fébrile, chez un patient parfois dyspnéique

Radiographie thoracique : Pneumopathie interstitielle diffuse micronodulaire (petits « grains de mil ») touchant l'ensemble des deux poumons (Figure 5).

Penser à envoyer tout prélèvement réalisé au laboratoire de mycobactériologie (incluant urines, selles, LCR, biopsie d'organe...).

Figure 5 : Miliaire tuberculeuse.

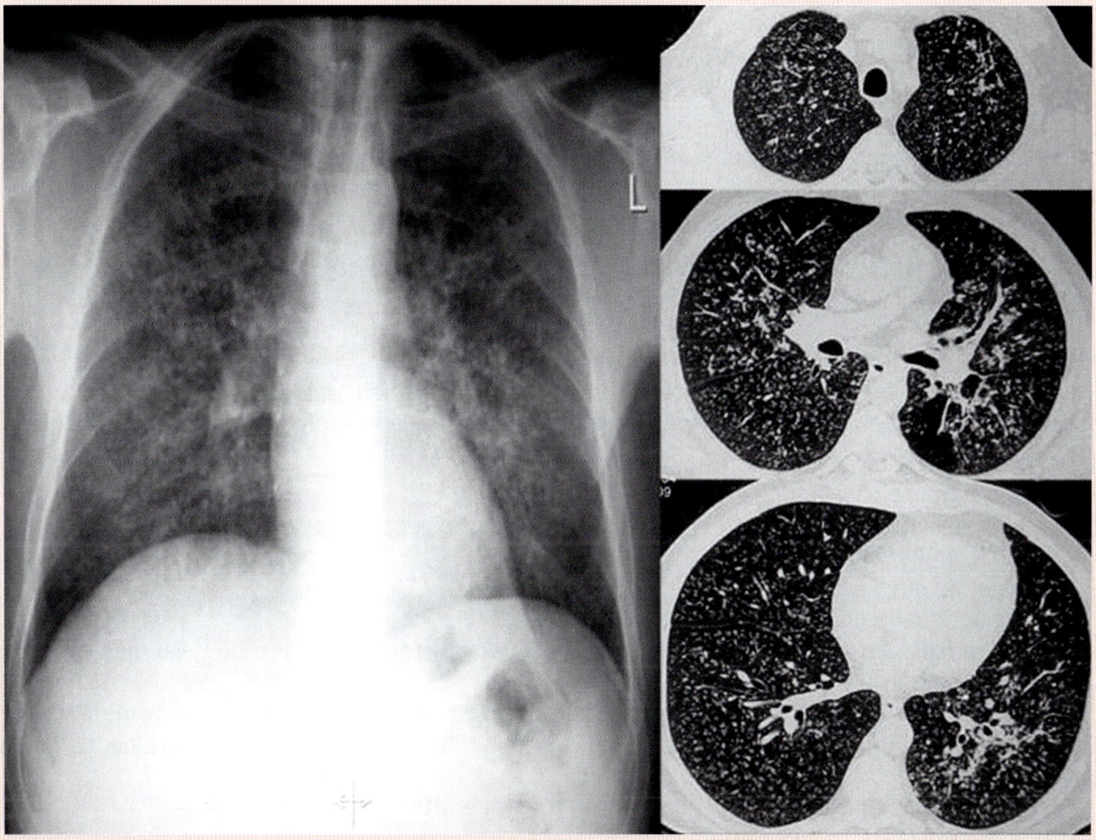

2.1.3 Pleurésie tuberculeuse

Secondaire à l'effraction d'un foyer parenchymateux sous pleural souvent infra-radiologique

Exsudat lymphocytaire à liquide clair

Diagnostic :

- Bactériologie : examen direct, culture positive du liquide pleural ou surtout d'une biopsie pleurale, PCR rarement positive
- Anatomopathologie des biopsies pleurales : granulomes avec nécrose caséeuse
- *Fréquence des atteintes pulmonaires associées, donc rentabilité des recherches de bacilles dans les expectorations*

2.1.4 Séquelles des formes pulmonaires de la TM

Possibilité de lésions séquellaires à type de :
- *Nodule calcifié*
- *Lésions fibreuses rétractiles*
- *Dilatations des bronches*
- *Aspergillome : greffe d'Aspergillus au sein d'une caverne résiduelle*

2.2 Formes extrapulmonaires de la TM

Moins fréquentes, isolées dans 30% des cas.

Pauci-bacillaires, diagnostic souvent anatomopathologique.

Peuvent toucher tous les organes : ganglions, os, péricarde, appareil génito-urinaire, méninges

2.3 Diagnostic de la TM

2.3.1 Les circonstances

Toujours penser à la tuberculose devant :
- Des signes cliniques évoluant depuis plusieurs semaines à plusieurs mois
- Des infiltrats, nodules, et/ou cavernes au niveau des lobes supérieurs
- Un contexte évocateur : notion de contage, contexte socio-économique, immigration, vie en communauté, immunosuppression et infection VIH...

La tuberculose est la grande trompeuse :
- Elle peut simuler de multiples pathologies pulmonaires

Diagnostic de tuberculose = mise en évidence de BK

2.3.2 Prélèvements

Les prélèvements respiratoires sont systématiques. Toujours **MULTIPLES et répétés.**

S'il est hospitalisé, le patient est placé en chambre seule et en isolement respiratoire avant de débuter les prélèvements. Ces prélèvements sont adressés au laboratoire de mycobactériologie.

Tuberculose pulmonaire :
- Si le patient crache :
  . demander spécifiquement la recherche de BAAR dans l'expectoration ; attention +++ : sur un ECBC "standard", on ne fait pas de recherche de BAAR !
- Si le patient ne crache pas :
  . tubage gastrique le matin à jeun avant tout lever :
    - durant la nuit, les sécrétions sont avalées, les BAAR résistent à l'acidité de l'estomac car ils sont acido-résistants
    - le prélèvement doit donc être réalisé avant la vidange gastrique, le matin à jeun avant le lever
- En cas d'échec (3 prélèvements négatifs à l'examen direct) ou en cas de suspicion de miliaire tuberculeuse :
  . fibroscopie bronchique avec aspiration dans un territoire atteint d'après l'imagerie.

Miliaire tuberculeuse :

. nécessité, en plus des prélèvements respiratoires, d'hémocultures sur milieu spécifique des mycobactéries, d'ECBU adressé en mycobactériologie et éventuellement d'une myéloculture en cas de leuconeutropénie.

Tuberculose extrapulmonaire :
- *Ganglionnaire : ponction ou biopsie-exérèse d'une adénopathie accessible*
- *Neuro-méningée : ponction lombaire*
- *Génito-urinaire : prélèvements des urines 3 jours de suite*

2.3.3 Mycobactériologie

1ère étape : examen direct :
- Recherche de BAAR par la coloration de Ziehl-Neelsen (en quelques heures).

- Cette recherche n'est positive que pour des concentrations bacillaires supérieures à 10^3 bacilles/ml.
  → La négativité de l'examen direct n'élimine pas le diagnostic.

2e étape : culture sur milieux enrichis
- Sur milieu solide (milieu de Löwenstein-Jensen), généralement positive à partir de 3 à 4 semaines
- Sur milieu liquide, positive dès 10 à 15 jours environ

En parallèle des 2 étapes précédentes :
- Tout examen direct positif ou culture positive doit être complété dans les 72 heures par la réalisation d'un test génotypique pour :
  . confirmer qu'il s'agit d'une mycobactérie du complexe *tuberculosis* (pathogène certain) et non d'une mycobactérie non tuberculeuse
  . rechercher la présence d'une mutation sur les gènes qui codent pour la résistance aux antituberculeux

3e étape : **antibiogramme (obligatoire)** :
- Consiste à mettre en culture les bacilles isolés, sur des milieux contenant différentes concentrations d'antibiotiques (méthode de référence)
- Systématique
- *Si argument pour une résistance : souche transmise au Centre national de Référence des mycobactéries pour tester les antibiotiques de seconde ligne*

Figure 6 : Examen direct avec coloration de Ziehl-Neelsen : mise en évidence de BAAR.

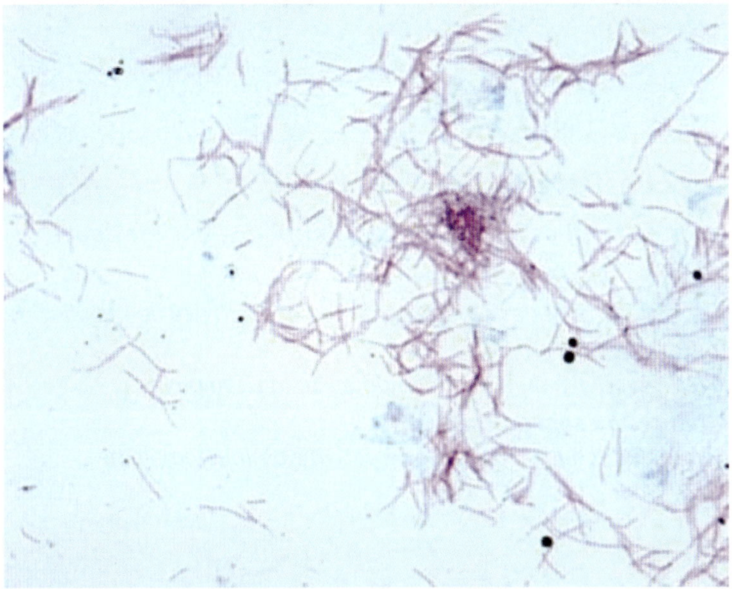

Figure 7 : Culture sur milieu de Löwenstein-Jensen : colonies de mycobactéries, identification par biologie moléculaire et caractères biochimiques et culturaux.

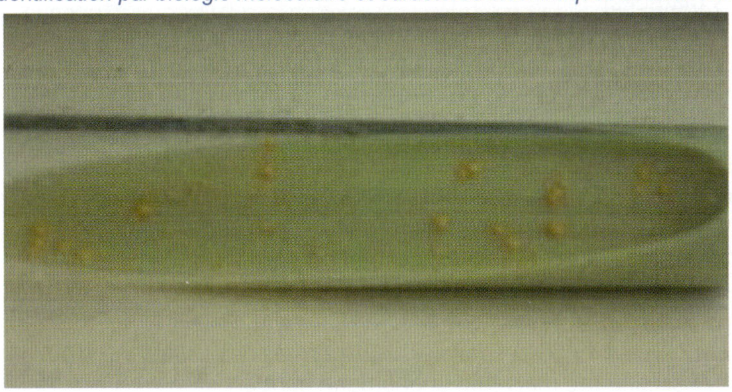

2.3.4 Anatomopathologie

Mise en évidence de granulomes épithélioïdes giganto-cellulaires avec nécrose caséeuse (fortement évocateur mais non pathognomonique de la tuberculose), colorations spécifiques pour rechercher les BAAR dans le tissu.

Figure 8 : Nodule pulmonaire périphérique hypermétabolique en tomographie par émission de positons chez une patiente sous anti-TNF. La biopsie transthoracique met en évidence des nombreux BAAR.

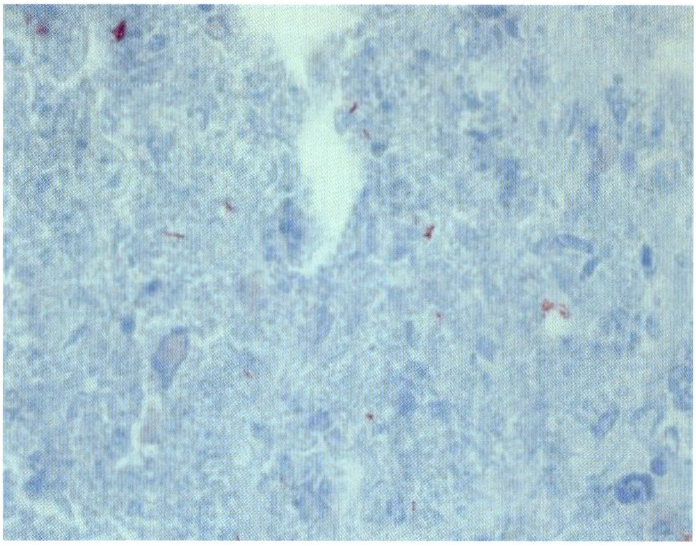

3. TRAITEMENT DE LA TUBERCULOSE-MALADIE

3.1 *Trois populations de bacilles selon leur sensibilité aux antibiotiques*

*Les bacilles **extracellulaires** (95% des bacilles) :*
- *Responsables de la contagiosité et de la symptomatologie → activité de l'isoniazide et de la rifampicine*

*Les bacilles **intracellulaires quiescents** :*
- *Dans les macrophages → activité du pyrazinamide et de la rifampicine*

*Les bacilles **extracellulaires au sein du caséum** :*
- *Responsables du risque de rechute à distance → activité de la rifampicine*

3.2 Les antituberculeux

3.2.1 Molécules de 1ère ligne

Isoniazide, abréviation INH :
- Effets secondaires :
  . troubles digestifs (nausées)
  . hépatite (de la simple élévation des transaminases à l'hépatite médicamenteuse sévère pouvant nécessiter l'arrêt du traitement) → surveillance des transaminases
  . polynévrites sensitivo-motrices en cas de carence en vitamine B6

Rifampicine, abréviation RMP :
- Puissant inducteur enzymatique : attention aux interactions médicamenteuses, en particulier avec les anticoagulants oraux (→ surveillance INR), la pilule œstroprogestative (→ changer de mode de contraception), certains antirétroviraux (inhibiteurs de protéases), la méthadone (risque de syndrome de sevrage), les corticoïdes, les digitaliques, ...
- Effets secondaires :
  . réactions immuno-allergiques
  . attention : coloration en orange des larmes, du sperme, des urines... (→ prévenir le patient : il ne s'agit pas d'un effet secondaire mais d'un phénomène normal)

Éthambutol, abréviation EMB :
- Principal effet secondaire :
  . névrite optique rétrobulbaire, surtout en cas de posologie élevée administrée longtemps, d'éthylisme chronique ou d'insuffisance rénale

Pyrazinamide, abréviation PZA :
- Contre-indiqué en cas d'insuffisance hépatocellulaire et d'insuffisance rénale
- Effets secondaires :
  . cytolyse hépatique (plus tardif que l'INH → surveillance transaminases)
  . hyperuricémie par effondrement de l'uraturie (généralement asymptomatique, crise de goutte, pas de risque de colique néphrétique)

3.2.2 Associations fixes d'antituberculeux de première ligne

- Rifater® : associe INH, PZA et RMP
- Rifinah® : associe INH et RMP

3.2.3 Autres antibiotiques actifs sur le BK

Fluoroquinolones :
- Éviter de traiter une infection pulmonaire avec des fluoroquinolones en cas de suspicion de tuberculose (risque de négativer les prélèvements)
- À n'utiliser qu'en cas de tuberculose résistante documentée

Autres antituberculeux à n'utiliser que sur avis d'expert

3.3 Mise en place du traitement

3.3.1 Principes

- Temps de doublement long (20 h) → prise unique quotidienne
- Bacilles persistants dans les foyers tuberculeux → traitement prolongé
- Absorption RMP diminuée par repas → à jeun (30 min -1 h avant repas ou 2 h après)
- Poly-antibiothérapie obligatoire :
  . *car risque d'émergence de mutants résistants en cas de « monothérapie »*
  . *car nécessité d'assurer une action sur les 3 populations de BK*

Penser à prescrire de la pyridoxine (vitamine B6) notamment en cas de grossesse, d'alcoolisme chronique ou de dénutrition pour prévenir la survenue de polyneuropathie sous isoniazide (favorisée par la carence en vit. B6).

L'observance est capitale pour limiter le risque de rechute et le développement de souches résistantes.
- *Rôle fondamental des Centres de Lutte Anti-Tuberculeuse (CLAT) dans la prise en charge, en plus de l'enquête autour du cas index*

3.3.2 Associations classiques

Schéma classique :
- **Quadrithérapie par INH+RMP+EMB+PZA pendant 2 mois (souvent, Rifater®+EMB ou Rifinah®+EMB+PZA)**
- **Suivie par une bithérapie INH+RMP pendant 4 mois (souvent, Rifinah®)**

Schéma alternatif (moins utilisé, mais qui peut être proposé en cas de contre-indication au PZA ou de survenue d'effet indésirable grave rendant impossible la poursuite du PZA) :
- Trithérapie par INH+RMP+ EMB pendant 2 mois
- Suivie d'une bithérapie par INH+RMP pendant 7 mois

Adapté aux résultats de l'antibiogramme dès réception (présence ou non de résistances avérées).

La durée de traitement recommandée, avec le schéma classique, est de 6 mois pour toutes les formes de tuberculose multi-sensible. **Seule la tuberculose neuro-méningée doit être traitée de manière plus prolongée (9-12 mois).**

3.3.3 Règles pratiques

Examens ou actes à effectuer avant l'instauration d'un traitement antituberculeux :

- Créatininémie, estimation du débit de filtration glomérulaire (DFG)
- Uricémie
- Transaminases
- Hémogramme
- Sérologie de dépistage VIH, à proposer systématiquement
- Antigène HBs, Ac anti HBs et Ac anti HBc et anti VHC à proposer systématiquement
- Examen ophtalmologique avec vision des couleurs et champ visuel : lors de la mise en route du traitement par EMB (mais peut être réalisé en différé car la mise en route du traitement est une urgence)

Surveillance : efficacité, tolérance, observance :

- Clinique (J15, M1, M2, M4, M6, M9, M12), radiologique (M1, M2, M6, M12, M18 et 2 ans après la fin de traitement selon l'OMS ; souvent, plutôt M6, M12 et M24 si évolution cliniquement satisfaisante) et bactériologique (J15, M1 et jusqu'à négativation)
- Biologique : bilan hépatique hebdomadaire le premier mois, puis rythme de surveillance, dépendant du terrain :
  . sensibiliser les patients aux signes fonctionnels d'insuffisance hépatocellulaire
  . en cas de transaminases élevées mais < 3N : surveillance rapprochée jusqu'à normalisation
  . en cas de transaminases élevées entre 3 et 5N : arrêt du PZA et poursuite d'une trithérapie INH+RMP+EMB (2 mois de trithérapie + 7 mois de bithérapie)
  . en cas de transaminases élevées supérieures à 5N : arrêt INH et PZA, possible essai de réintroduction de l'INH à demi-dose avec réalisation de dosages sériques après normalisation des paramètres biologiques, si signe de gravité ou cytolyse majeure arrêt de tous les antituberculeux, déclaration pharmacovigilance, avis spécialisé pour ajout d'antituberculeux de 2e ligne
- Ophtalmologique : si traitement prolongé par EMB vision des couleurs tous les mois les premiers mois

Information du patient :

- Importance d'une bonne observance
- Possibilité d'une adaptation thérapeutique en cas de troubles digestifs importants
- Coloration rouge orangé des différentes sécrétions
- Inefficacité de la pilule œstroprogestative et donc nécessité d'un autre moyen de contraception efficace (contraception mécanique seule possible)

3.3.4 Isolement respiratoire pendant la période de contagiosité

Durée de l'isolement respiratoire :

- Quand un patient est contagieux au moment du diagnostic d'une tuberculose, il est en général déjà contagieux depuis 3 mois et a donc potentiellement déjà contaminé son entourage proche.
- Au cas où les ED sont négatifs au départ, on considère en général qu'après 15 jours de traitement plein, on peut lever l'isolement respiratoire.
- Toutefois, la durée d'isolement respiratoire peut être prolongée, notamment en cas de tuberculose pulmonaire initialement très bacillifère, ou si présence d'enfants ou de personnes âgées au domicile.

3.3.5 Demander la prise en charge à 100 %

Au titre de l'affection longue durée n°29.

4. INFECTION TUBERCULEUSE LATENTE (ITL)

4.1 Dépistage des ITL

4.1.1 Objectif

Diagnostiquer et traiter les ITL à haut risque d'évolution vers une TM

4.1.2 Qui est concerné par la recherche d'une ITL ?

Les ITL à qui un traitement sera proposé :

- ITL récente (< 2 ans) : en pratique = contacts identifiés par le CLAT lors de l'enquête autour d'un cas chez les moins de 18 ans
- ITL chez un migrant de moins de 18 ans en provenance de pays avec une incidence supérieure à 40/105 ; il doit être réalisé le plus tôt possible après leur arrivée en France ; il n'est plus utile 5 ans après l'arrivée en France
- ITL avant mise en place d'un traitement immunosuppresseurs (anti-TNFα, greffe...)
- ITL diagnostiquée lors de la découverte d'une séropositivité pour le VIH

L'enquête autour d'un cas : les sujets contacts :

- Toute personne (adultes, enfants) ayant des contacts répétés et rapprochés (même pièce ou ayant séjourné dans un même espace défini par la distance d'une conversation) avec le cas index
- Le risque d'infection après cette exposition dépend :
  . de la contagiosité du cas index
    - forte contagiosité : bacillifère (examen direct positif), cavités sur la radio
  . de la période de contagiosité : les 3 mois avant le diagnostic
  . du degré de proximité, de confinement et de durée.
    - contact étroit : partageant le même lieu fermé plusieurs heures par jour (famille, classe, bureau, cellule, etc.)
    - contact régulier : partageant régulièrement le même lieu fermé (domicile, cantine, atelier, club de sport, etc.)
    - contact occasionnel : partageant occasionnellement le même lieu fermé (dîner, etc.)
- Le dépistage systématique ne concerne que les contacts étroits ou réguliers.

4.1.3 Diagnostic de l'ITL = tests immunologiques

Un examen clinique et une radiographie thoracique élimineront d'abord la TM. Puis on réalisera une intradermoréaction à la tuberculine (IDR) ou un test *in vitro* de détection de la production de l'interféron γ. Aucun de ces deux tests ne distingue ITL de TM.

Intradermoréaction à la tuberculine (IDR) encore appelée réaction cutanée tuberculinique (RCT) :

- Mise en évidence d'une réaction cutanée après injection locale d'antigènes mycobactériens, témoin de l'acquisition d'une immunité à médiation cellulaire
- Non spécifique de *M. tuberculosis*, réaction également avec les antigènes de *M. bovis* (donc avec le BCG) et avec les antigènes de certaines mycobactéries atypiques
- Peut être négative (= anergie tuberculinique) notamment en cas d'immunodépression
- Modalités de réalisation :
  . injection en intradermique de 0,1 ml de tuberculine (Tubertest®)
- Modalités de lecture :
  . 72 heures après
  . mesure de l'induration autour du point de ponction
  . ne pas prendre en compte les dimensions de la réaction érythémateuse

Interprétation de l'IDR à la tuberculine :

- En fonction des antécédents (tuberculose, PIT, immunodépression, pathologie grave évolutive...) et de son statut vaccinal (BCG et résultats d'anciennes IDR)
- Interprétation difficile dans les 10 ans qui suivent la vaccination par le BCG
- IDR négative = diamètre < 5 mm
- IDR positive = diamètre ≥ 5 mm

- Suspicion d'ITL :
  . *lorsque le diamètre est supérieur à 10 mm en l'absence de vaccination antérieure par le BCG et 15 mm si vacciné*
  . *ou lorsque le diamètre de l'induration a augmenté de plus de 10 mm entre deux IDR à 3 mois d'intervalle (= virage tuberculinique)*

Tests *in vitro* de détection de la production de l'interféron γ (IFNγ) = IGRA (Interferon Gamma Release Assay) :

- Production d'interféron d'IFNγ par les lymphocytes du sujet en présence d'antigènes spécifiques de *M. tuberculosis*
- Réalisation facile (prise de sang), non opérateur dépendant, interprétation rapide, une seule visite, moins de faux positifs qu'avec l'IDR car ne croise pas avec le BCG
- 2 principaux tests disponibles : QuantiFERON-TB Gold IT® et T-SPOT.TB®
- Les tests IGRA sont pris en charge par l'Assurance Maladie pour :
  . Enfants migrants de moins de 15 ans provenant d'une zone de forte endémie tuberculeuse
  . Patients infectés par le VIH (dépistage systématique inclus dans le bilan initial d'un patient VIH)
  . Avant la mise en route d'un traitement par anti-TNF
  . *Dans un contexte de prise en charge pluridisciplinaire, aide au diagnostic de tuberculose paucibacillaire en cas de diagnostic difficile chez l'enfant ou de tuberculose extrapulmonaire. La discussion clinico-biologique est indispensable chez les enfants de moins de 5 ans.*
- D'autres indications sont médicalement justifiées, mais ne sont pas prises en charge par l'Assurance Maladie :
  . Personnel professionnellement exposé : à l'embauche
  . Enquête autour d'un cas d'un adulte de plus de 15 ans (on peut donc utiliser soit un test IGRA soit l'IDR dans cette situation)
- Le résultat des tests IGRA est disponible dans les jours qui suivent le prélèvement. Le test peut être rendu indéterminé, positif ou négatif. En pratique, ces tests **ne sont pas utilisés pour diagnostiquer une tuberculose active** mais, tout comme l'IDR uniquement pour diagnostiquer une ITL.

4.2 Traitement des ITL

Objectif : limiter le risque de passage d'une ITL à une TM

Chimioprophylaxie primaire :

- Enfant < 2 ans ou tout sujet ayant une immunodépression sévère ayant été exposé à un sujet porteur d'une tuberculose pulmonaire, avant même le résultat des tests tuberculiniques
  . en pratique, on élimine une TM et on traite sans attendre la preuve de l'ITL

Chimioprophylaxie secondaire (chez les patients les plus à risque de passer d'une ITL à une TM) :

- ITL chez les sujets de moins de 15 ans
- ITL chez les sujets ≥15 ans :
  . en cas de facteur de risque d'évolution rapide vers la TM :
    - immunodépression
  . ITL récente (< 2 ans), en pratique il s'agit des ITL dépistées lors de l'enquête autour d'un cas

Modalités de la chimioprophylaxie :

- INH en monothérapie pendant 6 mois (5 mg/kg/j)
- INH 4 à 5 mg/kg/j + RMP 10 mg/kg/j pendant 3 à 4 mois
- Mêmes précautions et surveillance que lors du traitement d'une TM
- Ne pas oublier la déclaration obligatoire de toute ITL d'un enfant de moins de 15 ans

5. VACCINATION

Objectifs :

- Limiter le risque de tuberculose neuro-méningée, de miliaire tuberculeuse ou de tuberculose pulmonaire
- L'immunité conférée par la vaccination s'atténue en 10 à 15 ans

Indications :
- N'est plus obligatoire pour les enfants et les adolescents
- Fortement recommandée pour les enfants âgés de moins de 15 ans (dès 1 mois) qui présentent un facteur de risque lié à leur environnement ou leurs proches/ entourage (vivant en Guyane, à Mayotte, ou en Ile de France), en lien étroit avec une zone de forte endémie (nés dans un pays de forte endémie, ou ayant au moins un des parents originaires d'un de ces pays, ou devant y séjourner de façon prolongée....), antécédents familiaux de tuberculose ou vivant dans des conditions sociales très défavorisées)

Modalités :
- Le plus tôt possible (si possible à la naissance)
- Pas de test tuberculinique préalable
- Peut être réalisée jusqu'à l'âge de 15 ans après contrôle du test tuberculinique
- Administration intradermique dans le deltoïde

Complications possibles :
- Réaction inflammatoire locale
- Adénomégalies axillaires inflammatoires associées
- BCGite disséminée (exceptionnelle)

Contre-indications :
- Infection VIH : enfant infecté par le VIH ou né d'une mère infectée par le VIH
- Déficits immunitaires congénitaux ou acquis
- Traitements immunosuppresseurs
- Dermatoses étendues évolutives

6. CAS PARTICULIERS

6.1 Grossesse

Pas de tératogénicité connue pour INH, RMP, EMB et PZA. **Pour le Centre de Référence sur les Agents Tératogènes (CRAT), chez la femme enceinte, le traitement de la tuberculose doit être identique au schéma thérapeutique hors grossesse.** Pourtant, la monographie Vidal indiquait toujours en septembre 2020 que l'utilisation du PZA était contre-indiquée en cas de grossesse !
- INH : Supplémenter la mère en vitamine B6
- RMP : Risque d'hémorragie maternelle et néonatale précoce en cas de prescription au dernier trimestre, justifiant la prescription de vitamine K1
- EMB et PZA : Allaitement non conseillé, à discuter au cas par cas

6.2 Insuffisance rénale

L'INH sera donnée à des doses tenant compte des résultats du test d'acétylation.

En fonction de la clairance de la créatinine :
- > 30 mL/min : traitement standard
- À adapter au-delà

6.3 Insuffisance hépatique

Le traitement standard peut être débuté jusqu'à un taux de transaminases < à 3N

6.4 Immunodéprimé

La tuberculose est :
- *Extrapulmonaire dans plus de la moitié des cas*
- *Disséminée dans près d'un quart des cas*
- *Diagnostiquée tardivement*
- *Parfois associée à d'autres infections*

Plus l'immunodépression est profonde, moins les symptômes sont prononcés : penser à la tuberculose devant une fièvre prolongée.

6.5 VIH

- Risque de développer une tuberculose : multiplié par 7 chez le patient VIH+
- La tuberculose classe le patient VIH en stade SIDA.
- Selon le nombre de lymphocytes CD4+ :
  . plus de 350 CD4/mm³ : symptômes classiques de tuberculose pulmonaire
  . < 200 CD4/mm³ :
    - Haut risque de passage d'une ITL à une TM
    - Pas d'immunité cellulaire= pas de processus granulomateux
    - Souvent seule la fièvre est présente. **Y PENSER ++**
    - Atteintes extra-respiratoires à rechercher systématiquement
    - Radiographie thoracique : peut-être quasi normale si CD4 très bas

6.6 Traitement par anti-TNF

- ↗ de l'incidence de la tuberculose +++
- Avant toute instauration de traitement par anti-TNFα
  . interrogatoire, examen clinique er radiographie
  . test IGRA préféré à l'IDR à la tuberculine
- En cas de tuberculose active : pas de mise en route des anti-TNFα avant la fin de la phase d'attaque (2 mois de quadrithérapie)
- En cas d'ITL (quel que soit le délai), chimioprophylaxie (INH+RMP 3 mois) à débuter au moins 3 semaines avant l'anti-TNFα

6.7 Tuberculoses multi résistantes

L'homme en est le responsable, par le biais de traitements mal suivis ou inadéquats.

Problématique menaçante dans le monde car en forte augmentation.

Les facteurs de risque sont :
- *L'origine géographique : les trois zones les plus touchées sont les pays de l'ex-Union soviétique, la Chine et l'Inde*
- *Les antécédents personnels de tuberculose - surtout si le traitement a été interrompu*
- *Les contacts antérieurs avec des personnes atteintes de tuberculose résistantes*

Tuberculose MDR (*Multi Drug Resistant*) :
- Souche résistante à l'INH et à la RMP
- Représente environ 2% des cas de tuberculoses en France (une centaine de cas par an)
- *Son traitement repose sur les associations d'antituberculeux de 2e ligne (fluoroquinolones, aminosides, etc.) et d'une prise en charge spécialisée*

Tuberculose XDR (Extensively Drug Resistant) :
- *Souche résistante à l'INH, à la RMP, à toutes les fluoroquinolones et à au moins 1 des 3 antibiotiques injectables de 2e ligne : capréomycine, amikacine, kanamycine*
- *Mortalité ++*
- *Exceptionnelle en France (moins de 10-20 cas par an)*

7. DÉCLARATION OBLIGATOIRE (DO)

On distingue la notification anonyme à visée épidémiologique et le signalement nominatif permettant les enquêtes autour d'un cas.

La **notification anonyme** s'effectue auprès de l'ARS :
- Sur formulaire type (Cf. annexe I), anonyme
- Puis l'information est relayée vers l'InVS (Santé Publique France), dans un but épidémiologique

Cas à déclarer :
- TM confirmée ou suspectée :
  . dans le but d'identifier les sujets contaminés
  . à partir du moment où un traitement a été débuté, même sans preuve bactériologique
- ITL chez un enfant de moins de 15 ans :
  . dans le but d'identifier le sujet contaminant

Signalement nominatif auprès du CLAT (en même temps que la DO à l'ARS) :
- Par tout moyen (tel, fax, etc.), pas de formulaire type
- Ce signalement non anonyme déclenche « **l'enquête autour du cas** »
- Modalités :
  . dès que possible dans le but de dépister une éventuelle TM : examen clinique, évaluation des risques, radiographie de thorax
  . à 8 semaines du dernier contact avec le cas index pour le diagnostic de l'ITL : test IGRA ou IDR
- Permet la chimioprophylaxie des ITL et le traitement précoce des TM dépistées.

Il existe aussi une déclaration des « **issues de traitement** » à 12 mois auprès de l'ARS :
- Sur formulaire type (Cf. annexe II) anonyme
- 9 à 12 mois après avoir réalisé la DO
- L'objectif est de connaître la proportion de patients ayant achevé leur traitement dans les 12 mois suivant sa mise en œuvre et, sinon, les raisons pour lesquelles le traitement n'a pas été achevé.

Annexe I : formulaire de déclaration à l'ARS d'un cas de tuberculose.

République française

Médecin ou biologiste déclarant (tampon)	**Si notification par un biologiste**
Nom :	**Nom du clinicien :**
Hôpital/service :	
Adresse :	Hôpital/service :
Téléphone :	Adresse :
Télécopie :	Téléphone :
Signature :	Télécopie :

Maladie à déclaration obligatoire — cerfa

Tuberculose N° 13351*02

Important : Cette maladie justifie une intervention urgente locale, nationale ou internationale. **Vous devez la signaler par tout moyen approprié (téléphone, télécopie…)** au médecin de l'ARS avant même l'envoi de cette fiche.

Critères de notification : *cochez une des cases*

☐ **Tuberculose maladie**

Cas confirmé : maladie due à une mycobactérie du complexe tuberculosis prouvée par la culture.
Cas probable : (1) signes cliniques et/ou radiologiques compatibles avec une tuberculose, et (2) décision de traiter le patient avec un traitement antituberculeux standard.

☐ **Infection tuberculeuse (primo-infection) chez un enfant de moins de 15 ans :**

IDR à 5U positive sans signes cliniques ni paracliniques (induration >15 mm si BCG ou >10 mm sans BCG ou augmentation de 10 mm par rapport à une IDR datant de moins de 2 ans).

Initiale du nom : ☐ Prénom : ……………………

Sexe : ☐ M ☐ F Date de naissance : |_|_|_|_|_|_|_|_|

Date de la notification : |_|_|_|_|_|_|_|_|

Code postal du domicile du patient : |_|_|_|_|_|

Nationalité : …………………… Pays de naissance : ……………………

Si né(e) à l'étranger, année d'arrivée en France : |_|_|_|_|

Enfant de moins de 15 ans :

Pays de naissance des parents : père : …………… mère : ……………

Antécédents familiaux (parents, fratrie) de tuberculose maladie ☐ oui ☐ non ☐ ne sait pas

Profession à caractère sanitaire ou social : ☐ oui ☐ non ☐ ne sait pas

Si oui, préciser : ☐ établissement de santé ☐ en contact avec des enfants <15 ans ☐ autre

Résidence en collectivité : ☐ oui ☐ non ☐ ne sait pas

Si oui, préciser : ☐ établissement d'hébergement pour personnes âgées ☐ établissement pénitentiaire
☐ centre d'hébergement collectif (foyer social, de travailleurs…) ☐ autre, préciser : ……………

Sans domicile fixe : ☐ oui ☐ non ☐ ne sait pas

Contexte du diagnostic : ☐ recours spontané au système de soins ☐ enquête autour d'un cas ☐ dépistage
☐ autre, préciser : ……………………

Date de mise en route du traitement : |_|_|_|_|_|_|_|_|

Si refus de traitement, date du diagnostic : |_|_|_|_|_|_|_|_|

Si diagnostic post-mortem, date du décès : |_|_|_|_|_|_|_|_|

☐ Décès directement lié à la tuberculose ☐ Décès non directement lié à la tuberculose ☐ Lien entre décès et tuberculose inconnu

Antécédents :

Vaccination BCG chez les enfants <15 ans : ☐ oui ☐ non ☐ ne sait pas

Date de la vaccination (si plusieurs vaccinations, date de la 1re) : |_|_|_|_|_|_|_|_|

Si statut vaccinal douteux : présence d'une cicatrice vaccinale : ☐ oui ☐ non ☐ ne sait pas

Antécédents de tuberculose maladie traitée par antituberculeux : ☐ oui ☐ non ☐ ne sait pas Si oui, année du dernier traitement : |_|_|_|_|

A compléter uniquement pour la tuberculose maladie :

Localisation(s) de la tuberculose *(si plusieurs localisations, cocher toutes les cases correspondantes)* :

☐ pulmonaire ☐ neuroméningée ☐ génito-urinaire
☐ pleurale ☐ ganglionnaire extrathoracique ☐ miliaire (micronodules radiographiques diffus, dissémination hématogène)
☐ ganglionnaire intrathoracique ☐ ostéo-articulaire ☐ autre, préciser : ……………

Traitement immunosuppresseur : ☐ oui ☐ non
Si oui, lequel (corticoïdes, anti-TNF…) : ……………

Bactériologie :

Prélèvements respiratoires : *(expectoration, tubage gastrique, lavage broncho-alvéolaire, aspiration bronchique)*

Examen microscopique (BAAR) : ☐ positif ☐ négatif ☐ inconnu ☐ non fait

Culture : ☐ positive ☐ négative ☐ en cours ☐ non faite

Prélèvements d'autres origines :

Examen microscopique (BAAR) : ☐ positif ☐ négatif ☐ inconnu ☐ non fait

Culture : ☐ positive ☐ négative ☐ en cours ☐ non faite

Antibiogramme en début de traitement :

Résistance à l'Isoniazide : ☐ oui ☐ non ☐ inconnu Résistance à la Rifampicine : ☐ oui ☐ non ☐ inconnu

Une fiche sur l'issue du traitement vous sera envoyée par l'ARS et sera à remplir dans les 12 mois qui suivent le début du traitement ou le diagnostic pour tous les cas déclarés de tuberculose maladie.

Maladie à déclaration obligatoire (Art L 3113-1, R 3113-1, R 3113-2, R 3113-5, D 3113-7 du Code de la santé publique)
Information individuelle des personnes - Droit d'accès et de rectification pendant 6 mois par le médecin déclarant (loi du 6 janvier 1978) - Centralisation des informations à l'Institut de veille sanitaire

Annexe II : formulaire de déclaration à l'ARS des issues de traitement antituberculeux à 12 mois.

Fiche de déclaration des issues de traitement antituberculeux (Tuberculose maladie uniquement)

Ce questionnaire est à compléter dans les 12 mois qui suivent le début du traitement ou le diagnostic, pour tous les cas déclarés de tuberculose.

Médecin ou biologiste déclarant (tampon)	Médecin ou biologiste déclarant l'issue du traitement (tampon)
Nom :	Nom :
Hôpital/service :	Hôpital/service :
Adresse :	Adresse :
Téléphone :	Téléphone :
Télécopie :	Télécopie :
	Signature :

Maladie à déclaration obligatoire — cerfa N° 13351*02

Tuberculose

La tuberculose est une maladie à déclaration obligatoire.

Critères de notification de la tuberculose maladie :

Cas confirmé : maladie due à une mycobactérie du complexe tuberculosis prouvée par la culture.

Cas probable : (1) signes cliniques et/ou radiologiques compatibles avec une tuberculose, et (2) décision de traiter le patient avec un traitement antituberculeux standard.

Initiale du nom : ☐ Prénom : ....

Sexe : ☐ M ☐ F Date de naissance : |_|_|_|_|_|_|_|_|

Date de la notification : |_|_|_|_|_|_|_|_|

Code postal du domicile du patient : |_|_|_|_|_|

Date de mise en route du traitement : |_|_|_|_|_|_|_|_|

Si refus de traitement, date du diagnostic : |_|_|_|_|_|_|_|_|

Si vous n'aviez pas renseigné le résultat de la culture lors de la déclaration initiale, merci de le faire ci-dessous :

Culture en début de traitement : .... ☐ positive ☐ négative ☐ non faite

☐ 1 **Traitement achevé dans les 12 mois suivant le début du traitement**

Date de fin de traitement : |_|_|_|_|_|_|_|_|

Traitement achevé : le patient est considéré comme guéri par le médecin et a pris au moins 80 % de la dose totale prescrite du traitement

Si culture positive en début de traitement, négativation de la culture en cours de traitement : ☐ oui ☐ non ☐ ne sait pas

Traitement non achevé dans les 12 mois suivant le début du traitement car (cocher la case correspondante 2, 3, ou 4) :

☐ 2 Le patient est décédé pendant le traitement :

- ☐ décès directement lié à la tuberculose
- ☐ décès non directement lié à la tuberculose
- ☐ lien inconnu entre décès et tuberculose

☐ 3 Le traitement a été arrêté et non repris car :

- ☐ diagnostic de tuberculose non retenu
- ☐ autre raison, préciser : ....

☐ 4 Le patient est toujours en traitement à 12 mois car :

- ☐ traitement initialement prévu pour une durée supérieure à 12 mois
- ☐ traitement interrompu plus de deux mois
- ☐ traitement modifié car (cocher la ou les case(s) correspondante(s)) :
  - ☐ résistance initiale ou acquise au cours du traitement
  - ☐ effets secondaires ou intolérance au traitement
  - ☐ échec du traitement initial (réponse clinique insuffisante ou non-négativation des examens bactériologiques)

L'issue du traitement n'est pas connue car (cocher la case correspondante : 5, 6, ou 7) :

☐ 5 Le patient a été transféré (autre médecin, autre établissement ou structure de soins, ou autre pays)

Dans ce cas, indiquer les coordonnées :

- de la structure, éventuellement du pays, du transfert :

....

....

....

- du médecin :

....

....

....

☐ 6 Le patient a été perdu de vue pendant le traitement (et l'est toujours 12 mois après le début du traitement)

☐ 7 Sans information

Maladie à déclaration obligatoire (Art L 3113-1, R 3113-1, R 3113-2, R 3113-5, D 3113-7 du Code de la santé publique)

Information individuelle des personnes - Droit d'accès et de rectification pendant 6 mois par le médecin déclarant (loi du 6 janvier 1978) - Centralisation des informations à l'Institut de veille sanitaire

Item 186 - Hypersensibilités et allergies respiratoires

(Ex-item 182)

Cet item a été rédigé au nom du Collège des Enseignants de Pneumologie et du Collège des Enseignants d'Allergologie.

Rang	Rubrique	Intitulé
Adultes et enfant		
A	Éléments physiopathologiques	Expliquer la physiopathologie des réactions d'hypersensibilité : allergiques et non allergiques.
B	*Prévalence, épidémiologie*	*Connaître les grandes tendances épidémiologiques des allergies aux venins d'hyménoptères : prévalence, mortalité*
B	*Prévalence, épidémiologie*	*Connaître les grandes tendances épidémiologiques de l'allergie alimentaire : prévalence, mortalité, allergènes*
B	*Prévalence, épidémiologie*	*Connaître les grandes tendances épidémiologiques des hypersensibilités allergiques et non allergiques médicamenteuses : prévalence, morbidité, mortalité*
B	*Éléments physiopathologiques*	*Connaître les éléments physiopathologiques des allergies aux venins d'hyménoptères : prévalence, mortalité*
A	Diagnostic positif	Connaître et hiérarchiser les différentes étapes du diagnostic des allergies respiratoires
A	Diagnostic positif	Connaitre les principaux allergènes de l'allergie alimentaire IgE-dépendante
B	*Diagnostic positif*	*Connaitre l'algorithme de prise en charge diagnostique et thérapeutique de l'allergie alimentaire IgE-dépendante à l'arachide et aux fruits à coque*
B	*Diagnostic positif*	*Connaître l'algorithme de prise en charge diagnostique et thérapeutique de l'allergie alimentaire aux allergènes croisant avec les pneumallergènes*
B	*Diagnostic positif*	*Connaître et hiérarchiser les différentes étapes du diagnostic des allergies aux venins d'hyménoptères*
A	Étiologies	Connaître le rôle de l'environnement extérieur, domestique et professionnel dans l'allergie
B	*Examens complémentaires*	*Savoir poser l'indication de la réalisation d'un test de dépistage IgE multi allergénique (aéroallergènes et trophallergènes)*
B	*Prise en charge*	*Connaître les modalités de réalisation et de prescription des tests cutanés en allergologie*
A	Suivi et/ou pronostic	Connaître les principes de l'éducation thérapeutique dans l'allergie alimentaire (PAI, indication de l'adrénaline auto-injectable...)
A	Diagnostic positif	Savoir diagnostiquer une conjonctivite allergique
A	Prise en charge	Connaitre les principes du traitement d'une conjonctivite allergique
Spécificités pédiatriques		
A	Prévalence, épidémiologie	Connaître les grandes tendances épidémiologiques de l'allergie respiratoire : prévalence, mortalité, morbidité, allergènes
A	Examens complémentaires	Savoir poser l'indication de la réalisation d'un test de dépistage IgE multi-allergénique (aéroallergènes et trophallergènes)

Les objectifs de rang B apparaissent surlignés et en italiques dans le texte.

Points clés

1. Définitions à connaître :
   - Atopie - aptitude génétiquement déterminée à fabriquer des anticorps d'isotype igE
   - Sensibilisation - avoir un test cutané positif à un allergène connu sans préjuger de l'existence d'une réaction clinique allergique
   - Allergie - manifestation clinique à l'exposition à un allergène auquel le sujet est sensibilisé
2. Les deux manifestations cliniques respiratoires sont la rhinite (ou rhinoconjonctivite) et l'asthme.
3. La physiopathologie de l'allergie respiratoire fait intervenir un allergène, une réaction immunitaire IgE dépendante, une inflammation rhino-sinusienne et/ou bronchique, et des manifestations cliniques en rapport avec cette inflammation.
4. La suspicion du diagnostic est clinique devant des symptômes de rhinite ou d'asthme.
5. La confirmation de l'allergie passe par la présence d'une clinique évocatrice, d'une sensibilisation aux pneumallergènes et la mise en évidence d'une relation de cause à effet entre l'exposition à l'allergène et la réaction clinique.
6. La prévention de l'allergie est une étape fondamentale du traitement, même si elle n'est pas toujours réalisable. Elle repose sur l'éviction allergénique et sur l'éducation thérapeutique.
7. Le traitement symptomatique de la rhinite repose sur les corticoïdes nasaux et les antihistaminiques H1.
8. Le traitement de l'asthme est fondé sur les corticoïdes inhalés et les bronchodilatateurs (cf. chapitre Asthme) ; cependant l'asthme n'est pas toujours allergique.
9. La désensibilisation ou immunothérapie allergénique (ITA) a fait la preuve de son efficacité en ce qui concerne l'allergie respiratoire liée aux acariens et à certains pollens (graminées, bouleau, oliviers, cyprès, ambroisie, pariétaire). La rhinite allergique en est une excellente indication. Son indication dans l'asthme est démontrée pour l'asthme allergique aux acariens et peut être discutée pour les autres allergènes respiratoires.
10. Le suivi d'un patient rhinitique est centré sur les symptômes ORL, mais aussi sur la possibilité d'apparition ou d'aggravation d'un asthme.
11. L'allergie respiratoire professionnelle peut faire l'objet d'une déclaration de maladie professionnelle et d'une réparation.

1. DÉFINITIONS ET GÉNÉRALITÉS

1.1 Hypersensibilité

Symptômes objectifs, reproductibles, initiés par une exposition à un stimulus défini, à des doses tolérées par des individus sains. On distingue les :

- Hypersensibilités allergiques (mécanisme immunologique prouvé)
- Hypersensibilités non allergiques.

Figure1 : Classification des hypersensibilités.

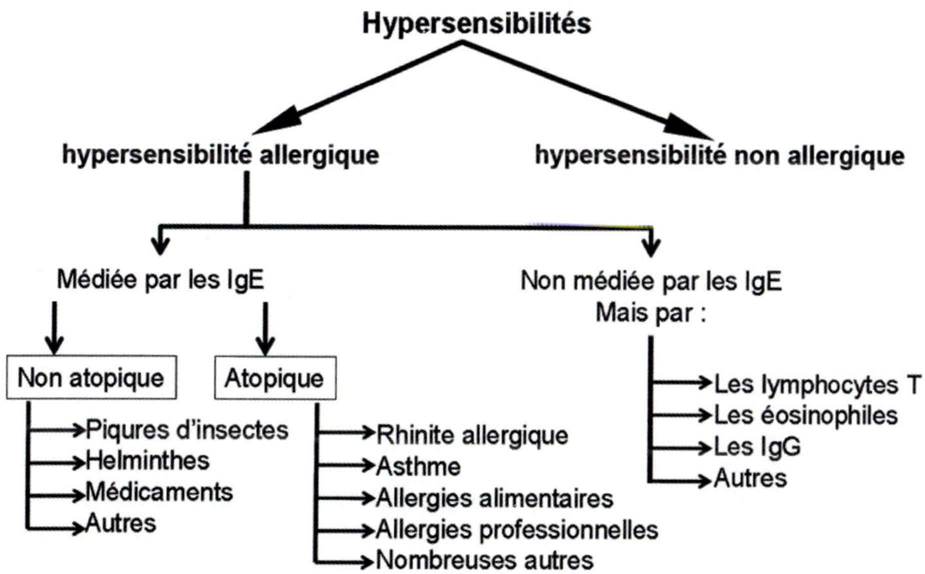

1.2 Atopie

Prédisposition héréditaire à produire des IgE en réponse à des faibles doses d'allergènes. L'atopie est considérée comme un facteur de risque de développer des manifestations d'hypersensibilité immédiate (asthme, rhinoconjonctivite, dermatite)

1.3 Allergie

Réaction d'hypersensibilité provoquée par des mécanismes immunologiques.
- Médiée par des anticorps ou par des cellules.

1.4 Sensibilisation

Se définit par la présence d'un test cutané positif à un allergène, sans préjuger d'une réaction clinique quelconque de type allergique. Cela signifie aussi que l'organisme a développé des IgE spécifiques vis-à-vis de l'allergène en question. Il est donc possible d'être sensibilisé mais non allergique.

1.5 Allergènes

Allergènes :
- Antigènes capables d'induire une réaction d'hypersensibilité allergique

Pneumallergènes :
- Allergènes aéroportés et donc inhalés (nez, bronches) ou en contact avec les yeux.

Trophallergènes :
- Allergènes alimentaires impliqués dans des réactions d'allergie alimentaire

Allergènes professionnels :
- Allergènes présents sur les lieux de travail

2. HYPERSENSIBILITÉS FAISANT INTERVENIR UN MÉCANISME IMMUNOLOGIQUE

2.1 Hypersensibilité de type 1 ou hypersensibilité immédiate

- Réaction le plus souvent en cause dans l'allergie
- Médiée par les igE spécifiques d'un (ou plusieurs) allergènes
- Qui se fixent sur des récepteurs à la surface des mastocytes et des polynucléaires basophiles
- Puis activent ces cellules suite à la reconnaissance de cet(ou ces) allergène(s)

2.2 Hypersensibilité de type 2 ou réaction de cytotoxicité liée aux anticorps

- Réaction médiée par des IgG ou des IgM
- Qui reconnaissent un allergène et se fixent ensuite sur une cellule cible
- L'activation du complément et une phagocytose conduisent ensuite à la destruction de la cellule cible.
- Exemple : cytopénie médicamenteuse

2.3 Hypersensibilité de type 3 ou réaction à complexes immuns

- Formation de complexes antigènes/anticorps solubles circulants
- Qui se déposent dans certains tissus et y provoquent des lésions dues à l'inflammation et l'activation du système du complément qu'ils génèrent
- Exemple : pneumonies d'hypersensibilité, maladie sérique

2.4 Hypersensibilité de type 4 ou hypersensibilité retardée

- Réaction médiée par les lymphocytes T qui reconnaissent un allergène
- Et qui contribuent ensuite à une réaction de type cytotoxique 48-72 heures après
- La lésion anatomique est en général un granulome épithélioïde et giganto-cellulaire (ex : les granulomatoses pulmonaires)
- Exemple : eczéma de contact, certaines allergies médicamenteuses, ou certaines pneumonies d'hypersensibilité.

3. PHYSIOPATHOLOGIE DE L'ASTHME ET DE LA RHINITE ALLERGIQUE

3.1 Interaction gène-environnement

Génétique de l'asthme :

- Maladie polygénique (aucun gène n'est responsable à lui seul de la maladie)
- Risque pour un enfant de développer un asthme :
  . 10% en l'absence d'antécédent d'asthme chez les parents
  . 25 % lorsque l'un des deux parents est asthmatique
  . Plus de 50 % si les deux parents sont asthmatiques

Facteurs environnementaux :

- Deux principaux facteurs favorisants :
  . Infections virales
  . Sensibilisation aux pneumallergènes
- Deux autres facteurs clairement identifiés :
  . Exposition au tabac dès la conception
  . Pollution de l'air intérieur
- L'altération du microbiote du nouveau-né pourrait augmenter le risque de développer des pathologies allergiques.

Interaction gène-environnement :

- Signifie que la rencontre entre une susceptibilité génétique et des facteurs environnementaux conduit à des anomalies nasales et bronchiques associant de l'inflammation locale et des modifications structurales des voies aériennes :
  . Le même patrimoine génétique chez un individu conduit à l'expression de la rhinite ou de l'asthme selon l'environnement dans lequel il se trouve
  . Les mécanismes associent le polymorphisme génétique à des facteurs épigénétiques

Figure 2 : Physiopathologie de l'asthme.

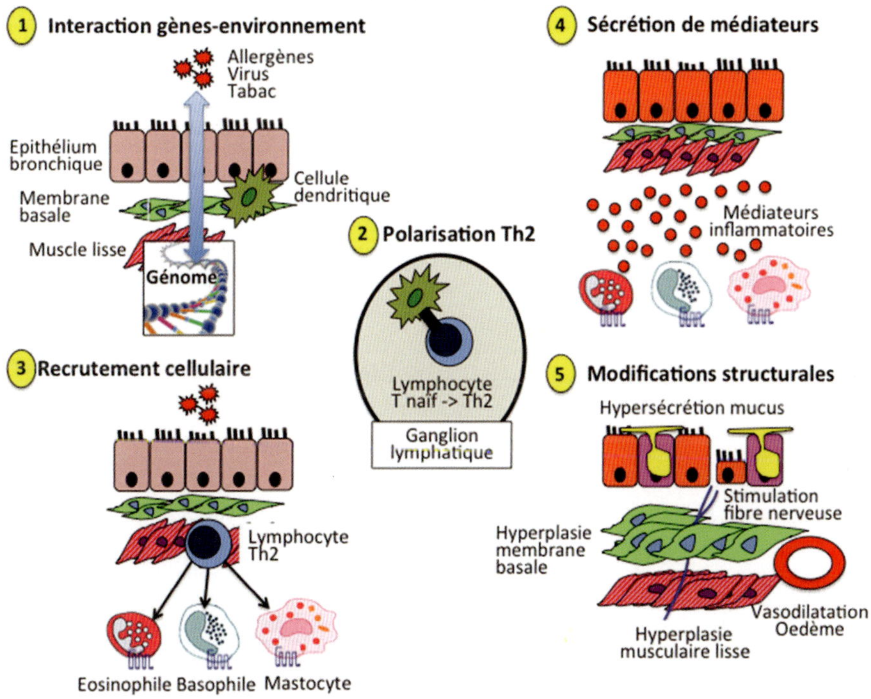

3.2 Anomalies des voies aériennes dans l'asthme allergique

La réaction inflammatoire au niveau des voies aériennes (Figure 2) :

- Est caractérisée par un profil T2 qui est défini par la production de cytokines Th2 (IL-4, IL-5 et IL-13) par les lymphocytes T helper et les cellules lymphocytaires innées de type 2
- Sous l'influence des interleukines 4 (IL-4 et IL-13) qui stimulent spécifiquement la commutation isotypique des lymphocytes B vers la production d'IgE

Anomalies des éléments structuraux des voies aériennes (épithélium et muqueuse) :

- Anomalies de l'épithélium bronchique
- Epaississement de la membrane basale
- Hyperperméabilité vasculaire, avec œdème bronchique
- Hyperplasie et hypertrophie des cellules musculaires lisses

Ces remaniements structuraux (« remodelage bronchique ») participent à l'obstruction bronchique par épaississement de sa paroi et par obstruction de sa lumière liée à une hypersécrétion de mucus. Ces anomalies sont associées à la chronicité de l'asthme et ne sont pas spécifiques du caractère allergique de l'asthme.

3.3 La réaction à IgE

La réaction à IgE représente le modèle de réaction allergique et comprend, le plus souvent, deux phases :

1- Phase de **sensibilisation** (asymptomatique), qui conduit à la synthèse d'IgE spécifiques d'un allergène[1]

2- Phase **effectrice**, qui conduit à l'activation des cellules par un nouveau contact avec l'allergène (Figure 3) :

- L'allergène se lie aux IgE fixées à la surface des cellules inflammatoires (mastocytes et les basophiles). . Ce qui va activer la cellule et aboutir à :
  - la libération de médiateurs stockés (histamine, protéases)
  - la synthèse d'autres médiateurs inflammatoires (prostaglandines, leucotriènes)
  - la production de chimiokines, qui attirent et activent des cellules inflammatoires, et de cytokines qui pérennisent ces réactions.
- Ces médiateurs induisent bronchoconstriction, vasodilatation, extravasation, œdème, responsables des symptômes cliniques.
- L'activation de cette cascade inflammatoire explique la persistance de ces anomalies alors que le contact allergénique a cessé.

3.4 Physiopathologie de la rhinite allergique

- Grandes similitudes avec celle de l'asthme allergique.

[1] Les anti-IgE comme l'omalizumab (anticorps monoclonal), médicaments utilisés pour l'asthme sévère allergique, se fixent aux IgE sériques et empêchent leur liaison aux FcεRI (récepteurs de haute affinité des IgE) sur les basophiles et les mastocytes. Ceci a pour conséquence une diminution des possibilités d'activation spécifique et non spécifique des cellules de l'allergie immédiate.

Figure 3 : Phase effectrice de la réaction à IgE.

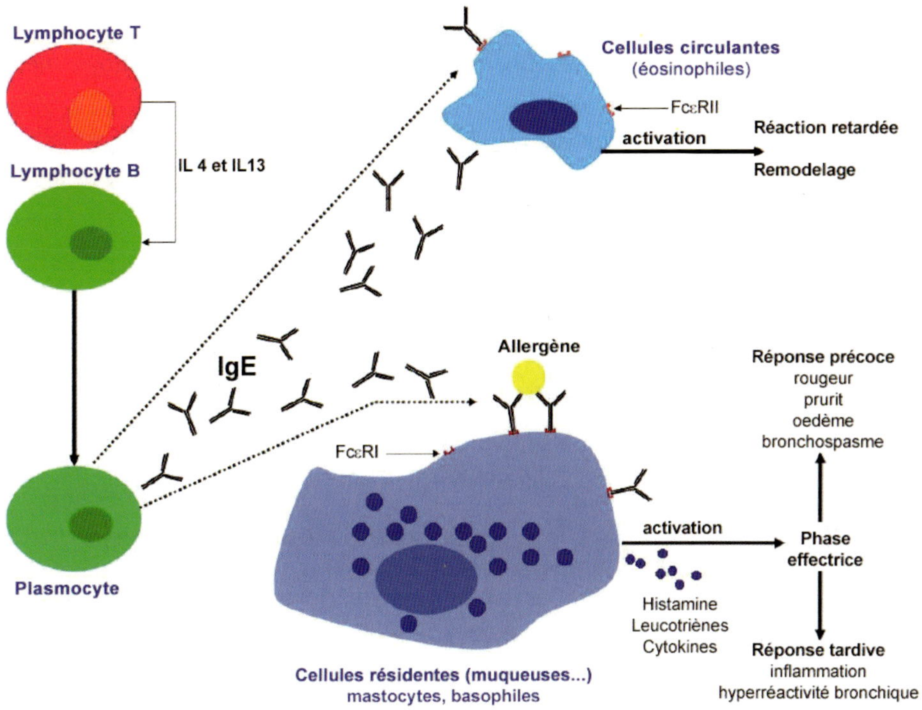

4. ÉPIDÉMIOLOGIE

4.1 Prévalence

Atopie :

- Variable selon les pays
- En France, 30 à 40 % de la population a au moins un test cutané positif.

Asthme et rhinite allergique (Cf. item 188).

Allergies aux venins d'hyménoptères

Les venins d'hyménoptères (abeilles, guêpes, frelons) contiennent

- *Des substances vasoactives capables de déclencher des réactions toxiques et d'hypersensibilités non immunologiques*
- *Des enzymes et d'autres protéines (responsables de manifestations immuno-allergiques)*
- *Prévalence :*
  - *. 10 à 40 % de la population est sensibilisée*
  - *. 0,3 à 7,5 % de la population générale présente des réactions systémiques*
- *Potentiellement responsable d'anaphylaxie sévère, mortalité faible (0,03 à 0,45/million d'habitants/an)*

Allergies alimentaires

- *Prévalence :*
  - *. 4% entre l'âge de 2 et 5 ans ; 6,8% entre 6 et 10 ans ; 3,4% entre 11 et 14 ans ; 2% chez l'adulte.*
- *10 à 41% des chocs anaphylactiques sont dus à une allergie alimentaire.*
- *Les allergènes les plus fréquents sont :*
  - *. Le lait avant l'âge de 6 mois*
  - *. L'œuf (plus fréquent), arachide, lait de vache, moutarde, morue de 5 mois à 15 ans*
  - *. L'arachide après 3 ans*
  - *. Fruits à coque, certains fruits (pomme, poire, prune, pêche, abricot, kiwi), crustacés, soja et selon les habitudes alimentaires… chez l'adulte*

Hypersensibilité médicamenteuse

- *Environ 7% de la population générale*
- *Potentiellement responsable d'anaphylaxie sévère*
- *En France, la plupart des décès dus à une anaphylaxie chez l'adulte sont d'étiologie médicamenteuse.*

4.2 Facteurs de risque

Composante génétique et environnementale (Cf. §3.1)

En Europe, la prévalence des allergies respiratoires a doublé au cours des 20 dernières années :

- L'évolution des expositions environnementales en est la cause

Les facteurs environnementaux évoqués sont :

- La modification des habitudes alimentaires
- Le tabagisme passif (pré- et post-natale)
- L'environnement allergénique
- La pollution atmosphérique :
  . Théorie hygiéniste et augmentation des allergies : il existe une relation épidémiologique entre la baisse des contacts infectieux et l'augmentation des maladies allergiques et auto-immunes ; on incrimine actuellement plutôt la baisse de la biodiversité
  . La fréquence de l'atopie est moindre :
    - chez les plus jeunes enfants d'une fratrie (plus souvent infectés par les aînés)
    - chez les enfants ayant été en crèche (contage infectieux)
    - conçus, nés et élevés en milieu rural et dans les milieux riches en endotoxines bactériennes

4.3 Morbidité - Mortalité

La rhinite et l'asthme ont un retentissement important sur la qualité de vie.

L'asthme coûte en France 1,5 milliards d'euros dont 65 % de coûts directs (hôpital, traitements, consultations) et 35 % de coûts indirects (absentéisme scolaire ou professionnel).

L'asthme est responsable d'une mortalité en baisse constante, mais encore trop importante :

- Environ 1000 décès/an par asthme en France
- La mortalité est plus importante dans les niveaux socio-économiques les plus défavorisés
- De nombreux décès par asthme sont évitables, en particulier chez le sujet jeune. Ces décès semblent liés :
  . À l'absence de traitement de fond ou à sa mauvaise observance
  . À la mauvaise gestion de la crise d'asthme et au recours trop tardif au médecin ou à la structure d'urgence

5. DIAGNOSTIC

Les allergies respiratoires se manifestent par un asthme et/ou une rhinite (il n'y a pas d'allergie sans symptôme clinique).

5.1 Signes cliniques (Cf. item 188)

5.2 Diagnostic d'allergie

Le diagnostic d'allergie repose sur la mise en évidence d'une **association** forte entre **l'exposition** à un allergène et la survenue des **symptômes**

- Cette association est évaluée par les **unités de lieu, de temps et d'action.**
- Les pneumallergènes perannuels (responsables de symptômes perannuels) sont le plus souvent des allergènes d'intérieur :
  . Acariens et blattes
  . Phanères d'animaux : chien, chat, rongeurs
  . Moisissures
- Les pneumallergènes saisonniers sont le plus souvent des allergènes d'extérieur :
  . Pollens d'arbres
  . Pollens de graminées, les plus ubiquitaires
  . Pollens d'herbacées

- Certaines moisissures d'extérieur comme *Alternaria* sont aussi impliquées dans les phénomènes allergiques.

ET l'objectivation d'une sensibilisation vis-à-vis de l'allergène (test cutané positif / présence d'IgE spécifiques).

5.2.1 Prick-tests

Méthode de référence recommandée pour étudier la sensibilisation IgE-dépendante

But : détecter et quantifier la réaction liée aux IgE spécifiques fixées sur les mastocytes cutanés, vis-à-vis d'un ou plusieurs allergènes

Technique :

- *En zone de peau saine (face antérieure de l'avant-bras, tiers supérieur du dos à l'aide d'une microlance ou d'une aiguille*
- *Introduction épidermique d'une faible quantité d'allergène purifié et standardisé*
- *Lecture de la réaction à 15 minutes : le test est positif si apparaissent une papule, un érythème et du prurit (urticaire)*

Résultats : test positif si le diamètre de la papule est supérieur de 3 mm par rapport au témoin négatif (habituellement diamètre nul).

Effets secondaires rares et habituellement bénins :

- *Réaction locale étendue, urticaire généralisée, réaction syndromique (rhinite, asthme)*
- *Réactions anaphylactiques exceptionnelles*

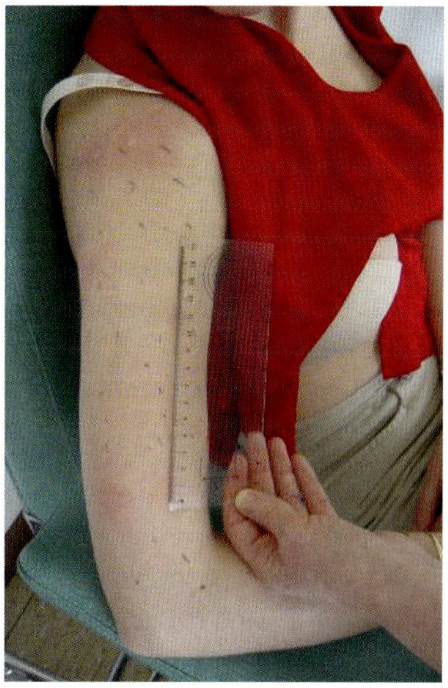

Figure 3 : Prick tests.

5.2.2 Dosage des IgE spécifiques (sang)

- *IgE spécifiques d'une source allergénique entière ou d'une protéine allergénique précise*
- *Méthode immuno-enzymatique (ELISA), en immunofluorescence ou en immuno-chimioluminescence*
- *Les taux mesurés sont exprimés en unités kUA/L.*

La sensibilité des IgE spécifiques est en général inférieure à celle des tests cutanés pour le dépistage d'une sensibilisation.

5.2.3 Tests multi-allergéniques de dépistage (sang)

Détection d'IgE spécifiques d'un panel d'allergènes le plus souvent rencontrés dans l'allergie de type immédiat (Phadiatop®, Alatop®, Allergyscreen®)

La réponse est qualitative (positif ou négatif) :

- *leur positivité démontre la sensibilisation à un des allergènes du panel testé*
- *Ils permettent de dépister une atopie avec une très bonne sensibilité (> 90 %)*

5.3 Allergies respiratoires professionnelles

Une allergie professionnelle doit être systématiquement recherchée chez les asthmatiques. Les métiers les plus concernés sont :

- Boulanger, pâtissier (allergène = blé, acarien de farine)
- Professionnels de santé (latex, aldéhydes, ammoniums)
- Coiffeurs (persulfates)
- Peintres (isocyanates)
- Agents d'entretien (ammoniums...)
- Travailleurs du bois

Le diagnostic d'asthme professionnel repose sur la mise évidence d'un lien entre la survenue des manifestations d'asthme et l'exposition professionnelle.

5.4 Tests de provocation (diagnostic de certitude)

Ils sont potentiellement dangereux et ont des indications très précises et spécialisées.

Ils ne sont pratiqués que dans certaines circonstances cliniques où le doute diagnostique persiste après le bilan de première intention, et où le résultat conditionne et modifie l'attitude thérapeutique (+++).

Indications principales :
- Allergies alimentaires, médicamenteuses, et certaines allergies professionnelles

Technique :
- En milieu hospitalier spécialisé, sous surveillance étroite
- Administration de doses croissantes d'un allergène ou d'un médicament

Résultats :
- La survenue de symptômes évocateurs au cours du test permet le diagnostic.

Contre-indications :
- Prise d'antihistaminiques
- Prise de bêtabloquants (bloque l'effet de l'adrénaline en cas de besoin)
- Grossesse
- Maladie cardio-vasculaire et asthme non contrôlés

5.5 Autres éléments biologiques

Aucun des tests suivants n'est indiqué pour le diagnostic d'allergie ou d'hypersensibilité :
- Dosage des igE sériques totales
- Dosage des éosinophiles périphériques
- Dosage de la tryptase sérique (Cf. item 338) :
  . Son dosage **permet de confirmer la nature anaphylactique d'un choc**.

5.6 Diagnostic de la conjonctivite allergique

Les conjonctivites allergiques sont une des plus fréquentes affections oculaires. Des symptômes oculaires sont présents dans 80% des rhinites allergiques.

Signes cliniques :
- *Larmoiement*
- *Rougeur*
- *Démangeaisons*
- *Caractère indolore (Cf. item 83)*

Le diagnostic repose sur :
- *Les signes cliniques*
- *La présence d'une sensibilisation (tests cutanés positifs ou IgE spécifiques)*
- *Le test de provocation conjonctival est réservé à la recherche*

5.7 Diagnostic de l'allergie alimentaire

Le diagnostic d'allergie alimentaire IgE-dépendante se base sur :
- *L'anamnèse (histoire clinique compatible avec une réaction immédiate, IgE médiée)*
- *L'enquête catégorielle alimentaire*
- *Les tests cutanés (pricks) avec des extraits standardisés ou, plus souvent, avec l'aliment natif. Un test négatif exclut généralement une allergie*
- *Le dosage des igE spécifiques en deuxième intention*
- *Un test de provocation pour apporter si nécessaire la preuve de la responsabilité de l'aliment suspecté (gold standard)*

L'arachide est l'aliment le plus fréquemment impliqué dans les réactions anaphylactiques sévères et responsable de décès :
- *Prévalence dans la population générale : 1%*
- *Allergie généralement persistante au cours de la vie du patient*
- *Rarement associé à une allergie aux autres **légumineuses***
- *Fréquemment associé à une allergie à des **fruits à coque**, (noix, pistache, noix de Cajou, noisette)*

*Les **allergies croisées** entre allergènes respiratoires et alimentaires s'expliquent par la reconnaissance, par les IgE spécifiques d'un patient, d'allergènes similaires ou de forte homologie, présents dans des sources allergéniques distinctes. Le **tableau clinique** le plus fréquent est celui d'un syndrome oral (œdème labial ou lingual prurit buccal ou pharyngé, érythème labial, lingual ou palatin) après consommation d'un fruit chez un patient ayant une allergie pollinique. Par exemple :*

- *Pollens de bouleau, pomme et autres fruits et légumes crus*
- *Pollens de cyprès, pêche et parfois d'agrumes*
- *Syndrome œuf-oiseau (induction de l'allergie à l'œuf par voie respiratoire par les plumes ou les déjections d'oiseaux)*

5.8 Diagnostic de l'allergie au venin d'hyménoptères

Le diagnostic d'une réaction consécutive à une piqûre d'hyménoptère repose sur :

- *L'anamnèse :*
  - *. L'identification de l'insecte par le sujet*
- *Le type de réaction et la chronologie des symptômes*
- *Les tests cutanés : tests intradermiques (IDR)*
- *Les tests biologiques :*
  - *. Dosage des IgE spécifiques*

6. TRAITEMENT

6.1 Objectifs

La prévention primaire des allergies consiste à limiter le plus possible l'apparition d'une sensibilisation aux allergènes. Elle est encore expérimentale.

La prévention secondaire consiste à limiter le plus possible l'apparition des symptômes de maladie allergique. Elle combine l'éviction des allergènes en cause après les avoir identifiés et le traitement symptomatique.

6.2 Moyens thérapeutiques

6.2.1 Éviction allergénique

Elle suppose d'avoir ciblé le ou les allergènes en cause mais n'est pas toujours possible en fonction de leur nature. Un conseiller en environnement intérieur (CMEI) peut visiter le domicile du patient et donner des conseils adaptés pour diminuer la charge allergénique au domicile.

Acariens - les mesures sont d'autant plus efficaces qu'elles sont combinées :

- Réduction de l'humidité relative intérieure (<50%)
- Aspiration, si possible avec filtre HEPA (Haute Efficacité pour les Particules Aériennes)
- Changement de la literie si infestation importante
- Retrait des « ramasse-poussière »
- Lavage des draps régulier à température élevée (au moins 60°C - les acariens meurent à une température > à 56°C)
- Housses anti-acariens pour le matelas (+++), les couettes et oreillers
- Privilégier un sommier à lattes
- Privilégier une température ambiante inférieure à 20°C, aérer largement les chambres

Animaux domestiques :

- Les animaux doivent rester à l'extérieur et ne pas accéder à la chambre à coucher.
- Les allergènes de chat peuvent persister pendant plusieurs mois dans l'habitat après le départ de l'animal.

Autres :

- Les moisissures font l'objet d'un nettoyage à l'eau de javel et doivent être évitées, entre autres, par une ventilation et une exposition solaire suffisante de l'habitat.
- L'inhalation des pollens est difficilement évitable en période printanière, on conseillera de ne pas sécher le linge en extérieur et de limiter les sorties en périodes de pics polliniques adaptation du poste de travail.

6.2.2 Traitements symptomatiques

Antihistaminiques H1 :
- Ce sont des bloqueurs du récepteur H1 à l'histamine :
  . Actifs sur la plupart des symptômes de rhinite (en dehors de l'obstruction nasale), de conjonctivite, et sur le prurit
- Antihistaminiques de 2e génération :
  . Bonne tolérance
  . Effets secondaires : somnolence rare, stimulation de l'appétit parfois
- Voie orale ; existe par voie locale (soluté nasal, collyre)

Corticoïdes :
- Propriétés anti-inflammatoires permettant de contrôler les symptômes inflammatoires liés à l'allergie
- Corticoïdes par voie locale (nasale ou inhalée) :
  . Action sur l'inflammation nasale ou bronchique au long cours (Cf. item 188 - Asthme) **et constituent le traitement de choix de l'asthme lorsqu'un traitement de fond est indiqué.**
  . N'ont aucune place dans le traitement symptomatique de l'urgence pour l'asthme
- Corticoïdes par voie systémique :
  . Traitement de l'urgence (Cf. item 188 - Asthme) ; leur utilisation au long cours doit en revanche être évitée en raison des effets secondaires (leur toxicité est cumulative)
  . Molécules le plus souvent utilisées : prednisone, prednisolone, méthylprednisolone, bétaméthasone, dexaméthasone

Adrénaline : Traitement du choc anaphylactique (Cf. item 338 - Anaphylaxie)

6.2.3 Anti-IgE et autres anticorps-monoclonaux (Cf. item 188 - Asthme)

6.3 *Traitement de la conjonctivite allergique*

En plus de l'éviction et du traitement systémique par anti H1 de 2e génération, le traitement de la conjonctivite allergique comporte

Traitement local :
- *Lavages oculaires fréquents et applications de compresses humides froides*
- *Antihistaminiques h1 en collyre*
- *Inhibiteurs de la dégranulation des mastocytes en collyre (cromoglicate de sodium)*

6.4 *Traitement de l'allergie alimentaire*

Le traitement de l'allergie alimentaire repose sur l'éviction du ou des aliments identifiés et comporte :
- *Le régime d'éviction*
- *La trousse d'urgence, contenant :*
  . Antihistaminiques H1 et corticoïdes oraux, bronchodilatateurs si d'antécédents de bronchospasme, l'adrénaline auto-injectable si histoire ou risque d'anaphylaxie.
- *L'éducation thérapeutique*
  . Utilisation de la trousse d'urgence, évaluation des symptômes, lecture des étiquettes, identification des aliments à risque, définition des conduites à tenir ...
- *Le projet d'accueil individualisé (s'il s'agit d'un enfant)*
  . Établi à la demande des parents, le PAI est une dérogation au secret professionnel du médecin et permet d'établir un protocole de soins en cas de réaction allergique accidentelle
- *Les protocoles de tolérance orale :*
  . En l'absence de guérison spontanée, d'autres approches thérapeutiques peuvent être discutées en vue d'acquérir une tolérance à l'aliment en cause

6.5 *Traitement de l'allergie au venin d'hyménoptères*

Mesures prophylactiques :
- *Consignes de prudence simples lorsque le sujet est à l'extérieur*
- *Carte d'identité de l'allergique, avec fiche conseil, détaillant la conduite à tenir en cas de réaction anaphylactique*

- *Trousse d'urgence contenant de l'adrénaline auto-injectable en cas d'histoire d'anaphylaxie et éducation à son utilisation*

Traitement de l'accident allergique :

- *En cas de piqûre d'abeille, retirer le dard le plus tôt possible*
- *En cas de réactions locales bénignes : refroidir localement avec une vessie de glace ; prendre éventuellement un antihistaminique oral en cas de prurit marqué*
- *En cas de réactions locales étendues : antihistaminique h1 oral associé à des corticoïdes oraux durant 3 à 4 jours*
- *En cas de réactions systémiques : surveillance hospitalière et adrénaline IM (Cf. item 333)*

Immunothérapie allergénique :

- *Pour les réactions sévères et de mécanisme allergique démontré, elle permet la plupart du temps la guérison.*

7. IMMUNOTHÉRAPIE ALLERGENIQUE (ITA)

7.1 Principe

Induction d'une tolérance immunitaire par l'administration de doses croissantes d'allergène

Réorientation de la réponse lymphocytaire d'une réponse initiale T2 vers une réponse T1, diminution de la réponse Th2 (diminution des IgE et augmentation des IgG4 bloquantes), induction de Lymphocytes T régulateurs

7.2 Modalités pratiques

L'ITA est indiquée dans la rhinite allergique, dans la conjonctivite allergique, et dans l'asthme léger à modéré contrôlé allergique aux acariens, chez les patients d'au moins 5 ans. Le traitement a une durée d'au moins 3 ans (ou 3 saisons polliniques consécutives). Elle est le seul traitement curatif de la rhinoconjonctivite allergique, alors que les autres médicaments sont seulement symptomatiques.

- Voie sublinguale (liquide) :
  . Habituellement pas d'effets secondaires systémiques
  . Possibles effets secondaires locaux (œdème des lèvres, de la langue, prurit oral)
- Voie sublinguale (comprimés) :
  . Moins de contraintes pour le patient en termes de conservation du produit
  . Mêmes effets secondaires que la forme sublinguale liquide
  . Première prise sous surveillance médicale (30 minutes)
  . Disponible à ce jour en France seulement pour les acariens et les graminées
- Voie injectable sous-cutanée :
  . N'est plus remboursée à ce jour en France, sauf pour les venins d'hyménoptères

7.3 Contre-indications

Absolues :

- Grossesse (l'ITA ne doit pas être initiée pendant la grossesse mais peut être poursuivie si débutée avant une grossesse)
- Immunodépressions sévères
- Affections auto-immunes systémiques
- Néoplasies
- Troubles psychiatriques sévères
- L'asthme non contrôlé est une contre-indication transitoire : le patient pourra être traité par ITA après contrôle des symptômes d'asthme.

Relatives : asthme sévère contrôlé ; bêtabloquants ; risque de faible observance thérapeutique ; eczéma atopique sévère ; maladies cardiovasculaires graves ; maladies auto-immunes systémiques en rémission ou spécifiques à un organe ; immunodéficiences primaires et secondaires en rémission.

La polysensibilisation n'est pas une contre-indication à un traitement par ITA.

7.4 Efficacité - Surveillance

L'ITA doit faire la preuve de son efficacité dans la première année (diminution des symptômes et/ou baisse de la consommation médicamenteuse)

- Dans les autres cas, elle doit être interrompue.

L'objectif d'un traitement par ITA est de :

- Réduire les symptômes de rhinite allergique et la prise de médicaments symptomatiques
- Prévenir le risque d'apparition d'une nouvelle sensibilisation/allergie
- Prévenir l'apparition d'un asthme, notamment chez l'enfant avec une rhinite allergique
- Réduire la sévérité de l'asthme et la prise de médicaments pour l'asthme
- Améliorer la qualité de vie du patient

8. LES AUTRES DIMENSIONS DU TRAITEMENT

8.1 Éducation thérapeutique

Elle est indispensable à la mise en place des mesures d'éviction et à l'utilisation des différents traitements (aérosols doseurs, ITA, trousse d'urgence).

8.2 Dimension psychologique

Comme toute maladie chronique, la maladie allergique nécessite l'évaluation de son retentissement psychologique.

Item 188 - Asthme, rhinite

(Ex-item184)

Rang	Rubrique	Intitulé	Descriptif
A	Contenu multimédia	Connaître la sémiologie RP d'une distension thoracique	Hyperclarté des champs pulmonaires avec aplatissement des coupoles diaphragmatiques et horizontalisation des côtes
A	Contenu multimédia	Exemple RP asthme avec pneumomédiastin et emphysème sous cutané	
A	Définition	Connaître la définition de l'asthme et de la rhinite allergique (chez l'adulte et l'enfant, selon l'âge chez l'enfant)	
A	Diagnostic positif	Savoir établir le diagnostic positif et le diagnostic différentiel d'une rhinite allergique chez l'enfant et l'adulte	
A	Diagnostic positif	Savoir établir le diagnostic positif et le diagnostic différentiel d'un asthme chez l'enfant et l'adulte	
B	*Diagnostic positif*	*Identifier le caractère professionnel d'une allergie respiratoire : démarche diagnostique étiologique*	
B	*Éléments physiopathologiques*	*Physiopathologie et immunopathologie de l'asthme et de la rhinite allergique*	
A	Étiologies	Connaître les grandes étiologies professionnelles	Principaux agents et professions concernés
A	Étiologies	Connaître les principaux facteurs de non-contrôle de l'asthme et savoir rechercher les facteurs précipitants d'un asthme aigu grave	
A	Ex. complémentaires	Connaître la sémiologie RP d'un pneumomédiastin	Bande claire longeant les bords du médiastin, diffusion possible aux tissus mous (emphysème sous-cutané)
B	*Ex. complémentaires*	*Connaître les grandes caractéristiques du syndrome obstructif en EFR et savoir interpréter un DEP*	
B	*Ex. complémentaires*	*Connaître les indications des tests immuno allergiques*	*Utilisation des IgE spécifiques et des tests de provocation*
A	Identifier une urgence	Savoir évaluer le contrôle de l'asthme	
A	Identifier une urgence	Savoir faire le diagnostic d'exacerbation d'asthme chez l'enfant et l'adulte	
A	Identifier une urgence	Savoir évaluer cliniquement la gravité d'une exacerbation d'asthme chez l'enfant et l'adulte	Savoir rechercher les signes évocateurs de mise en jeu du pronostic vital à court terme (troubles de la conscience, pause respiratoire, collapsus, silence auscultatoire, FR>30, signes lutte) (item 359)
A	Identifier une urgence	Savoir demander et interpréter les examens paracliniques, biologiques et radiologiques, en urgence	Savoir demander un GDS artériel pour rechercher des signes paracliniques de gravité (hypoxie, normo ou hypercapnie) et une radiographie de thorax (pneumothorax, pneumomédiastin)
A	Identifier une urgence	Savoir surveiller l'apparition de complications précoces (examen clinique et radio)	Savoir rechercher (examen clinique et radiographie de thorax) un pneumothorax, un pneumomédiastin et un emphysème sous-cutané

A	Prévalence, épidémiologie	Connaître la fréquence et les facteurs de risque de l'asthme et de la rhinite allergique dans la population adulte et pédiatrique	Eléments de prévention primaire et secondaire
A	Prise en charge	Connaître les principes thérapeutiques de la rhinite allergique	Connaître la place des antihistaminiques et des corticoïdes dans la rhinite allergique
A	Prise en charge	Connaître les grands principes thérapeutiques de fond de la maladie asthmatique avec les principales classes thérapeutiques utilisables	Connaître la place des bronchodilatateurs et des corticoïdes (des antileucotriènes) dans l'asthme
B	*Prise en charge*	*Connaître les modalités d'utilisation des bêta-2 mimétiques (inhalation, aérosol) et des CSI dans la maladie asthmatique*	
A	Prise en charge	Savoir définir les objectifs et les modalités de surveillance du traitement de fond de l'asthme	
A	Prise en charge	Savoir initier le traitement d'urgence d'une crise d'asthme chez l'enfant et l'adulte	Oxygénothérapie en urgence (item 359), corticothérapie par voie systémique et bronchodilatateurs (bêtamimétiques inhalés, anticholinergiques) et évaluer l'efficacité
A	Prise en charge	Connaître les principes de l'éducation thérapeutique de l'asthme et les plans d'action pour améliorer l'observance dans l'asthme	
A	Prise en charge	Connaître les principales mesures d'éviction allergénique dans l'asthme et la rhinite allergique, y compris professionnels	
A	Prise en charge	Connaître la place des antihistaminiques et des corticoïdes dans la rhinite allergique	
B	*Prise en charge*	*Savoir réévaluer l'efficacité d'un traitement de crise d'asthme sévère*	
B	*Prise en charge*	*Savoir monitorer la tolérance d'un traitement de crise d'asthme sévère*	*Savoir réaliser des GDS avec mesure du lactate (recherche d'une hyperlactacidémie secondaire au traitement), un ECG (tolérance coronarienne), monitorage de la kaliémie et de la glycémie*
B	*Suivi et/ou pronostic*	*Connaître les complications de l'asthme*	

Les objectifs de rang B apparaissent surlignés et en italiques dans le texte.

Points clés

Asthme

1. L'asthme est une maladie inflammatoire chronique des voies aériennes définie par la présence de symptômes respiratoires (dyspnée, sifflements, oppression thoracique et/ou toux) variables dans le temps et en intensité ET d'une obstruction des voies aériennes variable.
2. L'obstruction des voies aériennes est objectivée par l'existence d'un trouble ventilatoire obstructif (TVO) réversible totalement ou partiellement, à l'état basal ou après un test de provocation bronchique.
3. Les principaux facteurs environnementaux favorisant et entretenant ces anomalies sont les infections virales, les allergies respiratoires, et les irritants bronchiques.
4. L'évolution est marquée par la survenue de « poussées » appelées *exacerbations* qui sont des évènements importants et potentiellement graves, sources de décès.
5. La prise en charge au long cours a pour objectif de contrôler l'asthme, c'est-à-dire diminuer les symptômes et les exacerbations et améliorer la fonction respiratoire. Elle comprend un traitement au long cours à base de corticoïdes inhalés (traitement de fond), un traitement de secours à base de bronchodilatateurs d'action rapide en cas de symptômes, la prévention et la prise en charge des facteurs favorisants.
6. La prise en charge est optimisée par une éducation thérapeutique.
7. Le traitement de fond repose sur une corticothérapie inhalée. L'augmentation du traitement de fond se fait par paliers jusqu'à ce que l'asthme soit contrôlé.
8. L'observance thérapeutique (technique de prise des dispositifs d'inhalation), la recherche d'un contrôle optimal (incluant le maintien de la meilleure fonction respiratoire), la prévention et le traitement des facteurs favorisants sont les éléments principaux du suivi.
9. Le suivi comprend toujours une évaluation de l'observance thérapeutique, des symptômes, de la fonction respiratoire et une adaptation du traitement au niveau de contrôle de la pathologie.

Rhinite

1. La rhinite chronique est une maladie inflammatoire chronique des voies aériennes supérieures définie par la présence de symptômes « PAREO » (Prurit, Anosmie, Rhinorrhée, Eternuements, Obstruction nasale). La rhinite allergique (RA) est l'expression clinique d'une rhinite et un constat immuno-allergique (inflammation IgE-dépendante que l'on peut rattacher à une exposition allergénique).
2. Le diagnostic de RA repose sur la présence de symptômes typiques, l'examen du nez et la recherche de sensibilisations allergéniques (le patient est souvent polysensibilisé, l'interrogatoire devra établir les allergènes réellement responsables).
3. La sévérité de la RA est liée à son retentissement sur la qualité de vie, les activités quotidiennes, le sommeil.
4. La RA s'associe souvent à un asthme, une conjonctivite, des infections des voies aériennes supérieures.
5. L'évolution est également marquée par la survenue de « poussées ».
6. Les principaux traitements de la RA sont les antihistaminiques H1 de seconde génération et les corticoïdes locaux. Les interventions permettant de changer l'histoire naturelle de la maladie sont les mesures d'éviction (difficiles) et l'immunothérapie allergénique.

1. INTRODUCTION

1.1 Epidémiologie

En France, la prévalence de l'asthme chez l'adulte est de 6% et celle de la rhinite allergique de 24%. La prévalence de la rhinite allergique est de 80% chez les asthmatiques et de 25% dans la population générale.

1.2 Définitions

Asthme

Maladie inflammatoire chronique conduisant à des modifications de la structure des voies aériennes inférieures (VAI) associant :
- Des symptômes respiratoires variables dans le temps et en intensité (dyspnée, sifflements, oppression thoracique et/ou toux)
- ET une obstruction des voies aériennes variable dans le temps et/ou réversible totalement ou partiellement sous bronchodilatateurs d'action rapide

Hyperréactivité bronchique

Bronchoconstriction exagérée lors de l'exposition à divers stimuli :
- physiques : air froid et sec
- pharmacologiques : métacholine

Atopie, allergies, sensibilisation (Cf. item 186)

L'asthme est caractérisé par la survenue d'épisodes aigus, définis comme :
- **Symptômes d'asthme** (terme à préférer à celui de crise d'asthme)
  . gêne respiratoire, dyspnée, sifflements, oppression thoracique et/ou toux
  . de brève durée (de l'ordre de plusieurs minutes ; cèdent en général en moins de 20 minutes), variables et réversibles.
- **Exacerbations :**
  . augmentation progressive des symptômes durant au moins deux jours et nécessitant une modification du traitement
  . non calmée par les bronchodilatateurs d'action rapide utilisés de façon fréquente et en quantité importante
  . sans retour à l'état habituel

La prise en charge de l'asthme se fait donc :
- **soit dans le cadre d'une consultation programmée (asthme maladie chronique)**
- **soit dans le cadre de l'urgence (exacerbations)**

2. PHYSIOPATHOLOGIE DE L'ASTHME (Cf. aussi l'item 186)

Elle repose sur :
- *Une inflammation bronchique chronique*
- *Des modifications de la structure des voies aériennes (remodelage)*
- *Une hyperréactivité bronchique*

Ces mécanismes sont responsables des symptômes aigus et chroniques de l'asthme.

On décrit 2 principaux phénotypes (tableaux clinico-biologiques) d'asthme en fonction du type d'inflammation des voies aériennes :
- *Asthme T2 : inflammation des voies aériennes faisant intervenir notamment les lymphocytes Th2 et les éosinophiles. Ce mécanisme est observé dans les asthmes allergiques et les asthmes à éosinophiles non allergiques*
- *Asthme non-T2 : inflammation ne dépendant pas de lymphocytes Th2 ou d'éosinophiles. Les neutrophiles pourraient jouer un rôle dans ce type d'asthme*

3. ASTHME : CONSULTATION PROGRAMMÉE

3.1 Diagnostic de l'asthme

Le diagnostic d'asthme repose sur l'existence de **symptômes caractéristiques ET la mise en évidence d'une obstruction des voies aériennes réversible.**

Histoire clinique caractéristique :

Face à des symptômes d'asthme (gêne respiratoire, dyspnée, sifflements, oppression thoracique, toux), les arguments cliniques pour un asthme sont :
- Association de plusieurs symptômes respiratoires
- Variable au cours du temps et réversible
- Déclenchement des symptômes par les infections virales, l'exercice, l'exposition aux allergènes et/ou aux irritants, le rire, les pleurs (enfants)...
- Aggravation des symptômes la nuit ou au petit matin

Obstruction bronchique variable et réversible, documentée par :

- Sibilants à l'auscultation au présent ou dans le passé
- Trouble ventilatoire obstructif (TVO) réversible sous bronchodilatateurs
- *Hyper-réactivité bronchique (HRB) lors d'un test de provocation bronchique à la méthacholine ou lors d'un test d'effort (uniquement en cas de spirométrie normale)*

Interprétation spirométrie :
- *Le TVO est défini chez l'adulte par un rapport VEMS/CVF < 0,7 (Figure 2).*
- *ATTENTION : le pourcentage obtenu correspond bien au rapport (VEMS mesuré/CVF mesurée) x 100.*

Réversibilité du TVO (Figure 1)

Augmentation du VEMS après inhalation d'un broncho-dilatateur à courte durée d'action (BDCA) :
- *De plus de 200 ml par rapport à la valeur initiale*
- *ET de plus de 12% par rapport à la valeur initiale : (VEMS post - VEMS pré)/VEMS pré > 0,12)*

La réversibilité est dite complète quand :
- *Normalisation du rapport VEMS/CVF (> 0,7)*

ET
- *Normalisation du VEMS (VEMS > 80 % de la valeur prédite)*

En cas de forte suspicion clinique d'asthme et en l'absence de réversibilité sous BDCA on peut proposer un test aux corticoïdes. En pratique, on effectue une nouvelle mesure spirométrique après une corticothérapie systémique de 2 semaines ou après une corticothérapie inhalée de 4 semaines.

La réversibilité du VEMS, si elle est très évocatrice d'asthme, n'est pas pathognomonique de l'asthme et peut être observée dans d'autres circonstances. C'est l'association de symptômes évocateurs et de la réversibilité qui conduit au diagnostic.

Débit expiratoire de pointe (DEP)
- *Débit maximal instantané mesuré lors d'une expiration forcée (vidéo disponible sur : www.cep-pneumo.org)*
- *Mesure moins fiable que le VEMS*
- *Ne remplace pas la réalisation d'une courbe débits-volumes*
- *Utile pour :*
  - *Apprécier l'évolution sous traitement d'une exacerbation grave aux urgences*
  - *Vérifier l'efficacité d'un traitement de fond mis en place*
  - *Diagnostiquer un asthme professionnel (variabilité sur et hors du lieu de travail)*
  - *Autosurveillance par le patient*

Figure 1 : Courbe débit-volume : TVO (VEMS/CVF = 0,63 donc < 0,7) réversible (après bronchodilatateurs le VEMS augmente de 500 ml (≥ 200 mL) et de plus de 24% (≥ 12%) par rapport à sa valeur pré-BD : (2,6 - 2,1) /2,1=0,24).

	théorique	observé pré-BD	% théorique	observé post-BD	% théorique
CVF (L)	4,41	3,3	0,75	4,38	0,99
VEMS (L)	3,45	2,1	0,61	2,6	0,75

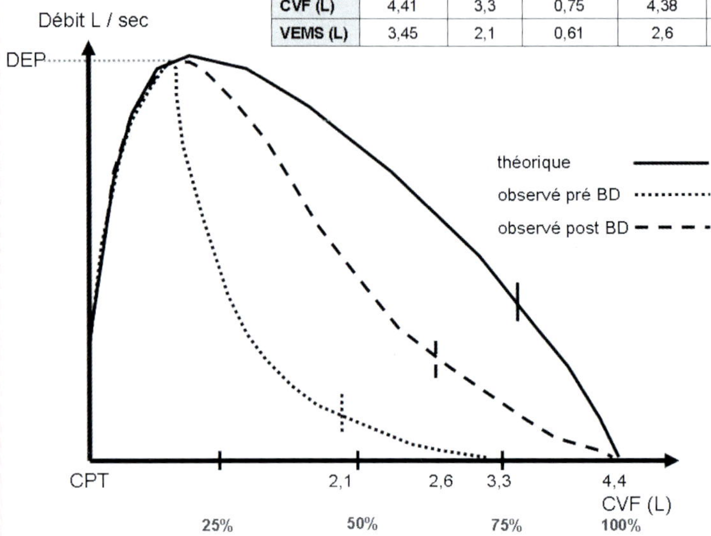

En résumé, le diagnostic d'asthme est :

- Suspecté à partir des données anamnestiques : caractère variable et réversible des manifestations cliniques
- ET affirmé par les données fonctionnelles respiratoires

Une spirométrie normale en consultation programmée n'élimine pas le diagnostic d'asthme. Il faudra alors renouveler l'examen avec le test de réversibilité lors d'une consultation ultérieure.

3.2 Diagnostics différentiels

3.2.1 Diagnostics différentiels cliniques (mais il n'y a pas de TVO ni d'HRB)

- Dysfonction des cordes vocales (diagnostic ORL difficile)
- Syndrome d'hyperventilation (évoqué à partir de questionnaires spécifiques validés)

3.2.2 Diagnostics différentiels cliniques et fonctionnels (mais le TVO n'est pas réversible)

- Maladies chroniques des voies aériennes :
  . Bronchopneumopathie chronique obstructive (BPCO)
  . Bronchectasies (le diagnostic est établi par la TDM thoracique)
  . Mucoviscidose
  . Bronchiolites constrictives (primitives, maladies de système, post-greffe, etc.)
- Autres :
  . Corps étranger
  . Tumeurs trachéo-bronchiques
  . Insuffisance cardiaque

3.3 Bilan d'un asthme en consultation programmée

Le bilan initial comprendra les étapes suivantes :

- Recherche des facteurs favorisants (cf. 3.4.1.5. et item 186)
- Bilan allergologique (interrogatoire et Prick tests)
- Radiographie thoracique (diagnostic différentiel)
- EFR : spirométrie avec test de réversibilité ± test à la métacholine (si spirométrie normale)
  . lors du suivi : spirométrie ± test de réversibilité (si non documenté antérieurement)

- Évaluation du contrôle, à chaque consultation (voir ci-dessous)
- Évaluation de l'observance du traitement et de la technique d'inhalation, à chaque consultation

3.4 Traitement de l'asthme en consultation programmée

Les objectifs du traitement sont :
- Un contrôle optimal des symptômes et
- Une réduction :
  . du risque d'exacerbations
  . de la dégradation de la fonction respiratoire
  . des effets secondaires du traitement

3.4.1 Prise en charge au long cours

3.4.1.1 Traitement médicamenteux

Traitement de fond

Un traitement de fond, à prendre TOUS LES JOURS, doit être instauré dès que le diagnostic d'asthme est évoqué. **Il repose sur la corticothérapie inhalée**, en débutant par un palier 2 ou 3 en fonction du niveau de contrôle de l'asthme.

En pratique, on considère que des symptômes survenant plus de 2 fois par mois nécessitent la mise en route du traitement de fond.

L'asthme est défini comme une maladie inflammatoire, sa prise en charge pharmacologique repose sur un traitement par corticostéroïdes inhalés, il ne doit pas être traité par bronchodilatateur seul (BDLA ou BDCA).

Tableau 1 : Paliers thérapeutiques du traitement de fond de l'asthme.

	Palier 1 Pas de traitement de fond	**Palier 2** CSI faible dose	**Palier 3** CSI faible dose + BDLA	**Palier 4** CSI dose modérée + BDLA	**Palier 5** CSI dose forte + BDLA Adresser à un centre d'asthme sévère pour traitement complémentaire *(tiotropium anti-IgE, anti-IL5, ou autre biothérapie)*
Autres options	*Envisager CSI faible dose*	*Anti-leucotriènes (ALT)*	*CSI dose modérée à forte ou CSI faible dose + ALT*	*CSI dose forte + ALT ou + tiotropium*	*CSO faible dose*
Traitement de secours	BDCA à la demande	BDCA à la demande	BDCA à la demande	BDCA à la demande	BDCA à la demande

BDCA : β2-mimétique inhalé de courte durée d'action BDLA : β2-mimétique inhalé de longue durée d'action
CSI : corticostéroïde inhalé ; CSO : corticostéroïde oral
Tiotropium : anti-muscarinique (anticholinergique) inhalé de longue durée d'action

Note : La ligne « autres options » correspond à des stratégies de traitement validées, mais considérées comme moins efficaces que celles de la 1ère ligne, qui est celle qui doit être privilégiée. Ces autres options sont utiles notamment dans les pays où les associations de CSI/BDLA ou les biothérapies ne sont pas disponibles ou trop coûteuses.

Toute prescription de traitement inhalé doit s'accompagner d'une éducation à la manipulation du dispositif d'inhalation. La technique de prise doit être vérifiée à chaque consultation. Un site dédié comprenant les vidéos démonstratives des traitements disponibles est accessible en accès libre pour les patients et les soignants : ***https ://splf.fr/videos-zephir/***

Si le tableau initial est celui d'une exacerbation (cf. infra), celle-ci doit être traitée en tant que telle en plus de la mise en place du traitement de fond de palier 3.

La sévérité de l'asthme est évaluée rétrospectivement en fonction de la pression thérapeutique nécessaire pour contrôler l'asthme. Un asthme sévère est défini par la nécessité de traiter le patient par un palier 5.

Traitement des symptômes

Il repose sur un traitement de secours :

- **β2-mimétique inhalé de courte durée d'action (BDCA)**
- En alternative au BDCA, les recommandations internationales (GINA) proposent un traitement inhalé de secours associant CSI à faible dose et formotérol (BDLA d'action rapide) dans le même dispositif. Ces recommandations n'ont pour l'instant pas été reprises par les sociétés savantes françaises (SPLF) ou européennes (ERS) et cette stratégie ne fait pas l'objet d'une AMM. Pour cette raison, nous reprenons volontairement le schéma du GINA 2018 et non 2019.

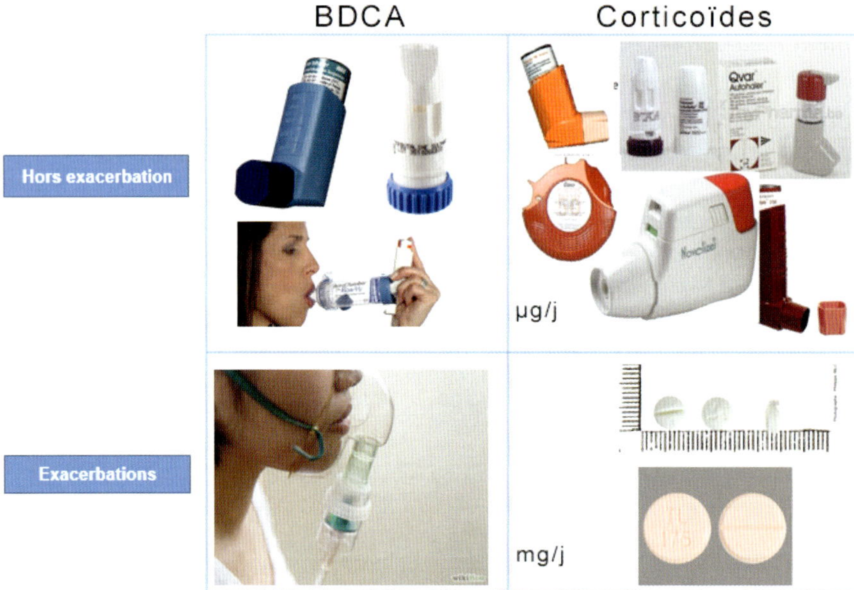

3.4.1.2 Plan d'action

Un plan d'action écrit doit être remis et expliqué au patient pour déterminer sa conduite à tenir en cas d'exacerbation.

Le plan d'action comprend :

- L'identification de la sévérité de l'exacerbation par le patient à partir des symptômes et du DEP
- Le traitement à débuter en cas de symptômes (Cf. ci-dessous)
- Les modalités d'accès à des soins médicaux en cas de signes de gravité ou d'échec du traitement

3.4.1.3 Prise en charge des facteurs associés

L'asthme ne pourra être contrôlé si ces facteurs favorisants ne sont pas pris en charge :

- Rhinite (cf. ci-dessous)
- Allergies (cf. item 182)
- Sevrage tabagique (encouragement fort et répété)
- Eviction des irritants respiratoires domestiques et professionnels (produits ménagers, parfums d'intérieur, moisissures)
- Médicaments :
  . les bêtabloquants (y compris collyre) peuvent aggraver un asthme ; leur prescription nécessite l'avis du pneumologue chez des asthmatiques contrôlés
  . Contre-indication à l'aspirine et aux AINS chez les sujets ayant des antécédents d'hypersensibilité à ces molécules
- Prise en charge de l'obésité, du stress, de l'anxiété et des comorbidités cardiovasculaires, SAOS et des comorbidités liées à la corticothérapie systémique (ostéoporose, diabète)

- Prévention des infections respiratoires
  . vaccination antigrippale chez tous les asthmatiques
  . vaccination antipneumococcique.
- Encouragement systématique à une activité physique régulière

3.4.2 Suivi du patient

L'efficacité du traitement (contrôle de l'asthme) doit être évaluée 1 à 3 mois après l'initiation et/ou la modification du traitement de fond en fonction de la sévérité et du contrôle de l'asthme.

Son évaluation doit être systématique à chaque consultation.

L'asthme est contrôlé si :
- Les symptômes d'asthme sont contrôlés (évaluation par l'interrogatoire sur les 4 dernières semaines par le questionnaire ACT (*Asthma Control Test*)
- Les exacerbations sont rares : < 2 cures de corticothérapie systémique l'année précédente
- Il n'y a pas d'obstruction bronchique : VEMS/CVF > 0.7 et VEMS ≥ 80%

Questionnaire ACT *: (Test de Contrôle de l'Asthme)*

Il évalue le contrôle sur 5 questions chacune étant cotée de 1 à 5 sur les symptômes ressentis par le patient sur les 4 semaines précédentes.

Au cours des 4 dernières semaines, votre asthme vous a-t-il gêné(e) dans vos activités au travail, à l'école/université ou chez vous ?

Tout le temps	La plupart du temps	Quelquefois	Rarement	Jamais	Points
1	2	3	4	5	

Au cours des 4 dernières semaines, avez-vous été essoufflé(e) ?

Plus d'une fois par jour	Une fois par jour	3 à 6 fois par semaine	1 ou 2 fois par semaine	Jamais	Points
1	2	3	4	5	

Au cours des 4 dernières semaines, les symptômes de l'asthme (sifflements dans la poitrine, toux, essoufflement, oppression ou douleur dans la poitrine) vous ont-ils réveillé(e) la nuit ou plus tôt que d'habitude le matin ?

4 nuits ou + par semaine	2 à 3 nuits par semaine	Une nuit par semaine	1 ou 2 fois en tout	Jamais	Points
1	2	3	4	5	

Au cours des 4 dernières semaines, avez-vous utilisé votre inhalateur de secours ou pris un traitement par nébulisation (par exemple salbutamol, terbutaline) ?

3 fois par jour ou plus	1 ou 2 fois par jour	2 ou 3 fois par semaine	1 fois par sem. ou moins	Jamais	Points
1	2	3	4	5	

Comment évalueriez-vous votre asthme au cours des 4 dernières semaines ?

Pas contrôlé du tout	Très peu contrôlé	Un peu contrôlé	Bien contrôlé	Totalement contrôlé	Points
1	2	3	4	5	
					Score total

Le score total est évalué sur 25 : l'asthme est bien contrôlé lorsque le score atteint au moins 20/25. Il est insuffisamment contrôlé quand le score est inférieur à 20/25.

3.4.2.1 Ajustement du traitement de l'asthme

Si l'asthme est contrôlé, le même traitement de fond est poursuivi.

- Rechercher la dose minimale efficace permettant de maintenir le contrôle de l'asthme, en maintenant au minimum un CSI faible dose chez l'adulte et l'adolescent.

Si l'asthme n'est pas contrôlé le traitement de fond doit être majoré en passant au palier supérieur (tableau 1) après avoir vérifié l'absence de cause de non-contrôle de l'asthme (observance, technique de prise des traitements inhalés, facteurs favorisants).

3.4.2.2 Détail du suivi

La planification du suivi clinique et fonctionnel comporte :

- Un suivi périodique dont le rythme est adapté à la sévérité de l'asthme, au minimum une fois par an
- Une consultation 3 mois après chaque modification de traitement
- Un suivi mensuel pendant la grossesse
- La planification d'un programme d'éducation thérapeutique

Le suivi périodique comporte :

- Une évaluation du contrôle de l'asthme (questionnaire ACT) et de la fonction respiratoire
- ± évaluation de la fonction respiratoire
- Une réévaluation du traitement :
  . vérification de l'observance (discussion empathique)
  . vérification de la technique de prise des dispositifs d'inhalation
  . recherche d'effets secondaires
  . vérification de la compréhension du plan d'action
- Une prise en charge des facteurs favorisants et déclenchants

3.4.2.3 Éduction thérapeutique dans l'asthme

L'éducation thérapeutique a pour objectif de permettre au patient de comprendre sa maladie et son traitement. Elle permet d'améliorer l'observance et le contrôle de l'asthme et de diminuer la survenue d'exacerbations sévères.

L'objectif est d'acquérir les compétences suivantes :

- Comprendre les mécanismes de la maladie
- Connaître les signes de la perte de contrôle et de l'exacerbation
- Mesurer et interpréter son DEP
- Connaître les mécanismes d'action et indications des traitements
- Maîtriser l'utilisation des dispositifs d'inhalation
- Mettre en place le plan d'action
- Contrôler l'environnement en évitant les facteurs favorisants

3.4.2.4 Quand adresser le patient au pneumologue ?

Dans une grande proportion de cas, l'asthme est une affection dont la prise en charge est réalisée par le médecin traitant. Le recours à une consultation avec un pneumologue est nécessaire :

- Si un diagnostic différentiel ou associé est évoqué notamment une autre maladie chronique des bronches
- Pour mesurer la fonction respiratoire si non disponible
- En cas d'obstruction bronchique avec VEMS < 80% ou impossibilité à évaluer la fonction respiratoire.
- Si au moins 2 exacerbations dans l'année malgré un bon suivi
- Si recours à un traitement de fond par corticothérapie inhalée à dose moyenne ou forte.
- Lorsque le contrôle de l'asthme n'est pas obtenu malgré une prise en charge adaptée (ex. Recours fréquent à la corticothérapie par voie générale)
- En cas d'asthme sévère (palier 4 et 5)

4. PRISE EN CHARGE DES SITUATIONS D'URGENCE

4.1 Reconnaitre une exacerbation

Les exacerbations ont été définies dans l'introduction :
- Surviennent en général :
  . en réponse à un agent extérieur (infection virale des voies aériennes, exposition allergénique, pollution)
  . dans un contexte d'absence ou d'observance insuffisante d'un traitement de fond par CSI
- Peuvent survenir chez un patient avec un asthme léger bien contrôlé

4.2 Évaluer la gravité d'une exacerbation (Tableau 2)

La gravité de l'exacerbation repose sur la présentation clinique de l'exacerbation (tableau 2) et sur la présence de facteurs de risque de décès par asthme (Tableau 3).

On classera les exacerbations en :
- Modérée : nécessite une modification thérapeutique qui peut être effectuée en ambulatoire
- Sévère : met en jeu le pronostic vital et nécessite une prise en charge en milieu hospitalier (asthme aigu grave)
- Exacerbation quasi-mortelle (*Near Fatal Asthma*) : insuffisance respiratoire d'évolution suraigüe

Tableau 2 : Critères de gravité des exacerbations.

Signes de lutte	Signes de défaillance
– Parle avec des phrases – Préfère la position assise qu'allongée – Non agité – Augmentation de la FR – FC > 100/min – SpO_2 < 95% en AA – DEP > 50% de la meilleure valeur (ou théorique si inconnue)	– Parle avec des mots – Assis penché en avant – Agité – FR > 30/min – Utilisation des muscles respiratoires accessoires – FC > 120/min – SpO_2 < 90% en air – DEP ≤ 50% de la meilleure valeur (ou théorique si inconnue) ou impossible à réaliser – Silence auscultatoire – Respiration paradoxale – Troubles de la conscience, bradycardie, collapsus

Tableau 3 : Facteurs de risque de décès par asthme.

- ATCD d'exacerbation sévère ayant nécessité un passage en réanimation ou ayant nécessité une intubation et ventilation mécanique
- Hospitalisation ou visite aux urgences pour asthme dans l'année précédente
- Prise actuelle ou arrêt récent d'une corticothérapie orale
- Mauvaise observance thérapeutique :
  . arrêt ou absence de CSI
  . utilisation inadéquate de bronchodilatateurs à courte durée d'action (BDCA)
  . absence de suivi codifié pour l'asthme
- Maladie psychiatrique ou problèmes psycho-sociaux
- Allergie alimentaire
- Hypersensibilité à l'aspirine et aux AINS (syndrome de Widal associant asthme, polypose naso-sinusienne et intolérance aux ains et à l'aspirine)
- Tabagisme actif et toxicomanie (cannabis+++)

4.3 Bilan de l'exacerbation

Les examens complémentaires ne doivent pas retarder la prise en charge.

Dans le cadre de l'urgence, sont réalisés en parallèle au traitement :
- Une radiographie de thorax à la recherche d'un diagnostic différentiel ou d'une conséquence (ex : pneumothorax, pneumomédiastin)
- Une gazométrie artérielle en présence de critères de sévérité (tableau 3) à la recherche d'une hypercapnie. Une acidose lactique peut être observée en cas d'utilisation de BDCA à fortes doses, elle ne nécessite pas de traitement spécifique et régressera avec la diminution du traitement.

4.4 Traitement de l'exacerbation modérée

Urgence thérapeutique

Traitement bronchodilatateur par BDCA (salbutamol ou terbutaline) par voie inhalée :
- Doivent toujours être utilisés : supériorité et sécurité de la voie inhalée par rapport à toutes les autres (SC, IV)
- En cas d'utilisation en dehors d'un milieu médicalisé :
  . Administration avec un dispositif d'inhalation (avec une chambre d'inhalation si disponible, pour faciliter la prise)
  . 4 à 10 bouffées à renouveler toutes les 20 minutes jusqu'à amélioration clinique pendant une heure
- En milieu médicalisé (SAMU ou hôpital) :
  . administration par nébulisation (aérosol)
  . 5 mg sur une durée de 10 à 15 min répétés toutes les 20 min durant la 1ère heure
  . le gaz vecteur pour la nébulisation est l'oxygène au débit de 6 L/min

Corticoïdes par voie systémique (orale)
- Prednisolone ou prednisone 0,5 à 1 mg/kg/jour chez l'adulte sans dépasser 60 mg/j
- Pour une durée de 5 à 7 jours puis arrêt sans décroissance

Oxygénothérapie si hypoxémie : objectif : SpO_2 = 94-98%

Recherche et traitement d'un facteur favorisant (infection, allergène, médicament)

Réévaluation clinique ***très rapprochée***

Anticiper le devenir du patient :
- Retour à domicile, hospitalisation en unité de soins intensifs (USI) ou en hospitalisation conventionnelle
- Souvent c'est l'absence d'accompagnant à domicile, l'âge ou les comorbidités qui conditionnent ce devenir

En cas d'aggravation ou de non-amélioration après une heure, transfert en soins intensifs (si un transport est nécessaire, il doit être médicalisé) et majoration des thérapeutiques (cf. traitement exacerbation sévère)

4.5 Traitement de l'exacerbation sévère

Transfert médicalisé dans une USI à organiser d'emblée (ne pas retarder la mise en place immédiate du traitement)

Oxygène : objectif : SpO_2 = 93-95%

Le traitement bronchodilatateur fait appel aux β2-mimétiques (salbutamol ou terbutaline) et anticholinergique par voie nébulisée à forte dose
- salbutamol ou terbutaline : 5 mg sur une durée de 10 à 15 min répété toutes les 20 min durant la 1ère heure
- le gaz vecteur pour la nébulisation est l'oxygène
- auquel on peut associer un anticholinergique (ipratropium) : administration par nébulisation 0.5 mg sur une durée de 10 à 15 min répétée toutes les 8 heures.

En cas d'échec, possibilité d'utiliser les β2-mimétiques par voie injectable :
- À la seringue électrique à posologie progressivement croissante, en débutant à 0,25-0,5 mg/h (salbutamol) ; scope obligatoire (car effet adrénergique, et risque d'hypokaliémie majoré par la corticothérapie)

Corticoïdes par voie systémique :
- Prednisolone ou prednisone 0,5 à 1 mg/kg/jour chez l'adulte sans dépasser 80 mg/j
- La corticothérapie des exacerbations sévères ne doit souffrir d'aucun délai et ne présente aucune contre-indication (même en cas de suspicion d'infection associée, y compris de COVID-19).

Ventilation mécanique en cas de signe de gravité extrême

Recherche et traitement d'un facteur favorisant (infection, allergène, médicament)

Réévaluation clinique très rapprochée

Surveillance des complications des traitements : hyperglycémie (corticoïdes), hypokaliémie (BDCA et corticoïdes), acidose lactique (BDCA), tachycardie et troubles du rythme (BDCA et hypokaliémie).

4.6 Réévaluation clinique

La surveillance d'un patient après mise en route du traitement d'une exacerbation est avant tout clinique (tableau 3).
- Réévaluation de la dyspnée, fréquence respiratoire, auscultation, pouls, pression artérielle et SpO_2
- Mesure répétée du débit expiratoire de pointe

Les formes sévères d'emblée nécessitent une hospitalisation rapide.

Un traitement de fond doit être initié ou majoré à l'occasion d'une exacerbation

Algorithme de la prise en charge initiale d'une exacerbation d'asthme à domicile ou aux urgences.

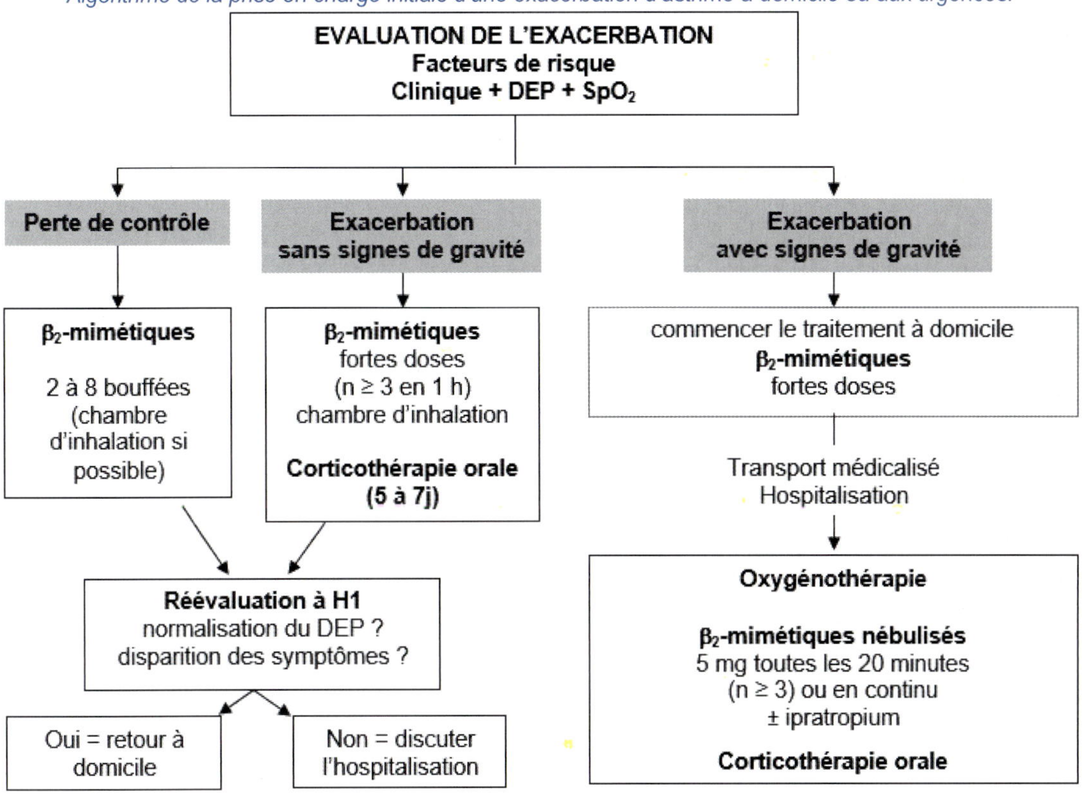

5. GLOSSAIRE DES TRAITEMENTS DE L'ASTHME

Tableau 4

Médicament	Galénique	Mécanisme d'action / Indications
Traitement de fond		
Corticoïdes inhalés (CSI) – Béclométasone budésonide – Fluticasone – Fluticasone – Ciclésonide	– Aérosol doseur – Inhalateur de poudre sèche	Traitement anti-inflammatoire le plus efficace de l'asthme *(nb : dose : µg/j)*
Bronchodilatateurs β2-mimétiques à longue durée d'action (BDLA) – Salmétérol – Formotérol En association avec CSI – Formotérol-budésonide – Salmétérol-fluticasone – Formotérol-béclométasone	– Aérosol doseur – Inhalateur de poudre sèche	TOUJOURS EN ASSOCIATION avec un CSI Idéalement les deux médicaments dans le même dispositif L'utilisation d'un BDLA seul augmente le risque de décès par asthme
Antileucotriène – Montélukast	Voie orale	Alternative à l'utilisation des BDLA en association avec les CSI. Moins efficace que les BDLA
Traitement de l'urgence		
Corticoïdes systémiques – Prednisone – Prednisolone	Voie orale toujours préférée à la voie IM et IV en absence de trouble de la conscience	Traitement précoce dans les exacerbations Efficace en 4-6h Durée : 5 à 7 jours *(Nb : dose : mg/j)* Corticothérapie au long cours dans certains cas d'asthme sévère (suivi en coordination avec pneumologue) si une biothérapie n'est pas disponible.
Bronchodilatateurs β2-mimétiques à courte durée d'action (BDCA) – Salbutamol – Terbutaline	– Aérosol doseur + chambre d'inhalation – Inhalateur de poudre sèche – Nébulisation – Rarement par voie IM ou IV	Traitement de choix pour les symptômes et prévention de l'asthme d'effort *Nb : une nébulisation est l'équivalent de 50 bouffées d'un aérosol doseur*
Anticholinergiques – Ipratropium	– Nébulisation	En association avec un BDCA en cas d'AAG

6. RHINITE ALLERGIQUE (RA)

6.1 Physiopathologie de la rhinite chronique allergique (cf. item 186)

6.2 Diagnostic de rhinite allergique

Il est clinique.

- Repose sur les symptômes regroupés sous l'acronyme PAREO (prurit, anosmie, rhinorrhée, éternuements, obstruction nasale) ou APERO (anosmie, prurit, éternuement, rhinite, obstruction), plus facile à retenir pour les Dijonnais et les Niçois.
- Peut être accompagnée de symptômes oculaires (conjonctivite) associant larmoiements, rougeur, sensations de brûlures, sensibilité à la lumière, prurit oculaire.
- L'examen des fosses nasales au speculum nasal (ou à défaut à l'otoscope) retrouve une muqueuse inflammatoire et recherchera d'éventuels polypes.
- Le caractère allergique doit être argumenté (Cf. item 186).
- La sévérité de la rhinite allergique dépend de la durée et la sévérité des symptômes (Tableau 5) :

Tableau 5 : Classification de la rhinite allergique

Intermittente **≤ 4 semaines consécutives/an**	**Persistante** **> 4 semaines consécutives/an**
Légère Sommeil normal Activités sociales et sportives normales Activités professionnelles et/ou scolaires normales Symptômes peu gênants	**Sévère (≥ 1 item)** Sommeil perturbé Activités sociales et sportives perturbées Activités professionnelles et/ou scolaires perturbées Symptômes gênants

6.3 Principaux diagnostics différentiels de la rhinite chronique allergique

Il est indispensable d'argumenter le caractère allergique d'une rhinite car il existe un grand nombre de rhinites chroniques non allergiques.

6.4 Bilan radiologique

- Pas de bilan radiologique sauf si recherche de diagnostic différentiel ou associé.

6.5 Traitement de la rhinite chronique allergique

- Prise en charge du facteur allergique (cf. item 186)
- Lavage nasal au sérum physiologique
- Traitement médicamenteux :
  . Antihistaminiques par voie orale et/ou locale
  . Corticoïdes nasaux
- Les recommandations ne font pas de préférence pour l'un ou l'autre des traitements en première intention. Ils peuvent être associés en cas d'inefficacité.
- Traitement non médicamenteux
  . Sevrage tabagique
  . Prise en charge du stress et anxiété car retentissement sur le sommeil fréquent
- Les vasoconstricteurs nasaux sont déconseillés au long cours du fait du risque de rhinite iatrogène et notamment chez les patients coronariens (risque de coronarospasme).

Items 192-193 - Manifestations respiratoires des connectivites et vascularites

(Ex-items 188-189)

Item 192 - Pathologies auto-immunes : aspects épidémiologiques, diagnostiques et principes de traitement

Rang	Rubrique	Intitulé	Descriptif
A	Définition	Définition de l'auto-immunité	Définition générale de l'auto-immunité
A	Définition	Exemples de MAI spécifique d'organe et systémiques	Énumérer les principales MAI spécifique d'organe et MAI systémiques
B	*Diagnostic positif*	*Principales familles d'autoanticorps évocatrices de maladie auto-immune systémique*	
B	*Diagnostic positif*	*Caractéristiques cliniques et biologiques des MAI non spécifiques d'organe*	*Connaître les principales manifestations cliniques et biologiques (non exhaustif : tableau 1)*
B	*Diagnostic positif*	*Caractéristiques cliniques et biologiques des MAI spécifiques d'organe*	*Connaître les principales manifestations cliniques et biologiques (non exhaustif : tableau 2)*
B	*Epidémiologie, Prévalence*	*Prévalence globale des maladies auto-immunes et grandes notions épidémiologiques fondamentales (âge, sexe)*	
B	*Examens complémentaires*	*Connaître les principales anomalies immunologiques et du complément*	*Connaitre la signification diagnostique des auto-AC suivants : anticorps antinucléaires, antiphospholipides, FR, antiCCP, ANCA, antiTPO et TG, TRAK, antiestomac, antiDBT1, antiRach, antitransglutaminases*
A	Examens complémentaires	Anomalies biologiques (hémogramme et électrophorèse des protéines)	Décrire les anomalies de l'hémogramme au cours des MAI
B	*Examens complémentaires*	*Notion de titre significatif (pour une recherche d'anticorps antinucléaire)*	*Si > 1/80e ou ≥ 1/160e*
A	Prise en charge	Connaitre les principaux objectifs thérapeutiques et principes généraux des traitements des maladies auto-immunes systémiques	

Les objectifs de rang B apparaissent surlignés et en italique dans le texte.

Item 193 - Connaître les principaux types de vascularite systémique, les organes cibles, les outils diagnostiques et les moyens thérapeutiques

Rang	Rubrique	Intitulé	Descriptif
A	Définition	Connaître la définition d'une vascularite systémique	None
B	Définition	Connaître les principaux types de vascularites systémiques	Gros, moyen, petit calibre ; ACG, Takayasu, vascularites ANCA, Vascularite IgA, PAN, Kawasaki, Behçet
A	Diagnostic positif	Connaître les principaux signes évocateurs du diagnostic de vascularite	Signes généraux, atteinte des vaisseaux de gros calibre, signes cutanés
B	*Diagnostic positif*	*Connaître les principaux diagnostics différentiels à évoquer en cas de suspicion de vascularite*	*Infections, cause toxique ou médicamenteuse, cancer, hémopathie, vascularites secondaires*
B	*Diagnostic positif*	*Connaître les organes cibles et les moyens diagnostiques*	*None*
A	Diagnostic positif	Connaitre les caractéristiques cliniques d'un purpura vasculaire	None
B	*Contenu multimédia*	*Reconnaître un purpura vasculaire*	*Photographie d'un purpura vasculaire*
B	*Examens complémentaires*	*Connaître les principaux examens à réaliser en cas de suspicion de vascularite*	*Syndrome inflammatoire, recherche d'ANCA, biopsie*
B	*Examens complémentaires*	*Connaître les principaux examens immunologiques à réaliser en cas de suspicion de vascularite*	*ANCA, cryoglobulinémie*
B	*Prise en charge*	*Connaître les principes de la prise en charge des vascularites*	*Principes généraux uniquement, pas de nom de molécule ni de dose*
B	*Suivi et/ou pronostic*	*Connaître les principaux facteurs pronostiques des vascularites*	*None*

Les objectifs de rang B apparaissent surlignés et en italique dans le texte.

Points clés

1. Chaque fois qu'apparaissent des manifestations respiratoires chez un patient sous traitement pour une connectivite ou une vascularite les hypothèses suivantes doivent être évoquées dans l'ordre :
   - pathologie infectieuse favorisée par le traitement corticoïde et immunosuppresseur
   - manifestation respiratoire spécifique de la maladie
   - toxicité pulmonaire médicamenteuse
   - pathologie totalement indépendante
2. Le traitement des connectivites et vascularites fait appel à des médicaments qui altèrent l'immunité à médiation cellulaire et favorisent les infections à *M. tuberculosis* et *P. jirovecii*.
3. Les principales manifestations respiratoires de la polyarthrite rhumatoïde (PR) sont les pneumopathies interstitielles diffuses (PID) et les nodules rhumatoïdes pulmonaires.
4. Les principales manifestations respiratoires de la sclérodermie systémique sont la PID et l'hypertension pulmonaire (HTP).
5. Les principales manifestations respiratoires du lupus érythémateux (LED) sont la pleurésie lupique et le syndrome hémorragique alvéolaire.
6. Les principales manifestations respiratoires des polymyosites sont les PID.
7. Les principales manifestations respiratoires du syndrome de Gougerot-Sjögren sont la toux chronique et les PID.
8. Les principales manifestations respiratoires de la granulomatose avec polyangéite (GPA) sont les nodules pulmonaires multiples évoluant vers l'excavation et le syndrome hémorragique alvéolaire (SHA).
9. Les principales manifestations respiratoires de la granulomatose éosinophilique avec polyangéite (GEPA, ex-syndrome de Churg et Strauss) sont l'asthme et les pneumopathies à éosinophiles.
10. La principale manifestation respiratoire de la polyangéite microscopique est le syndrome hémorragique alvéolaire.

1. GÉNÉRALITÉS

Les connectivites et vascularites sont des maladies rares, au cours desquelles les manifestations respiratoires sont fréquentes.

Les manifestations respiratoires relèvent de 5 mécanismes :

1. Pathologie infectieuse favorisée par le traitement corticoïde et immunosuppresseur
2. Manifestation spécifique pleurale, parenchymateuse, ou vasculaire pulmonaire de la connectivite/vascularite
   - Pneumopathies interstitielles diffuses (PID) : sclérodermie, dermatomyosites et polymyosites, syndrome de Gougerot Sjögren et polyarthrite rhumatoïde (PR)
   - Pleurésies : lupus érythémateux disséminé (LED)
   - Bronchiolites et bronchectasies : PR et syndrome de Gougerot Sjögren
   - Hypertension pulmonaire (HTP) : sclérodermie systémique et LED
3. Toxicité pulmonaire médicamenteuse
4. Embolie pulmonaire (risque x3)
5. Pathologie indépendante de la connectivite

Les 3 premières hypothèses sont à considérer en priorité.

Devant des manifestations respiratoires (toux ou dyspnée) chez un patient atteint de connectivite /vascularite, on réalisera systématiquement, outre le bilan biologique usuel :

- Un angioscanner thoracique
- Selon le contexte :
  . Une fibroscopie bronchique avec LBA (cytologie et microbiologie)
  . Des EFR avec mesure de la diffusion alvéolo-capillaire (DLCO), gaz du sang et test de marche de 6 min
  . Une échocardiographie
  . Un dosage de BNP
  . Un dosage de CPK

Si la maladie est déjà connue et le patient déjà traité, et s'il existe des opacités pulmonaires, l'enquête étiologique se focalisera d'abord sur l'hypothèse infectieuse (recherche de BK, crachat induit, lavage bronchoalvéolaire).

L'imputabilité du médicament sera recherchée (www.pneumotox.com) et les médicaments potentiellement pneumotoxiques seront interrompus (le diagnostic de pneumopathie médicamenteuse est un diagnostic d'élimination).

Le diagnostic de manifestation spécifique de la connectivite portera sur des faisceaux d'arguments clinico-radiologiques.

2. COMPLICATIONS INFECTIEUSES RESPIRATOIRES AU COURS DES CONNECTIVITES ET DES VASCULARITES

Un grand nombre de médicaments utilisés au cours des connectivites ou des vascularites sont responsables d'une immunosuppression
- D'importance variable
- Concernant principalement l'immunité à médiation cellulaire

Les médicaments responsables de la ↘ de l'immunité à médiation cellulaire sont :
- Corticoïdes :
  . À fortes doses (> 20 mg/j)
  . Pendant des durées prolongées (> 1 mois)
  . Favorisent plus particulièrement la tuberculose, la pneumocystose et l'aspergillose
- Méthotrexate et autres antimétabolites (léflunomide)
  . Favorisent plus particulièrement la pneumocystose
- Agents alkylants : cyclophosphamides
  . Favorisent plus particulièrement la pneumocystose
- Anti-TNFα : infliximab, étanercept et l'adalimumab
  . Le facteur de nécrose tumorale alpha (TNFα) est une cytokine pro-inflammatoire, qui tient un rôle essentiel dans la réponse immunitaire contre les infections à M. tuberculosis
  . Les anti-TNFα favorisent plus particulièrement la tuberculose (et à un moindre degré la pneumocystose, la listériose, l'histoplasmose et l'aspergillose)

Ces médicaments augmentent également le risque d'infection respiratoire bactérienne.

3. TOXICITÉ PULMONAIRE DES MÉDICAMENTS AU COURS DES CONNECTIVITES ET DES VASCULARITES

À l'exception des corticoïdes, la plupart des médicaments utilisés à titre d'immunosuppresseurs dans ce contexte sont susceptibles d'induire une pneumopathie médicamenteuse par différents mécanismes.

La présentation clinique de ces pneumopathies médicamenteuses est variable (aiguë ou subaiguë) et leur caractère fébrile peut mimer une pneumonie.

Le diagnostic de pneumopathie médicamenteuse est un diagnostic d'élimination qui s'appuie sur des critères d'imputabilité intrinsèques (chronologie...) et extrinsèques (**pneumotox.com**).

4. MANIFESTATIONS RESPIRATOIRES SPECIFIQUES DES CONNECTIVITES (Tableau 1)

Ces manifestations pulmonaires surviennent le plus souvent alors que la connectivite est déjà connue.

Tableau 1 : Principales manifestations respiratoires des connectivites (pneumopathies infectieuses et pneumopathies iatrogènes médicamenteuses exclues)

Polyarthrite rhumatoïde	– PID (de type pneumopathie interstitielle commune) – Pleurésie rhumatoïde – Bronchiolite, bronchectasies – Nodules rhumatoïdes pulmonaires
Sclérodermie systémique	– HTP – PID (de type pneumopathie interstitielle non spécifique)
Lupus érythémateux disséminé	– Pleurésie lupique – Hémorragie alvéolaire diffuse
Polymyosite, dermatomyosite	– PID (de type pneumopathie interstitielle non spécifique) – Dysfonction des muscles respiratoires
Syndrome de Gougerot-Sjögren	– Toux sèche chronique (bronchite lymphocytaire chronique) – Bronchiolite, bronchectasies – PID chronique (PINS, parfois pneumopathie interstitielle lymphoïde)

4.1 Polyarthrite Rhumatoïde (PR)

Il s'agit de la 1ère connectivite pourvoyeuse de pathologies respiratoires.

Infections respiratoires et toxicité pulmonaire médicamenteuse sont les principales causes des manifestations respiratoires au cours de la PR.

Les atteintes pulmonaires spécifiques de la PR sont fréquentes et parfois symptomatiques (10% des cas)

4.1.1 Pneumopathie interstitielle diffuse (PID) associée à la PR

Scanner thoracique : l'aspect le plus fréquent est celui d'une pneumopathie interstitielle commune comme au cours de la fibrose pulmonaire idiopathique (voir item 210)

4.1.2 Pleurésie rhumatoïde

- *Unilatérale et peu abondante le plus souvent, exsudative :*
  - *. Avec baisse évocatrice de la concentration de glucose (glycopleurie << glycémie)*
- *Evolution habituellement favorable/ corticosensibilité*

4.1.3 Nodules pulmonaires rhumatoïdes (nécrobiotiques)

- *Surtout chez les hommes ayant des nodules sous-cutanés*
- *Généralement asymptomatiques :*
  - *. Peuvent évoluer vers la cavitation*
- *La principale difficulté est de les différencier de nodules néoplasiques ou infectieux, d'autant que ces nodules sont souvent hypermétaboliques en tomographie par émission de positons (TEP)*

4.1.4 Bronchiolites, parfois accompagnées de dilatations des bronches

- *Responsables d'infections bronchiques récidivantes*
- *Bronchiolite constrictive avec TVO parfois sévère et trappage gazeux visible sur le scanner en expiration*

4.2 Sclérodermie systémique

Maladie rare :
- *Caractérisée par une sclérose cutanée prédominant aux extrémités (sclérodactylie)*
- *Presque toujours accompagnée d'un acrosyndrome (Syndrome de Raynaud) et de télangiectasies*

4.2.1 PID associée à la sclérodermie

Scanner thoracique : l'aspect le plus fréquent est celui d'une pneumopathie interstitielle non spécifique (PINS) avec opacités prédominantes aux bases (cf. item 210)

Figure 1 : Aspect de pneumopathie interstitielle commune au cours d'une PR (réticulations et rayons de miel sous pleuraux).

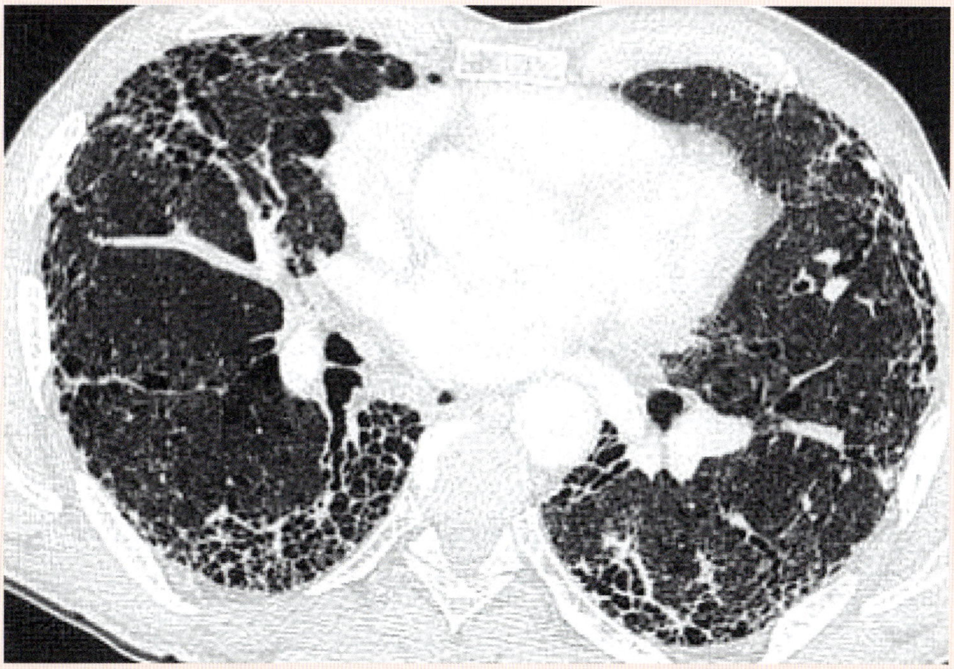

Figure 2 : Pneumopathie interstitielle non spécifique au cours d'une sclérodermie systémique (verre dépoli et bronchectasies de traction).

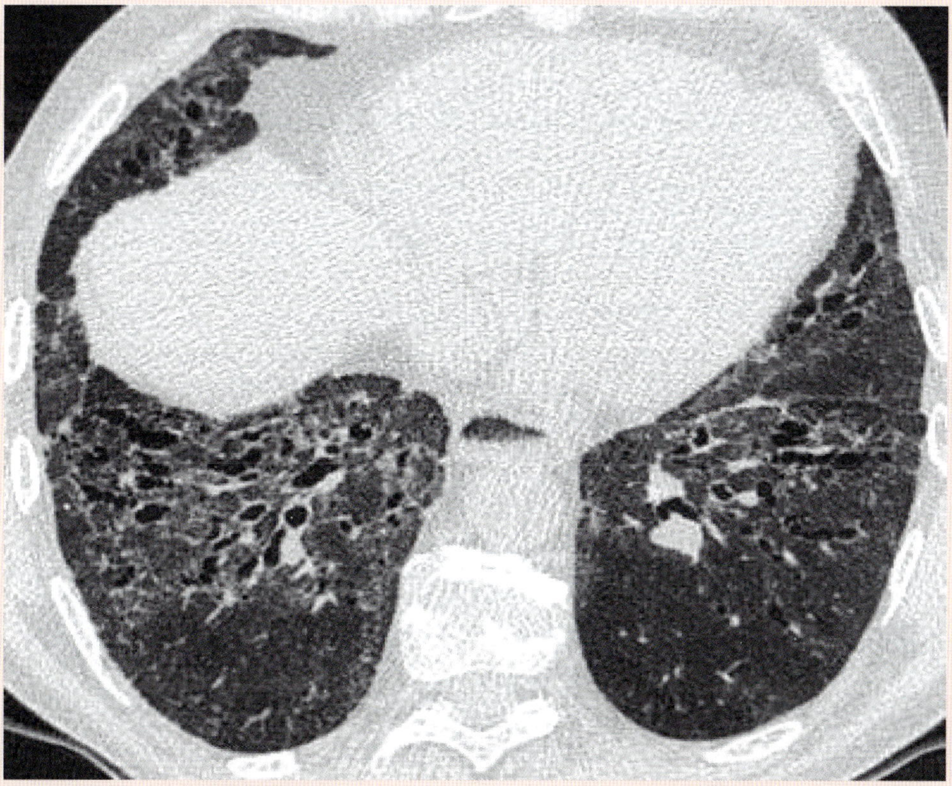

4.2.2 Hypertension pulmonaire

- Seconde cause de dyspnée dans la sclérodermie
- Plus fréquente au cours des formes cutanées limitées
- L'hypertension pulmonaire est détectée par l'échographie cardiaque ; elle doit être confirmée par un cathétérisme cardiaque droit

4.3 Lupus érythémateux disséminé

4.3.1 Pleurésie lupique

- Principale manifestation respiratoire du lupus
- Liquide peu abondant
- Épanchement bilatéral dans 50% des cas
- Souvent associé à une péricardite (polysérite)
- Liquide pleural exsudatif, lymphocytaire et neutrophilique
- La pleurésie est habituellement corticosensible

4.3.2 Autres causes de dyspnée au cours du lupus

Dyspnée aiguë :
- Les pneumopathies infectieuses
- Syndrome hémorragique alvéolaire (SHA) associé à un syndrome des antiphospholipides

Dyspnée chronique :
- HTP
- Shrinking lung syndrome (ascension bilatérale des coupoles diaphragmatiques de mécanisme variable

4.4 Myopathies inflammatoires idiopathiques (dermatomyosite et polymyosite)

- PID aiguë, subaiguë ou chronique
- Principale manifestation respiratoire des myopathies inflammatoires
- 1ère cause de décès
- Particulièrement fréquente lorsqu'il existe des anticorps antisynthétases
- Une hyperkératose du bord libre des doigts (« mains de mécanicien ») fait évoquer le diagnostic
- Scanner thoracique : l'aspect le plus fréquent est celui d'une pneumopathie interstitielle non spécifique (PINS)
- Les troubles de la déglutition secondaires à l'atteinte des muscles pharyngés augmentent le risque de pneumopathie d'inhalation

4.5 Syndrome de Gougerot-Sjögren

4.5.1 Bronchite lymphocytaire chronique

Manifestations respiratoires fréquentes et parfois inaugurales sous la forme de toux sèche chronique (secondaire à la sècheresse bronchique et à une bronchite lymphocytaire)

4.5.2 Autres causes de dyspnée au cours du SGS

- PID fibrosante
- Pneumopathie interstitielle lymphoïde
- Rare lymphome pulmonaire primitif

5. MANIFESTATIONS RESPIRATOIRES DES VASCULARITES SYSTEMIQUES (Tableau 2)

5.1 Définition

Inflammation des vaisseaux sanguins dont la paroi est infiltrée par des cellules inflammatoires. L'atteinte pulmonaire n'est prédominante qu'au cours des trois vascularites associées aux anticorps anticytoplasme des polynucléaires neutrophiles (ANCA) :

- Granulomatose avec polyangéite (GPA)
- Polyangéite microscopique
- Granulomatose éosinophilique avec polyangéite (GEPA)

Le traitement est urgent et repose sur la corticothérapie associée à des immunosuppresseurs (cyclophosphamide, rituximab)

Tableau 2 : Principales manifestations respiratoires des vascularites systémiques

Granulomatose avec polyangéite (GPA)	– *Nodules pulmonaires multiples évoluant vers l'excavation* – *Infiltrats bilatéraux de densité variable, parfois excavés* *Syndrome hémorragique alvéolaire*
Granulomatose éosinophilique avec polyangéite (GEPA)	– *Asthme* – *Pneumopathie à éosinophiles*
Polyangéite microscopique	– *Syndrome hémorragique alvéolaire*

5.2 Granulomatose avec polyangéite (GPA)

Affecte surtout l'adulte entre 40 et 50 ans.

Début le plus souvent progressif par l'atteinte ORL (rhinite croûteuse et ulcérée) et pulmonaire, parfois associées à une atteinte rénale (glomérulonéphrite nécrosante segmentaire et focale, attention, la biopsie rénale peut être négative car les lésions sont, segmentaires et focales).

La symptomatologie pulmonaire est non spécifique ou d'allure pseudo-pneumonique :

- *Toux et dyspnée (75%), expectoration purulente par nécrose des foyers pulmonaires*
- *±Fièvre*
- *Râles crépitants*
- *Hémoptysie (30%) due à une lésion focale ou à une capillarite*

Imagerie thoracique :

- *Des nodules multiples, arrondis, à limites nettes, parfois volumineux (jusqu'à 10 cm), qui augmentent progressivement en nombre et en taille, et tendent à s'excaver (cavités à paroi épaisse) ; cet aspect est le plus caractéristique de la maladie (Figure 3)*
- *Opacités en verre dépoli ou alvéolaires diffuses bilatérales, parfois excavés*

Eléments du diagnostic :

- *Présence de c-ANCA de spécificité protéinase 3*
- *Confirmation histologique souhaitable (biopsie bronchique ; ponction-biopsie rénale ; biopsies de muqueuse nasale ; biopsie pulmonaire ; biopsies d'autres organes atteints)*

5.3 Granulomatose éosinophilique avec polyangéite (GEPA)

Associe :

- *Asthme, constant, souvent sévère et corticodépendant, avec polypose nasale*
- *Hyperéosinophilie sanguine (> 0,5 g/L) et tissulaire, notamment pulmonaire (LBA)*
- *Manifestations systémiques liées à une vascularite à éosinophiles :*

. Pneumopathie à éosinophiles : opacités pulmonaires alvéolaires ou en verre dépoli, bilatérales, non systématisées, essentiellement périphériques (« OAP inversé »)
. Cardiomyopathie éosinophilique souvent grave et volontiers asymptomatique
. Mono ou multinévrite
. Atteinte gastro-intestinale (douleurs, parfois perforation ou hémorragie intestinale)
. Atteinte cutanée (purpura vasculaire).

Figure 3 : Masses pulmonaires excavées multiples à parois épaisses au cours de la GPA.

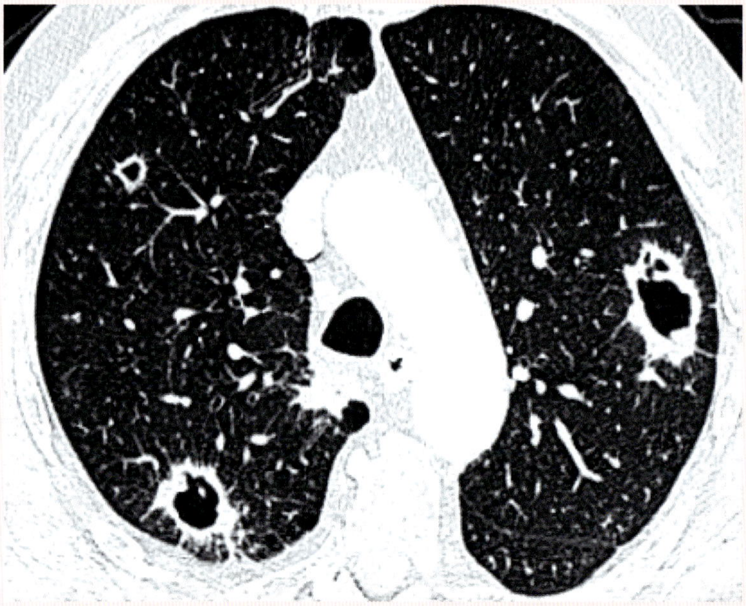

5.4 Polyangéite microscopique

L'atteinte pulmonaire est un syndrome hémorragique alvéolaire par capillarite nécrosante (Figure 4).

Il s'y associe le plus souvent une glomérulonéphrite nécrosante segmentaire et focale.

- *ANCA présents dans 75% des cas*
- *p-ANCA de spécificité myéloperoxydase (MPO)*

Figure 4 : Opacités alvéolaires diffuses au cours d'un syndrome hémorragique alvéolaire (polyangéite microscopique).

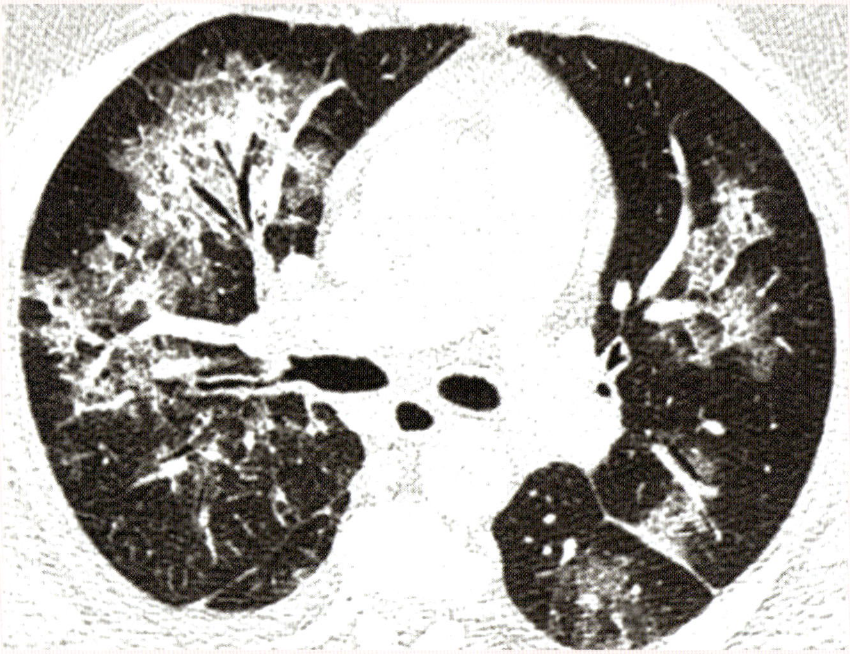

Item 203 - Dyspnée aiguë et chronique

(Ex-item 199)

Rang	Rubrique	Intitulé	Descriptif
A	Contenu multimédia	Exemple de radiographie de face dans un contexte de corps étranger	
B	*Contenu multimédia*	*Exemple d'œdème pulmonaire interstitiel cardiogénique (OAP) à la RP*	
A	Définition	Définition de la dyspnée en général et plus particulièrement dyspnée inspiratoire / expiratoire	
A	Diagnostic positif	Connaitre l'examen clinique d'un patient présentant une dyspnée	
A	Diagnostic positif	Connaitre les signes de gravité devant une dyspnée aiguë	Et savoir grader NYHA, MRC
A	Diagnostic positif	Connaître les éléments d'orientation diagnostique face à une dyspnée chronique	
A	Étiologies	Connaître les principales étiologies d'une dyspnée aiguë et leur signes cliniques	OAP, embolie pulmonaire, crise d'asthme, exacerbation d'une BPCO, pneumopathie, pneumothorax, SDRA, inhalation d'un corps étranger, œdème de Quincke, anémie aiguë
A	Étiologies	Connaitre les signes d'orientation étiologique	
B	*Étiologies*	*Connaître les étiologies plus rares d'une dyspnée aiguë*	*Pseudo-asthme cardiaque, tamponnade, états de choc, acidose métaboliques, hyperthermies, sténoses trachéales, intoxication au CO, pneumocystose*
A	Étiologies	Connaître les principales étiologies cardiaque et pulmonaire d'une dyspnée chronique	
A	Examens complémentaires	Connaître les examens complémentaires de première intention en fonction du caractère aiguë ou chronique	
A	Examens complémentaires	Connaître les examens complémentaires de seconde intention en fonction du caractère aiguë ou chronique	
B	*Prise en charge*	*Connaitre les indications des examens radiologiques devant une dyspnée aiguë et chronique et sémiologie radiologique élémentaire*	
A	Pronostic	Identifier les signes de gravité imposant des décisions thérapeutiques immédiates	
A	Examens complémentaires	Connaitre la stratégie d'exploration en imagerie devant une dyspnée aiguë de l'enfant	
B	*Examens complémentaires*	*Connaitre les signes indirects sur une radiographie d'un corps étranger bronchique*	

Les objectifs de rang B apparaissent surlignés et en italique dans le texte.

Points clés

1. Dyspnée aiguë = URGENCE 1 jusqu'à preuve du contraire = apprécier le pronostic vital
2. Dyspnée avec bruits inspiratoires = URGENCE 2 = atteinte des voies aériennes supérieures
3. Orthopnée : insuffisance cardiaque avant tout mais atteinte diaphragmatique possible
4. Dyspnée sifflante : l'asthme avant tout mais BPCO et cœur gauche (« pseudo-asthme cardiaque ») chez le sujet âgé
5. Dyspnée inexpliquée : probable syndrome d'hyperventilation (*Dysfunctional Breathing*) quand on a éliminé l'embolie pulmonaire
6. Le terme « dyspnée » est peu connu, d'origine grecque, formé du préfixe « dys » exprimant la notion de « difficulté » et de « pnée » signifiant « respirer ». La dyspnée s'exprime donc de façon très variable notamment selon l'origine culturelle.
7. Orientation diagnostique devant une dyspnée. Six questions clefs à se poser dans l'ordre :
   - Aiguë ou chronique
   - Chez qui : terrain : âge, tabagisme, allergie, les antécédents (pneumologique, cardio-vasculaire, neuropsychiatrique), les traitements usuels
   - Facteurs favorisants : exposition allergénique, sevrage médicamenteux, syndrome infectieux, voyage aérien, chirurgie
   - Quand : rythmicité : intermittente ou permanente, exacerbation, horaire (diurne ou nocturne)
   - Comment : circonstances de survenue : effet positionnel, effort
   - Avec quels signes respiratoires : bruits associés (cornage, sifflements) ; symptômes respiratoires associés (toux, expectorations, douleur thoracique) ; signes physiques respiratoires associés (crépitants, sibilants, syndrome pleural)
   - Avec quels signes extra respiratoires : atteinte pariétale thoracique, atteinte neuromusculaire, atteinte rhumatologique, anomalies cardiaques

1. DÉFINITION DE LA DYSPNÉE

Perception d'une respiration inconfortable ou pénible ressentie au cours de situations diverses (repos ou exercice) n'entrainant habituellement aucune gêne.

Il s'agit d'une sensation qui comporte comme la douleur une composante sensorielle véhiculée par des afférences périphériques jusqu'au cerveau (perçue comme un serrement thoracique ou une inspiration incomplète) et une composante (ou décharge) affective et émotionnelle (perçue comme un désagrément, une anxiété ou une frayeur).

Il ne s'agit pas simplement d'une modification du rythme respiratoire telle que la tachypnée. On peut être tachypnéique sans être dyspnéique ou, à l'inverse, dyspnéique sans être tachypnéique).

2. DEUX SITUATIONS CONDITIONNÉES PAR LE MODE D'APPARITION

Dyspnée **aiguë** versus dyspnée **chronique** :
- Posent des problématiques différentes
- Correspondent à des causes souvent distinctes.

La problématique de la dyspnée aiguë réside dans le risque d'insuffisance respiratoire aiguë et se rapproche en ce sens du chapitre sur les signes de gravité respiratoire (item 359). Il est alors urgent de faire le diagnostic afin d'apporter le traitement adapté.

La dyspnée chronique recouvre de multiples diagnostics et nécessitera souvent un bilan plus complexe.

3. *MÉCANISMES DE LA DYSPNÉE (Figure 1)*

Rappelons en préambule que la finalité de la respiration est d'approvisionner en oxygène le sang au prorata de la consommation d'oxygène par les tissus. Cet approvisionnement nécessite l'intervention du système cardio circulatoire (débit sanguin central du ventricule gauche et débits sanguins périphériques) et une fonctionnalité normale de l'hémoglobine. Dans le même temps, le gaz carbonique dont la pression sanguine est supérieure à celle du gaz alvéolaire va être transféré du sang au gaz alvéolaire et sera donc rejeté lors de l'expiration. Pour assurer ces besoins en oxygène, la ventilation externe (et donc alvéolaire) doit s'adapter en mobilisant le système respiratoire (muscles respiratoires > thorax > poumon).

Cette mobilisation est conduite par l'INSPIRATION, sous le contrôle du système nerveux. La commande respiratoire est à la fois automatique (au niveau du tronc cérébral) et volontaire (au niveau du cortex moteur). Cette commande respiratoire va en premier lieu activer les muscles dilatateurs du pharynx (afin d'ouvrir les voies aériennes supérieures) puis les muscles inspiratoires de la partie supérieure du thorax (qui vont stabiliser la paroi thoracique) afin que les muscles inspiratoires intercostaux et surtout le diaphragme se mettent en jeu.

En se contractant les muscles inspiratoires vont créer une dépression intra thoracique et donc une baisse de la pression alvéolaire en dessous de la pression atmosphérique. Ce gradient de pression va faire pénétrer l'air atmosphérique dans le poumon. L'air ainsi inspiré va atteindre la surface alvéolo-capillaire permettant le transfert de l'oxygène contenu dans l'air vers le sang capillaire sous la forme d'oxyhémoglobine et oxygène dissous.

La ventilation est un acte mécanique confortable (on l'appelle parfois « la félicité respiratoire » qui ne génère aucun désagrément. On considère que la dyspnée est la conséquence d'un déséquilibre (une inadéquation) entre la demande ventilatoire (donc la commande centrale) et l'efficience du système respiratoire à répondre à cette demande. Il s'agit donc d'un désordre qui peut venir soit de la commande, soit de l'effecteur, et souvent des 2 à la fois.

Figure 1 : mécanismes de la dyspnée.

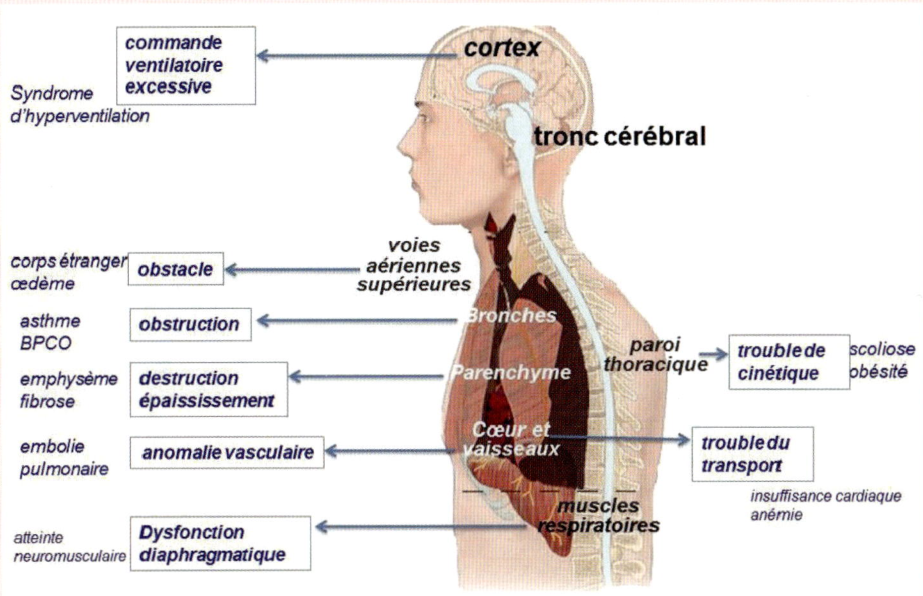

4. ANALYSE SÉMIOLOGIQUE DE LA DYSPNÉE

La sémiologie de la dyspnée est indispensable dans l'enquête diagnostique en précisant les circonstances de survenue, les mots choisis pour en parler car ils peuvent orienter sur l'origine du désordre. Elle repose principalement sur l'interrogatoire.

4.1 Circonstances de survenue

4.1.1 Chronologie

Elle conditionne la démarche diagnostique car la dyspnée aiguë et chronique ne relèvent pas des mêmes étiologies.

- Dyspnée aiguë : installation brutale en quelques heures à quelques jours, on peut dater le début des symptômes
- Dyspnée chronique : persistante depuis plusieurs semaines (≥ 8) à plusieurs mois ou années. Le début est le souvent progressif mais il faut toujours rechercher par un interrogatoire orienté un facteur déclenchant et/ou une date de début de la dyspnée. Préciser aussi si la dyspnée s'est aggravée récemment ou non.

4.1.2 Cycle respiratoire

- Il faut déterminer si la dyspnée est ressentie principalement au temps inspiratoire et s'accompagne de bruits particuliers.
- Dyspnée inspiratoire avec cornage = pathologie des voies aériennes supérieures
- Dyspnée avec wheezing = pathologie des bronches

4.1.3 Position

La dyspnée peut survenir dans une position particulière.
- Orthopnée = dyspnée en décubitus dorsal
  → insuffisance cardiaque, dysfonction diaphragmatique, obésité
- Antépnée : dyspnée en antéflexion (position penchée en avant)
- → dysfonction diaphragmatique, obésité
- Platypnée : dyspnée en position debout
  → shunt anatomique intracardiaque (foramen ovale perméable) ou intrapulmonaire (malformation ou fistule artérioveineuse, syndrome hépato-pulmonaire).

4.1.4 Horaire et périodicité

La dyspnée peut être diurne, nocturne ou sans horaire particulier. Elle peut en outre présenter une périodicité avec des facteurs favorisants.

Une dyspnée nocturne évoque avant tout deux diagnostics : œdème aigu pulmonaire, asthme.

4.2 Signes cliniques associés

4.2.1 Hyperventilation excessive et « *Dysfunctional Breathing* »

L'hyperventilation excessive (HVE) est stricto sensu une réponse ventilatoire supérieure aux besoins physiologiques. Elle peut respecter ou non le pattern ventilatoire normal, c'est-à-dire une augmentation concomitante et harmonieuse de la fréquence respiratoire et du volume courant. Lorsque l'HVE s'accompagne d'une modification du pattern ventilatoire on parle alors de « *Dysfunctional Breathing* » qui correspond à un désordre du contrôle physiologique de la ventilation. Il s'agit donc d'observer (ou de mesurer) ces 2 composants : volume courant et fréquence respiratoire.

Volume courant :
- Hyperpnée : augmentation de l'amplitude du volume courant
- Hypopnée : diminution de l'amplitude du volume courant

Fréquence respiratoire :
- Tachypnée (ou polypnée) : augmentation excessive de la fréquence respiratoire
- Bradypnée : réduction franche de la fréquence respiratoire

4.2.2 Symptômes associés à rechercher

- Douleur thoracique, palpitations
- Toux
- Expectorations
- Bruits respiratoires associés : wheezing (sifflements), cornage

4.2.3 Signes physiques associés

- Anomalies auscultatoires (crépitants, sibilants, râles bronchiques, abolition localisée du murmure vésiculaire)
- Anomalies de percussion : matité ou tympanisme
- Anomalies de palpation : augmentation ou réduction des vibrations vocales
- Mise en jeu inspiratoire des muscles du cou ++
- Respiration abdominale paradoxale ++
- Fièvre
- Signes d'insuffisance cardiaque gauche (Cf. sémiologie cardiaque)
- Signes d'insuffisance cardiaque droite (Cf. sémiologie cardiaque)

5. DYSPNÉE AIGUË

5.1 Signes de gravité respiratoire

La première urgence est de rechercher les signes de gravité respiratoire qui définissent la détresse respiratoire aiguë.

Ils sont de deux ordres : les « signes de lutte » et les « signes de faillite » (Cf. item 359).

5.2 Orientation étiologique devant une dyspnée aiguë (Cf. item 359)

1ère étape : éliminer une obstruction des voies aériennes supérieures
- Ces obstructions représentent une urgence extrême
- Leur prise en charge diffère radicalement de celle des autres étiologies de détresse respiratoire aiguë
- Il s'agit avant tout d'un diagnostic clinique

2e étape : orienter le diagnostic étiologique
- En fonction de l'imagerie thoracique et
- Des perturbations gazométriques

→ voir la figure 2 item 359

6. DYSPNÉE CHRONIQUE

L'orientation étiologique dépend :
- Du contexte/antécédents : âge, tabagisme, facteurs de risque cardio-vasculaires, allergie
- Des circonstances de survenue :
  . horaire : nocturne ou diurne, caractère saisonnier, variabilité
  . position : orthopnée, antépnée, platypnée
  . facteurs déclenchants : effort, exposition allergène, froid, infection, écart de régime hyposodé, arrêt d'un traitement de fond
- Des signes cliniques associés :
  . anomalies pariétales : obésité, scoliose
  . signes d'insuffisance respiratoire chronique : hypertrophie des muscles sterno-cléido-mastoïdiens, respiration à lèvres pincées, signes de Hoover
  . signes de dysfonction diaphragmatique : antépnée, asynchronisme thoraco-abdominal chronique (respiration abdominale paradoxale)
  . autres symptômes respiratoires : toux, expectorations, douleur thoracique
  . anomalies auscultatoires : crépitants, sibilants, râles bronchiques
  . anomalies cardiaques : douleur angineuse, palpitations, signes d'insuffisance cardiaque droite, souffle cardiaque
  . signes extra-respiratoires : anomalies cutanées, anomalies articulaires, anomalies neurologiques (amyotrophie, myalgies, fasciculations, déficit musculaire)

Les examens complémentaires (Figure 3) sont orientés par l'interrogatoire.

En première intention :
- **NFS**, afin d'éliminer une anémie
- **BNP** en cas de suspicion de cardiopathie
- **ECG** à la recherche d'une cardiopathie
- **Radiographie thoracique** d'orientation étiologique (distension, syndrome interstitiel, cardiomégalie).

Les examens de seconde intention sont orientés par les examens de première intention et la suspicion clinique.

En cas d'orientation vers une pathologie respiratoire :
- Des explorations fonctionnelles respiratoires de repos associant spirométrie lente et forcée (courbe débit-volume), détermination des volumes pulmonaires statiques (pléthysmographie) et mesure de la DLCO
- Une gazométrie artérielle de repos en position assise pour rechercher une hypoxémie ou une hypoventilation alvéolaire chronique

Figure 2 : Orientation étiologique d'une dyspnée chronique selon l'auscultation pulmonaire.

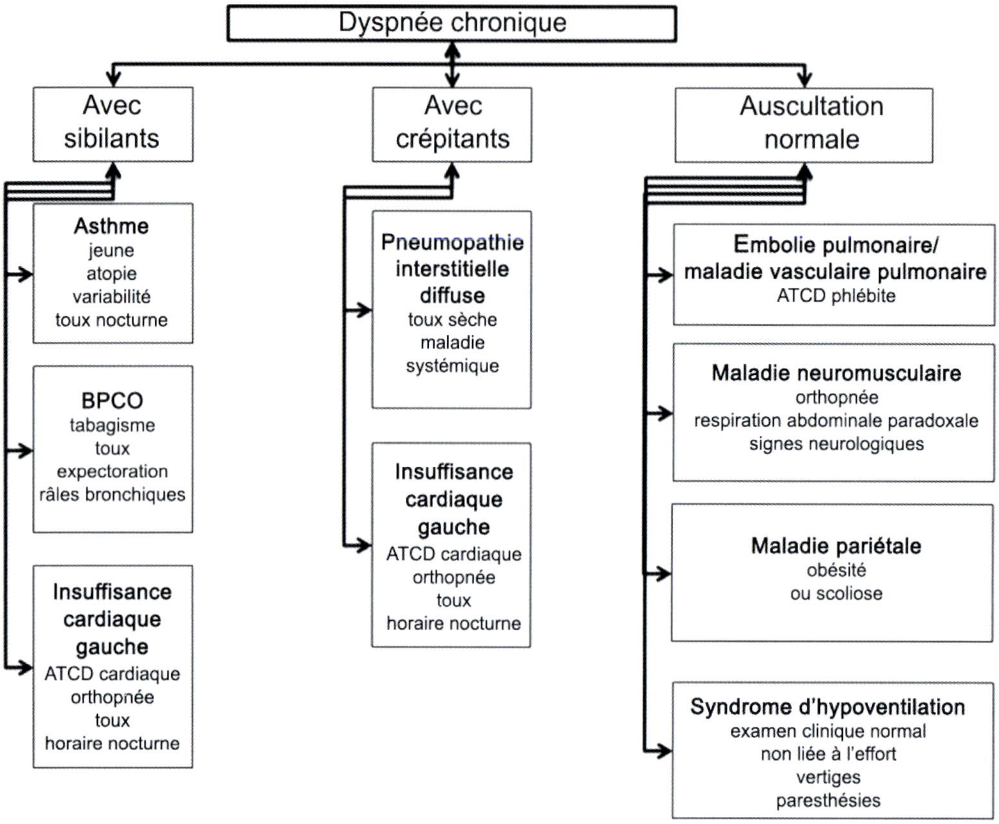

Figure 3 : Examens complémentaires devant une dyspnée chronique.

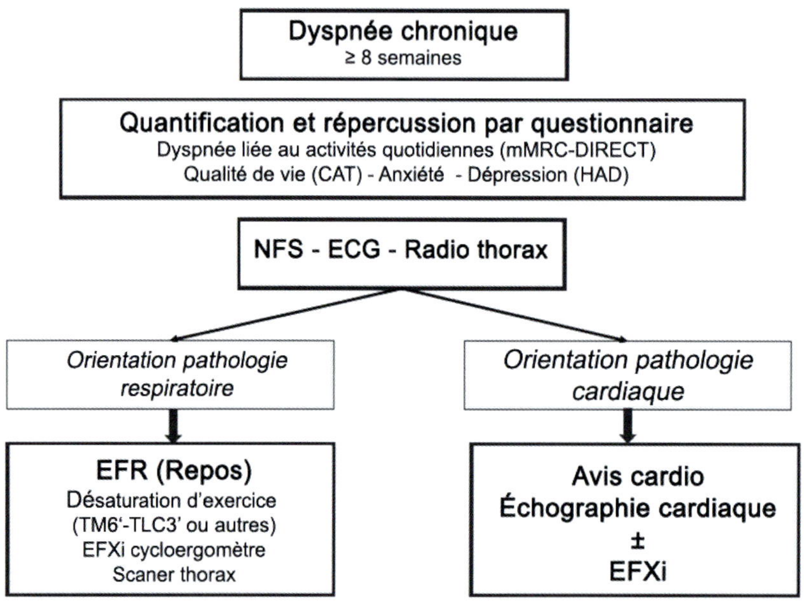

- Des explorations fonctionnelles d'exercice. Idéalement et en première intention une Exploration Fonctionnelle d'eXercice incrémentale (EFXi) sur cycloergomètre avec mesures concomitante des symptômes et des réponses fonctionnelles (métaboliques, ventilatoires, échanges gazeux pulmonaires, cardiocirculatoires). Plus simplement pour détecter une désaturation d'exercice un test de marche (TM) de 6' ou un test de lever de chaise (TLC) de 3' ou tout autre modalité d'exercice suffisamment longue et standardisé pour détecter une baisse significative (Δ 3%) de SpO2.
- Le scanner thoracique est à réaliser sans injection si on est orienté vers une bronchopathie chronique ou d'une pathologie interstitielle chronique. Au contraire avec injection en cas d'orientation vers une cause vasculaire (EP - HTP-Shunt droit-gauche).

En cas d'orientation vers une cardiopathie, un avis cardiologique avec échographie cardiaque sera indiqué.

7. QUANTIFICATION ET RÉPERCUSSION DE LA DYSPNÉE CHRONIQUE

En situation chronique il est indispensable de quantifier la dyspnée. Ceci afin d'assurer le suivi de la pathologie en cause, d'apprécier l'efficacité des thérapeutiques introduites et enfin de mesurer l'impact de la dyspnée sur la qualité de vie des patients. Pour cela il faut utiliser des auto-questionnaires courts et validés, notamment pour leur « MCID » (changement du score qui est jugé cliniquement significative.

7.1 Quantification

L'échelle la plus utilisée pour la dyspnée chronique est l'échelle mMRC (Echelle modifiée du Medical Research Council). C'est une échelle opérationnelle qui évalue l'impact de la dyspnée sur des activités physiques classées en 5 catégories (de 0 à 5). Cette cotation globale est très proche de la NYHA (New York Heart Association) utilisée en cardiologie. Elle permet de catégoriser l'impact de la dyspnée mais elle est peu sensible au changement donc peu utile pour juger d'une dégradation ou d'une amélioration. *Cette échelle est utilement complétée par le score DIRECT en 10 questions (Cf. page suivante). Plusieurs autres questionnaires sont disponibles avec des caractéristiques proches.*

	Échelle de dyspnée modifiée du Medical Research Council (mMRC) :
Stade 0 :	je suis essoufflé uniquement pour un effort important
Stade 1 :	je suis essoufflé quand je me dépêche à plat ou quand je monte une pente légère
Stade 2 :	je marche moins vite que les gens de mon âge à plat ou je dois m'arrêter quand je marche à mon pas à plat
Stade 3 :	je m'arrête pour respirer après 90 mètres ou après quelques minutes à plat
Stade 4 :	je suis trop essoufflé pour quitter ma maison ou je suis essoufflé rien qu'à m'habiller

Échelle de la New York Heart Association (NYHA)	
Stade 1 :	pas de symptôme aux efforts - pas de limitation de l'activité physique
Stade 2 :	symptômes pour des efforts importants (course, montée de plusieurs étages...) - réduction modérée de l'activité physique ≥ 2 étages
Stade 3 :	symptômes aux efforts modérés (ménage, toilette) - réduction marquée de l'activité physique ≤ 1 étage
Stade 4 :	symptôme de repos - limitation sévère de l'activité physique

7.2 Répercussion

La chronicité de la dyspnée quelle que soit sa cause a un impact délétère sur la qualité de vie.

De nombreux questionnaires plus ou moins long, supervisés ou en auto-questionnaires sont disponibles. Parmi ceux-ci le plus répandu est le questionnaire CAT (Cf. à titre d'exemple page suivante) pour la qualité de vie liée à la santé respiratoire et le questionnaire Anxiété-Dépression ubiquitaire.

7.3 Perspectives

La dyspnée ayant aussi des dimensions émotionnelles et affectives d'autres questionnaires plus spécifiques de ces dimensions sont proposés (Dyspnée 12 ou le Multidimensional Dyspnea Profil).

À ce jour leur usage en clinique quotidienne n'est pas validé notamment parce que la sensibilité au changement (MCID) n'est pas connue.

Score DIRECT d'impact de la dyspnée sur les activités de la vie quotidienne.

DIRECT

En raison de votre essouflement :

	Points
1. **Vous arrive-t-il d'être gêné(e) pour parler, discuter ?** 0 - Jamais 1 - Parfois 2 - Souvent 3 - Tout le temps	
2. **Vous arrive-t-il d'être gêné(e) pour faire votre toilette, vous habiller ?** 0 - Jamais 1 - Parfois 2 - Souvent 3 - Tout le temps	
3. **Vous arrive-t-il d'être gêné(e) pour faire vos courses dans votre quartier ?** 0 - Jamais 1 - Parfois 2 - Souvent 3 - Tout le temps 4 - Je ne peux plus les faire Ce n'est pas moi qui m'occupe des courses	
4. **Vous arrive-t-il d'être gêné(e) pour faire le ménage ou du bricolage dans la maison ?** 0 - Jamais 1 - Parfois 2 - Souvent 3 - Tout le temps 4 - Je ne peux plus les faire Je ne fais ni ménage ni bricolage	
5. **Vous arrive-t-il d'être gêné(e) au cours de vos déplacements à pied ?** 0 - Jamais 1 - Parfois 2 - Souvent 3 - Tout le temps 4 - Je ne peux plus les faire	
6. **Vous arrive-t-il d'être gêné(e) pour monter les escaliers ?** 0 - Jamais 1 - Parfois 2 - Souvent 3 - Tout le temps 4 - Je ne peux plus les faire	
7. **Vos difficultés respiratoires vous limitent-elles dans ce que vous aimez faire dans votre vie de tous les jours ?** 0 - Jamais 1 - Parfois 2 - Souvent 3 - Tout le temps	
8. **Vos difficultés respiratoires vous limitent-elles dans vos relations avec les autres (dans votre vie de tous les jours ou votre vie professionnelle) ?** 0 - Jamais 1 - Parfois 2 - Souvent 3 - Tout le temps	
9. **Vos difficultés respiratoires vous obligent-elles à compter sur les autres pour faire certaines tâches ?** 0 - Jamais 1 - Parfois 2 - Souvent 3 - Tout le temps	
10. **Vos difficultés respiratoires vous obligent-elles à vous reposer pendant la journée ?** 0 - Jamais 1 - Parfois 2 - Souvent 3 - Tout le temps	
Total	

Les questions 11 et 12 ne sont pas incluses dans le calcul du score total
mais pourraient être utiles pour la discussion entre le patient et le médecin :

11. **Vos difficultés respiratoires vous limitent-elles dans vos relations intimes, votre vie sexuelle ?** Jamais Parfois Souvent Tout le temps Je ne peux plus en avoir Je n'ai pas de relations sexuelles
12. **Vos difficultés respiratoires sont-elles un handicap pour vous au quotidien ?** Jamais Parfois Souvent Tout le temps

Questionnaire CAT

CAT Questionnaire de qualité de vie

			Points
Je ne tousse jamais	0 1 2 3 4 5	Je tousse tout le temps	
Je n'ai pas du tout de glaires (mucus) dans les poumons	0 1 2 3 4 5	J'ai les poumons entièrement encombrés de glaires (mucus)	
Je n'ai pas du tout la poitrine oppressée	0 1 2 3 4 5	J'ai la poitrine très oppressée	
Quand je monte une côte ou une volée de marches, je ne suis pas essoufflé(e)	0 1 2 3 4 5	Quand je monte une côte ou une volée de marches, je suis très essoufflé(e)	
Je ne suis pas limité(e) dans mes activités chez moi	0 1 2 3 4 5	Je suis très limité(e) dans mes activités chez moi	
Je ne suis pas inquièt(e) quand je quitte la maison, en dépit de mes problèmes pulmonaires	0 1 2 3 4 5	Je suis très inquièt(e) quand je quitte la maison, en raison de mes problèmes pulmonaires	
Je dors bien	0 1 2 3 4 5	Je dors mal à cause de mes problèmes pulmonaires	
Je suis plein(e) d'énergie	0 1 2 3 4 5	Je n'ai pas d'énergie du tout	
		Total	

Item 204 - Toux chez l'adulte

(Ex-item 200)

Rang	Rubrique	Intitulé	Descriptif
A	Contenu multimédia	Exemples caractéristiques de radio thoracique	Dilatations des bronches, pneumopathie interstitielle, corps étranger
A	Définition	Définition de la toux aiguë et chronique chez l'adulte	
A	Diagnostic positif	Toux aiguë de l'adulte : principales hypothèses diagnostiques	Intégrer le Pas à Pas toux fébrile enfant
A	Diagnostic positif	Toux chronique de l'adulte : principales hypothèses diagnostiques	Pas à Pas Toux chronique
A	Diagnostic positif	Connaitre la sémiologie d'une toux et les signes associés à la toux	
B	*Éléments physiopathologiques*	*Mécanisme du réflexe de toux*	*Récepteurs, description du réflexe, origine de la taux chronique*
A	Examens complémentaires	Connaître l'indication des examens d'imagerie devant une toux de l'adulte	Connaître l'indication des examens d'imagerie devant une toux de l'adulte
A	Identifier une urgence	Rechercher les signes de gravité devant une toux aigu ou chronique	
A	Prise en charge	Traitement symptomatique de la toux	
B	*Prise en charge*	*Éléments de prise en charge étiologique*	

Les objectifs de rang B apparaissent surlignés et en italique dans le texte.

Points clés

1. La toux aiguë est définie par une durée < 3 semaines.
   La toux chronique est définie par une durée > 8 semaines.
2. La toux aiguë isolée est dans la très grande majorité des cas secondaires à des infections respiratoires hautes d'origine virale et ne nécessite pas d'exploration.
3. La toux chronique, même isolée, nécessite une prise en charge progressive.
4. Dans la toux chronique, avant tout examen complémentaire, une évaluation des caractéristiques de la toux et du profil du patient sont nécessaires pour orienter la conduite à tenir.
5. En présence de signes de gravité, une prise en charge spécifique de la cause est nécessaire. L'apparition ou la modification de la toux chez un gros fumeur doit faire évoquer un cancer bronchique.
6. Une radiographie de thorax et une spirométrie sont systématiques dans le bilan de toux chronique.
7. Les principales causes de toux chronique à radiographie de thorax normale chez le non-fumeur sont :
   - Le syndrome de toux d'origine des voies aériennes supérieures (écoulement ou rhinorrhée postérieure chronique dus à une rhinosinusite chronique)
   - Le reflux gastro-œsophagien
   - L'asthme
   - Les médicaments
8. En 1ère intention, devant une radiographie de thorax normale, il est nécessaire de rechercher les causes fréquentes de toux. En présence d'arguments en faveur d'une de ces causes, un traitement empirique est mis en place.
9. Le traitement d'une toux chronique doit être avant tout étiologique.
10. Le tabagisme doit être déconseillé et une aide au sevrage définitif doit être apportée dans tous les cas.

1. DÉFINITION

1.1 Définition de la toux

Expulsion brusque et sonore de l'air contenu dans les poumons.

C'est un réflexe mis en jeu pour aider à l'extériorisation des sécrétions bronchiques, trachéales et laryngées ou pour répondre à toute irritation des voies aériennes.

Rôle bénéfique de protection des voies aériennes.

Le diagnostic de toux ne pose pas de problème même s'il existe parfois une confusion avec le hemmage (raclement de gorge).

1.2 Définition de la toux aiguë et chronique chez l'adulte

- Toux aiguë = toux dont la durée est < 3 semaines
- Toux chronique = toux dont la durée est > 8 semaines
- La toux subaiguë est > 3 semaines et < 8 semaines

Toux aiguë : le plus souvent secondaire aux infections respiratoires hautes d'origine virale et s'améliore spontanément en l'espace de 3 semaines.

Toux chronique : toux qui va nécessiter une prise en charge spécifique car elle ne s'améliorera pas spontanément. Les durées choisies ont pour but de séparer ces 2 entités.

2. *PHYSIOPATHOLOGIE*

Il existe 2 types de neurorécepteurs sensoriels à la toux dans les voies respiratoires hautes et basses :

- *Les nocicepteurs qui détectent les irritants chimiques. Les nocicepteurs tels que les récepteurs aux fibres C sont retrouvés dans le larynx, la trachée, les bronches et les parois alvéolaires et sont associés aux fibres C non myélinisées conduisant lentement l'influx nerveux*
- *Les mécanorécepteurs sont sensibles aux stimuli mécaniques. Certains tels que les récepteurs d'adaptation rapide (RARs) se trouvent dans le larynx, la trachée et les bronches proximales et transmettent des signaux conduits le long des fibres myélinisées (Aδ) à vitesse rapide*

Les voies afférentes des récepteurs des voies aériennes convergent via le nerf vague jusqu'au noyau solitaire (nucleus tractus solitari) situé dans le tronc cérébral. Le noyau solitaire est connecté aux neurones respiratoires situés dans les centres respiratoires qui coordonnent la réponse efférente de la toux jusqu'aux muscles respiratoires, au larynx et aux bronches.

La toux peut également être contrôlée par le cortex cérébral et il existe une commande volontaire pour inhiber ou activer la toux.

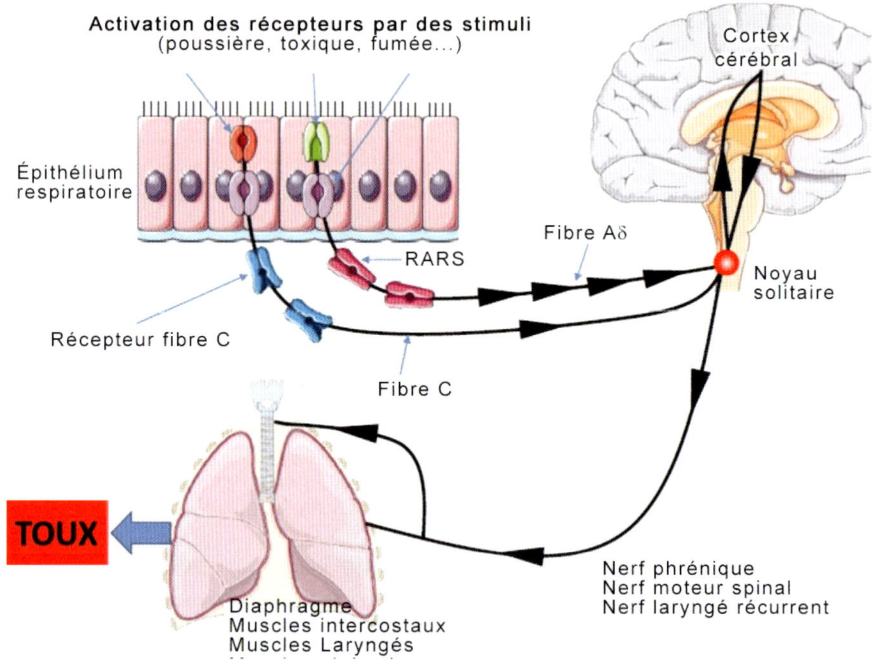

Figure 1 : Mécanisme physiopathologique de la toux

3. TOUX AIGUË (Toux < 3 semaines)

3.1 Adulte

3.1.1 Étiologies

Lorsqu'elle est isolée, la toux est très majoritairement secondaire à des infections respiratoires hautes d'origine virale et s'améliore spontanément. Quand elle s'accompagne d'autres symptômes, la toux peut s'intégrer dans différents tableaux cliniques (Tableau 1).

Tableau 1 : Causes principales de toux aiguës chez l'adulte.

– Infections respiratoires hautes+++ (rhinopharyngite aiguë) – Infections respiratoires basses (bronchite aiguë, plus rarement pneumonie) – Asthme – BPCO – Rhinosinusite aiguë – RGO – Insuffisance cardiaque gauche (rare) – Embolie pulmonaire (rare) – Pneumothorax et pleurésies (rare)

3.1.2 Diagnostic

Interrogatoire sur les caractéristiques de la toux (symptômes associés, horaires, circonstances déclenchantes...) et le profil du patient (mode de vie, antécédents personnels et familiaux, traitements...)

Examen clinique minutieux avec :

- Inspection des fosses nasales, des conduits auditifs et de la cavité buccale impérative à la recherche de toute anomalie
- Auscultation cardio-pulmonaire obligatoire

Dans la très grande majorité des cas, la toux aiguë ne nécessite pas d'exploration complémentaire.

Une radiographie de thorax est à réaliser en cas d'examen physique anormal notamment de bruits anormaux à l'auscultation (crépitants...).

D'autres examens peuvent se discuter en cas de suspicion de pathologie sous-jacente autre qu'une infection respiratoire haute ou qu'une bronchite virale.

3.1.3 Traitement

En dehors d'infections bactériennes avérées, une antibiothérapie n'apporte aucun bénéfice pour le traitement de la toux aiguë.

Il n'y a pas lieu de prescrire un traitement antitussif. Les traitements antitussifs (Tableau 2) ou les expectorants ont un rapport bénéfice/risque faible. Les preuves scientifiques de leur efficacité restent à démontrer et les effets secondaires sont parfois importants.

Si le patient est fumeur, c'est toujours une occasion de rappeler la nocivité de la cigarette et de conseiller l'arrêt définitif du tabac.

Il est important d'organiser un suivi à 4-6 semaines afin de s'assurer de la disparition de la toux.

Tableau 2 : Médicaments antitussifs.

Action centrale : – Opiacés narcotiques : codéine, pholcodine – Opiacés non narcotiques : dextrométhorphane, noscapine – Antihistaminiques : alimémazine, prométhazine – Non opiacé, non antihistaminiques : oxéladine, pentoxyvérine, clobutinol
Action périphérique : – Chlorhydrate d'amyléine, l'aconitine, le benzoate de Na^+

4. TOUX CHRONIQUE (Toux > 8 semaines)

4.1 Examen clinique et bilan initial

L'interrogatoire est primordial pour bien caractériser la toux et le profil du patient. Les éléments sont :
- **Durée** pour s'assurer qu'il s'agisse bien d'une toux chronique
- Recherche d'une intoxication tabagique
- **Sèche ou productive.** Une toux productive oriente vers une BPCO ou une dilatation des bronches, une toux sèche vers un asthme ou une fibrose.
- **Diurne ou nocturne.** Une toux nocturne oriente vers un asthme ou un RGO, une toux uniquement diurne oriente vers une toux par excès de sensibilité (cf. infra) ou une toux psychogène
- **Facteurs déclenchants** (odeurs, position, parfum, spray, changement de température, rire, parole)
- **Signes associés** : pyrosis orientant vers un RGO, jetage / écoulement / rhinorrhée postérieur orientant vers une rhinosinusite chronique (aussi appelé syndrome de toux d'origine des voies aériennes supérieures (STOVAS)
- **Traitements** entrepris dans le passé et leur efficacité
- **Complications** (Tableau 3) : dominées par le handicap social important lié au fait que les patients ne peuvent plus se rendre dans des lieux publics ou chez des proches à cause de ce symptôme bruyant. Un retentissement psychologique est également présent et la toux ne doit jamais être négligée par le médecin même en l'absence de pathologies graves

Tableau 3 : Complications de la toux chronique.

Physiques : – Troubles du sommeil (toux nocturne) – Fatigue – Céphalées – Fractures de côtes – Hernie inguinale – Reflux gastro-œsophagien – Vomissements – Incontinence urinaire+++ (2/3 des femmes)
Sociales +++
Psychologiques +++ : – Dépression – Anxiété

Un examen physique minutieux avec une auscultation cardio-pulmonaire est indispensable notamment à la recherche de crépitants secs pouvant orienter vers un pneumonie interstitielle diffuse.

Une radiographie de thorax et une spirométrie sont systématiques dans un contexte de toux chronique.

Pas d'indication à faire de scanner thoracique dans un contexte d'examen clinique normal, de radiographie de thorax normale et d'absence de facteurs de risque de cancer bronchique.

4.2 Étiologies

Les étiologies de la toux chronique de l'adulte se décomposent en causes fréquentes à rechercher en 1ère intention et en causes plus rares à rechercher en 2e intention (Tableau 4).

Tableau 4 : Étiologies des toux chroniques de l'adulte.

Toux primitives	Syndrome de toux par excès de sensibilité
Toux secondaires	Étiologies fréquentes : – Syndrome de toux des voies aériennes supérieures (atteintes rhino-sinusiennes) – Asthme – Reflux gastro-œsophagien acide ou non-acide – Médicaments (inhibiteurs de l'enzyme de conversion, gliptine) – Broncho-pneumopathie chronique obstructive (BPCO) – Bronchite à éosinophiles non-asthmatique Étiologies moins fréquentes : – Fibrose pulmonaire idiopathique – Pneumonie interstitielle diffuse – Sarcoïdose – Cancer bronchique – Dilatation des bronches – Syndrome d'apnée du sommeil – Causes cardiaques (insuffisance cardiaque gauche) – Causes neurologiques, troubles de la déglutition – Toux psychogène

4.3 Stratégie de prise en charge (Figures 2 et 3)

1. Rechercher les éléments **d'orientation diagnostiques ou** des signes de **gravité** (Tableau 5). En cas de suspicion de cancer bronchique, un scanner thoracique doit être pratiqué.

   Tableau 5 : Signes de gravité de la toux.

– Altération de l'état général – Dyspnée d'effort – Hémoptysie – Syndrome infectieux – Apparition ou modification de la toux chez un fumeur – Dysphonie, dysphagie, fausses routes – Adénopathie(s) cervicale(s) suspecte(s) – Anomalies de l'examen clinique cardiopulmonaire

   En présence de signes de gravité de la toux, des examens complémentaires s'imposent d'emblée en plus des EFR et de la radiographie du thorax.

   Toute suspicion de cancer bronchique doit conduite à la réalisation d'un scanner thoracique.
2. Rechercher et traiter les complications
3. Évaluer objectivement la sévérité de la toux avec une échelle visuelle analogique (EVA) comme dans la douleur.
4. Faire arrêter les traitements tussigènes (IEC, sartans, gliptines) ainsi que le tabac également pendant 4 semaines. On prévient le fumeur qu'il existe une période réfractaire variable selon les individus avec possiblement une aggravation transitoire de la toux à l'arrêt du tabac.
5. Définir les caractéristiques cliniques de la toux et rechercher une cause fréquente de toux (Asthme, RGO, STOVAS). En présence d'arguments pour une pathologie fréquente et compatible, un traitement spécifique est mis en place.
6. Si persistance de la toux malgré une prise en charge adaptée ou absence de causes évidentes de toux, des explorations complémentaires de la radiographie thoracique et de la spirométrie sont alors nécessaires en fonction du profil de la toux. Aucun examen n'est systématique et leur réalisation dépend du contexte clinique et des caractéristiques de la toux. Il est difficile ici de détailler l'ensemble de la prise en charge. Le tableau 6 présente des situations fréquentes de toux chronique.

Tableau 6 : Exemple de situations de toux chronique avec bilan étiologique à discuter (liste non exhaustive).

Toux post-prandiale	Avis gastroentérologique, pH-métrie des 24h, manométrie œsophagienne
Toux en présence de signes de RGO sans efficacité des IPP	Avis gastroentérologique, pH-métrie des 24h, manométrie œsophagienne
Toux productive sans efficacité des traitements inhalés	Avis pneumologique, TDM thoracique, ECBC, endoscopie bronchique
Toux avec symptômes rhino-sinusiens sans efficacité des traitements topiques	Avis ORL avec nasofibroscopie, tomodensitométrie des sinus

7. Si à l'issue de cette prise en charge, aucune cause n'est retrouvée ou aucun traitement n'a amélioré les causes potentielles de toux, on parle alors de toux chronique réfractaire ou inexpliquée (TOCRI).

Figure 2 : Arbre décisionnel en présence d'éléments d'orientation diagnostique.

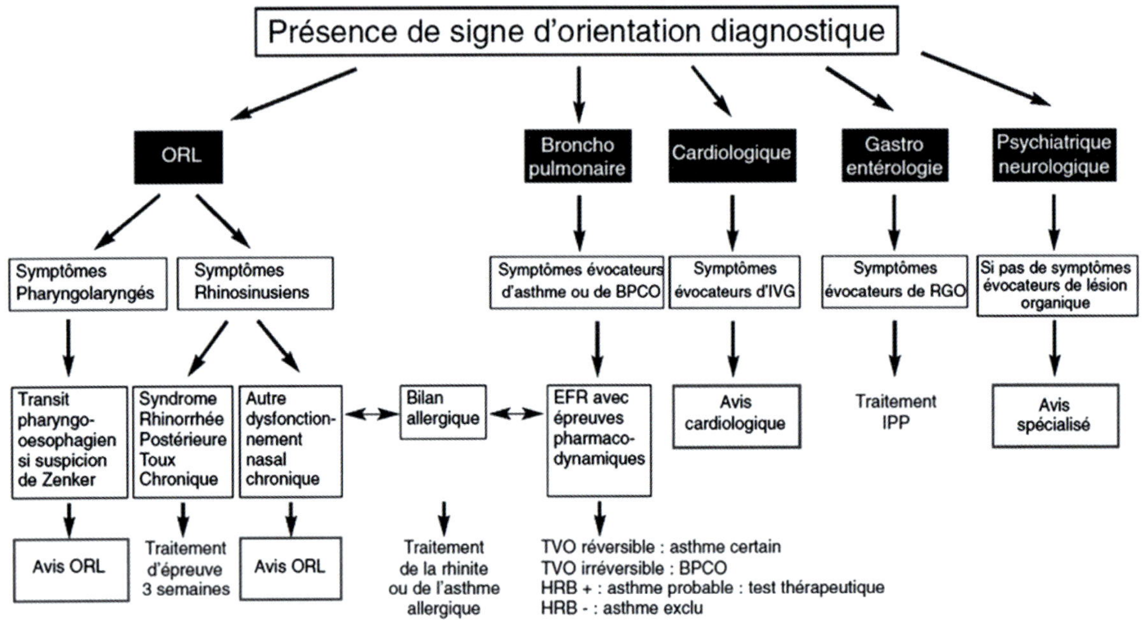

TVO : trouble ventilatoire obstructif ; HRB : hyperréactivité bronchique ; IVG : Insuffisance ventriculaire gauche ; RGO : reflux gastro-œsophagien ; BPCO : bronchopneumopathie chronique obstructive

Figure 3 : Arbre décisionnel en l'absence d'éléments d'orientation diagnostique.

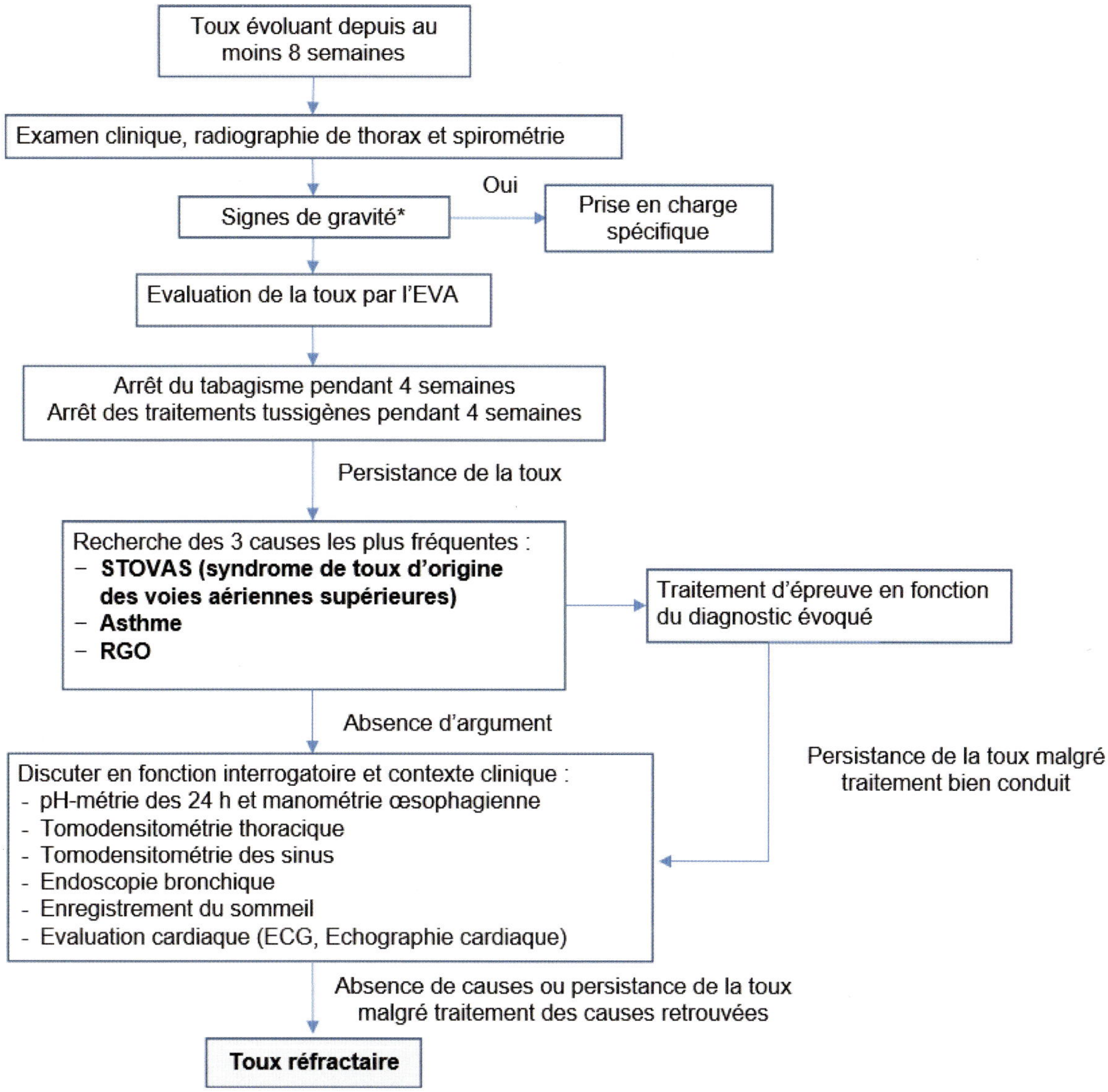

4.4 Traitements

Le traitement symptomatique de la toux chronique a peu de place en pratique et on privilégie la recherche du ou des facteur(s) étiologique(s).

Les traitements antitussifs (Tableau 2) sont rarement utilisés.

4.4.1 Prise en charge thérapeutique des étiologies fréquentes (Tableau 7)

Tableau 7 : prise en charge thérapeutique des étiologies fréquentes de toux.

Rhinosinusite chronique ou STOVAS	Lavage du nez, corticothérapie nasale, éviction facteurs favorisants, éducation thérapeutique
Asthme	CSI ± BDLA, éviction facteurs favorisants, éducation thérapeutique
RGO	IPP pour au moins 8 semaines, règles hygiéno-diététiques+++

*CSI : corticostéroïdes inhalés, BDLA : bronchodilatateur de longue durée d'action, IPP : inhibiteur de pompe à protons

4.4.2 Prise en charge thérapeutique des TOCRI

Les TOCRI posent de réels problèmes diagnostiques et thérapeutiques et sont source d'impasse pour les patients et les médecins.

Afin d'expliquer les TOCRI, le concept du syndrome de toux par excès de sensibilité a été introduit récemment. Il existerait une activation du réflexe de toux liée à une sensibilité augmentée des voies neurologiques de la toux. La toux est alors déclenchée pour des stimuli peu tussigènes (hypertussie) ou un déclenchement de la toux pour des stimuli non-tussigènes (allotussie). La physiopathologie serait similaire à celle de la douleur neuropathique. Sur le plan clinique le diagnostic est fait sur l'interrogatoire (Tableau 8).

Tableau 8 : Caractéristiques de la toux par excès de sensibilité.

1. Irritation des voies aériennes supérieures (larynx, pharynx), paresthésies voies aériennes supérieures
2. Toux déclenchée par des stimuli non tussigène (allotussie) : parole, rire
3. Augmentation de la sensibilité de la toux à des stimuli inhalés (hypertussie)
4. Toux paroxystique difficile à contrôler
5. Eléments déclencheurs : – Chant, parole, rire, respiration profonde : activation mécanique – Changement de température, air froid : thermoactivation – Aérosols, parfum, odeurs : chimioactivation – Décubitus dorsal – Repas – Exercice

Les traitements reposent sur les antiépileptiques (prégabaline ou gabapentine) et la morphine à faible dose.

Item 205 - Hémoptysie

(Ex-item 201)

Rang	Rubrique	Intitulé	Descriptif
A	Diagnostic positif	Savoir faire le diagnostic d'hémoptysie et argumenter le diagnostic différentiel	Savoir différencier une hémoptysie d'une cause extrapulmonaire (hématémèse, épistaxis)
B	*Étiologies*	*Connaître les éléments du diagnostic étiologique d'une hémoptysie*	*Évoquer selon le contexte et l'examen clinique un cancer broncho-pulmonaire, les causes infectieuses (dont une tuberculose, une greffe aspergillaire...), des dilatations de bronches et les causes cardio-vasculaires (EP, OAP...)*
B	*Examens complémentaires*	*Savoir demander un bilan initial*	*Savoir réaliser demander une radiographie de thorax, un GDS artériel, test hémostase et TDM pulmonaire injectée*
B	*Examens complémentaires*	*Connaître la sémiologie radio d'une hémoptysie*	*Radiographie du thorax : infiltrat ou opacité localisée en rapport avec le comblement alvéolaire, et/ou trouble ventilatoire.*
B	*Examens complémentaires*	*Connaître la sémiologie TDM d'une hémoptysie*	*Plages de verre dépoli plus ou moins étendues ou d'une condensation alvéolaire. Les images associées dépendent de la cause.*
A	Identifier une urgence	Savoir rechercher des signes de gravité	Évaluer l'abondance d'une hémoptysie : rechercher des signes de détresse respiratoire (item 359)
A	Prise en charge	Savoir initier le traitement symptomatique en urgence	Savoir initier une oxygénothérapie (item 359)
B	*Prise en charge*	*Connaître les principes généraux de prise en charge d'une hémoptysie et leur hiérarchisation en fonction de sa gravité*	*Notamment place de l'artériographie à visée thérapeutique (embolisation)*

Les objectifs de rang B apparaissent surlignés et en italique dans le texte.

Points clés

1. L'hémoptysie est à distinguer de l'hématémèse et de l'épistaxis, sur la base de la clinique. La notion de sang rejeté au cours d'un effort de toux est le point crucial à rechercher.
2. C'est un symptôme à ne pas négliger car une hémoptysie de faible abondance peut récidiver sous forme massive. Une hémoptysie doit toujours être considérée comme une urgence.
3. En cas d'hémoptysie grave, c'est l'asphyxie qui engage le pronostic vital et non le choc hémorragique.
4. La gravité est fonction du volume du saignement, du terrain sous-jacent (insuffisance respiratoire préexistante) et de la tolérance respiratoire.
5. La grande majorité des hémoptysies a pour origine une hypervascularisation issue de la circulation artérielle bronchique. Les bronchectasies, le cancer broncho-pulmonaire, la tuberculose, l'aspergillose pulmonaire chronique/aspergillome sont les principales causes d'hémoptysies.
6. La prise en charge des hémoptysies graves est multidisciplinaire, impliquant des pneumologues, des réanimateurs, des radiologues interventionnels et parfois des chirurgiens thoraciques.
7. Bilan de 1ère intention face à une hémoptysie = angioscanner thoracique.
8. Principes thérapeutiques : Eviter l'asphyxie et tarir le saignement. L'embolisation des artères bronchiques occupe une place centrale dans la prise en charge des hémoptysies graves.

1. INTRODUCTION

L'hémoptysie, symptôme fréquemment rencontré en pratique pneumologique, correspond à un saignement, extériorisé ou non, des voies respiratoires sous glottiques. Il traduit l'existence d'une anomalie pouvant siéger à tous les étages de l'appareil respiratoire.

La quantité de sang émise peut aller du simple crachat strié de sang jusqu'à l'hémoptysie massive conduisant au décès du patient.

Même en cas d'hémoptysie de faible abondance, ce symptôme doit toujours être considéré comme une **urgence**, car une hémoptysie minime peut récidiver sous forme massive et une hémoptysie même de faible abondance témoigne le plus souvent d'une pathologie pulmonaire justifiant d'une prise en charge spécifique (Cf. §2.3).

Quelle que soit son abondance, l'hémoptysie doit donc conduire à une démarche diagnostique à la recherche de l'étiologie.

En cas d'hémoptysie menaçante, la démarche diagnostique est menée en parallèle avec la prise en charge thérapeutique.

Malgré la fréquence des hémoptysies, il persiste beaucoup d'incertitudes dans les modalités de prise en charge diagnostique et thérapeutique, qui est largement fondée sur des bases empiriques et des organisations locales.

2. LES TROIS QUESTIONS ESSENTIELLES

2.1 S'agit-il bien d'une hémoptysie ?

Le plus souvent le sang rouge vif est extériorisé par la bouche au cours d'efforts de toux. Prodromes ou signes d'accompagnement évocateurs : chaleur rétrosternale, angoisse, chatouillement laryngé ou goût métallique dans la bouche.

Le diagnostic positif est :
- Aisé si l'on assiste à l'épisode ou en cas de forme massive.
- Parfois plus difficile, les deux diagnostics qui peuvent alors se discuter sont :
  - . Une hématémèse :
    - valeur des antécédents digestifs, de la notion d'une émission au cours d'un effort de vomissement, de débris alimentaires associés
    - en sachant que le sang trouvé dans l'estomac peut parfois correspondre à une hémoptysie déglutie
  - . Un saignement d'origine ORL (épistaxis postérieure ou saignement pharyngolaryngé)

En cas de doute diagnostique :
- On recherche la notion d'un effort de toux conduisant à l'expectoration de sang
- L'endoscopie (bronchique, œsogastrique, ORL) tranchera en montrant l'origine exacte du saignement

2.2 Quelle est la gravité de l'hémoptysie ?

La gravité de l'hémoptysie :
- Est liée à :
  - . l'abondance du saignement : ≥ 200 ml chez un sujet sain (Figure 1)
  - . au terrain sous-jacent (un saignement modéré sera grave chez un insuffisant respiratoire)
  - . sa persistance (le fait que le saignement n'a pas tendance à se tarir, notamment sous traitement vasoconstricteur, est un critère de gravité)
- Conditionne le pronostic et oriente les choix thérapeutiques

L'appréciation de l'abondance de l'hémoptysie est un élément essentiel à préciser.
- . à l'hôpital, on l'apprécie en recueillant les expectorations dans des récipients gradués (Figure 2).
- . en dehors de l'hôpital, on tente d'estimer le volume du saignement en interrogeant le patient ou l'entourage en prenant des exemples simples de contenants (Figure 2).

Gravité immédiate d'une hémoptysie :
- Elle ne vient pas du risque de spoliation sanguine mais du retentissement sur l'hématose et du risque asphyxique (le volume des voies aériennes de conduction étant approximativement de 200 ml).

– Toute hémoptysie même minime doit être considérée comme une urgence. Il n'est pas rare en effet qu'après un épisode minime, l'hémoptysie récidive sous une forme beaucoup plus sévère.

Figure 1 : Exemples simples de contenants permettant d'estimer le volume d'une hémoptysie (une cuillère à soupe pleine au ¾ représente environ 10 ml ; un verre ou un crachoir plein au ¾ représente environ 100 ml ; un haricot (ou un bol) plein au ¾ représente environ 500 ml).

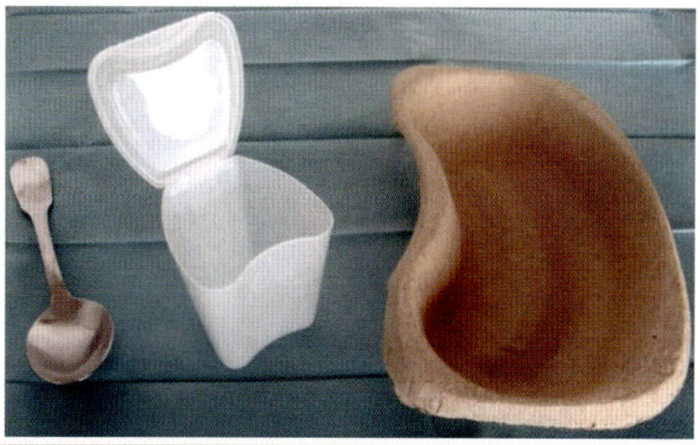

Figure 2 : Surveillance du saignement par recueil de toutes les expectorations par tranches de 3 heures.

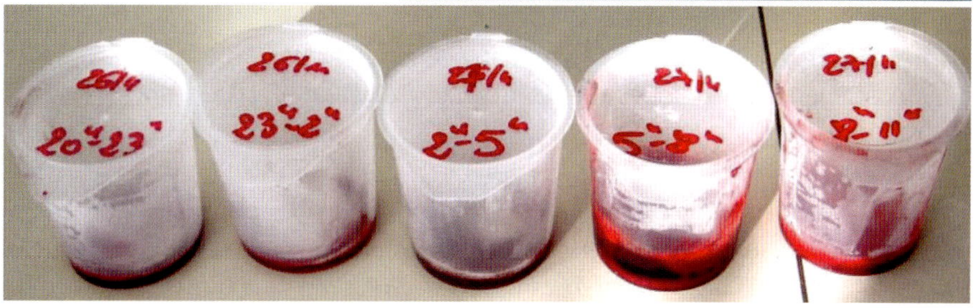

2.3 Mécanismes et causes des hémoptysies

2.3.1 Origine du saignement

– Le plus souvent de la circulation systémique bronchique par le biais du développement d'une *hypervascularisation artérielle systémique (HVS)*[1] *dans le cadre d'une pathologie respiratoire sous-jacente*
– *Beaucoup plus rarement de la circulation pulmonaire (artérielle ou veineuse)*

2.3.2 Principales étiologies des hémoptysies

Les causes d'hémoptysie sont nombreuses (Tableau 1) mais sont dominées par
– *Les cancers broncho-pulmonaires*
– *Les dilatations bronchiques (bronchectasies)*
– *La tuberculose active ou séquellaire*
– *L'aspergillome (prolifération mycélienne à A. Fumigatus au sein d'une cavité pulmonaire séquellaire)*

---

[1] Il existe au niveau du poumon une circulation pulmonaire fonctionnelle à basse pression (petite circulation) et une circulation nourricière bronchique (grande circulation) à haute pression. Cette circulation nourricière se distribue à la trachée et aux bronches ainsi qu'à l'œsophage, la plèvre viscérale diaphragmatique et médiastinale, les parois des artères et veines pulmonaires, la paroi aortique. Il existe de nombreuses anastomoses entre les 2 systèmes : anastomoses artérielles au niveau des bronches de 1.5 à 3.5 mm de diamètre, au niveau précapillaire et aussi anastomoses veineuses (capillaires veineux bronchiques- veines pulmonaires). Le lit capillaire bronchique proximal se draine vers le système azygos et la veine cave supérieure alors que le lit capillaire pleural et bronchique distal (70% du débit) se draine vers le versant veineux de la circulation pulmonaire contribuant ainsi au shunt artérioveineux pulmonaire physiologique.

Le principal mécanisme de développement de l'HVS est la survenue d'une destruction du lit capillaire quelle qu'en soit l'origine (granulome, fibrose, cicatrice d'une lésion pulmonaire). C'est ce qu'on observe en cas de tuberculose, de cancer, de processus fibrosant. Il existe aussi potentiellement un rôle surajouté de l'hyperhémie liée à l'infection (ex : bronchectasies, abcès). Le développement de l'HVS peut aussi être secondaire à un défaut d'apport de la circulation pulmonaire. Ce cas de figure est observé en cas d'hypertension artérielle pulmonaire post-embolique, de sténose inflammatoire de l'artère pulmonaire (maladie de Takayasu), ou dans certaines cardiopathies congénitales. Dans les 2 mécanismes, l'HVS trouve son origine dans l'ouverture des anastomoses entre les 2 circulations.

La circulation bronchique est la circulation systémique à partir de laquelle se développe l'HVS mais cette dernière peut aussi trouver son origine dans le système des artères systémiques non bronchiques (artères mammaires internes, intercostales, sous clavières, tronc thyro-bicervico-scapulaire …). Le prérequis pour l'implication de ce système est l'existence de zones de symphyse pleurale à travers lesquelles cette circulation peut atteindre le poumon.

Tableau 1 : Principales étiologies des hémoptysies (les plus fréquentes sont marquées d'un*).

Infectieuses :
- Dilatations des bronches (bronchectasies) localisées ou diffuses*
- Tuberculose*
  - . évolutive : érosion vasculaire par une caverne
  - . séquelles : dilatations des bronches secondaires, aspergillome sur une caverne détergée
- Infection fungique (aspergillomes*, aspergillose invasive ou semi-invasive)
- Pneumopathies infectieuses nécrosantes

Tumorale (tumeurs bronchopulmonaires primitives)

Vasculaires :
- Embolie pulmonaire
- Malformations artérioveineuses (isolées ou dans le cadre d'une maladie de Rendu-Osler)

Hémorragies alvéolaires :
- Insuffisance cardiaque gauche et rétrécissement mitral
- Médicaments ou toxiques (pénicillamine, isocyanates, crack, anticoagulants)
- Vascularites et collagénoses (lupus)
- Syndrome de Goodpasture

Hémoptysie idiopathique*

*La forme idiopathique (encore appelée hémoptysie cryptogénique) n'est retenue que lorsque des examens de référence (scanner thoracique et endoscopie bronchique) ne permettent pas d'identifier l'étiologie de l'hémoptysie. Cette forme représente 10 à 25% des cas selon les séries).

3. STRATÉGIE DIAGNOSTIQUE DEVANT UNE HÉMOPTYSIE

3.1 Objectifs

Confirmer la réalité de l'hémoptysie dans les cas où le diagnostic n'est pas évident.

Apprécier la gravité de l'hémoptysie.

Aboutir au diagnostic étiologique.

Préciser le site ou au moins le côté du saignement :
- Objectif fondamental puisqu'il va, dans les formes graves, permettre de guider la thérapeutique (embolisation artérielle bronchique, chirurgie, voire manœuvres endobronchiques d'hémostase)

3.2 Place de l'interrogatoire et de l'examen clinique

Interrogatoire, il précise :
- Antécédents respiratoires (bronchectasies, tuberculose, cancer) et cardiaques
- Histoire médicale récente : alitement, chirurgie, prise médicamenteuse ou exposition à des agents toxiques (anticoagulants, pénicillamine, crack) et l'aspect du sang (rouge foncé ou rouge vif)

Examen clinique :
- Prise des constantes vitales (SpO_2, tension artérielle, pouls)
- Recherche des signes de mauvaise tolérance respiratoire (et plus rarement hémodynamique)
- Recherche d'une gêne latéralisée qui peut parfois orienter vers le côté qui saigne
- Peut parfois orienter vers la cause de l'hémoptysie :
  - . Hippocratisme digital (dilatations des bronches, cancer, cardiopathie congénitale)
  - . Signes cliniques associés au cancer
  - . Pathologie valvulaire cardiaque (rétrécissement mitral)
  - . Signes de vascularite systémique.

La BPCO n'est pas une cause d'hémoptysie. La survenue d'une hémoptysie chez un patient atteint de BPCO impose de rechercher une maladie sous-jacente, notamment un cancer bronchopulmonaire. La pratique systématique d'une endoscopie bronchique et d'une tomodensitométrie thoracique ainsi qu'une surveillance prolongée sont donc nécessaires.

3.3 Tomodensitométrie thoracique (scanner) injectée avec temps aortique = examen clé

A un triple intérêt :
- Beaucoup plus précise que la radiographie pour orienter sur la nature de la lésion qui saigne
- Oriente vers la localisation du saignement
- Etablit une cartographie vasculaire très précise
- Repère de façon précise la vascularisation artérielle bronchique et oriente ainsi l'embolisation des artères bronchiques

3.4 Place de l'endoscopie bronchique

Elle a perdu de son intérêt avec le développement de scanners performants.

Elle peut dans certains cas :
- Confirmer le diagnostic d'hémoptysie (si doute sur hématémèse notamment)
- Localiser la topographie du saignement quand le scanner retrouve des lésions multiples
- Identifier la cause du saignement quand il s'agit d'une tumeur bronchique proximale

Figure 3 : Hémoptysie de moyenne abondance, râles crépitants en base gauche, doute sur des infiltrats en arrière de la silhouette cardiaque sur la radiographie. Le scanner montre un syndrome alvéolaire du lobe inférieur gauche.

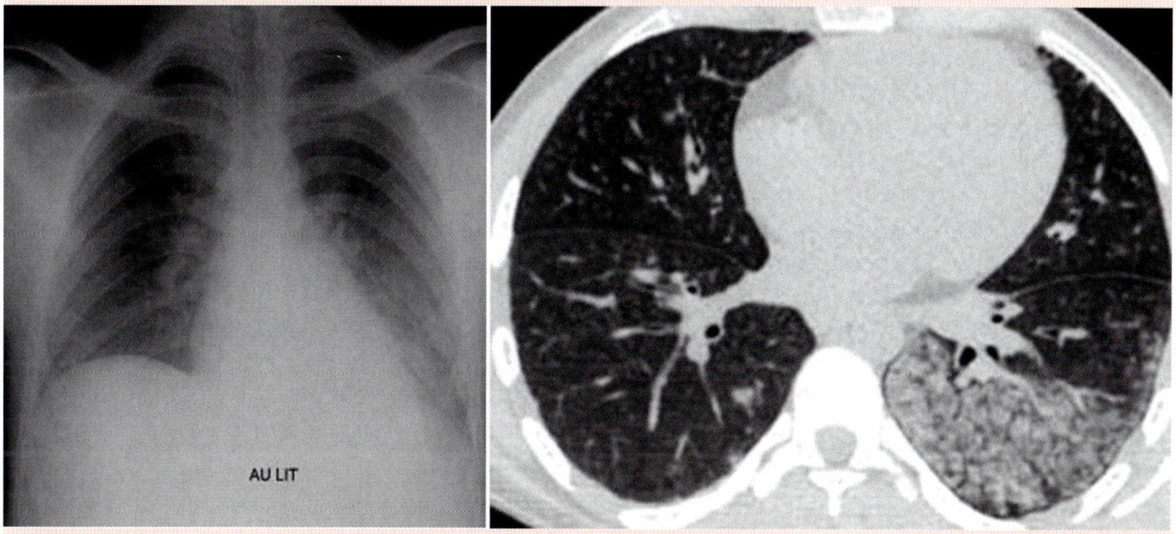

3.5 Place de l'artériographie bronchique

Ne se conçoit que dans la perspective d'un traitement de l'hémoptysie par embolisation. L'artériographie n'a pas de place dans la démarche purement diagnostique (cf. infra).

3.6 Place des autres investigations dans la prise en charge des hémoptysies

Destinées à évaluer la gravité et à guider la prise en charge :
- SpO_2 ± gaz du sang
- Éléments de sévérité (hypoxémie, hypercapnie) en cas d'hémoptysie grave
- NFS (hémoglobine), plaquettes
- Bilan de coagulation : TP, INR, TCK, activité antiXa, dosage spécifique en cas d'anticoagulant oral direct :
  . à la recherche d'un trouble de la coagulation (ou d'un surdosage en anticoagulant)
  . qui en soi ne peut être l'unique cause d'une hémoptysie
  . à visée pré-interventionnelle en cas de geste d'hémostase
- Groupe sanguin, même si la survenue d'une hémoptysie ne conduit qu'exceptionnellement à indiquer une transfusion

Destinées au diagnostic étiologique de l'hémoptysie :
- Recherche de BK dans l'expectoration chaque fois que le diagnostic de tuberculose peut être évoqué (aspect radiologique / antécédents)
- Sérologie et dans certains cas antigénémie aspergillaire
- ECG et échocardiographie : élément du diagnostic en cas de suspicion d'OAP à forme hémorragique (recherche des signes de nécrose myocardique ou de troubles du rythme)

4. PRINCIPES THÉRAPEUTIQUES

Selon la sévérité de l'hémoptysie, et l'organisation locale, plusieurs options peuvent être discutées : traitement médical, traitement topique (local), embolisation, traitement chirurgical. Ces stratégies thérapeutiques ne sont pas mutuellement exclusives. Elles sont souvent mises en œuvre en association, conjointement ou successivement après discussion multidisciplinaire.

4.1 Traitement médical

Hospitalisation en milieu spécialisé

Oxygène :
- Souvent nécessaire en raison du retentissement potentiel de l'hémoptysie sur l'hématose
- En particulier lorsqu'il existe une pathologie respiratoire sous-jacente ou que le volume de l'hémoptysie est abondant.
- Guidée par l'oxymétrie transcutanée, avec pour objectif le maintien d'une $SpO_2 \geq 90\%$

Agents vasoconstricteurs par voie intraveineuse type terlipressine :
- Largement utilisés en respectant les contre-indications (en particulier l'athéromatose : risque d'infarctus du myocarde ou d'accident vasculaire cérébral)

Protection des voies aériennes (nécessaire uniquement en cas d'hémoptysie massive)
- Mise en décubitus latéral du côté du saignement lorsque celui-ci est connu
- Intubation avec ventilation mécanique, parfois nécessaire dans les formes les plus sévères :
  . intubation idéalement par sonde à double lumière pour protéger le poumon qui ne saigne pas
  . à défaut intubation sélective du côté qui ne saigne pas ou mise en place d'une sonde à ballonnet dans la bronche souche du poumon qui saigne

Traitement étiologique :
- Débuté selon les cas (ex : antituberculeux)

4.2 Radiologie interventionnelle : embolisation artérielle bronchique

La radiologie interventionnelle a révolutionné l'approche des hémoptysies menaçantes.

Décrite en 1977, l'embolisation s'est vite développée par la suite comme une méthode de choix du fait de son efficacité.

L'embolisation artérielle bronchique consiste à :
- Repérer la ou les artères bronchiques en cause dans le saignement
- À identifier leur caractère anormal éventuel (élargissement, hypervascularisation, shunt systémo-pulmonaire, flaque de produit de contraste témoignant d'un saignement actif)
- À injecter des particules ou des spirales pour obstruer le vaisseau qui saigne

Elle requiert une expertise en radiologie vasculaire qui n'est pas disponible dans tous les centres.

4.3 Traitement topique

L'instillation locale de sérum physiologique à 4 degrés ou d'une solution adrénalinée, en cas d'hémoptysie non grave, reste d'indication anecdotique.

Une toilette bronchique peut éventuellement être réalisée mais la mobilisation du caillot en rapport avec le saignement est à proscrire.

4.4 Traitement chirurgical

Traitement radical de la lésion responsable de l'hémoptysie, arrête le saignement et prévient la récidive.
Ne peut s'envisager que :

- *Si la zone pathologique est limitée et en tout cas unilatérale, autorisant une lobectomie ou plus rarement pneumonectomie*
- *Si la fonction respiratoire le permet*

Elle est associée à une mortalité importante si elle est réalisée « à chaud ». On ne l'envisage que :

- *À froid, à distance de l'hémoptysie*
- *Ou à chaud en cas d'échec de l'embolisation*

4.5 Synthèse thérapeutique

L'hospitalisation en secteur de soins intensifs respiratoires, de surveillance continue, ou de réanimation est indispensable pour toute hémoptysie grave ou qui ne tarit pas.

Les hémoptysies doivent être prises en charge dans des centres capables, dans le cadre de l'urgence, de mettre en œuvre sur un même lieu, à la fois les investigations à visée diagnostique (angioscanner) et la prise en charge thérapeutique (embolisation ± chirurgie).

Le traitement médical (O_2 + vasoconstricteurs) est institué en 1ère intention dans les hémoptysies graves pendant que sont menées les investigations à visée diagnostique.

L'embolisation est envisagée en cas d'hémoptysie grave d'emblée et/ou après échec des vasoconstricteurs.

Si la lésion est accessible à une résection limitée, la chirurgie est proposée à distance de l'épisode ou, à défaut, en aigu, en cas d'échec de l'embolisation.

Figure 4 : Hémoptysie de moyenne abondance chez une femme de 29 ans, qui tousse et qui crache depuis près de 15 ans. Cliché de thorax (A) : doute sur un infiltrat paracardiaque gauche. Le scanner thoracique (B) montre des bronchectasies étendues de la lingula, mais aussi, en controlatéral, au niveau du lobe moyen. L'artériographie bronchique (C)) montre une nette hypervascularisation de la lingula qui disparaît après embolisation (D).

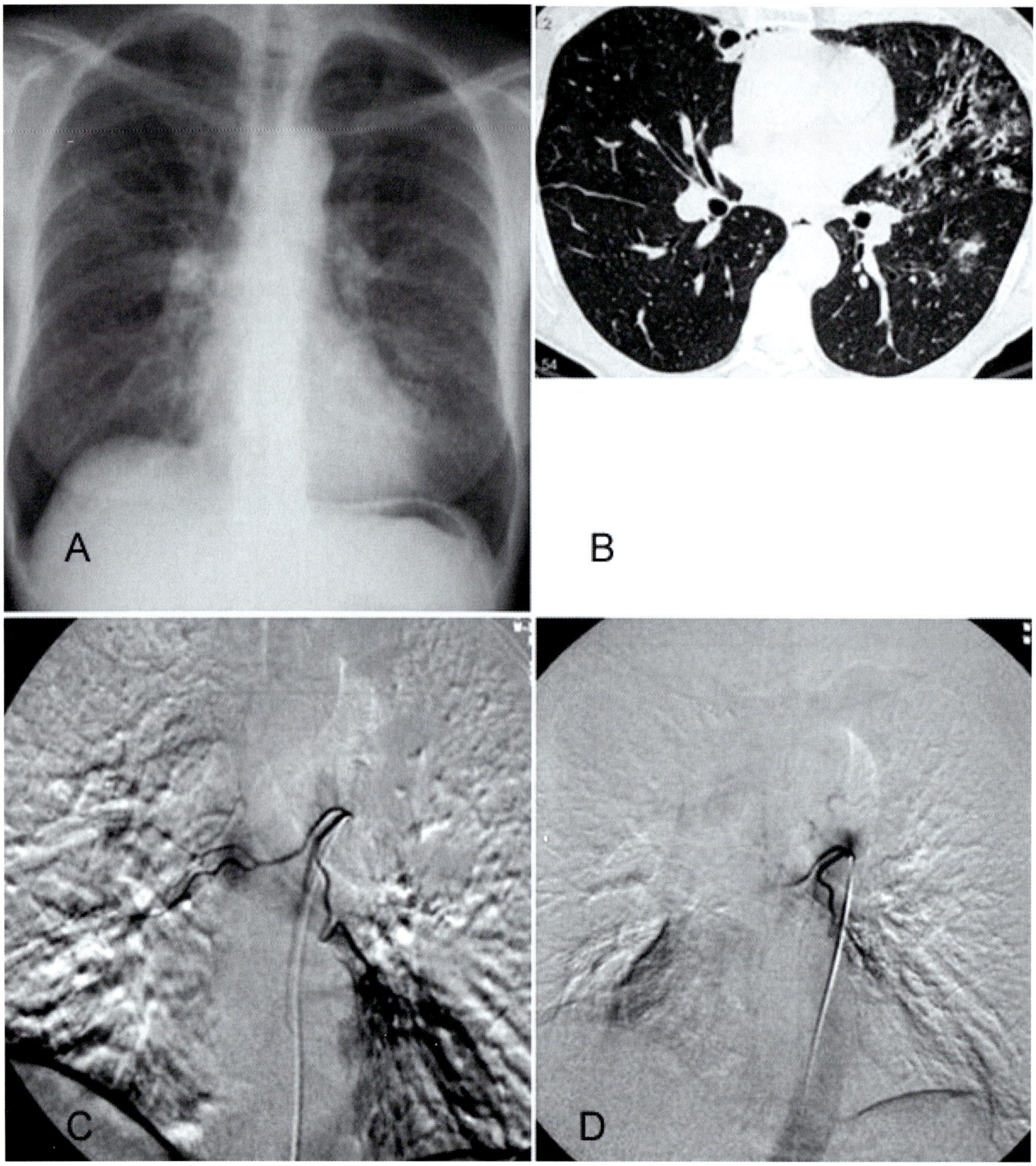

Item 206 - Épanchement pleural liquidien

(Ex-item 202)

Rang	Rubrique	Intitulé	Descriptif
A	Diagnostic positif	Savoir évoquer le diagnostic d'épanchement pleural liquidien	
A	Diagnostic positif	Connaître les éléments du diagnostic différentiel d'un épanchement pleural	
A	Diagnostic positif	Connaitre les éléments qui doivent faire suspecter une pleurésie au cours d'une infection respiratoire basse	
B	*Diagnostic positif*	*Connaître les éléments du diagnostic d'une pleurésie purulente*	
A	Diagnostic de gravité	Savoir rechercher des signes de gravité cliniques et radiologiques	Rechercher une polypnée > 30/min, des signes de lutte, des troubles de la vigilance, des signes de choc, des signes ventriculaires droits (items 359 et 332)
A	Étiologies	Savoir mener une recherche étiologique devant un épanchement pleural	Savoir évoquer et rechercher une infection, une néoplasie, une cause de transsudat
A	Examens complémentaires	Savoir justifier l'indication et interpréter les résultats d'une ponction pleurale diagnostique en cas de pleurésie	Savoir interpréter les résultats d'une ponction pleurale plus ou moins évacuatrice, connaître les complications possibles (radiographie de thorax au décours)
A	Examens complémentaires	Connaitre l'indication des examens d'imagerie devant un épanchement pleural	
B	*Contenu multimédia*	*Exemple de radiographie de face et scanner d'un épanchement pleural liquidien*	

Les objectifs de rang B apparaissent surlignés et en italique dans le texte.

Points clés

1. Le diagnostic d'épanchement pleural est suspecté lors de l'examen clinique (syndrome d'épanchement pleural liquidien), confirmé par la radiographie et/ou la réalisation d'une échographie.
2. Tout épanchement pleural doit être ponctionné, sauf si sa cause est connue, si une insuffisance cardiaque est suspectée ou si l'épanchement est minime.
3. Tout épanchement pleural fébrile doit être ponctionné en urgence.
4. Les deux questions face à un épanchement pleural sont dans l'ordre : s'agit-il d'un exsudat ou d'un transsudat ? quelle est l'étiologie ?
5. L'orientation étiologique repose sur les données biologiques recueillies lors de la ponction.
6. On distingue les transsudats (pleurésie « symptôme ») (plèvre saine, liquide clair, taux de protides bas, LDH bas) et les exsudats (« pleurésie maladie ») (plèvre pathologique, liquide d'aspect variable, taux de protides élevé, LDH élevé).
7. Tout exsudat qui ne fait pas sa preuve doit faire l'objet d'une biopsie pleurale.
8. *On évacue le plus tôt possible les épanchements parapneumoniques compliqués : abondants, purulents, loculés, contenant des germes à l'examen direct ou en culture.*

1. RAPPEL PHYSIOPATHOLOGIQUE

À l'état physiologique, le liquide pleural (production de 5-20 cc/j) permet le glissement des deux feuillets pleuraux l'un contre l'autre (Figures 1 et 2). Il est en permanence résorbé par les pores (« stomas ») lymphatiques de la plèvre pariétale et médiastinale. C'est le déséquilibre sécrétion/absorption du liquide qui donne naissance aux pleurésies.

Un épanchement pleural est toujours pathologique et les mécanismes peuvent être :

1. Une anomalie « mécanique »
   - Déséquilibre entre les pressions hydrostatiques (insuffisance cardiaque, hypertension portale) et oncotiques (hypoalbuminémie par syndrome néphrotique, par insuffisance hépato-cellulaire ou par dénutrition sévère)
   - Augmentation de la dépression pleurale (atélectasie pulmonaire)
   - Passage de liquide d'ascite vers la cavité pleurale par les puits de Ranvier

   } **Liquide pauvre en protéines = transsudat**

2. Une atteinte de la plèvre par agression inflammatoire, infectieuse ou néoplasique

   } **Liquide riche en protéines = exsudat**

Tableau 1 : La ***biochimie*** *du liquide pleural permet de faire la* ***distinction*** *entre* ***transsudat*** *et* ***exsudat*** *(protides et LDH).*

Biochimie pleurale	Exsudat	Transsudat
Protides (g/L)	> 25	< 25
LDH pleuraux (UI/L)	> 200	< 200

Figure 1 : Schéma représentant le cul de sac pleural de profil, en l'absence (gauche) ou présence (à droite) de liquide pleural.

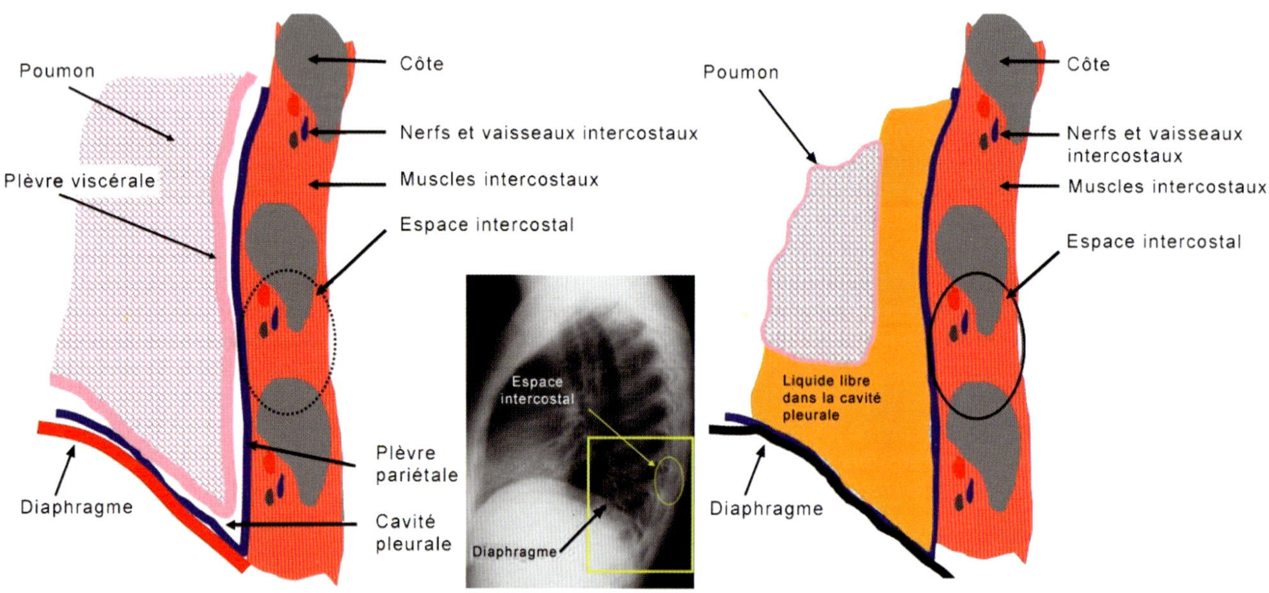

Figure 2 : Cavité pleurale telle que l'on peut l'observer lors d'une pleuroscopie, en l'absence (gauche) ou présence (à droite) de liquide pleural.

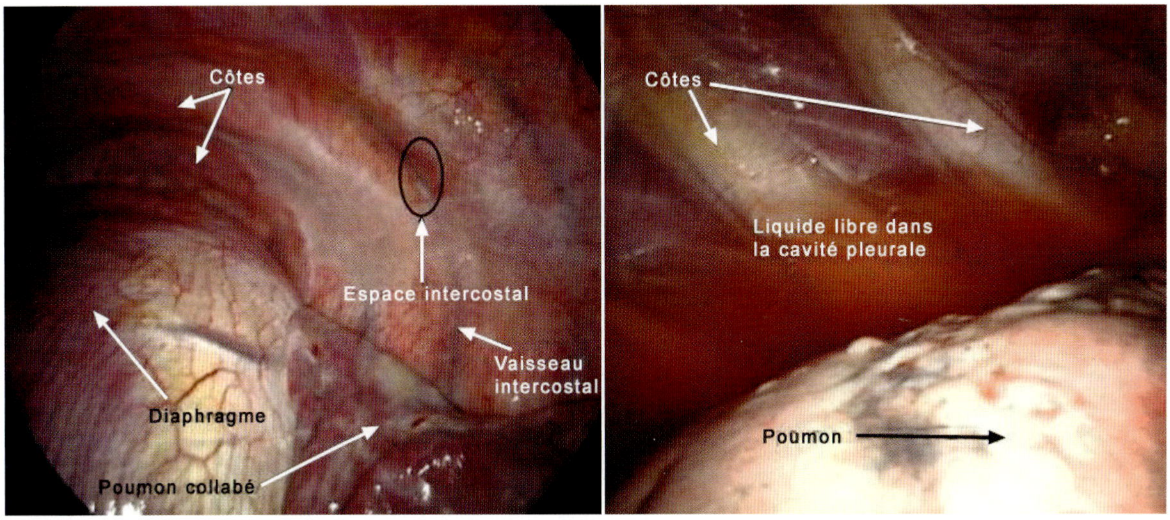

2. DIAGNOSTIC POSITIF D'UN ÉPANCHEMENT PLEURAL

2.1 Quand suspecte-t-on un épanchement pleural ?

2.1.1 Signes d'appel cliniques

Douleur thoracique :
- Latérothoracique, pouvant irradier dans l'épaule ou dans le dos, d'intensité variable, **dépendante de la respiration** = exacerbée par la respiration ou la toux

Dyspnée :
- Son intensité dépend de l'abondance de l'épanchement, de la rapidité d'accumulation du liquide et du terrain sur lequel survient l'épanchement (un adulte sain tolère sans dyspnée un épanchement occupant de plus d'un hémithorax)

Toux sèche, au changement de position

Hyperthermie :
- Dans les formes aiguës, le plus souvent en rapport avec une pneumonie sous-jacente (voir épanchements parapneumoniques)

Syndrome pleural liquidien :
- Silence auscultatoire
- Matité à la percussion
- Abolition des vibrations vocales
- Un souffle pleurétique peut être retrouvé à la partie haute d'épanchements abondants

Ces signes sont évocateurs mais non spécifiques :
- Dans les pleurésies de faible abondance (moins de 500 ml) : examen physique souvent normal ou se résume à un frottement pleural.

2.1.2 Signes d'appel radiographiques

Plus rarement, l'épanchement pleural est une découverte radiographique thoracique.

2.2 Diagnostic de certitude

2.2.1 Imagerie thoracique

Cas simples :
- Opacité dense, homogène, non systématisée, effaçant les contours des éléments de voisinage, non rétractile, limitée par une ligne bordante concave en haut et en dedans (Figures 3 à 6) ; au minimum, perte du cul de sac pleural

- Opacité totale d'un hémithorax si épanchement de grande abondance avec déplacement médiastinal controlatéral (Figure 7)
- Le diagnostic différentiel avec une atélectasie pulmonaire se fait sur les signes de déviation médiastinale : vers l'opacité en cas d'atélectasie, vers le côté sain en cas de pleurésie (Figure 8)

Figure 3 : Comblement du cul de sac pleural gauche.

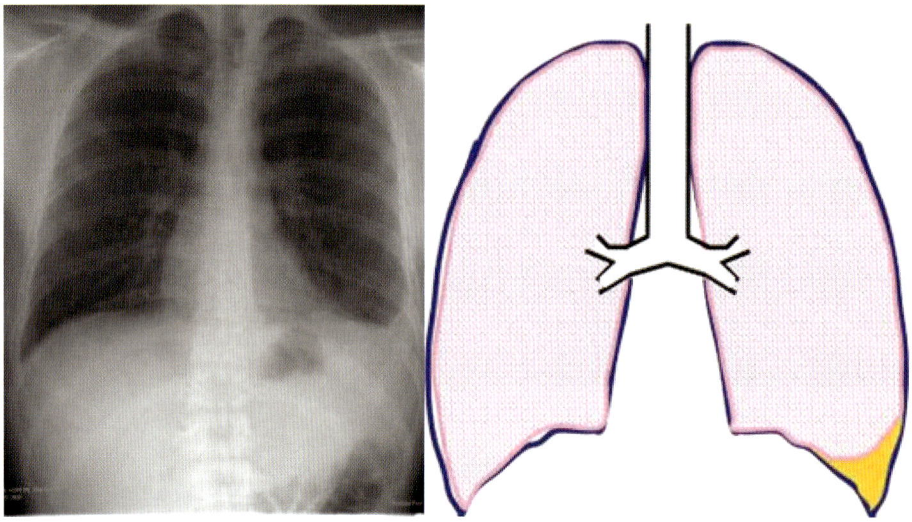

Figure 4 : Épanchement pleural gauche de faible abondance.

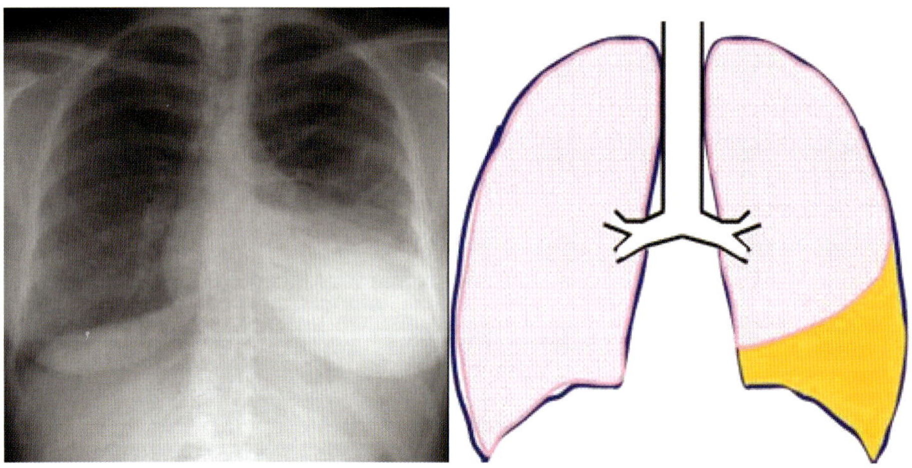

Figure 5 : Épanchement pleural gauche de faible abondance (vue TDM).

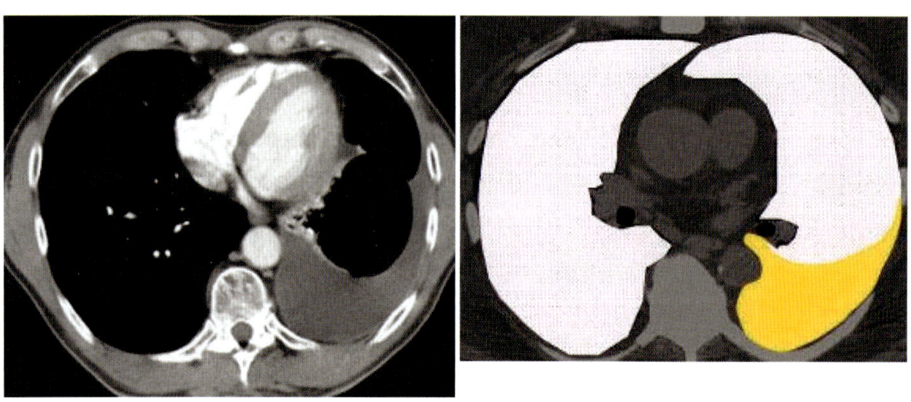

Figure 6 : Épanchement pleural gauche de moyenne abondance (flèche : ligne de Damoiseau).

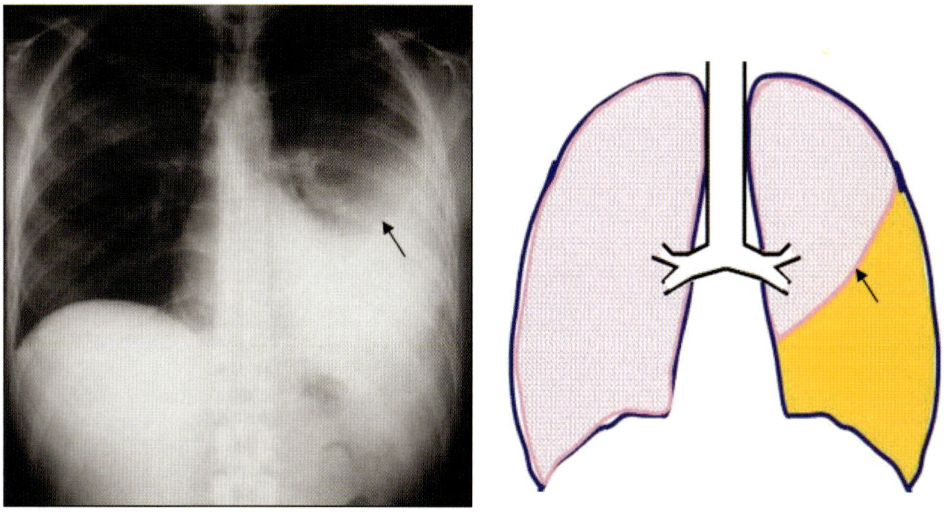

Figure 7 : Épanchement pleural gauche complet compressif (noter sur le cliché TDM du milieu les nodules tumoraux en situation sous pleurale postérieure et l'épaississement pleural du côté de l'épanchement fortement suspects de maladie néoplasique).

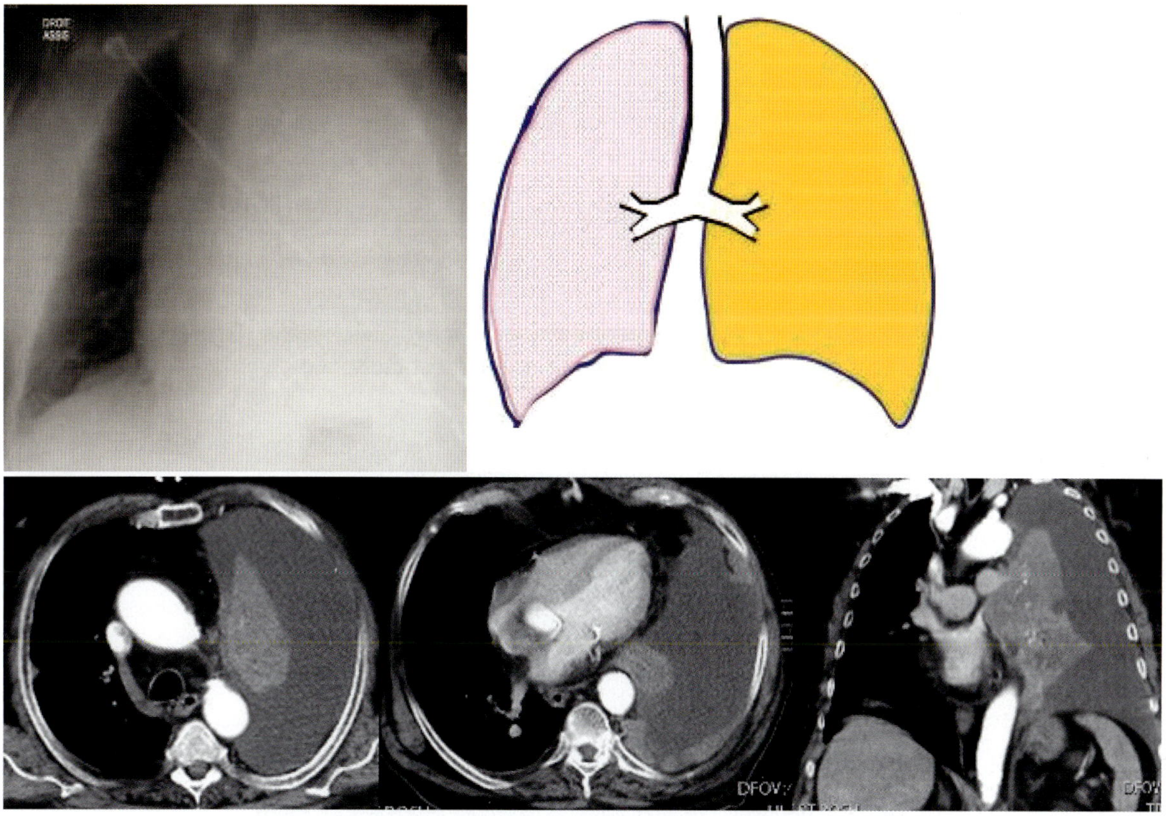

Figure 8 : A : atélectasie pulmonaire gauche ; B : épanchement pleural gauche massif avec opacité dense et homogène qui repousse le médiastin du côté sain.

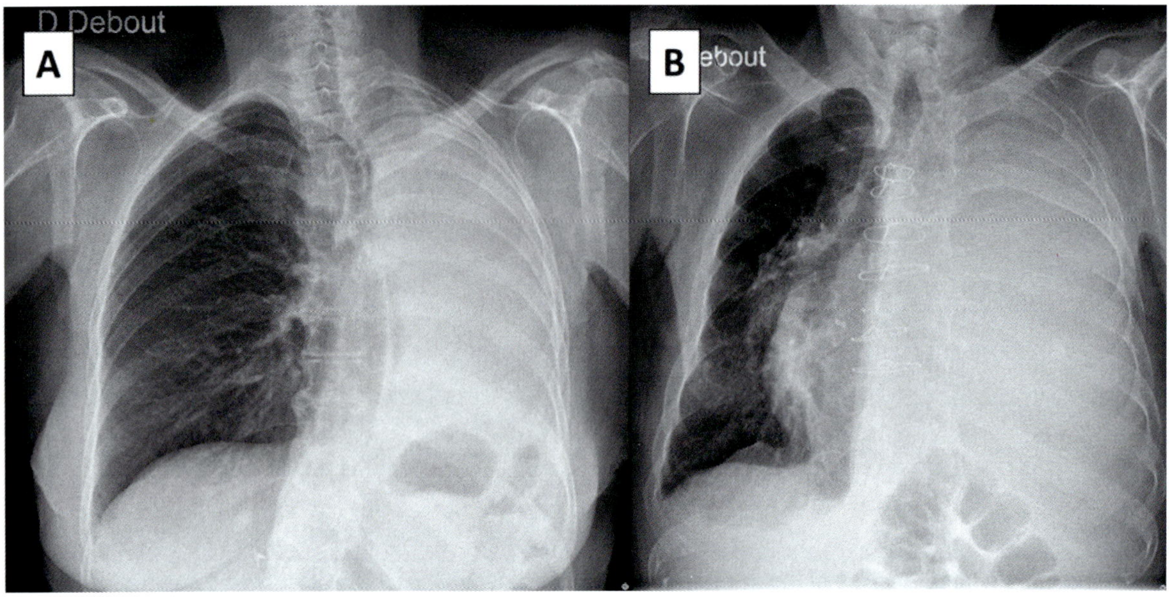

	Atélectasie	Syndrome alvéolaire	Pleurésie
Médiastin	Attiré du côté pathologique		Repoussée du côté sain
Systématisation	Oui	Oui	Non
Homogénéité	Homogène	Présence de bronchogramme aérique	Homogène
Autre			Ligne bordante concave et haut et en dedans

2.2.2 Echographie pleurale

- Permet d'affirmer l'existence d'un épanchement liquidien : image anéchogène (Figure 9)
- Permet le repérage précis de l'épanchement, surtout quand il est cloisonné
- Guide la ponction

Figure 9 : Échographie montrant l'épanchement (1), la coupole diaphragmatique (flèche), le foie (2) et le poumon tassé (3).

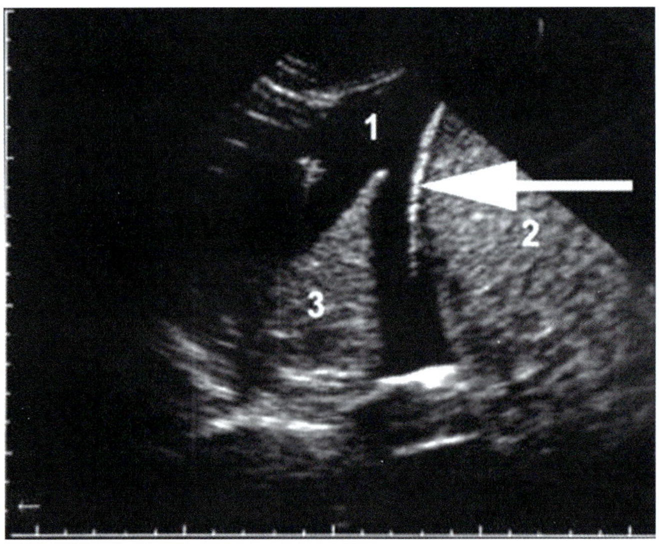

2.2.3 Tomodensitométrie

N'est pas indispensable en urgence pour affirmer le diagnostic.

Intérêt pour le repérage des poches cloisonnées quoique non supérieure à l'échographie

Intérêt majeur (le cas échéant après ponction évacuatrice) pour l'orientation étiologique : analyse du parenchyme sous-jacent

Recherche de lésions associées orientant le diagnostic étiologique des exsudats :
- Plaques pleurales
- Nodule(s) ou masse(s) du parenchyme pulmonaire

3. CAUSES DES PRINCIPAUX ÉPANCHEMENTS PLEURAUX (Tableau 2)

3.1 Transsudats

3.1.1 Insuffisance cardiaque gauche

Clinique : celle de l'insuffisance cardiaque gauche

Radio : cardiomégalie, surcharge vasculaire pulmonaire, comblement alvéolaire, épanchement bilatéral et symétrique, rarement abondant

3.1.2 Cirrhose

Épanchement typiquement :
- Citrin
- Indolore
- Bien toléré, sauf si abondant
- Unilatéral droit ou prédominance droite

Si douloureux, fébrile ou bilatéral (en l'absence de syndrome œdémato-ascitique) nécessité d'un bilan plus poussé.

3.1.3 Syndrome néphrotique

Lié à la diminution de la pression oncotique capillaire :
- Bilatéral et symétrique

3.2 Principaux exsudats

3.2.1 Exsudats néoplasiques

Pleurésies métastatiques (les plus fréquentes)
- Primitif le plus fréquent : poumon chez l'homme, sein chez la femme
- Épanchement souvent abondant et récidivant
- Après évacuation du liquide, intérêt du scanner pour rechercher :
  . une masse suspecte sous-jacente
  . un épaississement irrégulier ou bourgeons pleuraux (Figures 10 et 11)
  . un aspect de lâcher de ballons parenchymateux
  . un syndrome interstitiel (lymphangite carcinomateuse)
  . des adénomégalies médiastinales
- Liquide : sérohématique, rosé, ou citrin
- Cytodiagnostic (présence de cellules tumorales dans le liquide)
  . peut suffire à poser le diagnostic si elles sont nombreuses et que le matériel permet une analyse exhaustive (morphologie, immuno-histo-chimie et biologie moléculaire)
  . un résultat négatif n'écarte pas le diagnostic
  . il sera alors nécessaire de disposer d'une preuve histologique.
  . la présence de cellules mésothéliales (y compris atypiques) n'est PAS une preuve de cancer (ni a fortiori de mésothéliome) mais doit être interprété comme normal.
- Biopsies pleurale si seul site présent ou aisément accessible :
  . percutanées non radioguidées : faible rentabilité. L'échographie augmente la rentabilité.
  . sous contrôle de la vue (biopsies sous thoracoscopie) : excellente rentabilité

Mésothéliome = tumeur primitive de la plèvre

- Argument en faveur :
  . exposition professionnelle à l'amiante, même pour de faibles niveaux d'exposition
  . délai de prise en charge : 40 ans
  . exposition à l'amiante non retrouvée dans 20 à 40 % des cas (femmes ++)
- Asymptomatique au début, souvent douloureux à un stade avancé :
  . imagerie thoracique
- Festonnement pleural, épaississement pleural diffus (Figure 11), évocateur si circonférentiel ± atteinte de la plèvre médiastinale, du péricarde :
  . rétraction de l'hémithorax
  . signes d'exposition à l'amiante parfois associés (plaques pleurales calcifiées, cf. Figure 12)
  . liquide : citrin ou sérohématique
- Biopsies :
  . indispensables pour affirmer le diagnostic de mésothéliome
  . plus rentables sous thoracoscopie +++

Figure 10 : Épaississement pleural circonférentiel (flèches) avec rétraction de l'hémithorax, chez un patient exposé à l'amiante suggérant fortement un mésothéliome.

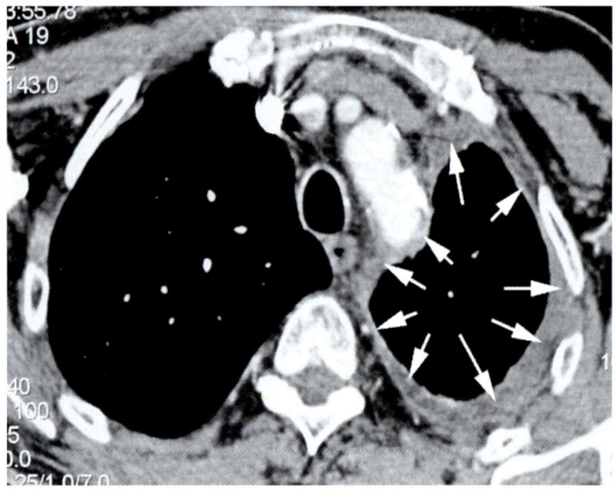

Figure 11 : Épaississement pleural mamelonné, avec lyse costale et envahissement de la paroi thoracique chez un patient exposé à l'amiante suggérant fortement un mésothéliome.

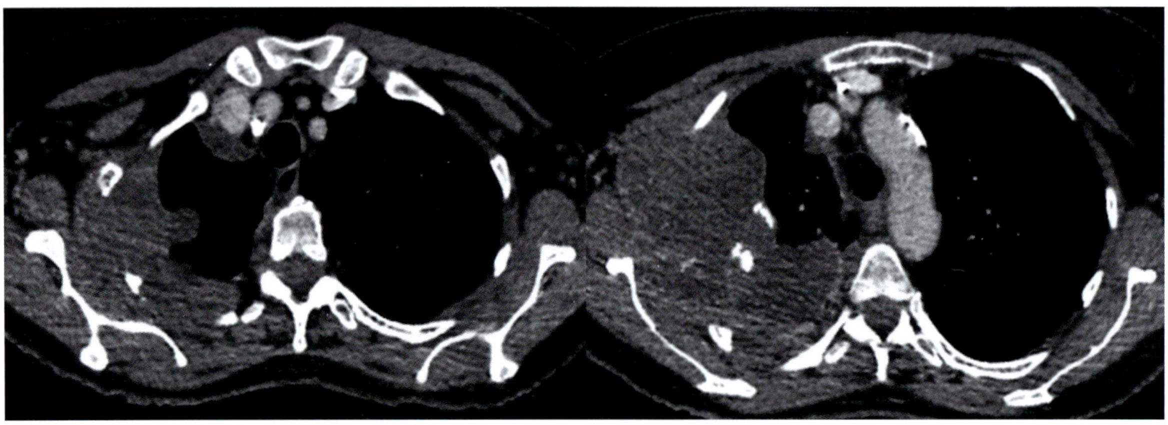

3.2.2 Exsudats infectieux

Exsudats associés le plus souvent aux pneumonies bactériennes (épanchements parapneumoniques) :
- Tableau de pneumopathie bactérienne aiguë avec douleur intense de type pleurale
- Exsudat riche en polynucléaires neutrophiles :
  . s'assurer de l'absence d'empyème pleural (pleurésie purulente) et orienter le traitement local (abstention vs drainage ± lavage pleural)
  . éventuellement, identifier le germe pour orienter l'antibiothérapie

On distingue :
- *Les épanchements parapneumoniques dits "non compliqués" :*
  . *épanchement de faible abondance*
  . *liquide clair riche en polynucléaires neutrophiles non altérés*
  . *absence de germe à l'examen direct et en culture :*
    → *le traitement est celui de la pneumopathie (antibiothérapie)*
- *Les épanchements parapneumoniques "compliqués" (encore appelés empyèmes ou pleurésies purulentes) :*
  . *épanchement abondant (dépasse le niveau du hile) ou*
  . *épanchement cloisonné ou*
  . *liquide purulent ou*
  . *germes présents à l'examen direct ou*
  . *culture bactériologique positive :*
    → *traitement anti-infectieux associée à l'évacuation du liquide pleural en urgence*
  . *par mise en place d'un drain*
  . *± lavage ou fibrinolyse pleurale*

Pleurésie infectieuse virale
- Contemporain d'une pneumopathie d'allure virale, parfois associée à une péricardite (pleuro-péricardite virale)
- Épanchement peu abondant

Pleurésie tuberculeuse
- Pleurésie sérofibrineuse qui procède de deux mécanismes :
  . soit au décours immédiat d'une primo-infection tuberculeuse
  . soit secondaire, après réactivation à partir d'un foyer tuberculeux ancien
- Cliniquement aspécifique :
  . fièvre modérée, amaigrissement, IDR positive
  . la recherche de BK dans l'expectoration est exceptionnellement positive dans les formes qui suivent une primo-infection
- Radiologie : lésions parenchymateuses peu étendues, voir non visibles
- Diagnostic :
  . liquide pleural : citrin, lymphocytaire, PCR positive, examen direct rarement +, culture (milieux spéciaux)
  . biopsies pleurales percutanées « à l'aveugle » ou sous thoracoscopie (excellent rendement)

3.2.3 Exsudats non tumoraux et non infectieux

Accompagnant une embolie pulmonaire (EP)
- Les présentations clinique et paraclinique sont celles de l'embolie pulmonaire.
- Il faut savoir penser à l'EP !
- 20 % des embolies pulmonaires s'accompagnent d'un épanchement pleural
- Épanchement peu abondant
- Liquide citrin ou sérohématique
- Exsudat dans 80 % des cas, transsudat dans 20 % des cas, lymphocytaire ou éosinophile

Pleurésie bénigne liée à l'amiante (pleurésie 'asbestosique')
- Diagnostic d'exclusion ++
- Rechercher une exposition à l'amiante

- Suspectée quand la radiographie ou le scanner thoraciques montrent des plaques pleurales ± calcifiées (Figure 13)
- L'arrière-pensée est toujours le mésothéliome → intérêt de la biopsie pleurale sous thoracoscopie

Pleurésies associées à une maladie de système

- Notamment le lupus érythémateux disséminé et la polyarthrite rhumatoïde

Figure 12 : Plaques pleurales fibro-hyalines vues en TDM (flèches) et en thoracoscopie (au niveau de la plèvre pariétale) chez un patient exposé à l'amiante.

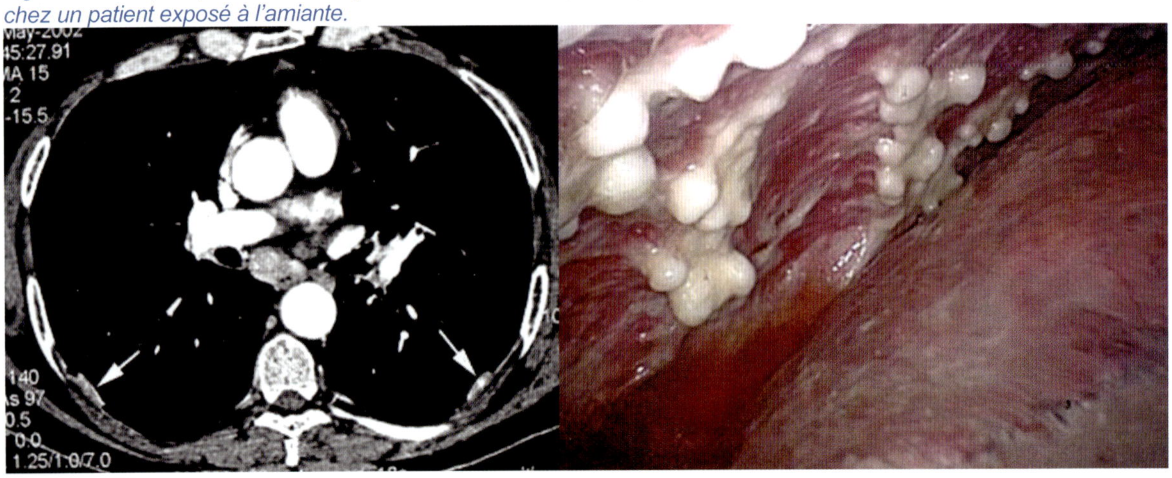

4. PONCTION PLEURALE

4.1 Qui ponctionner et qui ne pas ponctionner ?

La majorité des épanchements pleuraux doit faire l'objet d'une ponction à visée diagnostique.

Deux situations conduisent cependant à ne pas recommander la ponction en 1ère intention :

- Épanchement pleural de faible abondance
  . le rapport bénéfice/risque est alors trop défavorable (le guidage échographique permet toutefois désormais la ponction, en toute sécurité, de nombreux épanchements)
- Insuffisance cardiaque gauche connue, la ponction n'est à envisager que si :
  . épanchement unilatéral ou asymétrique
  . douleur ou fièvre
  . absence de modification après diurétiques

4.2 Quand ponctionner ?

En urgence si :

- Épanchement fébrile → la ponction est à visée étiologique et parfois évacuatrice si épanchement parapneumonique
- Mauvaise tolérance clinique → la ponction est à visée évacuatrice

Rapidement dans les autres cas

4.3 Comment ponctionner ?

Ponction :

- Orientée par l'examen clinique ± **repérage échographique dans l'idéal selon les recommandations**
- Patient confortablement installé, assis le dos rond
- En pleine matité
- Au bord supérieur de la côte inférieure de l'espace intercostal
- Trajet perpendiculaire à la paroi thoracique
- Progression le « vide à la main » afin de repérer immédiatement l'entrée dans la cavité pleurale et d'arrêter la progression de l'aiguille

Figure 13 : Ponction pleurale.

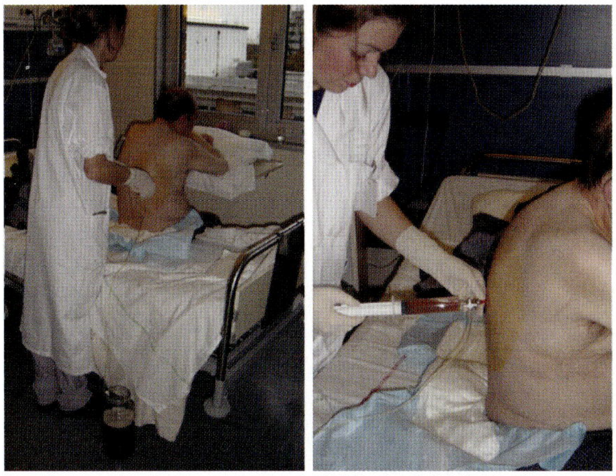

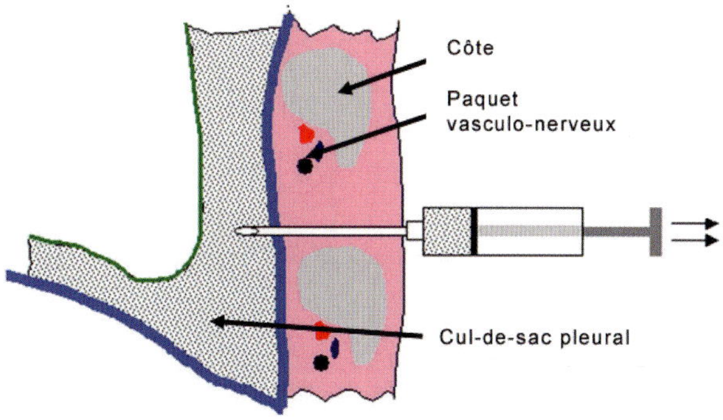

La complication la plus fréquente de la ponction pleurale est le pneumothorax post ponction. Par conséquent, il est recommandé de procéder à une imagerie pleurale post-ponction, soit par radiographie, soit par échographie, afin de rechercher cette complication. Les autres complications possibles sont :

- L'hémothorax (par traumatisme vasculaire)
- L'œdème aigu de réexpansion (œdème ad vacuo) en cas de drainage trop rapide de la cavité pleurale (épanchement abondant)
- Les complications du point de ponction.

Idéalement, les ponctions pleurales doivent être réalisées (autant que l'urgence le permet) après arrêt des antiagrégants plaquettaires (hors aspirine faible dose) et relai anticoagulant (INR < 1.5).

4.4 Faut-il évacuer le liquide quand on ponctionne ?

Non si :

- Épanchement bien toléré : pas d'indication à tout évacuer

Oui si :

- Épanchement mal toléré : évacuer 1 à 2L suffit le plus souvent à améliorer la tolérance
- L'évacuation de l'épanchement a aussi un intérêt pour l'enquête étiologique :
  . pour l'étude tomodensitométrique (scanner) du parenchyme pulmonaire sous-jacent (après vidange)

4.5 Quelle(s) analyse(s) sur le liquide pleural ?

L'analyse du liquide pleural sert avant tout à l'enquête étiologique 1) aspect macroscopique du liquide ; 2/ distinction **transsudats** vs **exsudats**

4.5.1 Examen macroscopique du liquide pleural (Figure 14)

C'est la 1ère étape de l'enquête étiologique.

On distingue les liquides :

- Citrins, les plus fréquents (Figure 14)
- Hémorragiques :
  . ne signe pas toujours un hémothorax car une quantité de sang relativement faible suffit à donner un aspect hémorragique
  . dans un contexte post-traumatique : impose la mesure de l'hématocrite pleural
  . en dehors d'un contexte post-traumatique : évoque en 1ère hypothèse un épanchement néoplasique
- Lactescents :
  . orientant vers un chylothorax (présence de chyle dans la plèvre, souvent due à une rupture du canal thoracique)
- Purulents

Figure 14 : Liquide citrin, sérohématique, chyleux (de gauche à droite).

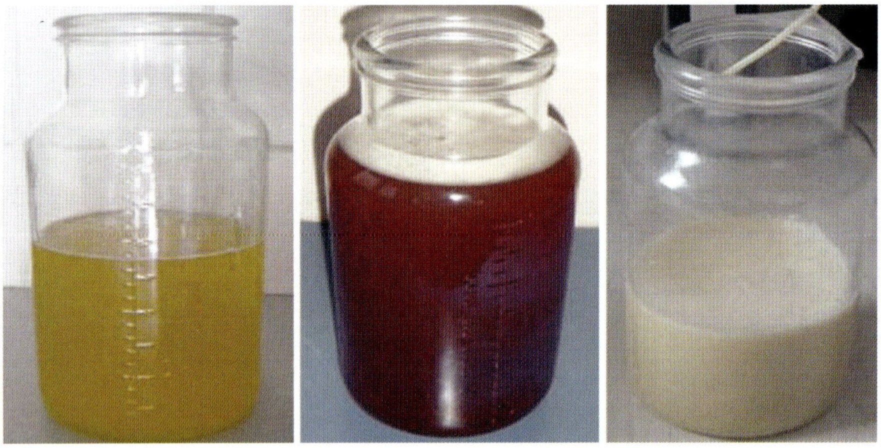

Tout épanchement qui n'est pas franchement citrin et clair est a priori exsudatif (mais un épanchement citrin peut également être exsudatif).

4.5.2 Quels examens biologiques de 1ère intention doivent être réalisés sur le liquide ponctionné

Biochimie pour dosage des protides pleuraux (protidopleurie) et des LDH (tableau 1)

Cytologie pleurale :

- La formule cellulaire oriente l'étiologie mais ne fait pas le diagnostic
- Cellules tumorales à toujours rechercher si exsudat

Analyse bactériologique

- Germes pyogènes habituels (ex. Direct + cultures sur milieux aérobie et anaérobie)
- Mycobactéries (ex. direct + culture sur milieux spéciaux)

4.5.3 Quels examens biologiques de 2e intention doivent être réalisés sur le liquide ponctionné en fonction de l'orientation clinique et de l'aspect macroscopique du liquide

Amylase pleurale (amylopleurie)

- En cas de suspicion de pathologie pancréatique et sous-phrénique

Hématocrite pleurale si liquide hémorragique

Triglycérides si liquide lactescent

- Un taux supérieur à 1,1 g/l (1,2 mmol/l) affirme le diagnostic de chylothorax.

5. ENQUÊTE ÉTIOLOGIQUE FACE À UN ÉPANCHEMENT PLEURAL

5.1 En présence d'une orientation clinique

5.1.1 Situations typiques

Épanchement associé à une pneumonie → ponction immédiate

- Pour distinguer les épanchements parapneumoniques « compliqués » des épanchements parapneumoniques "non compliqués"

Épanchement dans un contexte traumatique → ponction immédiate

- Pour poser le diagnostic d'hémothorax

Épanchement chez un patient porteur d'un cancer connu → recherche de cellules tumorales dans le liquide pleural

- Pour documenter la localisation secondaire

5.1.2 Situation moins typique

Tableau compatible avec une embolie pulmonaire → toujours garder à l'esprit cette hypothèse et mener les investigations afin de l'éliminer

5.2 En l'absence d'orientation clinique

Distinguer les transsudats des exsudats :
- La 1ère étape est donc l'analyse du liquide pleural

Si transsudat :
- Évaluer la fonction cardiaque, hépatique, rénale.

Si exsudat LA question est « s'agit-il d'un cancer ? » :

On rappelle que la première cause d'épanchement pleural néoplasique est le cancer du poumon (cf. 3.2.1)

Figure 15 : Thoracoscopie avec prélèvements sous contrôle de la vue, atteinte pleurale métastatique discontinue de la plèvre pariétale (haut gauche) et viscérale (bas gauche).

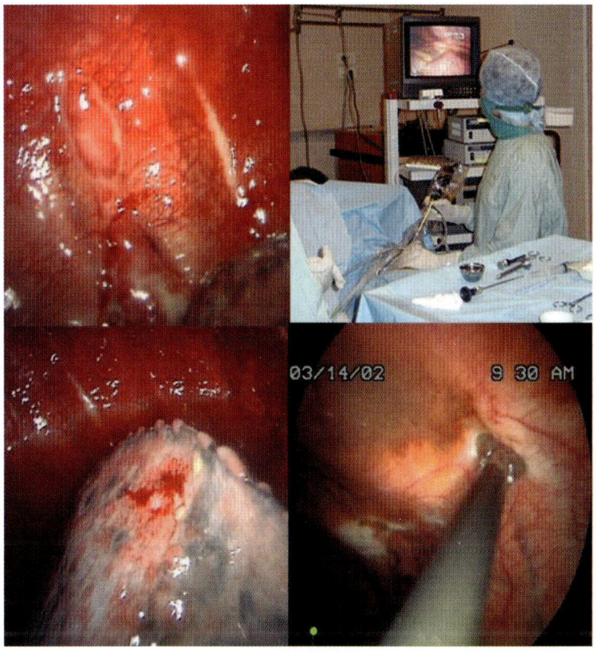

Figure 16 : Biopsie pleurale à l'aveugle : vue interne du trocart à biopsies. La flèche montre le fragment de plèvre pariétale enlevé par le trocart à biopsies.

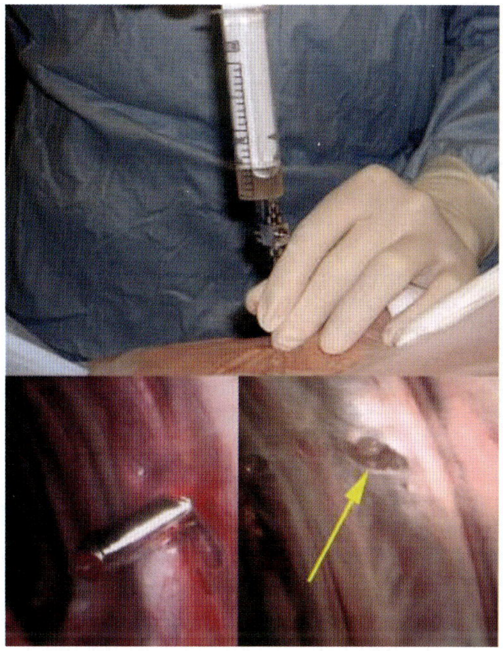

5.2.1 Si exsudat à enquête étiologique négative malgré les biopsies pleurales

Surveillance prolongée nécessaire :
- Car l'arrière-pensée est toujours celle d'un cancer

Tableau 2 : principales étiologies des épanchements pleuraux.

TRANSSUDATS	EXSUDATS			
	CELLULES TUMORALES	NEUTROPHILES	LYMPHOCYTES	EOSINOPHILES
PLUTÔT BILATERAL **Insuffisance cardiaque** Syndrome néphrotique **PLUTÔT UNILATERAL** **Cirrhose** Embolie pulmonaire	**Pleurésie métastatique** Mésothéliome	**Épanchement para pneumonique**	**Tuberculose** **Cancer** Pleurésie des collagénoses (PR, lupus)	Embolie pulmonaire ATCD d'hémothorax Parasitaire **Cancer**

Item 207 - Opacités et masses intrathoraciques

(Ex-item 203)

Rang	Rubrique	Intitulé	Descriptif
A	Prévalence, épidémiologie	Reconnaitre une radiographie thoracique de face normale	Connaitre l'anatomie thoracique et reconnaitre la normalité de la radiographie
A	Diagnostic positif	Savoir quand demander une radiographie thoracique en urgence	Connaitre les principales indications de l'urgence : insuffisance respiratoire aiguë, douleur thoracique
A	Diagnostic positif	Reconnaitre une opacité pulmonaire	Reconnaitre une anomalie sur un ou deux poumons
A	Diagnostic positif	Reconnaître une fracture de cote	
A	Diagnostic positif	Savoir diagnostiquer un épanchement pleural liquidien	Diagnostiquer une pleurésie
A	Diagnostic positif	Savoir diagnostiquer un épanchement pleural gazeux	Diagnostiquer un pneumothorax
A	Diagnostic positif	Savoir diagnostiquer un syndrome alvéolaire	Reconnaitre une opacité alvéolaire et un bronchogramme aérien
A	Diagnostic positif	Savoir diagnostiquer un syndrome interstitiel	Reconnaitre un infiltrat pulmonaire
A	Diagnostic positif	Savoir repérer une anomalie médiastinale	Tumeur, emphysème, élargissement aortique, cardiomégalie
A	Diagnostic positif	Savoir diagnostiquer une atélectasie	Diagnostiquer un trouble ventilatoire
A	Diagnostic positif	Savoir quand demander une radiographie thoracique en urgence	
B	*Étiologies*	*Connaitre les principales hypothèses diagnostiques devant une anomalie médiastinale selon la topographie chez l'enfant*	

Les objectifs de rang B apparaissent surlignés et en italique dans le texte.

NB : Le collège des enseignants de pneumologie n'adhère pas à la dimension purement radiologique des objectifs tels que présentés dans l'item 203 et a choisi de traiter une partie de ces objectifs dans leurs items respectifs : syndrome alvéolaire (item 205) ; syndrome interstitiel (item 206) et épanchement pleural (item 202)

Les aspects pédiatriques de cet item ne sont pas traités ici mais dans les documents pédagogiques rédigés par le collège de pédiatrie.

Le collège des enseignants de pneumologie considère comme des objectifs de rang A
- Les arguments pour la nature maligne ou bénigne d'un nodule pulmonaire
- La base de l'orientation étiologique face à une masse du médiastin (localisation précise de la lésion dans le médiastin)

Points clés

Nodules et masses intrathoraciques

1. Un nodule pulmonaire est une opacité intraparenchymateuse pulmonaire de moins de 3 cm de diamètre. Un micronodule a une taille inférieure à 3 mm, une masse a une taille supérieure à 3 cm.
2. L'examen d'imagerie clé est le scanner thoracique.
3. La présomption de malignité repose sur : le terrain, les facteurs de risque (tabagisme notamment), la taille, la morphologie, la fixation en TEP et l'évolution (en taille ou en volume).
4. La nature cancéreuse d'un nodule est affirmée par l'examen anatomopathologique.

Masses médiastinales

1. L'orientation étiologique s'appuie sur la localisation de la lésion dans l'une des 9 loges médiastinales.
2. L'examen tomodensitométrique est l'examen clé pour les masses du médiastin antérieur et moyen. Il doit être complété par une IRM pour les masses du médiastin postérieur.
3. Les lésions typiques (goitres et kystes) ne nécessitent pas de confirmation histologique.

1. NODULES ET MASSES INTRAPARENCHYMATEUX THORACIQUES

1.1 Définitions

Les opacités intraparenchymateuses peuvent être :

- Uniques ou multiples.
- De densité solide, en verre dépoli pur ou mixte (Figure 1)
- En fonction de leur taille appréciée au scanner on parle de :

Définitions	∅
Micronodules	< 3 mm
Nodules	3 - 30 mm
Masse	> 3 cm

Pour les nodules ≤ 10 mm, la taille du nodule est la moyenne du grand axe et du petit axe perpendiculaire. Pour les nodules > 10 mm ou les nodules de forme ronde, la mesure du plus grand diamètre suffit.

De plus en plus, les nodules solides sont appréciés par leur volume (déterminés par mesure assistée par ordinateur par le radiologue), exprimé en mm^3.

Elles sont à distinguer des opacités rondes extra-parenchymateuses développées à partir de la paroi thoracique ou de la plèvre.

Figure 1 : Les 3 types de lésions nodulaires élémentaires.

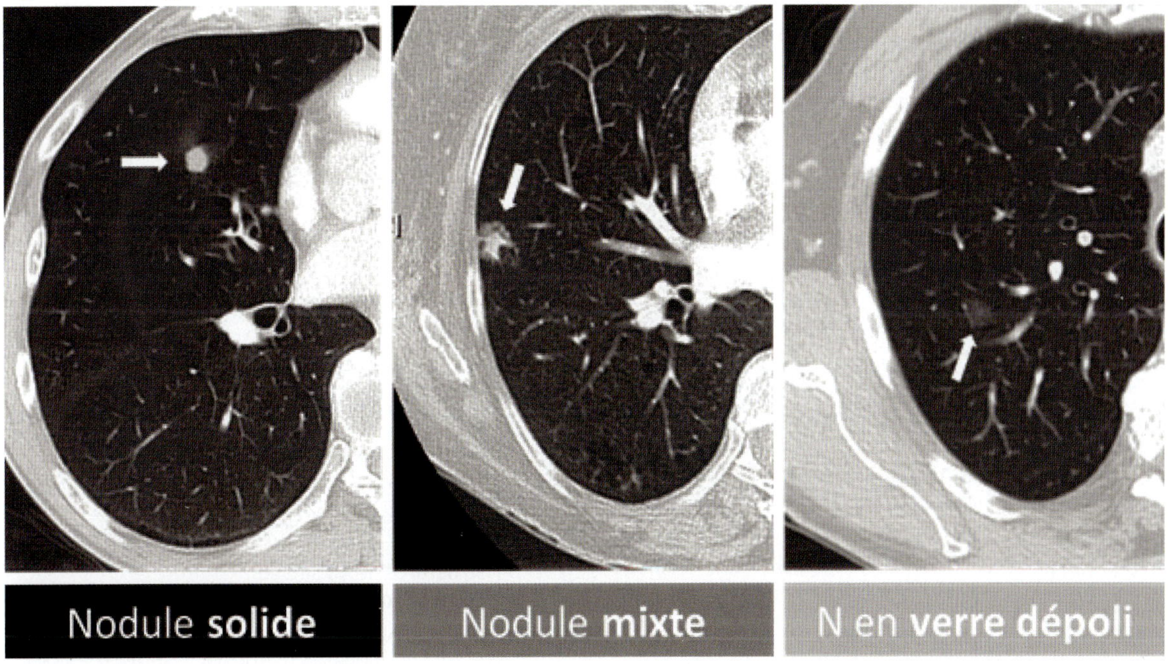

1.2 Circonstances de découverte

Les circonstances de découvertes sont variables :

1. La découverte au cours d'un bilan médical :

- Soit lors du bilan d'une maladie respiratoire (suite d'une pneumopathie, bilan de BPCO, bilan de toux, bilan d'exposition à l'amiante). Dans ce cas, l'opacité survient donc chez un individu à risque et/ou symptomatique.
- Soit dans le cadre du bilan d'une autre maladie, comme par exemple certains bilans d'extension de cancer, ou de certaines maladies de système. Dans ce cas aussi, la découverte d'opacité doit être interprétée à l'aulne du terrain.

2. La découverte fortuite ou dans le cadre d'un dépistage chez un sujet asymptomatique :
- Au décours d'un examen pratiqué pour une autre raison : angioscanner des Troncs Supra-Aortique, Scanner abdominal…
- Au décours d'un examen de dépistage opportuniste pratiqué chez un sujet éligible.

On notera ici que la radiographie thoracique n'est pas adaptée pour la découverte et la description des nodules et micronodules.

De même, la radiographie thoracique n'a aucune place dans le dépistage des cancers pulmonaires.

Dépistage du cancer du poumon (CP) :
- *Il n'y a pas encore de recommandation pour le dépistage organisé du CP en France par scanner faiblement irradiant (HAS 2016). Il est toutefois désormais largement démontré qu'un scanner faiblement dosé, sans injection de produit de contraste, à intervalle régulier (tous les 1 à 2 ans selon les cas) diminue la mortalité par cancer de 20 à 25% et diminue la mortalité globale de 7%, dans une population éligible de 50 à 75 ans, fumeurs (plus de 15 cigarettes par jour pendant plus de 25 ans ou plus de 20 cigarettes par jour pendant plus de 30 ans ; tabagisme actif ou bien sevré depuis 10 à 15 ans).*

1.3 Diagnostic étiologique

La démarche diagnostique dépend essentiellement du terrain, des facteurs de risque (notamment le tabagisme), de la taille de la lésion, de sa morphologie TDM, de son évolution et de son activité métabolique à l'imagerie en tomographie à émission de positons (TEP-FDG) (item 306).

L'imagerie TEP-FDG a profondément modifié l'arbre décisionnel devant un nodule pulmonaire, avec, en cas de positivité, un rapport de vraisemblance en faveur du cancer de l'ordre de 4 (rapport entre vrais et faux positifs).

Des faux négatifs sont possibles lorsque la taille du nodule est inférieure à 1 cm, et lorsqu'il s'agit d'un nodule en verre dépoli pur.

Inversement, des faux positifs sont rencontrés en rapport avec des processus inflammatoires et granulomateux.

En France, outre les foyers infectieux chroniques (actinomycose, nocardiose), les mycobactérioses, les aspergilloses et la sarcoïdose sont générateurs de faux positifs.

1.3.1 Orientation radio-clinique en faveur de la bénignité ou de la malignité

Tableau 1 : Critères de risque de malignité (adapté des recommandations de la Fleischner Society).

	Faible Risque	**Haut Risque**
Clinique*	Jeune âge Non/faiblement fumeur	Plus âgé Fumeur ATCD de cancer
Nodule* (scanner)	Petite taille Contours réguliers Hors lobes supérieurs	Taille plus élevée Contours irréguliers, spiculés, attirant les structures de voisinage Localisation lobaire supérieure
TEP	Fixation faible	Fixation élevée
Évolutivité (scanner)	(quasi) disparition Diminution en taille persistante ou progressive Absence d'évolution à 2 ans (solides) ou 3-5 ans (verre dépolis)	Progression en taille ou en volume

* Pas de valeur seuil (jugement clinique)

Aucun argument ne peut être formel. Seule l'histologie permet d'avoir un diagnostic de certitude.

Figure 2 : Adénocarcinome primitif pulmonaire périphérique. Nodule solide, dense, à contour irrégulier, spiculée (fines striations se prolongeant dans le parenchyme pulmonaire de façon radiaire), avec prolongement linéaire vers la plèvre.

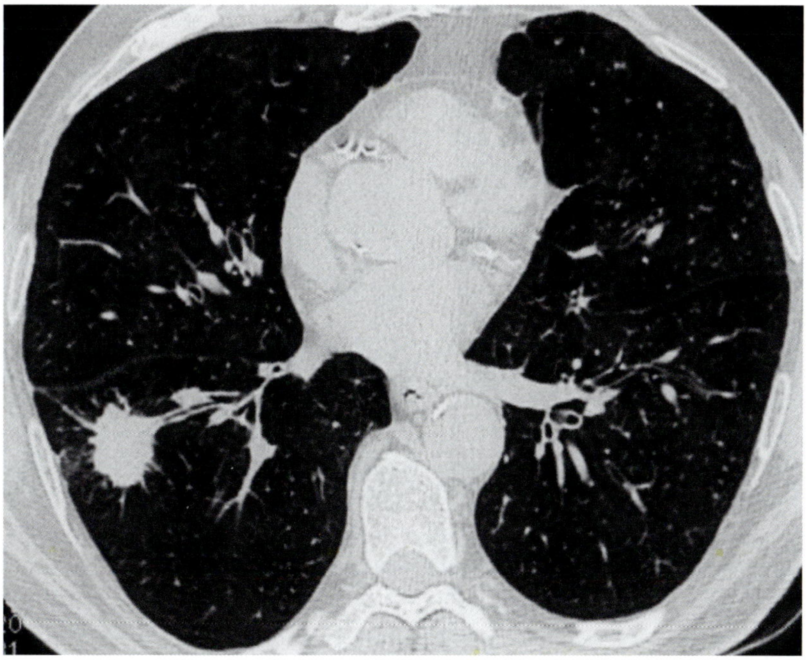

Figure 3 : Nodule solide carcinomateux lobaire inférieur gauche. Notez la modification au cours d'une surveillance TDM à 6 mois : extension de l'opacité, attraction de la scissure, contours spiculés.

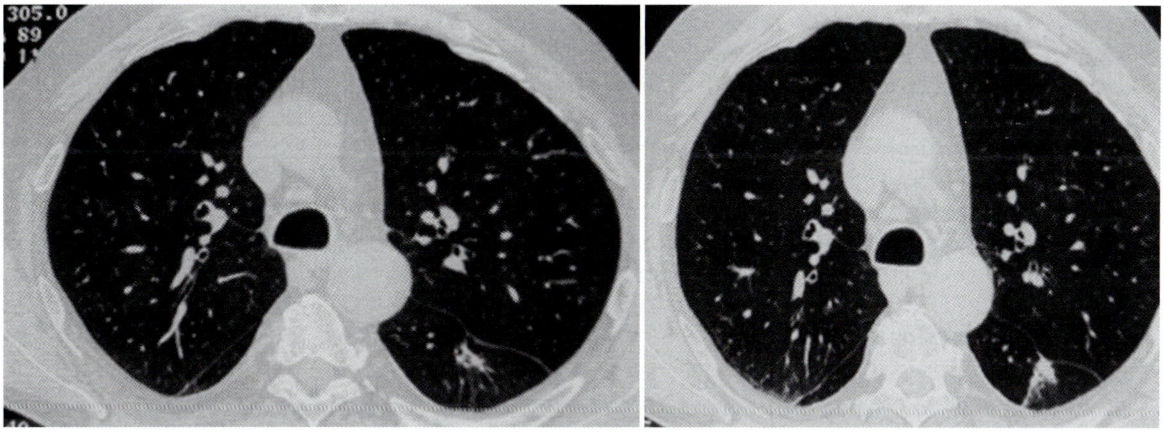

1.3.2 Étiologies (Tableau 2)

1.3.2.1 Causes néoplasiques

Cancers bronchopulmonaires primitifs :

- Les plus fréquents, surtout chez les plus de 50 ans, fumeur (Figures 2 et 3)
- Apparait le plus souvent comme un **nodule pulmonaire solitaire**
- *Tumeurs carcinoïdes bronchiques : Ce sont des tumeurs neuroendocrines de bas grade. Elles aussi peuvent aussi comporter des calcifications. Les explorations complémentaires spécifiques de ce type de tumeur consistent en une scintigraphie des récepteurs de la somatostatine (DOTATOC). La biopsie est requise. L'exérèse est nécessaire, mais compte tenu du faible potentiel de rechute elle doit être économe en parenchyme pulmonaire.*

Cancers secondaires (métastases) pulmonaires :

- Opacités rondes, uniques ou multiples
- De contours réguliers (Figure 4)

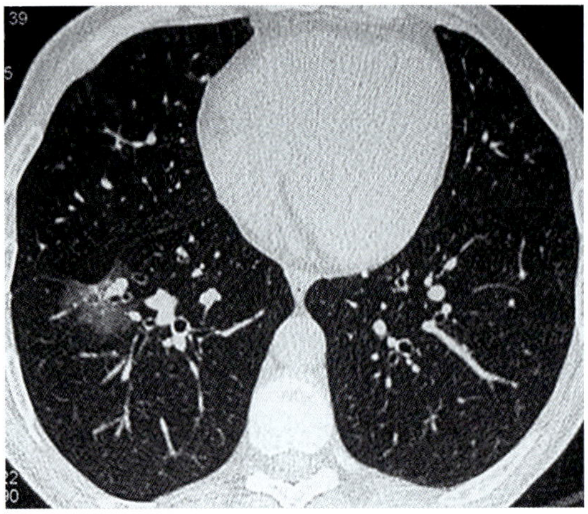

Figure 4 : Opacité lobaire inférieure droite en « verre dépoli » avec attraction de la scissure et densification (adénocarcinome bronchique primitif d'architecture lépidique).

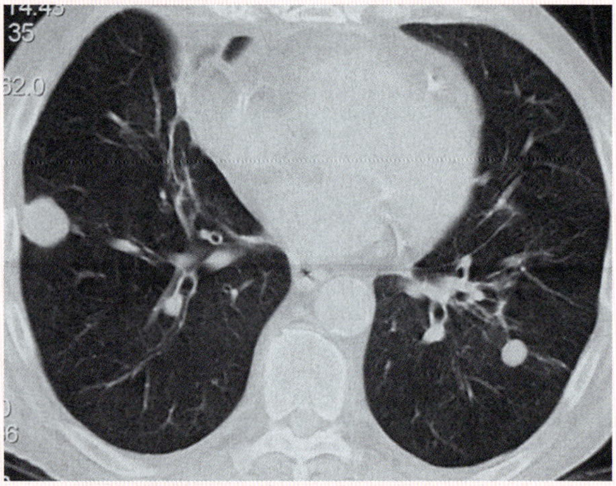

Figure 5 : Nodules solides à contours réguliers, métastases d'un cancer colique.

1.3.2.2 Causes non néoplasiques

***Tumeurs bénignes** :*

- *Représentent 1/10ᵉ des nodules thoraciques*
- *Se présentent sous forme d'une opacité unique, sphérique et de contour régulier*

*Certains critères radiologiques, sont en faveur du **caractère bénin** d'un nodule thoracique :*

- *Nodule entièrement calcifié ou nodule avec calcification centrale sur deux reconstructions orthogonales, quelle que soit sa taille ; ou nodule avec calcification périphérique ou lamellaire. Il s'agit le plus souvent d'une évolution cicatricielle d'une lésion post-infectieuse*
- *Caractéristiques suggestives d'un ganglion intra-pulmonaire : nodule tissulaire homogène de moins de 10mm, de forme triangulaire ou ovalaire, située à une distance de moins de 15 mm de la plèvre (volontiers péri-scissural) et en dessous du niveau de la carène*
- *Hamartochondrome : tumeur bénigne la plus fréquente. Diagnostic souvent facile sur des données TDM pathognomoniques d'aspect en « pop-corn », associant calcifications et densités graisseuses (Figure 5). La TEP-FDG, non requise, est négative. La vérification histologique est préférable mais l'exérèse n'est pas nécessaire.*

***Nodules de nature infectieuse** :*

- *Abcès du poumon à pyogène : facilement différencié d'une affection tumorale, par sa survenue dans un contexte aigu fébrile, s'excavant rapidement en concomitance d'une vomique*
- *Infections à bactérie filamenteuse de croissance lente comme Actinomyces (porte d'entrée dentaire) ou Nocardia, de diagnostic beaucoup plus difficile. L'opacité pulmonaire peut alors être difficile à différencier d'un cancer par l'imagerie (TDM, TEP-FDG)*
- *Tuberculomes :*
  - *. foyers tuberculeux avec calcifications d'allure concentrique en TDM*
  - *. peuvent être quiescents, cicatriciels ou représenter un foyer tuberculeux encore actif*
  - *. justifie donc de prélèvements mycobactériologiques dirigés lorsque la tuberculose n'était pas antérieurement connue et traitée*
- *Kyste hydatique (Afrique du Nord, Amérique Latine, Europe de l'Est, Chine)*
  - *. contenu liquidien avec parfois un décollement du kyste se traduisant par un aspect de « membrane flottante » surmontée d'un croissant gazeux (Figure 6)*

- *Aspergillome :*
  - *. conséquence d'une prolifération mycélienne dans une cavité aérienne préexistante*
  - *. aspect TDM caractéristique « en grelot » au sein d'une cavité préexistante*
  - *. diagnostic réalisé par la TDM et confirmé par la sérologie aspergillaire montrant un ou plusieurs arcs de précipitation spécifiques (Figure 7)*

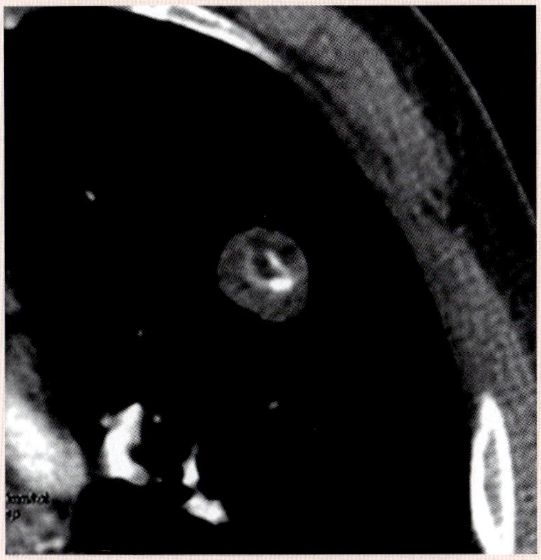

Figure 6 : Hamartochondrome (le grossissement permet de distinguer des zones de densités graisseuses au sein du nodule ainsi que des calcifications).

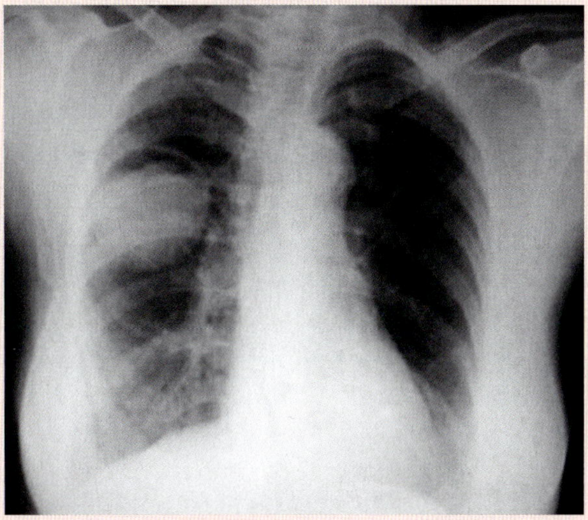

Figure 7 : Kyste hydatique rompu.

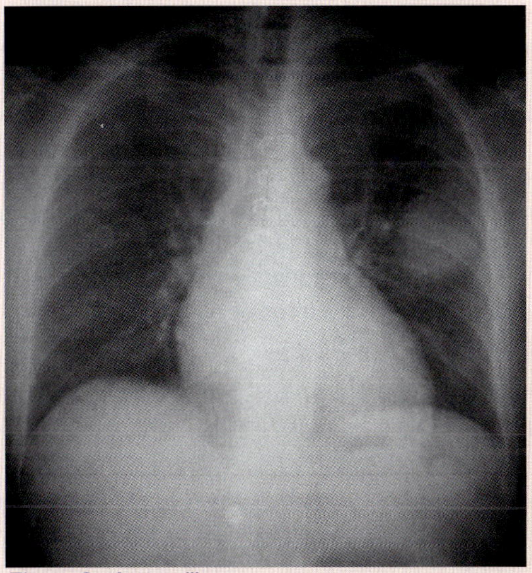

Figure 8 : Aspergillome.

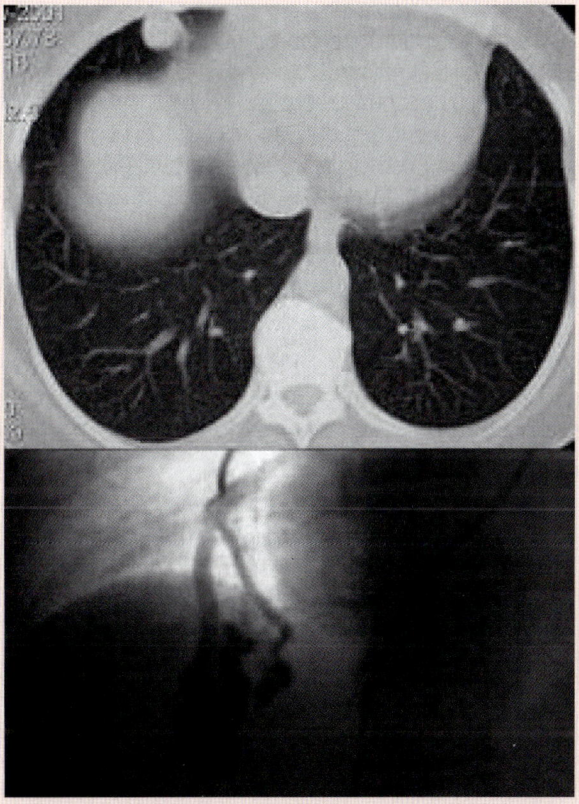

Figure 9 : Nodule lobaire inférieur droit sur le scanner = malformation artérioveineuse

Connectivites vascularites :
- *Granulomatose avec polyangéite (item 192)*
- *Nodules rhumatoïdes*

Opacités rondes d'origine vasculaire :
- *Malformations artérioveineuses (fistules artérioveineuses) s'intégrant le plus souvent dans le cadre d'une maladie familiale de Rendu Osler (Figure 8), souvent multiples*

Autres :
- *Atélectasie ronde*
- *Masses pseudo tumorales silicotiques (item 206)*

Tableau 2 : Étiologies principales des nodules pulmonaires.

Tumeurs malignes	*Tumeurs bénignes*	*Opacités non tumorales*
Cancers broncho-pulmonaires primitifs (dont carcinoïdes bronchiques) *Tumeurs secondaires (métastases) :* *– broncho-pulmonaire* *– côlon* *– rein* *– thyroïde* *– ORL* *– mélanome* *– testicule* *– sein, prostate* *– primitif osseux*	*Hamartochondrome* *Ganglion intra-pulmonaire*	*Granulomatose avec polyangéite (GPA)* *Nodules rhumatoïdes* *Kyste hydatique* *Aspergillome* *Abcès* *Tuberculome* *Atélectasie ronde* *Masses silicotiques* *Vasculaires*

1.3.3 Examens complémentaires nécessaires au diagnostic étiologique.

Examens morphologiques

- La tomodensitométrie thoracique (TDM) avec produit de contraste, examen essentiel d'orientation :
  . Les nodules sont mieux dénombrés en imagerie d'atténuation « MIP », qui permet la sommation des coupes sus et sous-jacentes.
  . Permet d'identifier des facteurs associés importants dans la discussion diagnostique comme : plaques pleurales asbestosiques, adénopathies médiastinales.
  . Permet enfin de décider les modalités du prélèvement : ponction ou une biopsie transpariétale à l'aiguille, *ou prélèvement endoscopique distal (échographie radiale par minisonde, endoscopie dite de navigation)*, ou abord chirurgical.
  . La répétition des TDM est parfois requise pour évaluer l'évolution des lésions.
- Le TEP-FDG est un examen important de la démarche diagnostique des nodules et des masses

Examens permettant le diagnostic histopathologique *(détails dans l'item 306)*

Examen clinique attentif pour s'assurer de l'absence de lésion accessible à un prélèvement histologique peu invasif (une adénopathie périphérique ou sus claviculaire par exemple).

Endoscopie bronchique :
- *Ne permet d'explorer que les bronches centrales et n'accède pas aux lésions distales sauf en utilisant des outils spécifiques. Elle reste d'indication large à la recherche d'une autre lésion plus proximale. Un prélèvement endoscopique en s'aidant d'une technique d'échographie radiale (qui consiste à introduire une petite sonde d'échographie poussée et un cathéter pour prélèvements en distalité au travers du conduit opérateur de l'endoscope) est possible dans certains cas.*

Ponction transpariétale sous contrôle TDM, voire échographique :
- *L'échographie n'est possible que pour les lésions envahissant la plèvre et dans des centres spécialisés.*
- *Peut se compliquer d'un pneumothorax partiel notamment, lorsque le nodule est situé à distance de la plèvre ou lorsque le nodule se situe dans un lobe emphysémateux. Cette complication peut être mal tolérée en cas d'insuffisance respiratoire et il est donc important de disposer préalablement d'une évaluation spirométrique.*

Autres techniques :

- *Si adénopathies médiastinales fixant en TEP-FDG : échoendoscopie transbronchique ou médiastinoscopie (item 306)*
- *Exérèse chirurgicale avec analyse extemporanée. Si l'anatomopathologiste confirme le diagnostic de cancer primitif du poumon, cette exérèse cunéiforme est insuffisante et doit donc être complétée par une résection anatomique (lobectomie le plus souvent) associée à un curage ganglionnaire.*

1.3.4 Stratégie diagnostique devant un nodule

Les examens réalisés pour aboutir au diagnostic dépendent du risque lié au terrain du patient, de la taille de la lésion, de son aspect TDM, de son aspect à la TEP, de son évolutivité et de la fonction respiratoire.

Figure 10 : Proposition d'algorithme décisionnel face à un nodule pulmonaire solide.

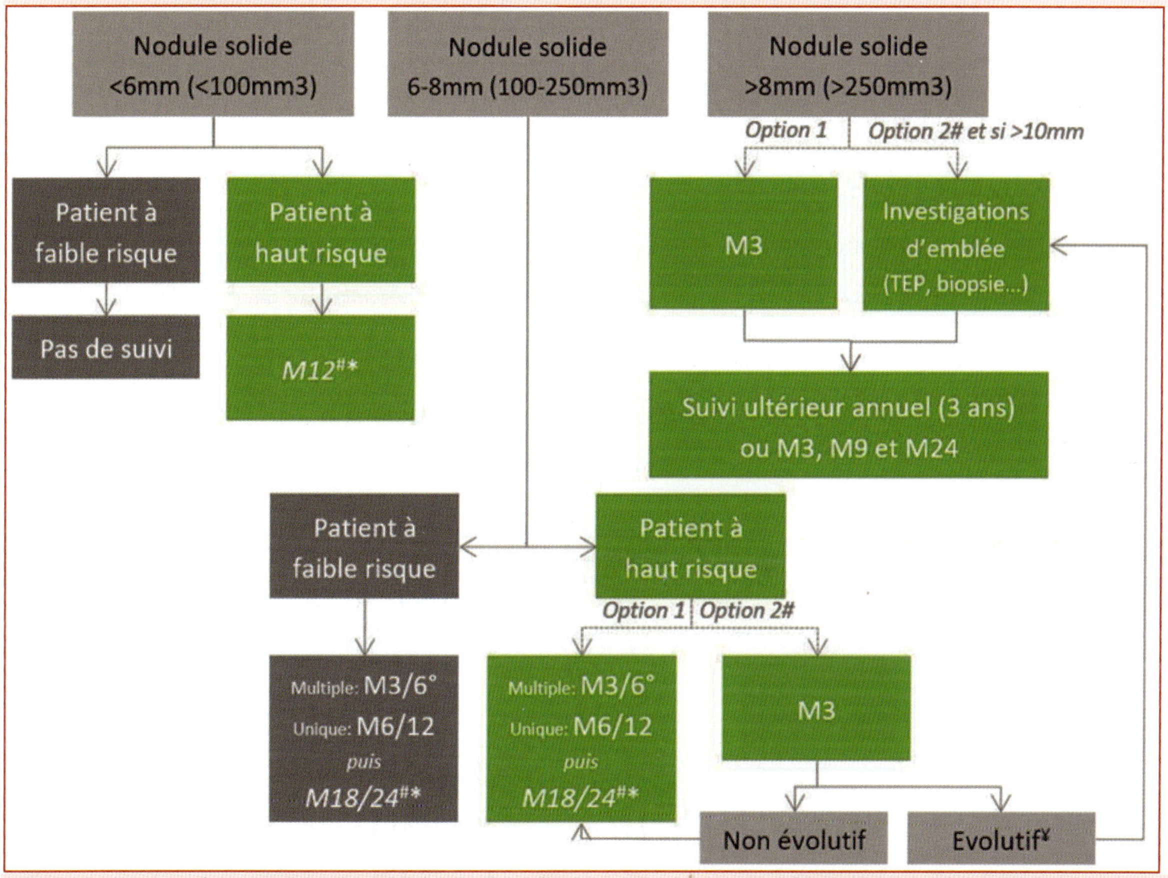

 # Option à considérer en cas de risque élevé, notamment en lien avec les caractéristiques morphologiques (spiculations, lobes supérieurs)
** Puis pas de suivi si pas d'évolution. En cas d'évolution, un suivi rapproché est nécessaire. Le temps de doublement volumique peut être calculé.*
¥ Un temps de doublement court, (< 400 jours) est un argument pour déclencher les investigations complémentaires. Un temps de doublement > 600 jours semble réduire de manière drastique le risque de cancer
° En cas de nodule multiple, considérer le plus volumineux

2. MASSES ET TUMEURS DU MÉDIASTIN

Sont exclues de ce chapitre la pathologie cardiovasculaire (ex : anévrysme de l'aorte) et œsophagienne (ex : hernie hiatale).

La pathologie des organes intramédiastinaux, qu'elle soit de nature tumorale, inflammatoire ou infectieuse entraîne un ensemble de signes regroupés sous le terme de syndrome médiastinal.

Les signes cliniques et radiographiques dépendent de la situation de l'organe atteint dans le médiastin et de la taille de la masse.

2.1 Rappel de l'anatomie du médiastin

2.1.1 Limites anatomiques du médiastin

- En haut le défilé cervico-thoracique
- En bas le diaphragme
- En avant la paroi thoracique (sternum)
- En arrière les vertèbres
- Latéralement les plèvres médiastines droite et gauche.

2.1.2 Les loges du médiastin

Le médiastin est artificiellement séparé en 9 loges (Figure 11) :

Figure 11 : Loges médiastinales et localisations des principales tumeurs médiastinales sur un cliché de profil (Baréty et Coury 1958).

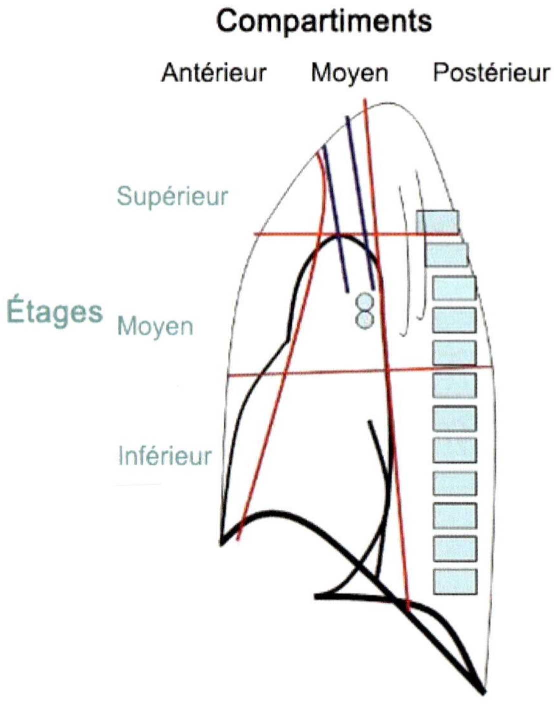

Trois étages de haut en bas :
- Étage supérieur, au-dessus de la portion horizontale de la crosse aortique
- Étage moyen, entre l'aorte et la carène
- Étage inférieur, en dessous de la carène

Trois compartiments d'avant en arrière :
- Compartiment antérieur : en avant de l'axe trachéal puis des vaisseaux et du péricarde
- Compartiment moyen : au niveau de l'axe trachéo-bronchique
- Compartiment postérieur ; en arrière de l'axe trachéobronchique

2.2 Aspect radiographique d'une masse médiastinale

2.2.1 Diagnostic positif de localisation médiastinale

Les masses médiastinales se présentent sous forme d'opacités :
- De limite externe nette convexe vers le poumon
- Se raccordant en pente douce avec le médiastin
- À limite interne non visible car non discernable des éléments du médiastin
- De tonalité hydrique comme le reste du médiastin
- Peuvent déformer ou déplacer une ligne médiastinale, ce signe ayant une valeur localisatrice majeure (signe de la silhouette : si la masse est en avant du médiastin elle en efface les bords et vice versa)

La TDM est l'examen essentiel au diagnostic
- Analysée sur les fenêtres permettant la détermination des densités tissulaires, graisseuses ou liquidiennes
- Injection de produit de contraste pour identifier les structures vasculaires normales du médiastin, les différencier d'une structure tissulaire, apprécier la perméabilité d'un gros tronc vasculaire et les distinguer une pathologie vasculaire (anévrysme)

2.2.2 Diagnostic différentiel

Sur le cliché thoracique, peuvent se discuter :
- Opacités intraparenchymateuses bordant le médiastin
- Opacités pariétales : opacités denses, rattachées à la paroi par un angle obtus, ce qui les différencie des opacités intra parenchymateuses, qui, lorsqu'elles touchent la plèvre, ont un raccord aigu avec elle

La TDM affirme la situation médiastinale de l'opacité.

2.3 Étiologies des masses du médiastin

2.3.1 Opacité du médiastin antérieur

Médiastin antérieur et supérieur

Ce sont essentiellement les goitres plongeants de découverte fortuite (Figure 11) :
- Tumeur en général bénigne, développée à partir d'un des lobes thyroïdiens et plongeant au travers du défilé cervico thoracique
- Peut entraîner un refoulement et plus rarement une compression trachéale
- Le diagnostic est affirmé par la TDM qui montre que la lésion est en continuité avec la glande thyroïde et souvent calcifiée.

Médiastin antérieur et moyen

Tumeurs thymiques (Figure 12) :
- Le thymus subit au cours de la vie une involution adipeuse. La glande disparaît à l'âge adulte pour laisser place à un reliquat graisseux rétrosternal.
- Une augmentation de la taille de la glande thymique est considérée comme pathologique après l'âge de 40 ans.
- Les tumeurs thymiques sont classées en 3 catégories :
  . Tumeurs épithéliales du thymus (TET). Le spectre de ces tumeurs varie en termes de potentiel d'invasion des structures médiastinale et de potentiel métastatique : il est minime pour les thymomes de type A et maximal pour les carcinomes thymiques. Les TET constituent l'essentiel des tumeurs du médiastin antérieur. Elles peuvent être découvertes à l'occasion d'une myasthénie liée à la production par la tumeur d'anticorps anti-récepteurs de l'acétylcholine.
  . Lymphomes thymiques. Adulte jeune, prédominance féminine. Il peut s'agir histologiquement d'une maladie de Hodgkin, d'un lymphome de type B à grandes cellules ou d'un lymphome T lymphoblastique.
  . Kystes et tumeurs bénignes thymiques

Figure 12 : Goitre plongeant intrathoracique. Notez la continuité de la masse avec les lobes thyroïdiens.

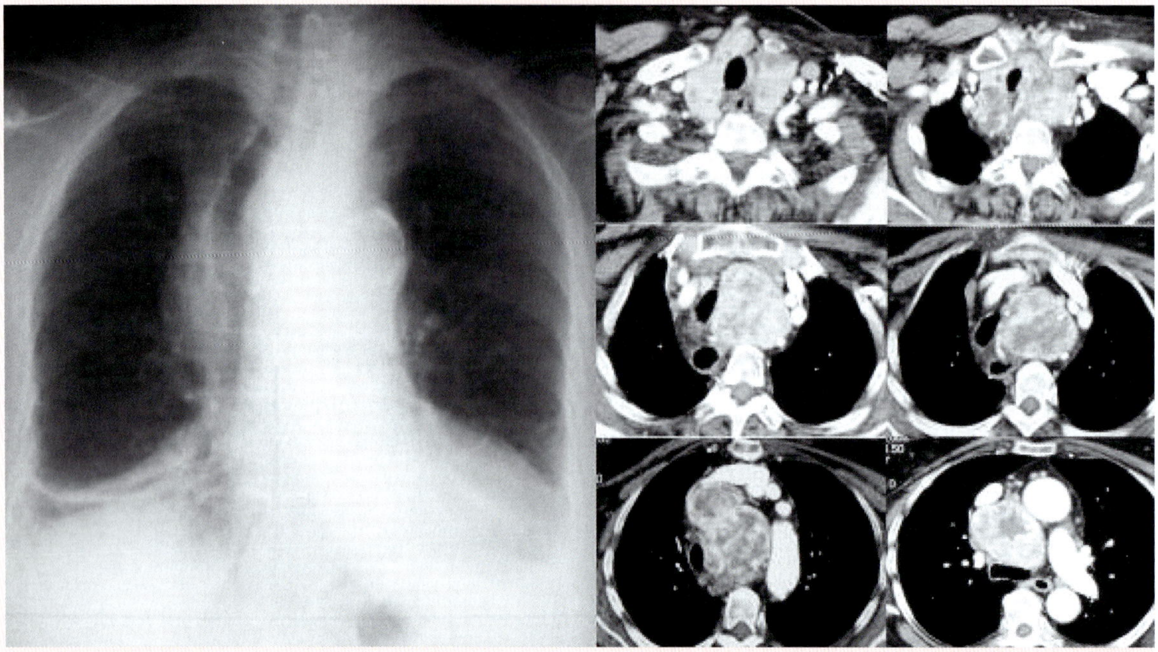

Figure 13 : Lymphome thymique, notez le comblement de l'espace clair rétrosternal (TDM) et le débordement latéral (cliché de face), habituel pour les masses du médiastin antérieur.

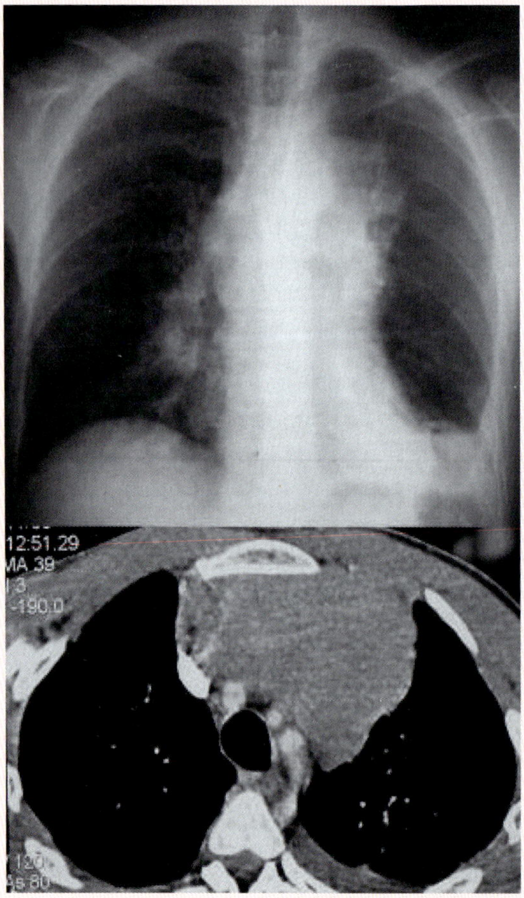

Tératomes et tumeurs germinales :

Les tumeurs germinales malignes sont des tumeurs issues de la transformation de cellules primitives, destinées à donner les ovules, chez la femme, ou les spermatozoïdes mais dont la migration pendant la vie embryonnaire s'est arrêtée au niveau du médiastin. Elles peuvent donner le même spectre de tumeurs que celles observées dans les cancers des gonades.

- *Tératomes = tumeurs germinales bénignes (60 à 70 % des tumeurs des cellules germinales médiastinales)*
- *Tumeur germinale séminomateuse (séminome) : tumeur maligne survenant chez l'homme jeune*
- *Tumeurs germinales « non séminomateuses » (TGNS) regroupent les carcinomes embryonnaires, les tumeurs vitellines et les choriocarcinomes*
  - *Compte tenu de leur caractère rapidement évolutif, le diagnostic des tumeurs vitellines et les choriocarcinomes doit être fait rapidement.*
  - *Il existe deux marqueurs sériques essentiels des TGNS :*
    - → *α-fœtoprotéine (AFP) élevée dans les tumeurs vitellines*
    - → *hormone gonadotrophine chorionique (HCG) élevée dans les choriocarcinomes*
    - → *ces marqueurs sériques ont une valeur diagnostique, c'est-à-dire que l'observation d'un taux élevé associé à une tumeur du médiastin permet de se passer d'un diagnostic histologique. Ainsi, la règle est de tester HCG et AFP avant de faire une biopsie.*

Figure 14 : tumeur germinale du médiastin. Notez le comblement de l'espace clair retrostrenal.

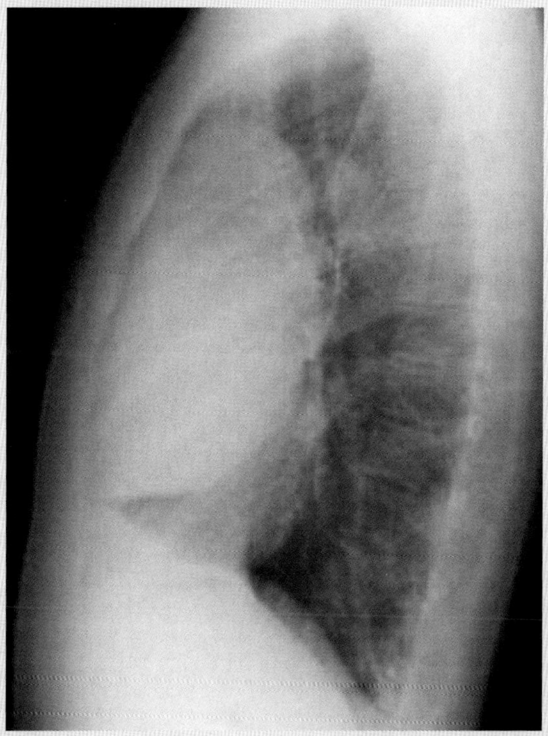

Médiastin antérieur et inférieur

Kystes pleuropéricardiques essentiellement :

- *Tumeurs liquidiennes situées dans l'angle cardio-phrénique*
- *Le plus souvent asymptomatiques*

2.3.2 Masses et opacités du médiastin moyen

Adénopathies médiastinales essentiellement (Tableau 3)

Kystes bronchogéniques :

- Masses régulières, arrondies, de contenu liquidien au contact de l'arbre bronchique

Tableau 3 : étiologies les plus fréquentes des adénopathies médiastinales.

Adénopathies tumorales	Adénopathies non tumorales	Adénopathies diffuses non spécifiques et de taille modérée
– Cancers broncho-pulmonaires – Lymphome (Hodgkin ou non), Leucémie lymphoïde chronique – Métastases ganglionnaires des cancers extrathoraciques	– Sarcoïdose – Tuberculose – Silicose – Infections parenchymateuses chroniques – Histoplasmose (Amérique du nord) ↳ Champignon	– Insuffisance cardiaque gauche

2.3.3 *Masses et opacités du médiastin postérieur*

Tumeurs dites « neurogènes » Le plus souvent d'origine tumorale :

- *Représentant 1/3 des tumeurs du médiastin*
- *Le plus souvent bénignes chez l'adulte et malignes chez l'enfant*
- *→ l'IRM est l'examen essentiel du bilan lésionnel des tumeurs du médiastin postérieur permettant de reconnaître les lésions infiltrantes (Figure 16).*

Figure 15 : Kyste pleuropéricardique de l'angle cardiophrénique droit.

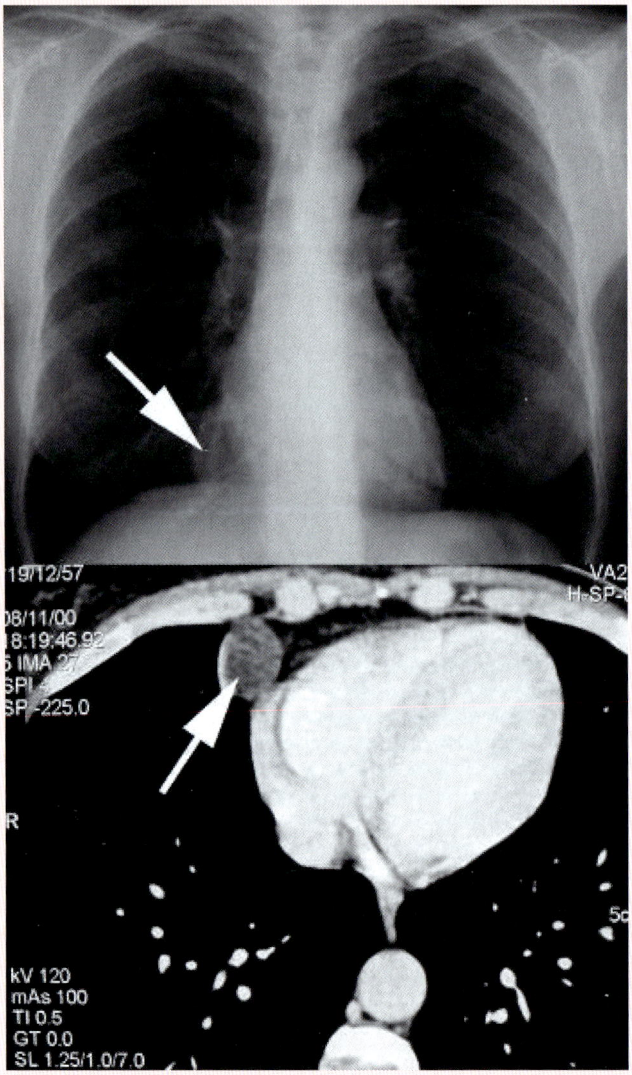

Figure 16 : Kystes bronchogéniques sous-carinaire (la tonalité hydrique de la masse ne laisse pas planer le doute sur sa nature kystique).

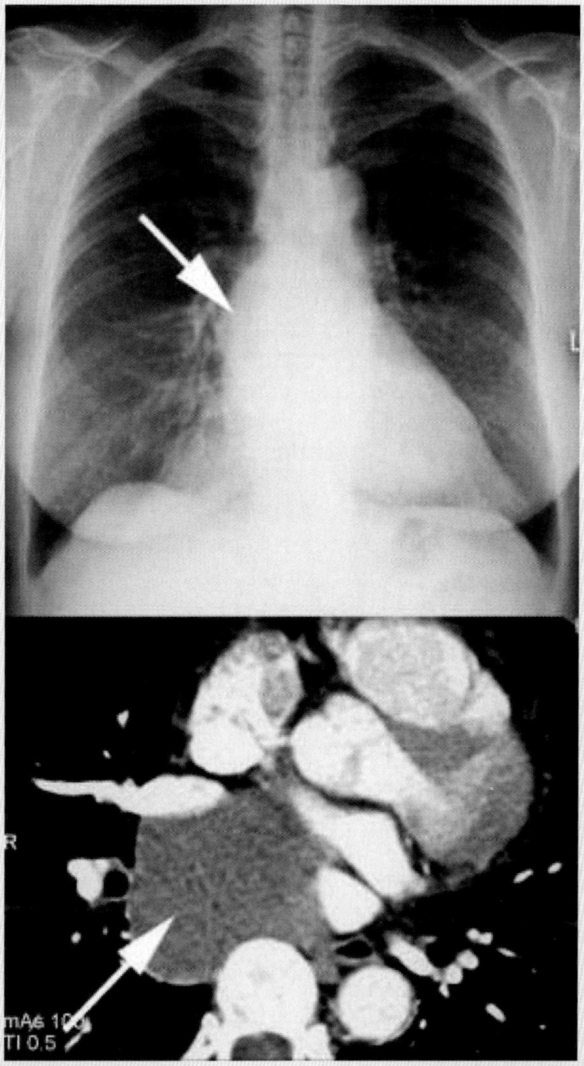

Figure 17 : Tumeur du médiastin postérieur, paravertébrale (neurinome de la gouttière costovertébrale gauche).

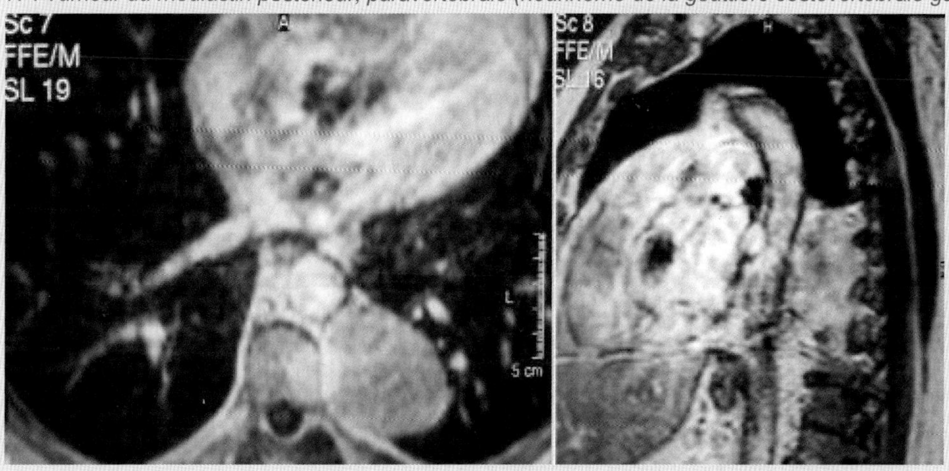

2.4 Quelle approche diagnostique en pratique ?

2.4.1 Les moyens de la preuve histologique

Pour les tumeurs du médiastin antérieur :
- *Dosage de l'α-fœtoprotéine et de l'HCG*
- *Ponction transpariétale à l'aiguille*
- *Courte médiastinotomie antérieure, dans le =e espace intercostal antérieur*
- *Chirurgie à visée diagnostique et en même temps d'exérèse :*
  - *n'est envisageable que si elle peut être complète et peu mutilante (si la tumeur semble parfaitement limitée sur le scanner)*

Pour les tumeurs du médiastin moyen :
- *Médiastinoscopie :*
  - *L'examen de référence pour le diagnostic des adénopathies médiastinales est la médiastinoscopie dont la sensibilité et la spécificité sont de l'ordre de 100%. Cependant, la médiastinoscopie n'est performante que pour les adénopathies axiales (autour de la trachée) et de topographie haute (pas plus bas que la région précarinaire).*
  - *Tend aujourd'hui à être remplacé en 1ère intention par la ponction transbronchique à l'aiguille per endoscopique échoguidée.*
  - *ATTENTION : si l'hypothèse d'un lymphome est envisagée, la ponction à l'aiguille ne permet pas d'obtenir une quantité de tissu suffisante et c'est la médiastinoscopie qui reste la règle*

Pour les tumeurs du médiastin postérieur :
- *Ponction transpariétale à l'aiguille*
- *Ponction transœsophagienne à l'aiguille per endoscopique échoguidée*
- *Chirurgie à visée diagnostique et en même temps d'exérèse :*
  - *n'est envisageable que si elle peut être complète et peu mutilante (si la tumeur semble parfaitement limitée sur l'imagerie)*

2.4.2 Orientation diagnostique en pratique

La base de l'orientation étiologique repose sur la localisation précise de la lésion dans le médiastin

Tableau 4 : Étiologies des anomalies médiastinales en fonction de leur localisation.

Étage \ Compartiment	Antérieur	Moyen	Postérieur
Supérieur	Goitre thyroïdien Lésions parathyroïdiennes	Adénopathies	Tumeurs neurogènes : – Schwannomes – Neuroblastomes – Neurofibromes – Paragangliomes
Moyen	Lésions thymiques – Thymomes – Carcinomes thymiques – Lymphomes Tératomes Tumeurs germinales	Adénopathies Kystes bronchogéniques Paragangliomes	
Inférieur	Kystes pleuropéricardiques	Kystes bronchogéniques	

Les cas simples :
- L'aspect TDM est typique d'une lésion bénigne (topographie dans le médiastin et morphologie) :
  - Goitre plongeant
  - Kystes bronchogéniques ou pleuropéricardiques
  - Tumeur thymique bien limitée apparaissant résécable d'emblée au scanner
  - Tumeurs neurogènes de l'adulte
- La preuve histologique n'est pas nécessaire pour la prise de décision thérapeutique

Les cas moins simples :
- L'aspect TDM oriente vers une tumeur potentiellement maligne :
  - Lésions thymiques mal limitées

  . Tératomes
  . Tumeurs germinales
  . Adénopathies
  . Tumeurs neurogènes de l'enfant
  . Tumeurs mal limitées en général
- La preuve histologique est nécessaire :
  . Abord à visée diagnostique ponction transpariétale ou médiastinoscopie (tomie)

Les cas difficiles :

- Urgence vitale (compression médiastinale aiguë par une masse volumineuse) chez un homme jeune suspect de TGNS :
  . Le diagnostic de TGNS peut être porté sur la seule élévation franche de l'α-fœtoprotéine ou de l'HCG
  . Si négatif, ponction transpariétale ou médiastinoscopie (tomie)

Item 208 - Insuffisance respiratoire chronique

(Ex-item 204)

Rang	Rubrique	Intitulé
A	Diagnostic positif	Savoir poser le diagnostic d'une insuffisance respiratoire chronique.
A	Diagnostic positif	Connaître les données cliniques permettant d'orienter vers une IRC obstructive et vers une IRC restrictive
A	Examens complémentaires	Connaître les explorations fonctionnelles permettant d'orienter vers une IRC obstructive et vers une IRC restrictive
B	*Examens complémentaires*	*Savoir interpréter les explorations fonctionnelles permettant d'orienter vers une IRC obstructive et vers une IRC restrictive*
B	*Examens complémentaires*	*Connaître les indications des examens d'imagerie devant une insuffisance respiratoire chronique*
A	Identifier une urgence	Savoir identifier une décompensation d'IRC et en apprécier la gravité
B	*Physiopathologie/étiologies*	*Savoir différencier les IRC selon leur mécanisme physiopathologique (liées à l'échangeur vs pompe ventilatoire ou commande centrale vs vascularisation pulmonaire)*
B	*Physiopathologie/étiologies*	*Connaître les principaux mécanismes responsables d'une hypoxémie et ceux responsables d'une hypercapnie*
B	*Prise en charge*	*Connaître les indications et les modalités de l'oxygénothérapie de longue durée*
B	*Prise en charge*	*Connaître les implications médico-sociales de l'IRC (Affection de Longue Durée)*
B	*Prise en charge*	*Savoir prescrire et surveiller une oxygénothérapie chez un malade hypercapnique*
A	Suivi et/ou pronostic	Savoir identifier les conséquences de l'IRC : insuffisance respiratoire aiguë, polyglobulie, hypertension pulmonaire, rétention hydrosodée

Les objectifs de rang B apparaissent surlignés et en italique dans le texte.

Points clés

1. L'insuffisance respiratoire chronique est définie par l'incapacité de l'appareil respiratoire à assurer l'hématose. Le seuil de 70 mmHg de PaO_2 (9,3 kPa), mesurée en air ambiant au repos et à l'état stable est retenu pour parler d'insuffisance respiratoire chronique.
2. Les principaux signes cliniques de l'insuffisance respiratoire chronique sont la dyspnée et les signes d'hypoventilation alvéolaire mais le diagnostic d'une insuffisance respiratoire chronique est exclusivement basé sur une gazométrie artérielle.
3. Les trois causes les plus fréquentes d'insuffisance respiratoire chronique sont le syndrome obésité-hypoventilation, la BPCO et les maladies neuromusculaires. Son pronostic est sévère.
4. L'orientation étiologique repose sur l'histoire clinique, les explorations fonctionnelles respiratoires et l'imagerie thoracique, permettant de distinguer les insuffisances respiratoires chroniques obstructives, restrictives et mixtes.
5. Le traitement de l'insuffisance respiratoire chronique est essentiellement symptomatique et repose sur des techniques d'assistance respiratoire à domicile : oxygénothérapie et/ou ventilation assistée non invasive ou invasive.
6. La prise en charge d'une insuffisance respiratoire chronique implique l'optimisation des traitements pharmacologiques et non pharmacologiques de la maladie respiratoire sous-jacente.
7. Les patients atteints d'insuffisance respiratoire chronique sont exposés au risque d'insuffisance respiratoire aiguë, dont la morbidité et la mortalité sont élevés.
8. La confirmation à l'état stable d'une hypertension pulmonaire a une signification pronostique péjorative de l'insuffisance respiratoire chronique.

1. DÉFINITION ET ÉPIDÉMIOLOGIE

L'insuffisance respiratoire est une insuffisance d'organe, correspondant à l'incapacité de l'appareil respiratoire d'assurer les échanges gazeux, c'est-à-dire oxygéner le sang pour satisfaire aux besoins métaboliques de l'organisme et éliminer le gaz carbonique produit par ce métabolisme.

L'insuffisance respiratoire chronique (IRC) est définie par la présence d'une hypoxémie avec une PaO_2 < 70 mmHg (9,3 kPa) lorsque mesurée en air ambiant, au repos et à l'état stable et à deux reprises à au moins 2 semaines d'intervalle (de façon à confirmer l'état stable).

Une hypercapnie peut être associée ou non, définissant l'IRC hypoxémique (PaO_2 abaissée avec $PaCO_2$ normale ou diminuée) et l'IRC hypercapnique (abaissement de la PaO_2 et élévation de la $PaCO_2$).

On parle d'IRC grave en présence d'une PaO_2 < 60 mmHg (8,0 kPa) lorsque mesurée en air ambiant, au repos et à l'état stable. L'IRC grave est reconnue par la Haute Autorité de Santé (HAS) comme un des critères de prescription de l'oxygénothérapie de longue durée et donne droit à une exonération du ticket modérateur au titre de l'ALD 14.

Il existe de nombreuses causes d'IRC. Les trois plus fréquentes sont la BPCO, le syndrome obésité-hypoventilation et les maladies neuromusculaires.

En France, près de 300 000 patients souffrent d'IRC grave.

2. *MÉCANISMES DES ANOMALIES GAZOMÉTRIQUES*

Trois principaux mécanismes physiopathologiques peuvent être à l'origine de l'hypoxémie chronique. Ces mécanismes peuvent être associés chez un même patient.

2.1 *Anomalies des rapports ventilation perfusion (V_A/Q)*

2.1.1 *Effet shunt*

On parle d'effet shunt lorsque certaines alvéoles sont normalement perfusées mais mal ventilées (Figure 1B).

- *L'effet shunt survient dans les pathologies responsables d'anomalies des voies aériennes distales (par exemple la BPCO).*
- *L'hypoxie alvéolaire induit une vasoconstriction des artérioles adjacentes qui tend à diminuer l'effet shunt mais peut avoir des effets délétères à long terme : hypertension pulmonaire, insuffisance ventriculaire droite.*
- *Dans l'effet shunt, l'hypoxémie est associée à une hypocapnie car les centres respiratoires tendent de corriger l'hypoxémie par une augmentation de la ventilation alvéolaire. Ce n'est qu'à un stade avancé de la maladie respiratoire, quand le travail ventilatoire dépasse les capacités maximales du patient, que l'on voit apparaître une hypercapnie.*
- *En présence d'un effet shunt, de faibles débits d'oxygène suffisent en général à corriger l'hypoxémie.*

2.1.2 *Shunt vrai*

On parle de shunt vrai :

- *Lorsqu'il existe une communication anatomique vasculaire droite gauche (shunt vrai **anatomique**) (Figure 1C), par exemple :*
  - *foramen ovale perméable*
  - *malformation artérioveineuse pulmonaire*
  - *cardiopathie cyanogène*
- *Lorsque certaines unités pulmonaires sont perfusées normalement mais non ventilées (shunt vrai **fonctionnel**) (Figure 1D) :*
  - *en raison d'un obstacle bronchique : atélectasie lobaire ou pulmonaire*
  - *en raison d'un comblement alvéolaire : œdème pulmonaire aigu, pneumonie, syndrome de détresse respiratoire aiguë (SDRA)*
- *À l'inverse de l'effet shunt, l'oxygénothérapie (y compris à haut débit) ne parvient pas ou mal à corriger l'hypoxémie au cours d'un shunt vrai.*

Figure 1 : Les principaux mécanismes de l'hypoxémie.

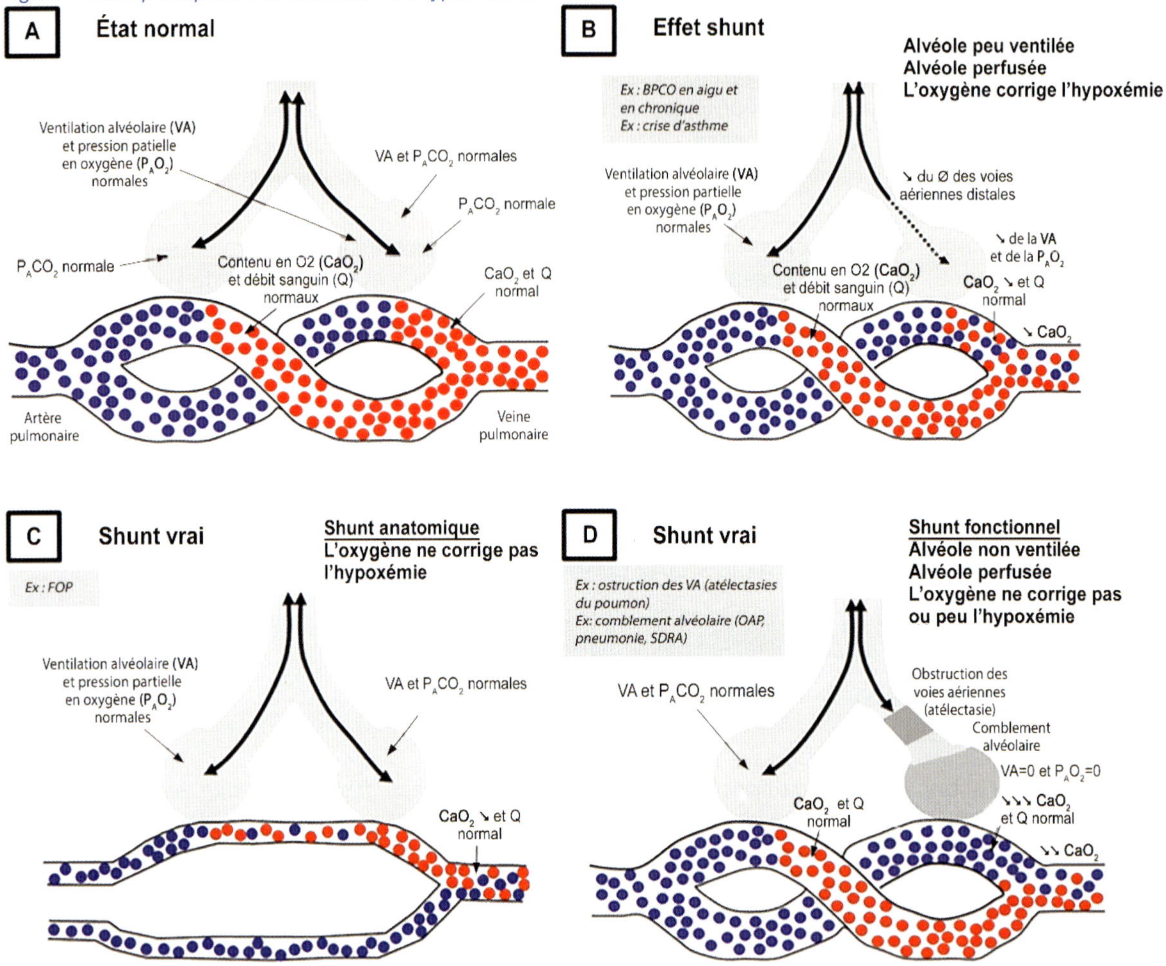

2.2 Hypoventilation alvéolaire

La diminution du renouvellement de l'air alvéolaire entraine une hypoxémie et une hypercapnie ($PaCO_2$ ≥ 45 mmHg, 6,0 kPa).

2.2.1 Hypoventilation alvéolaire pure

Elle survient au cours des maladies affectant la commande centrale de la pompe ventilatoire (par exemple l'intoxication médicamenteuse lors de l'administration d'opiacés) ou affectant la pompe ventilatoire elle-même : insuffisance diaphragmatique et des autres muscles inspiratoires, déformation anatomique et/ou diminution de compliance de la cage thoracique.

Dans l'hypoventilation alvéolaire pure, l'importance de l'hypoxémie est proportionnelle à l'élévation de la $PaCO_2$.

- *La différence alvéolo-artérielle est normale : $PaO_2 + PaCO_2 > 120$ mmHg.*
- *ATTENTION cette approximation n'est juste que si le patient ne reçoit pas d'O_2 et que son parenchyme pulmonaire (l'échangeur) est sain.*

2.2.2 Effet espace mort

*L'espace mort (V_D) correspond à la proportion du volume courant (V_T) qui ne participe pas aux échanges gazeux. C'est la somme de l'**espace mort anatomique** (voies aériennes de conduction, de l'ordre de 150 mL chez l'adulte) et de l'**espace mort alvéolaire** (négligeable chez le sujet sain).*

L'espace mort alvéolaire correspond aux unités pulmonaires normalement ventilées mais mal perfusées :

- *Obstruction vasculaire (embolie pulmonaire)*
- *Territoire emphysémateux avec destruction capillaire > destruction alvéolaire*

L'augmentation du rapport V_D/V_T est à l'origine d'une hypoxémie et d'une hypercapnie.

L'effet espace mort est le principal mécanisme de l'hypercapnie dans la BPCO.

2.3 Atteinte de la diffusion alvéolo-capillaire des gaz respiratoires

La diffusion alvéolo-capillaire des gaz respiratoires dépend de de l'intégrité de la membrane et de la surface disponible pour les échanges.

La diminution de la diffusion des gaz peut être liée à :
- *Une altération de la membrane (pneumopathies interstitielles diffuses)*
- *Une réduction de la surface d'échange sur le versant alvéolaire (emphysème) ou sur le versant vasculaire pulmonaire (hypertension artérielle pulmonaire)*

L'atteinte de la diffusion alvéolo-capillaire se traduit par une hypoxémie à l'effort, lorsque le temps de contact sang-air alvéolaire est réduit, et une hypo ou une normocapnie (la diffusibilité du CO_2 étant 20 fois plus importante que celle de l'O_2).

3. CONSÉQUENCES PHYSIOPATHOLOGIQUES DE L'INSUFFISANCE RESPIRATOIRE CHRONIQUE

3.1 Polyglobulie

Elle a pour objectif le maintien d'un contenu artériel en oxygène normal
- Phénomène adaptatif, inconstant
- Due à la production par le rein d'érythropoïétine (EPO), en réponse à l'hypoxémie chronique
- Entraînant une hyperviscosité sanguine et un risque accru de thromboses artérielles ou veineuses.

3.2 Rétention hydrosodée

La présence d'œdèmes déclives est fréquente.

Elle est attribuée à des anomalies de régulation du facteur natriurétique.

Elle peut aussi être la conséquence d'une hypertension pulmonaire secondaire (cf. infra).

3.3 Hypertension pulmonaire

L'augmentation des résistances vasculaires pulmonaires est due à la vasoconstriction pulmonaire hypoxique qui entraine à long terme un remodelage vasculaire.

La prévalence de l'hypertension pulmonaire varie considérablement à un stade avancé de l'IRC. La dysfonction ventriculaire droite se manifeste particulièrement lors des épisodes d'insuffisance respiratoire aiguë.

Le développement d'un cœur pulmonaire chronique résulte de :
- *L'augmentation des résistances vasculaires pulmonaires*
- *L'augmentation de la viscosité sanguine*
- *La rétention hydrosodée*

3.4 Insuffisance respiratoire aiguë

L'insuffisance respiratoire aiguë est une décompensation de l'IRC qui met en jeu le pronostic vital par hypoxémie profonde.

Les facteurs de décompensation sont multiples (infection, traumatisme, chirurgie, ...).

L'aggravation de l'hypoxémie chronique est commune à toutes les causes d'insuffisance respiratoire aiguë au cours de l'IRC, et l'oxygène est le traitement-clef.

En présence d'une insuffisance respiratoire aiguë hypercapnique, une acidose respiratoire décompensée peut survenir en quelques heures ou quelques jours et majorer le risque vital. Une ventilation mécanique doit alors se rajouter au traitement par oxygène : ventilation non invasive au masque facial ou ventilation invasive par voie endotrachéale.

4. ÉTIOLOGIES DE L'INSUFFISANCE RESPIRATOIRE CHRONIQUE

Les étiologies de l'IRC peuvent être classées selon deux manières différentes :

4.1 *Classification des causes d'IRC selon leur mécanisme physiopathologique*

IRC par atteinte de l'échangeur pulmonaire : pathologies qui concernent les voies de conduction aériennes et le parenchyme pulmonaire. Par exemple : BPCO, bronchiolites, fibrose pulmonaire.

IRC par atteinte de la pompe ventilatoire : pathologies qui concernent : 1) les muscles inspiratoires (diaphragme, intercostaux externes, accessoires du cou), 2) la commande centrale de ces muscles (centres respiratoires bulbo-protubérantiels et centres corticaux de la commande volontaire), 3) les voies de conduction nerveuses à destinée laryngée et musculaire inspiratoire, 4) les anomalies de symétrie de la cage thoracique qui entrainent une ventilation anormale. Par exemple : maladies neuromusculaires, syndrome obésité-hypoventilation, cyphoscoliose idiopathique.

Insuffisance respiratoire chronique par atteinte de la vascularisation pulmonaire. Par exemple : hypertension pulmonaire.

En pratique, plusieurs des mécanismes physiopathologiques précités sont parfois associés, notamment au stade avancé de certaines maladies respiratoires.

4.2 Classification selon le profil ventilatoire obtenu par les explorations fonctionnelles respiratoires

4.2.1 IRC obstructives

Ce sont les plus fréquentes. Elles sont principalement représentées par la BPCO (item 205).

Les EFR mettent en évidence un trouble ventilatoire obstructif (TVO) défini par un rapport VEMS/CVF < 70%.

En cas d'emphysème étendu, la destruction alvéolaire et la réduction du lit capillaire altèrent le transfert de l'oxyde de carbone (TLCO).

Le mécanisme principal de l'hypoxémie est une inadéquation des rapports ventilation/perfusion. Elle est efficacement corrigée par l'oxygénothérapie de longue durée (OLD).

La $PaCO_2$ reste longtemps normale ou diminuée du fait d'une hyperventilation réflexe, la pompe ventilatoire n'étant pas atteinte. La survenue d'une hypercapnie traduit une faillite des mécanismes de compensation de la pompe ventilatoire. Elle survient à un stade avancé de la maladie en cas de distension et/ou de destruction parenchymateuse importante

4.2.2 Insuffisance respiratoire chronique restrictive

Les EFR mettent en évidence un trouble ventilatoire restrictif (TVR) défini par une capacité pulmonaire totale (CPT) < 80% des valeurs théoriques et/ou une diminution isolée des capacités vitales lente et forcée.

Syndrome obésité-hypoventilation

- Le syndrome obésité-hypoventilation (SOH) est défini par la présence d'une hypercapnie diurne ($PaCO_2$ ≥ 45 mmHg, 6,0 kPa) chez un individu avec un index de masse corporelle ≥ 30, en l'absence d'autre cause d'hypercapnie.
- Il s'agit d'une des causes les plus fréquentes d'IRC.
- *Les mécanismes de l'IRC au cours du SOH sont variés. Chez tout individu obèse, la production de CO2 augmente en rapport avec la masse graisseuse. Les patients atteints de SOH ont la caractéristique de ne pas maintenir leur $PaCO_2$ dans les valeurs normales pour différentes raisons possibles qui peuvent par ailleurs s'associer : 1) travail respiratoire insuffisamment augmenté du fait du surpoids pariétal et de la pression du contenu abdominal, 2) commande ventilatoire centrale insuffisamment réactive à la charge en CO_2, 3) obstruction des voies aériennes supérieures au cours du sommeil, 4) atélectasies des bases qui nécessitent une augmentation du travail respiratoire pour être levées, 5) baisse d'endurance du diaphragme.*

Maladies neuromusculaires

- Le fonctionnement de la pompe ventilatoire peut être altéré à différents niveaux : commande ventilatoire (accident vasculaire cérébral), lésions spinales (tétraplégie post-traumatique), maladies dégénératives de la corne antérieure (sclérose latérale amyotrophique), myopathies (dystrophie musculaire de Duchenne de Boulogne), cf. Figure 2.
- Ces maladies engendrent une réduction de la ventilation alvéolaire, principale cause de l'hypoxémie et de l'hypercapnie.

Cyphoscoliose idiopathique

- La cyphoscoliose peut se compliquer d'une insuffisance respiratoire chronique. L'augmentation de la charge imposée par la paroi thoracique altère le fonctionnement de la pompe ventilatoire.
- *Plusieurs facteurs de risque ont été identifiés : 1) âge de survenue de la déformation, avant 5 ans, 2) longueur de la déformation, 3) siège de la déformation, plus haut situé et 4) importance de l'angulation.*
- *L'IRC apparait en général vers l'âge de 40-50 ans, soit dans les suites d'une insuffisance respiratoire aiguë, soit de façon progressive.*

Atteintes pleurales

- Elles correspondent aux séquelles étendues d'hémothorax ou de pleurésies infectieuses. L'épaississement et la rigidité de la plèvre entraînent une gêne à l'expansion pulmonaire.

Atteintes parenchymateuses pulmonaires

- Elles sont représentées par les fibroses pulmonaires de cause non connue (fibrose pulmonaire idiopathique) ou de cause connue (exposition professionnelle, origine iatrogène, maladies de système).
- L'altération de la membrane alvéolo-capillaire entraine une baisse du TLCO.
- *Dans les pneumopathies interstitielles, la principale anomalie est l'atteinte de la diffusion alvéolo-capillaire des gaz, entraînant initialement une hypoxémie à l'effort puis une hypoxémie nocturne et diurne du fait des anomalies des rapports VA/Q. L'hypoventilation est rare, témoignant d'une atteinte pulmonaire sévère ou de l'association à une autre atteinte avec restriction et favorisant l'hypoventilation (par exemple une fonte musculaire associée)*

4.2.3 Insuffisance respiratoire chronique mixte (restrictive et obstructive)

Les critères spirométriques d'un TVO et d'un TVR coexistent. Les étiologies sont dominées par les dilatations des bronches étendues, la mucoviscidose et certaines pneumoconioses

Tableau 1 : Liste non exhaustive des insuffisances respiratoires chroniques selon leur mécanisme physiopathologique. Il est impossible de citer toutes les causes d'anomalie de la pompe ventilatoire et il est préférable de chercher à quel étage du fonctionnement de la pompe ventilatoire (du cerveau à la paroi thoracique il peut y avoir une cause (Figure 1)

Anomalie de l'échangeur pulmonaire	Anomalie de la pompe ventilatoire (Figure 2)
BPCO Pneumopathies interstitielles (fibroses pulmonaires)	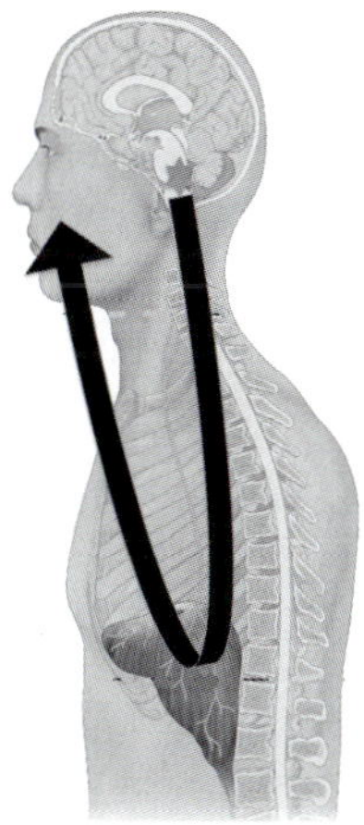
Anomalie de la vascularisation pulmonaire	
Hypertension pulmonaire	

Tableau 2 : Liste non exhaustive des insuffisances respiratoires chroniques classées selon le profil aux explorations fonctionnelles respiratoire.

Obstructives	**Restrictives**	**Mixtes**
BPCO Asthme vieilli Bronchiolite	Cyphoscoliose Syndrome obésité-hypoventilation Maladies neuromusculaires Pachypleurite Pneumopathies interstitielles	Bronchectasies Mucoviscidose Séquelles de tuberculose Silicose Autres pneumoconioses

Figure 2 : Anomalies de la pompe ventilatoire. Les anomalies de la pompe ventilatoire peuvent être de causes très différentes et variées. La recherche étiologique doit être systématique à chaque étage de fonctionnement de la pompe ventilatoire, du cerveau aux voies aériennes supérieures (VAS).

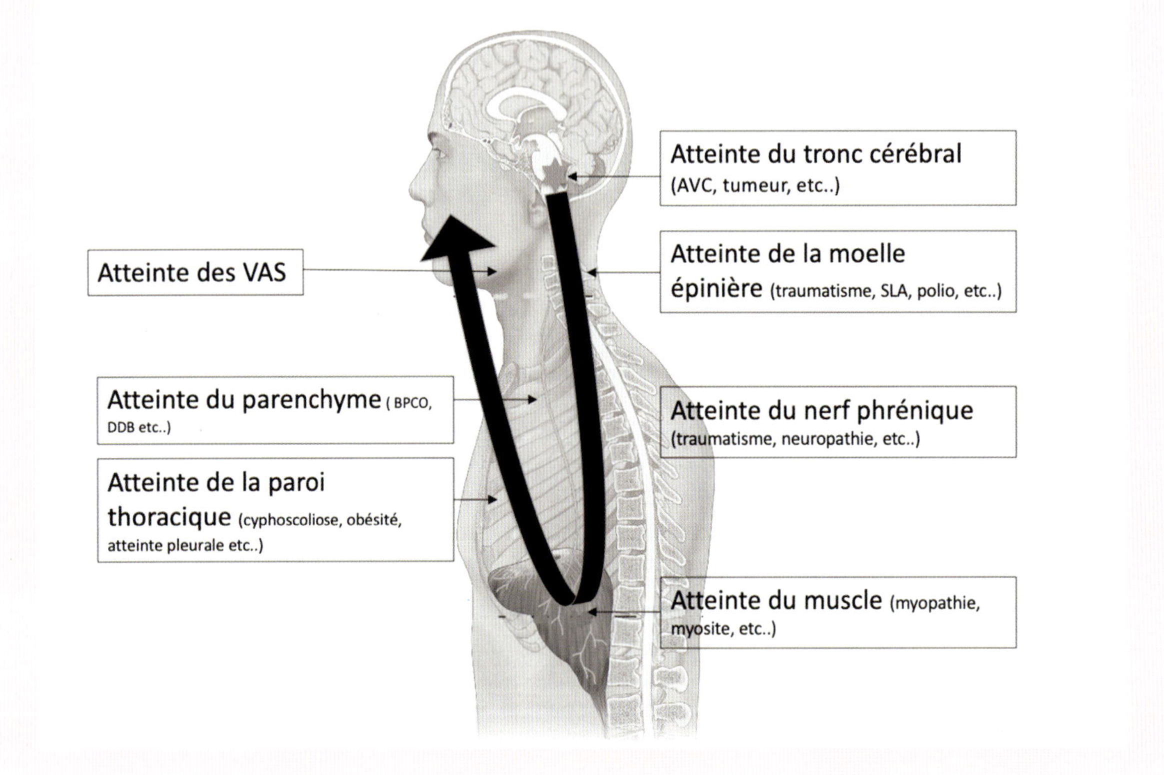

4.3 IRC sans anomalies des volumes pulmonaires

Les EFR mettent en évidence une anomalie de la diffusion. Elles sont liées à une maladie vasculaire pulmonaire chronique (hypertension artérielle pulmonaire).

Figure 3 : Démarche diagnostique simplifiée des pathologies les plus fréquemment responsables d'insuffisance respiratoire chronique.

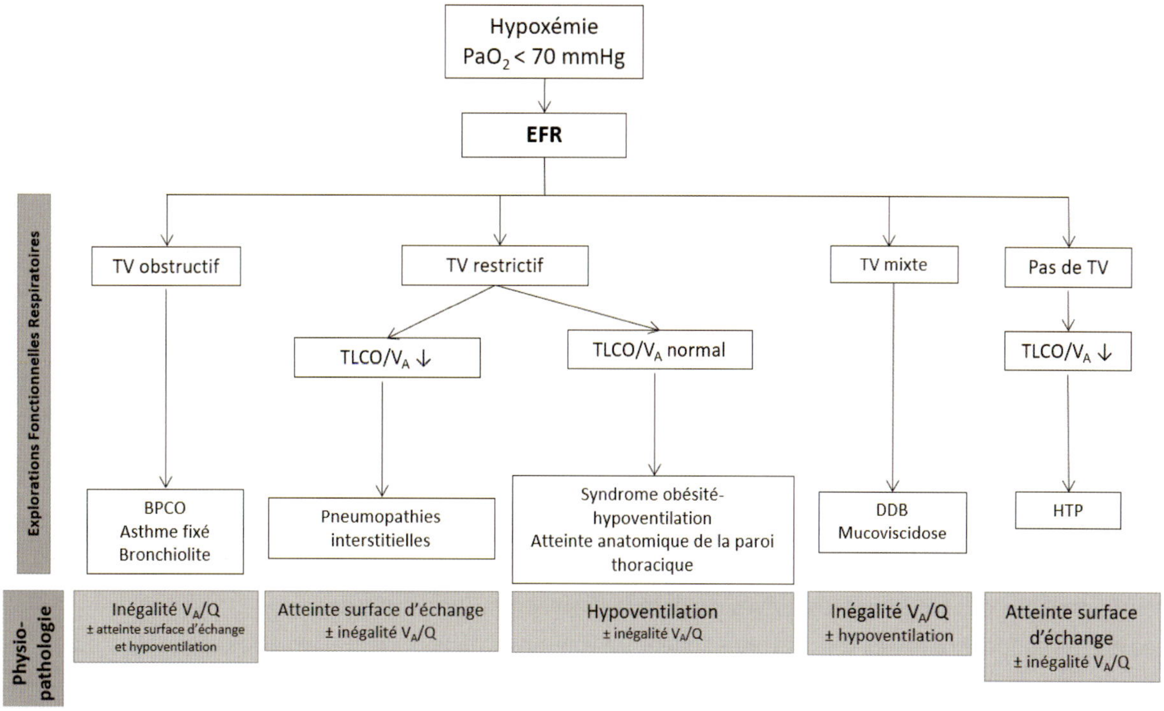

5. DIAGNOSTIC ET ÉVALUATION

5.1 Signes fonctionnels

5.1.1 Signes en rapport avec la pathologie initiale

Les signes cliniques au cours de l'insuffisance respiratoire chronique sont ceux de la pathologie respiratoire sous-jacente : dyspnée d'effort, voire toux et expectorations en cas de BPCO, toux sèche en cas de fibrose pulmonaire, altération de la qualité du sommeil voire dyspnée d'effort en cas de syndrome obésité-hypoventilation, encombrements bronchiques itératifs en cas de maladie neuromusculaire, etc.

5.1.2 Signes en rapport avec l'insuffisance respiratoire chronique

La dyspnée d'effort ou l'aggravation d'une dyspnée déjà présente est un signe quasi-constant au cours de l'insuffisance respiratoire chronique. Cette dyspnée :

- Survient initialement à l'effort puis pour des efforts plus modestes, voire au repos.
- Extrêmement variable d'un patient à l'autre pour un même degré d'atteinte respiratoire.
- Il est utile et simple en consultation d'apprécier la dyspnée dans le cadre des activités quotidiennes du patient (échelle mMRC, cf. item 203)

Les autres signes fréquents au cours de l'insuffisance respiratoire chronique sont ceux témoignant d'une altération subjective de la qualité du sommeil (signes d'hypoventilation alvéolaire). Ces signes peuvent être inauguraux :

- Sommeil non réparateur
- Réveils matinaux de qualité insuffisante
- Céphalées frontales matinales
- Somnolence diurne anormale (excessive)
- Troubles de la mémoire et de la concentration
- Syndrome anxiodépressif

5.2 Signes physiques

5.2.1 Signes cliniques en rapport avec la pathologie initiale

L'examen clinique met en évidence des signes qui sont en rapport avec la maladie respiratoire conduisant à l'insuffisance respiratoire chronique.

Ces signes sont rarement à l'origine du diagnostic de l'IRC, ce diagnostic étant en règle établi lors du suivi par le pneumologue d'une maladie respiratoire chronique.

5.2.2 Signes cliniques en rapport avec l'insuffisance respiratoire chronique

La cyanose :
- Correspond à une coloration bleutée des téguments
- Traduit la présence de plus de 5g/dl d'hémoglobine désoxygénée
- Signe gravité inconstamment retrouvé

Les signes témoignant d'une insuffisance cardiaque droite présents à un stade évolué :
- Turgescence jugulaire
- Œdèmes des membres inférieurs avec prise de poids
- Reflux hépato jugulaire

Examens complémentaires

Les gaz du sang effectués à l'état stable (à distance d'un épisode aigu) et en air ambiant sont indispensables. On recherchera une hypoxémie et/ou une hypercapnie. Une acidose respiratoire compensée par des bicarbonates élevés suggère la chronicité d'une hypercapnie.

Les épreuves fonctionnelles respiratoires jouent un rôle pivot dans l'orientation étiologique de l'IRC.

La radiographie thoracique est un élément fondamental dans le diagnostic étiologique de l'IRC. Elle peut suffire au diagnostic dans certaines pathologies comme les déformations thoraciques majeures ou les séquelles de tuberculose par exemple. Elle est complétée le plus souvent par un scanner thoracique pour préciser la topographie et l'étendue des lésions ainsi que leur type.

La NFS sanguine recherchera une polyglobulie qui suggère la chronicité de l'hypoxémie. Celle-ci est devenue rare aujourd'hui, le diagnostic d'insuffisance respiratoire chronique étant établi beaucoup plus précocement ces dernières années.

L'électrocardiogramme peut montrer des signes d'hypertrophie des cavités cardiaques droites.

Le retentissement de l'IRC sur le ventricule droit est systématiquement évalué par une échocardiographie transthoracique :
- Mesure de la pression artérielle pulmonaire systolique (dépistage d'une hypertension pulmonaire).
- *Un cathétérisme cardiaque droit permettra le cas échéant de confirmer une HTP et le niveau exact des pressions droites.*
- On en profitera pour dépister une insuffisance cardiaque gauche, en cas de facteurs de risque communs (âge, tabagisme...). Ceci est particulièrement pertinent chez les patients atteints de BPCO.

Un test d'exercice :test de marche de 6 minutes, test de lever de chaise voire une épreuve fonctionnelle à l'exercice (EFX) permettent une évaluation pronostique des patients insuffisants respiratoires chroniques et orientent l'attitude thérapeutique).

6. TRAITEMENT DE L'INSUFFISANCE RESPIRATOIRE CHRONIQUE

6.1 Appareillage respiratoire à domicile

6.1.1 Oxygénothérapie de longue durée

L'oxygénothérapie de longue durée corrige l'hypoxémie chronique, prévient les complications (notamment l'hypertension pulmonaire) et diminue la mortalité des patients atteints de BPCO.

Dans l'IRC obstructive, l'oxygénothérapie à domicile est prise en charge par la Sécurité sociale si :
- *PaO_2 < 55 mmHg (7,3 kPa)*

- Ou PaO_2 comprise entre 55 mmHg (7,3 kPa) et 60 mmHg (8 kPa) avec présence de signes cliniques d'hypoxie tissulaire :
  . polyglobulie (hématocrite > 55%)
  . insuffisance ventriculaire droite (clinique ou échocardiographie ou via un cathétérisme)
  . désaturations artérielles nocturnes non apnéiques (SpO_2 nocturne moyenne ≤ 88%)

La PaO_2 doit être mesurée à l'occasion de 2 mesures des gaz du sang au repos (en air ambiant et à l'état stable) et à au moins 2 semaines d'intervalle.

Dans l'IRC restrictive, l'oxygénothérapie à domicile est prise en charge par la Sécurité sociale si la PaO_2 est < 60 mmHg.

La poursuite d'un tabagisme actif doit remettre en cause ce traitement en raison du risque de brûlures graves du visage, voire d'incendie au domicile.

L'hypercapnie, même sévère, n'est pas une contre-indication à l'oxygénothérapie à condition que la $PaCO_2$ soit corrigée par l'intermédiaire d'une ventilation à domicile non invasive ou invasive.

L'oxygénothérapie est administrée :
- À domicile, au moyen de lunettes nasales (les masques permettent de délivrer des quantités d'o_2 plus importantes)
- Idéalement 24h24, au minimum 15 h/j en couvrant la nuit et l'activité physique
- Avec un débit nécessaire pour obtenir une PaO_2 > 60 mm Hg ou une SpO_2 ou une SaO_2 > 90 % au repos et à l'effort

L'oxygène est un gaz à usage médical qui a le statut de médicament. Plusieurs sources d'oxygène sont disponibles au domicile, schématisées Figure 4.

Oxygène gazeux

L'oxygène gazeux est délivré par un concentrateur (appelé aussi extracteur) d'oxygène. Il s'agit d'appareils fixes, transportable sur roulettes ou portables à l'épaule qui filtrent l'air ambiant pour séparer l'oxygène délivré au patient de l'azote qui est expulsé dans la pièce.

Les dispositifs fixes sont utilisés pour la délivrance de l'oxygène au domicile.

Les dispositifs transportables (8-9 kg) ou portables (3-4 kg) sont utilisés à la déambulation pour les activités physiques en dehors du domicile et permettent d'augmenter l'endurance physique et l'autonomie du patient en général.

Les cylindres gazeux en acier d'oxygène comprimé (une bouteille de 0,4 m^3 pèse 3 kg et assure une autonomie de 2 heures environ pour un débit de 3 L/min) ne sont utilisés qu'en appoint ou par sécurité.

Un compresseur associé au concentrateur fixe. Il permet de remplir des bouteilles d'oxygène au domicile.

Oxygène liquide

L'oxygène liquide est stocké à -183 °C dans un réservoir de 30 ou 40 litres, régulièrement rempli par le prestataire (tous les 8 à 15 jours).

Ces dispositifs permettent de stocker une très grande quantité d'oxygène sous un faible volume (1 litre de liquide libère 860 litres de gaz).

Un réservoir portable de 0,4 à 0,9 litres peut être rempli à partir du réservoir principal pour permettre au patient de se déplacer en dehors de son domicile.

L'efficacité des différentes sources d'oxygène est équivalente. Le choix se fait en fonction de la mobilité du patient, du débit d'oxygène nécessaire et d'autres caractéristiques techniques (facilité d'emploi, bruit...).

La fourniture de l'oxygène au domicile du patient est assurée à domicile par des prestataires de soins à domicile.

Figure 4 : Modalités d'oxygénothérapie gazeuse disponibles au domicile. Exemple de concentrateur fixe (gauche), de concentrateur transportable sur roulettes (milieu) et de concentrateur portable à l'épaule ou en harnais (droite).

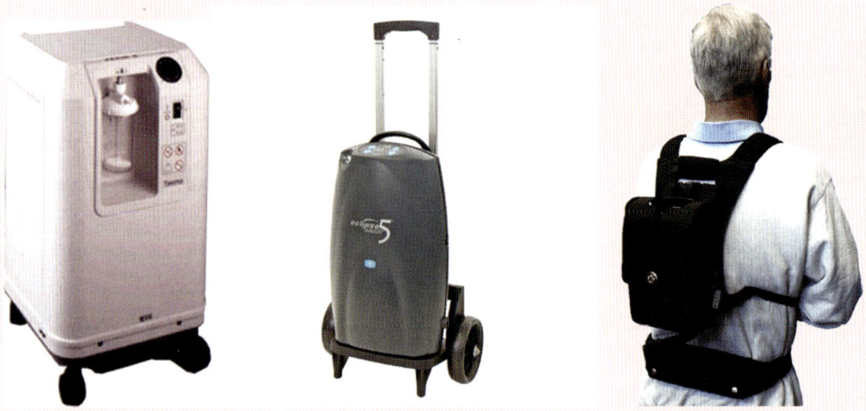

Figure 5 : Modalités d'oxygénothérapie liquide disponibles au domicile. Exemple de cuves (gauche), de dispositif portable à l'épaule (milieu) qui se remplit directement à partir d'une cuve (droite).

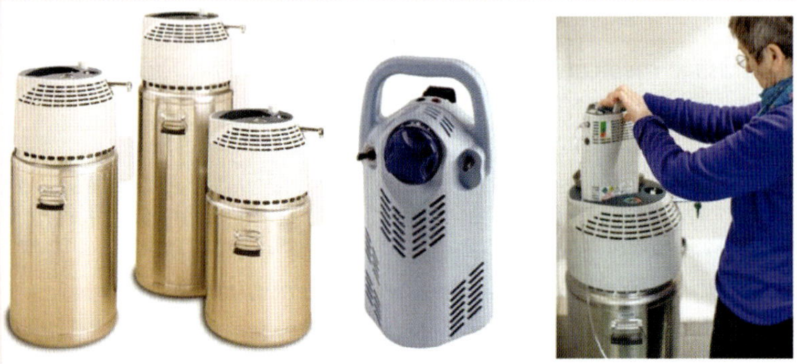

6.1.2 Ventilation à domicile

La ventilation non invasive ou invasive à domicile permet entre autres de diminuer le travail respiratoire en assistant le fonctionnement des muscles inspiratoires. Le principe est de délivrer une pression positive dans les voies aériennes qui permet d'apporter un volume pulmonaire et augmenter la ventilation minute.

En assurant partiellement la fonction pompe ventilatoire de l'appareil respiratoire, la ventilation à domicile a pour objectif de corriger l'hypoventilation alvéolaire nocturne et éventuellement diurne.

- Chez les patients ayant une IRC restrictive, la ventilation à domicile est indiquée dès que les premiers signes d'hypoventilation alvéolaire diurne et/ou nocturne apparaissent. Elle permet d'améliorer la survie et la qualité de vie.
- Chez les patients présentant une IRC obstructive (BPCO essentiellement), l'indication de la ventilation à domicile permet d'améliorer la survie, diminuer la fréquence des hospitalisations, améliorer la dyspnée et la qualité de vie.

La ventilation à domicile est en règle générale délivrée par un ventilateur via un masque nasal ou naso-buccal. On parle alors de ventilation non invasive (VNI).

La ventilation à domicile est utilisée la nuit, de façon à corriger mais parfois de façon prolongée la journée, chez les patients neuromusculaires notamment.

L'efficacité de la VNI se traduit par une amélioration de la $PaCO_2$ et des symptômes cliniques (dyspnée, altérations du sommeil).

Figure 6 : Ventilation non invasive utilisant un masque nasal et un circuit reliant la patiente à un ventilateur de domicile.

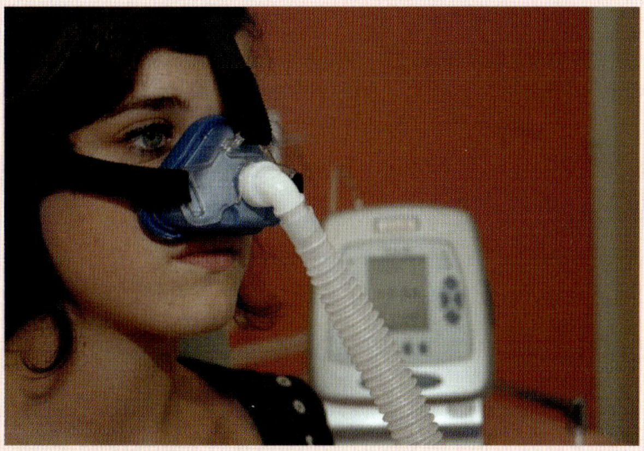

6.2 Traitement de la maladie causale

La prise en charge spécifique de l'IRC ne doit pas faire oublier l'évaluation et le traitement de la maladie respiratoire causale. Celui-ci varie selon la maladie.

6.2.1 Arrêt du tabagisme

L'arrêt du tabagisme est impératif et ce, quelle que soit la cause de l'IRC, L'efficacité et le choix de la technique de sevrage sont similaires à ceux des patients sans IRC.

6.2.2 Vaccinations

La vaccination antigrippale annuelle est recommandée dans la quasi-totalité des maladies responsables d'IRC, sauf contre-indication. La vaccination antipneumococcique est recommandée dans la BPCO et les maladies neuromusculaires.

6.2.3 Activité physique et réadaptation respiratoire

Une activité physique minimale quotidienne, lorsqu'elle est possible, est recommandée à tous les patients, dans le cadre de leur maladie respiratoire chronique. Dans la BPCO, une marche quotidienne d'au moins 30 min par jour ou au moins 2 heures par semaine a montré un impact sur l'amélioration de la survie.

Le terme « réadaptation respiratoire » (ou réhabilitation respiratoire) désigne une approche globale et multidisciplinaire de l'IRC.

Elle sera mise en place quel que soit le stade de la maladie responsable de l'IRC, à partir du moment où il existe un handicap persistant malgré le traitement de la cause ou un appareillage (O_2 ou ventilateur).

La réadaptation (réhabilitation) respiratoire comprend **deux composantes essentielles** :
- Le réentraînement à l'exercice avec reprise d'activités physiques adaptées et
- L'éducation thérapeutique (ETP)

Sont associés
- Le sevrage tabagique
- Le bilan et suivi nutritionnels et
- La prise en charge psycho-sociale

Ses objectifs sont :
- L'augmentation de la capacité fonctionnelle d'effort du patient
- Le développement de changements de comportement nécessaires à une amélioration de sa santé et de sa qualité de vie
- L'adhésion à long terme à ces comportements

6.2.4 Kinésithérapie

La kinésithérapie respiratoire de recrutement alvéolaire et d'aide à la toux est indispensable au cours des maladies neuromusculaires à un stade avancé.

Une kinésithérapie de drainage au long cours est rarement nécessaire en dehors de pathologies comme les dilatations des bronches.

La mise en place transitoire d'une kinésithérapie respiratoire de drainage bronchique est indispensable au cours des épisodes aigus d'encombrement bronchique des patients neuromusculaires et doit être introduite précocement dès l'apparition des premiers symptômes.

Les kinésithérapeutes sont par ailleurs de acteurs clés de la réhabilitation respiratoire.

6.2.5 Transplantation pulmonaire

La transplantation pulmonaire est une technique qui ne peut être proposée qu'à un très faible nombre de patients (200 patients en France par an), rigoureusement sélectionnés (âge, comorbidités, etc.).

7. PRONOSTIC ET RISQUES ÉVOLUTIFS DE L'INSUFFISANCE RESPIRATOIRE CHRONIQUE

Dans la majorité des cas, l'IRC est un processus irréversible et lentement évolutif.

L'insuffisance respiratoire aiguë est le principal risque évolutif de l'insuffisance respiratoire chronique.

Il faut systématiquement rechercher un facteur déclenchant :

- Les trois principales causes d'exacerbation à rechercher sont
  - . infection respiratoire basse : bronchite ou pneumonie
  - . dysfonction cardiaque gauche (œdème pulmonaire) et troubles du rythme
  - . embolie pulmonaire
- Viennent ensuite :
  - . prise de traitements à visée sédative (benzodiazépines) ou d'opiacés
  - . chirurgie abdominale sus-mésocolique
  - . traumatisme thoracique ou fracture-tassement vertébral ou chirurgie thoracique
  - . pneumothorax
- Dans près d'un tiers des cas aucune cause évidente n'est retrouvée

Les signes de gravité respiratoires sont cliniques. Ils traduisent l'augmentation du travail respiratoire (signes de lutte) ou la défaillance neuromusculaire du système respiratoire (signes de fatigue). La gazométrie fournit également des éléments de gravité : $pH < 7{,}35$, $PaO_2 < 60$ mm Hg, $PaCO_2 > 45$ mm Hg et toute élévation des lactates.

Ces épisodes d'insuffisance respiratoire aiguë imposent en général une escalade thérapeutique allant de l'augmentation des débits d'oxygène administrés (oxygénothérapie à haut débit), jusqu'à la ventilation mécanique en secteur de soins intensifs.

Item 209 - Bronchopneumopathie chronique obstructive (BPCO)

(Ex-item 205)

Rang	Rubrique	Intitulé	Descriptif
B	*Contenu multimédia*	*Exemple de Radiographie thoracique BPCO*	
A	Définition	Connaître la définition de la BPCO	Et de ses composantes, bronchite chronique et emphysème
A	Définition	Connaître le principal facteur de risque et les comorbidités fréquemment associées à la BPCO	
A	Diagnostic positif	Connaître les éléments du diagnostic positif et du diagnostic différentiel	Dont spirométrie et réversibilité
B	*Étiologies*	*Savoir rechercher les facteurs précipitants d'une décompensation/exacerbation de BPCO*	*Savoir rechercher une surinfection bronchique, une pneumopathie infectieuse, une prise de sédatifs, une embolie pulmonaire, un pneumothorax, une insuffisance cardiaque ou un traumatisme*
A	Examens complémentaires	Savoir rechercher les signes paracliniques de sévérité (long cours) / gravité (aigu)	Etat stable : exploration fonctionnelle respiratoire Exacerbation : Savoir demander un GDS artériel et interpréter selon les GDS de référence avec recherche d'une hypoxémie (< 60 mmHg), une hypercapnie marquée et une acidose respiratoire
B	*Examens complémentaires*	*Savoir monitorer la tolérance du traitement*	*Exacerbation : Savoir réaliser des GDS avec mesure du lactate (recherche d'une hyperlactacidémie), un ECG (tolérance coronarienne), monitorage de la kaliémie et de la glycémie*
A	Examens complémentaires	Connaître les indications des examens d'imagerie devant une bronchopneumopathie chronique obstructive	RP = phase initiale du diagnostic pour rechercher des comorbidités et lors de tout épisode d'exacerbation aiguë. Scanner thoracique non systématique, utile dans les formes avec emphysème majeur afin de planifier une éventuelle chirurgie de réduction pulmonaire. Peut compléter la RP lors d'épisodes d'exacerbation ou pour la recherche de comorbidités. Peut être proposé pour le dépistage du cancer bronchique chez les sujets à risque
B	*Examens complémentaires*	*Connaitre l'objectif de l'imagerie dans l'exploration d'une bronchopneumopathie chronique obstructive*	*RP ou TDM : recherche des comorbidités : cardiopathie associée, carcinome bronchique, etc. et lors d'exacerbation aiguë. TDM = permet un phénotypage précis de la BPCO en évaluant la part respective des lésions parenchymateuses et bronchiques afin de planifier une éventuelle chirurgie de réduction pulmonaire.*
B	*Examens complémentaires*	*Connaître la sémiologie radio d'une bronchopneumopathie chronique obstructive*	*Signes de distension = aplatissement des coupoles diaphragmatiques ; augmentation des espaces clairs rétrosternal et rétrocardiaque ; augmentation du diamètre thoracique antéro-postérieur (thorax en tonneau) ; hyperclarté pulmonaire ; visibilité de plus de sept arcs costaux antérieurs au-dessus du diaphragme*

A	Identifier une urgence	Savoir identifier une exacerbation/décompensation de BPCO, en évaluer les signes de gravité	Savoir évoquer le diagnostic de décompensation de BPCO devant toute insuffisance respiratoire aiguë chez un patient BPCO ou à risque de BPCO (tabac), Savoir rechercher les signes de lutte respiratoire, une cyanose, une polypnée > 25/min, des signes d'encéphalopathie hypercapnique (agitation, sueurs, flapping), (items 354 et 328)
B	*Prévalence, épidémiologie*	*Connaître l'épidémiologie de la BPCO*	
A	Prise en charge	Savoir initier le traitement symptomatique en urgence	Oxygénothérapie avec cibles de SpO2 88%-92%, bronchodilatateurs (bêtamimétiques inhalés, anticholinergiques)
A	Prise en charge	Connaitre les principes de prise en charge de l'exacerbation et du traitement de fond	Thérapeutiques y compris oxygénothérapie de longue durée et ventilation non invasive

Les objectifs de rang B apparaissent surlignés et en italique dans le texte.

NB : les aspects pédiatriques de cet item ne sont pas traités dans ce chapitre.

Points clés

1. La BPCO est une maladie fréquente, source de morbidité (handicap ventilatoire, comorbidités extra-respiratoires, exacerbations), de mortalité et de dépenses de santé élevées : c'est la 4e cause de décès dans le monde en 2020.
2. Elle est définie par la présence de symptômes respiratoires chroniques (au moins un parmi toux, expectoration, dyspnée d'effort, infections respiratoires basses répétées ou traînantes) et d'une obstruction bronchique permanente : trouble ventilatoire obstructif (défini par un rapport VEMS/CVF < 0,70) qui persiste après prise de bronchodilatateurs.
3. Le principal facteur de risque est le tabagisme. Des expositions professionnelles peuvent également être en cause.
4. Le symptôme principal est la dyspnée mais celle-ci est tardive souvent sous-estimée.
5. Les principaux diagnostics différentiels de la BPCO sont l'asthme et les dilatations des bronches.
6. Le diagnostic et l'appréciation de la sévérité reposent sur l'évaluation du retentissement fonctionnel par les explorations fonctionnelles respiratoires (spirométrie, volumes pulmonaires, diffusion du CO), du retentissement clinique (dyspnée d'effort, nombre d'exacerbations et leur sévérité, altération de la qualité de vie) et des comorbidités.
7. L'évaluation spirométrique de la sévérité de l'obstruction bronchique repose sur la mesure du VEMS après broncho-dilatateur.
8. Les comorbidités sont fréquentes et doivent donc être systématiquement recherchées et traitées : dénutrition/obésité, amyotrophie, anémie, affections cardio-vasculaires, anxiété/dépression, ostéoporose, cancer bronchique.
9. Le traitement repose sur :
   - Le sevrage tabagique, l'éviction des risques professionnels le cas échéant
   - Le maintien d'une activité physique régulière et d'un équilibre nutritionnel
   - Les bronchodilatateurs inhalés (bêta-2-agonistes et anticholinergiques de courte ou de longue durée d'action, seuls ou associés)
   - Les associations fixes de bêta-2-agonistes de longue durée d'action et de corticostéroïdes inhalés peuvent être utilisées dans les formes avec exacerbations fréquentes malgré un traitement bronchodilatateur régulier
   - Les associations fixes triples (bêta-2-agoniste de longue durée d'action + anticholinergique de longue durée d'action + corticostéroïde inhalés) sont indiquées chez les patients restant symptomatiques et/ou ayant des exacerbations malgré un traitement double
   - La réhabilitation respiratoire fait partie intégrante du traitement
   - Les vaccins (grippe, pneumocoque)
10. La prise en charge des exacerbations (majoration des symptômes) débute par la recherche de critères d'hospitalisation (signes de gravité clinique et/ou contexte fragile) et de la cause de l'exacerbation (la purulence de l'expectoration évoque une origine bactérienne).
11. Le traitement des exacerbations est celui des symptômes (bronchodilatateurs) et de la cause (antibiotiques devant une expectoration purulente). Il associe des corticostéroïdes oraux (en cas de signes de gravité ou d'amélioration insuffisante après 48h), une oxygénothérapie (pour maintenir une SpO_2 à 88-92%) et une assistance ventilatoire mécanique (en cas d'acidose respiratoire non compensée).

1. DÉFINITIONS ET CLASSIFICATION

1.1 Définitions, nosologie

1.1.1 BPCO

Maladie respiratoire chronique fréquente, qui peut être prévenue et traitée.

Définie par :

1. **L'existence de symptômes respiratoires chroniques** (au moins un parmi dyspnée d'exercice, toux, expectoration, infections respiratoires basses répétées ou traînantes) et
2. **Une obstruction permanente et progressive des voies aériennes** = trouble ventilatoire obstructif (TVO) non complètement réversible.

À noter et retenir : le diagnostic BPCO passe par la découverte d'un TVO et donc requiert obligatoirement une spirométrie avec mesure du volume expiratoire maximal à la première seconde (VEMS) et de la capacité vitale forcée (CVF) avant et après administration de bronchodilatateurs (BD)

1.1.2 Exacerbation aiguë de BPCO

Évènement aigu avec aggravation durable des symptômes respiratoires (> 1 jour) au-delà de leurs variations habituelles et imposant une modification du traitement.

1.1.3 Trouble ventilatoire obstructif (TVO)

Le TVO est défini par un rapport VEMS/CVF < 0,7 (ou < 70%) (Figure 1)

- ATTENTION PIÈGE : le pourcentage obtenu correspond au rapport VEMS mesuré/CVF mesurée (x 100 si exprimé en %). Il ne s'agit pas d'un pourcentage d'une valeur théorique

Dans le cadre de la BPCO, le TVO est **persistant** : le rapport VEMS/CVF reste < 0,7 **après administration de BD, indépendamment de la variation du VEMS.**

Rappels sur la réversibilité du TVO :

- Réversibilité **significative** d'un TVO : le VEMS augmente après inhalation d'un BD de courte durée d'action ou après une corticothérapie systémique pendant 2 semaines :
  . De plus de 200 ml par rapport à la valeur initiale
  . ET de plus de 12% par rapport à la valeur initiale : (VEMS post - VEMS pré)/VEMS pré > 0,12
  Une réversibilité significative peut être observée dans la BPCO.
- Réversibilité **complète** d'un TVO : normalisation du rapport VEMS/CVF (> 0,7)
  Une réversibilité complète oriente vers un asthme

1.1.4 Entités en lien avec la BPCO

La BPCO peut englober deux autres cadres nosologiques (atteintes des voies aériennes et atteintes du poumon) **s'ils sont associés à un TVO.**

Bronchite chronique

- Sa définition est purement clinique : toux **productive** (c'est-à-dire avec expectoration) quotidienne ou quasi-quotidienne durant au moins 3 mois par an et au cours d'au moins 2 années consécutives.
- *Concerne la moitié des fumeurs environ*
- Peut être associée à la BPCO mais son absence n'exclut pas cette dernière.

Emphysème

- Sa définition est anatomopathologique : élargissement anormal et permanent des espaces aériens distaux (au-delà des bronchioles terminales), avec destruction des parois alvéolaires, sans fibrose associée.
- *On peut le suspecter radiologiquement : zones d'hypodensité traduisant une raréfaction du parenchyme pulmonaire. Quand les zones d'hypodensité sont cerclées par une paroi fine et ont un diamètre de plus de 1 cm, on parle de bulles (emphysème bulleux) (Figure 2).*
- *Peut être centro-lobulaire (destruction centrée sur la bronchiole avec préservation des capillaires pulmonaires, à l'origine d'une hypoxémie par inégalité des rapports ventilation/perfusion) ou pan-lobulaire (destruction de l'ensemble du lobule, hypoxémie de repos tardive).*

Figure 1 : Homme de 72 ans, tabagisme à 50 paquets-années, le rapport VEMS/CVF pré-BD est mesuré à 42% (< 70%) en pré-BD et à 43% en post-BD. Il y a donc bien un TVO persistant après BD. La réversibilité n'est pas significative : le VEMS gagne 80 mL en valeur absolue et 2% en valeur relative après BD. Le VEMS post-BD est à 54% de la valeur prédite. On peut donc parler de grade II de sévérité (modérée) du TVO (tableau 2). On note aussi une altération du transfert du CO, compatible avec la présence d'un emphysème.

Date de naissance : 30/07/1947
Sexe : M
Poids(Kg) : 59
Taille(cm) : 180

Spirométrie lente et forcée sans/avec test de réversibilité

		Meilleur Test avant BD		Meilleur Test après BD			
	Norme	Mes.	%Norme	Mes.	%Norme	Dif. Pré	Dif. Pré%
CV(L)	4,59	4,72	103	4,93	107	0,21	4
VT(L)	—	1,31	—	1,33	—	0,02	1
VRI(L)	—	1,90	—	1,89	—	-0,01	0
VRE(L)	—	1,51	—	1,71	—	0,20	13
CI(L)	—	3,21	—	3,21	—	0,01	0
VEMs/CVF(%)	76	42	55	43	56	1	1
VEMs/CV(%)	76	38	50	38	50	0	0
CVF(L)	4,41	4,28	97	4,41	100	0,13	3
VEMs(L)	3,45	1,80	52	1,88	54	0,08	4
DEP(L/S)	8,53	4,99	58	4,75	56	-0,23	-5
D75(L/S)	7,56	1,49	20	1,64	22	0,15	10
D50(L/S)	4,55	0,81	18	0,75	16	-0,06	-8
D25(L/S)	1,74	0,28	16	0,30	17	0,02	6
DEM(L/S)	3,52	0,66	19	0,68	19	0,01	2

Pléthysmographie avec ou sans résistances des voies aériennes

		Meilleur test avant BD		Meilleur test après BD			
	Norme	Mes.	%Norme	Mes.	%Norme	Dif. Pré%	Dif. Pré%
CPT(L)	7,30	9,65	132	—	—	—	0
CV (cpt)(L)	4,59	4,72	103	—	—	—	0
VGT(L)	3,69	6,51	176	—	—	—	0
VR(L)	2,49	4,93	198	—	—	—	0
VR/CPT(%)	38,16	51,11	134	—	—	—	0
RAW(cmH2O/L/S)	1,21	1,58	131	—	—	—	—
GAW(L/S*cmH2O)	0,83	0,63	76	—	—	—	0
SRAW(cmH2O*s)	4,34	10,68	246	—	—	—	0
SGAW(1/S*cmH2O)	0,23	0,09	41	—	—	—	0

Capacité de diffusion du monoxyde de carbone CO:

		Test 1		Test 2		Moyenne	
	Norme	Mes.	%Norme	Mes.	%Norme	Mes.	%Norme
Hb(gr/100ml)	14,60	12,90		12,90		12,90	
CRF'sb(L)	3,69	3,68	100	3,95	107	3,81	103
VI(L)	4,41	4,92	112	4,70	106	4,81	109
VA(L)	7,30	7,17	98	7,16	98	7,16	98
KCO cor(mL/mmHg/Mi)	4,04	1,86	46	1,92	47	1,89	47
DLCO cor(mL/mmHg/Mi	29,52	13,35	45	13,71	46	13,53	46

Figure 2 : De gauche à droite, hémichamp pulmonaire gauche au niveau de la carène d'un poumon normal, d'un emphysème centro-lobulaire, d'un emphysème bulleux.

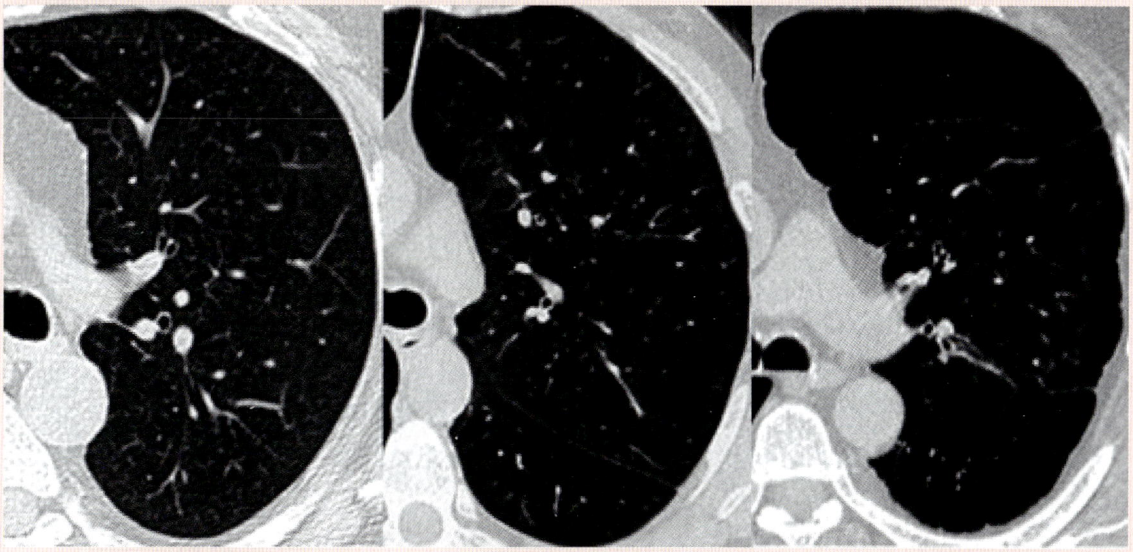

Une BPCO peut exister en l'absence de bronchite chronique et/ou d'emphysème. Un emphysème sans TVO ne peut pas rentrer dans la définition de BPCO (situation rare).

1.1.5 Diagnostics différentiels : ASTHME ET DILATATION DES BRONCHES

BPCO et asthme

Partagent une susceptibilité environnementale respiratoire exagérée, plutôt vis-à-vis du tabac dans la BPCO. Des mécanismes différents mènent, dans l'asthme à des épisodes d'inflammation et de bronchoconstriction, et dans la BPCO à de la destruction de l'échangeur et une évolution vers l'insuffisance respiratoire chronique.

- *Cependant l'asthme existe chez les fumeurs et de nombreux asthmatiques fument.*
- Les deux maladies (asthme et BPCO) peuvent être associées.
- *Les asthmatiques sévères, même non-fumeurs, ont parfois un trouble ventilatoire obstructif peu réversible.*
- *L'asthme doit être évoqué lorsqu'existent une réversibilité très importante de l'obstruction bronchique (augmentation du VEMS de plus de 400 ml), ou des éléments évocateurs d'asthme dans l'histoire clinique.*
- Importance du contexte clinique dans le diagnostic d'asthme ou de BPCO +++

Tableau 1 : Profils comparatifs « caricaturaux » de l'asthme et de la BPCO.

	BPCO	Asthme
Définition	Obstruction bronchique non complètement réversible	Obstruction bronchique totalement ou presque totalement réversible
Terrain	Fumeur, âge > 40ans	Adulte jeune, atopique
Rhinosinusite chronique	Inconstante	Quasi constante, parfois polypose naso-sinusienne
Histoire naturelle	Survient vers 40 ans et souvent aggravation progressive pouvant mener à l'insuffisance respiratoire, émaillée d'exacerbations	Débute souvent dans l'enfance, symptômes de brève durée variables et réversibles, exacerbations souvent liées à l'absence de traitement anti-inflammatoire
Clinique (forme typique)	Dyspnée d'effort puis de repos ± bronchite chronique	Symptômes variables et réversibles, périodes asymptomatiques fréquentes
Imagerie	Emphysème (inconstant)	Normale le plus souvent
EFR	TVO permanent. La spirométrie n'est jamais normale.	TVO réversible. La spirométrie peut être normale. Hyper-réactivité bronchique

Dilatations des bronches et mucoviscidose

- *Des dilatations des bronches modérées peuvent toutefois être observées chez des patients atteints d'asthme et de BPCO.*
- *Des maladies rares notamment infantiles (DBP, mutations de SPC ou ABCA3, mutation du complexe télomérase, bronchiolite oblitérante post transplantation ou post allogreffe de moelle ou associée à Crohn, RCH, PR, a/hypoplasie type McLeod, etc.).*

1.2 Sévérité de la BPCO

La sévérité de la maladie est liée à plusieurs éléments incomplètement liés entre eux, justifiant l'utilisation de deux classifications complémentaires dans les recommandations internationales : l'une (1-2-3-4) porte sur la sévérité fonctionnelle respiratoire jugée sur le VEMS après bronchodilatateurs ; l'autre (A-B-C-D) porte sur la sévérité clinique jugée sur la sévérité de la dyspnée d'effort et la fréquence des exacerbations.

1.2.1 Sévérité de l'obstruction bronchique (mesurée après administration de BD)

*Tableau 2 : Classification de la sévérité de l'obstruction bronchique dans la BPCO en 4 stades. Le rapport VEMS/CVF est exprimé en valeur absolue ; le VEMS est exprimé en % de la valeur prédite (mesure **post BD**).*

TVO	Sévérité	Définition
VEMS/CVF < 70%	**Grade GOLD 1** Obstruction bronchique légère	VEMS≥80%
VEMS/CVF < 70%	**Grade GOLD 2** Obstruction bronchique modérée	VEMS 50-80%
VEMS/CVF < 70%	**Grade GOLD 3** Obstruction bronchique sévère	VEMS 30-49%
VEMS/CVF < 70%	**Grade GOLD 4** Obstruction bronchique très sévère	VEMS < 30%

1.2.2 Sévérité clinique : dyspnée et exacerbations

La fréquence et la gravité des exacerbations :

- Des exacerbations fréquentes (définies par ≥ 2/an) sont un élément pronostique défavorable.
- Le phénotype « exacerbateur fréquent » est un élément d'évaluation de la sévérité.
- La gravité des exacerbations : 1 exacerbation/an nécessitant une hospitalisation est un élément de mauvais pronostic.

Tableau 3 : Échelle mMRC de la dyspnée.

Stade 0 : je suis essoufflé uniquement pour un effort important
Stade 1 : je suis essoufflé quand je me dépêche à plat ou quand je monte une pente légère
Stade 2 : je marche moins vite que les gens de mon âge à plat ou je dois m'arrêter quand je marche à mon pas à plat
Stade 3 : je m'arrête pour respirer après 90 mètres ou après quelques minutes à plat
Stade 4 : je suis trop essoufflé pour quitter ma maison ou je suis essoufflé rien qu'à m'habiller

Tableau 4 : Classification de la sévérité clinique.

A : faible risque (d'exacerbations), peu de symptômes
B : faible risque (d'exacerbations), symptômes significatifs
C : risque élevé (d'exacerbations), peu de symptômes
D : risque élevé (d'exacerbations), symptômes significatifs

Exacerbations	Groupes	
≥ 2 / an ou ≥ 1 / an avec hospitalisation	C	D
0 ou 1 / an sans hospitalisation	A	B
	mMRC < 2	*mMRC ≥ 2*
	Dyspnée d'effort	

1.2.3 Comorbidités (cf. §4.4.6)

Elles participent au pronostic.

2. ÉPIDÉMIOLOGIE

2.1 Épidémiologie descriptive

Problème de santé publique majeur alors que cette maladie est méconnue du grand public et de nombreux professionnels de santé. En France, la BPCO concerne 5-10% de la population des plus de 45 ans soit entre 2,5 et 3,5 millions de sujets, dont 1 million est symptomatique.

Dans le monde, la BPCO est en augmentation et devrait être la 3e ou 4e cause de mortalité d'ici 2030.

2.2 Épidémiologie analytique

2.2.1 Facteurs de risque environnementaux

- *Le tabac est de loin le principal facteur de risque (> 80%) de la BPCO*
- *L'exposition à des aérocontaminants d'origine professionnelle est incriminée dans au moins 15% des BPCO (cf. tableaux de reconnaissance des BPCO professionnelles - item 109)*
- *La pollution domestique (fumées de combustion de la biomasse pour le chauffage ou la cuisine dans des locaux mal ventilés) est un facteur de risque dans les pays émergents.*
- *La pollution atmosphérique particulaire joue un rôle dans le déclenchement d'exacerbations.*
- *Les facteurs influençant la croissance pulmonaire in utero ou dans l'enfance (infections respiratoires) sont des facteurs de risques potentiels.*

2.2.2 Facteurs génétiques

Le déficit en alpha-1 antitrypsine est le seul facteur de risque génétique identifié de BPCO, avec les mutations du complexe TERT (même fréquence au moins dans la population de patients que le déficit en A1AT). L'emphysème pan-lobulaire qui résulte de ce déficit est d'autant plus fréquent, précoce et grave qu'il existe un tabagisme actif associé.

3. HISTOIRE NATURELLE ET PRONOSTIC

La BPCO résulte de différentes trajectoires de la fonction respiratoire : déclin accéléré de la fonction respiratoire (VEMS), que seul l'arrêt de l'exposition aux facteurs de risque (tabac avant tout) peut retarder (Figure 3) ou une croissance pulmonaire insuffisante durant l'enfance (Figure 4).

Figure 3 : Déclin du VEMS avec l'âge selon les travaux de Fletcher. La zone gris foncé représente le déclin physiologique de ce paramètre (chez le non-fumeur ou fumeur non réceptifs aux effets délétères de la cigarette), la ligne continue représente le déclin accéléré du VEMS observé chez le fumeur réceptif, la ligne pointillée représente le déclin, à partir de 45 ans, chez un fumeur ayant cessé de fumer à l'âge de 45 ans.

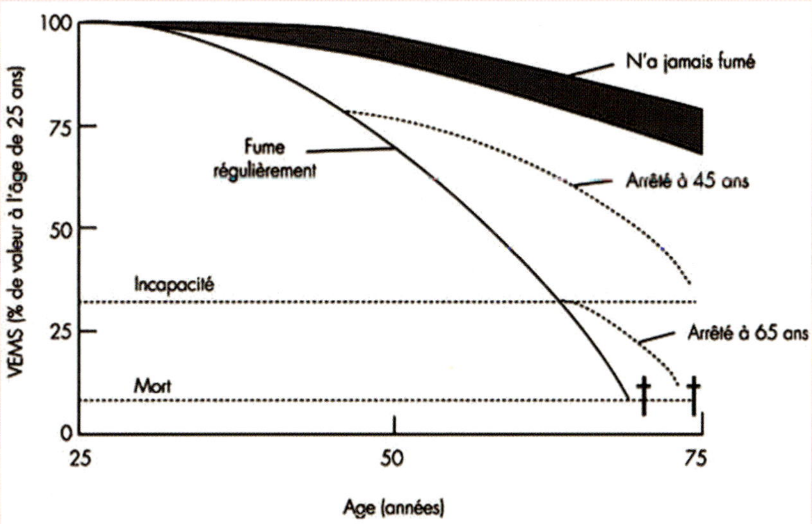

Figure 4 : Déclin de la fonction respiratoire avec l'âge en quatre trajectoires, en fonction de l'existence ou non d'une fonction respiratoire maximale à l'âge de 40 ans. Le développement pulmonaire anormal (maladies respiratoires dans l'enfance, tabagisme précoce, ...) prédispose à l'apparition plus précoce d'un TVO à l'âge adulte.

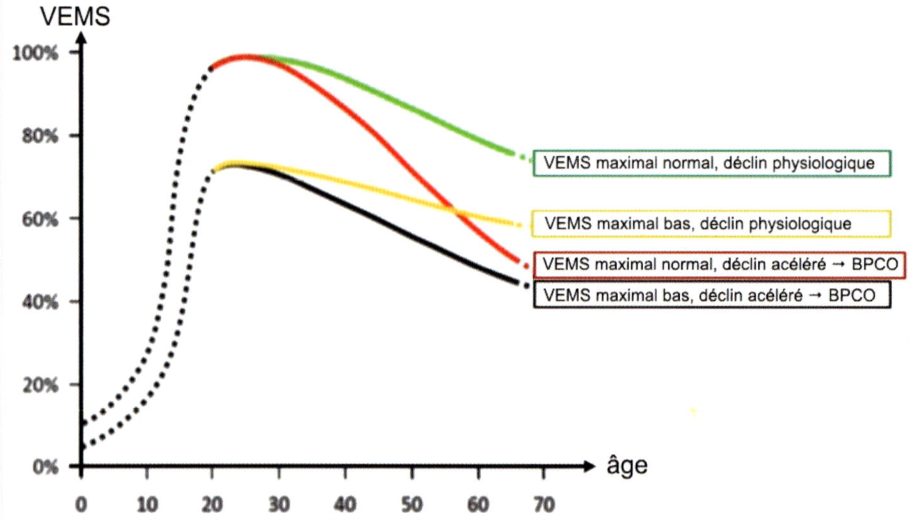

La figure 4 enrichit la figure 3. La courbe verte correspond à la zone gris foncé de la figure 3, la courbe rouge correspondant aux autres courbes. La nouveauté vient des trajectoires pendant l'enfance et l'adolescence (période de croissance pulmonaire), et de la combinaison avec cette croissance imparfaite des mécanismes de déclin accéléré propre à la BPCO (courbe noire)

La sévérité du TVO appréciée par le VEMS post BD fait de cette mesure simple un facteur pronostique important.

D'autres paramètres sont également fortement prédictifs de la mortalité liée à la BPCO : l'intensité de la dyspnée d'effort, la dénutrition, les comorbidités, les exacerbations et la capacité à l'exercice. Ces facteurs sont pris en compte au sein de scores composites comme l'index BODE : Body mass index (IMC), Obstruction (VEMS), Dyspnea (mMRC), Exercice (test de marche de 6 minutes) que l'on calcule lors de certaines circonstances où il faut identifier précisément le pronostic à moyen terme de la maladie.

L'évolution de la BPCO est marquée par :

Un déclin accéléré de la fonction respiratoire chez un grand nombre de malades = on pourrait parler de vieillissement prématuré (le déclin étant physiologique).

- *Des exacerbations pouvant mettre en jeu le pronostic vital et majorant le déclin de la fonction respiratoire.*
- *Un handicap respiratoire avec réduction des activités quotidiennes et altération de la qualité de vie.*
- *Un risque d'évolution vers l'insuffisance respiratoire chronique pouvant s'accompagner d'hypertension pulmonaire.*
- *L'association fréquente à des comorbidités cardio-vasculaires (cardiopathies ischémiques et rythmiques, insuffisance cardiaque gauche) qui représentent la première cause de mortalité dans la BPCO.*

4. DIAGNOSTIC ET ÉVALUATION

Le diagnostic de BPCO est évoqué sur :

- La présentation clinique (facteurs de risque, symptômes et signes physiques)

Et

- Confirmé par la spirométrie avec test de réversibilité

La sévérité et le pronostic de la BPCO sont appréciés sur :

- Les EFR
- Les symptômes cliniques
- Les comorbidités et
- L'utilisation de scores composites

4.1 Signes fonctionnels

- Dyspnée d'effort :
  . À rechercher chez tout fumeur
  . Survient initialement pour des efforts importants puis des efforts de moins en moins importants
  . Fréquemment sous-estimée par le patient
  . Doit être évaluée au moyen d'échelles comme celle du mMRC (Tableau 3)
- Toux ± expectoration

4.2 Signes physiques

Le piège : Ils sont absents pendant des années ou limités à des râles bronchiques (ronchi).

Puis (souvent après l'apparition du TVO) :

- *Des signes physiques de distension, obstruction et/ou de dysfonction diaphragmatique (Cf. https://semiologiepneumologique.com)*
- *Et à l'auscultation une diminution du murmure vésiculaire, et/ou des ronchi et/ou des sibilants*

Et en cas d'IRC associée (Cf. item 208), apparaissent les signes d'hypercapnie, d'hypertension pulmonaire, de dysfonction cardiaque droite.

4.3 Exploration fonctionnelle respiratoire

La spirométrie permet le diagnostic de certitude, aide au diagnostic différentiel avec un asthme, évalue la sévérité, participe aux choix thérapeutiques et à l'appréciation du pronostic.

4.3.1 Spirométrie (et courbe débit-volume) identifie(nt) :

- Le **TVO caractérisé par un rapport VEMS/CVF < 0,7 (70%). Ce TVO persiste après administration de BD.**
  ATTENTION PIÈGE : le pourcentage obtenu correspond au rapport (VEMS mesuré/CVF mesurée) x 100. Il ne s'agit pas d'un pourcentage d'une valeur théorique
- La sévérité de l'obstruction bronchique en fonction de la valeur du VEMS post-BD (Tableau 2).

4.3.2 *Pléthysmographie*

*Elle permet de mesurer les volumes pulmonaires non mobilisables, et notamment le volume résiduel (VR) et la capacité pulmonaire totale (CPT). La **distension pulmonaire**, souvent associée au TVO est définie par une augmentation du VR avec un VR/CPT élevé.*

4.3.3 Tests pharmacodynamiques

Ils permettent d'évaluer la réversibilité du TVO (Cf. §1.1).

- Test aux bronchodilatateurs : la réversibilité est étudiée en réalisant une première spirométrie avant l'administration de BD d'action rapide puis une 2e spirométrie 10 minutes après. On aura ainsi la valeur du "VEMS pré BD" et celle du "VEMS post BD"
- *Test aux corticoïdes : on peut en cas de doute clinique persistant sur le diagnostic d'asthme (absence de réversibilité complète) étudier la réversibilité après une corticothérapie systémique (prednisone = 0,5 mg/kg/j, pendant 15 jours), l'asthme étant avant tout une maladie inflammatoire (cf. plus haut) et corticosensible.*

4.3.4 Transfert du CO

La mesure de la capacité de transfert de l'oxyde de carbone (qui reflète la surface d'échanges gazeux disponible) permet d'évaluer la destruction alvéolaire. On considère comme pathologique toute valeur de DLCO (ou TLCO) < 70% de la valeur prédite.

4.3.5 . Gaz du sang

La mesure des gaz du sang artériel est indiquée à la recherche d'une insuffisance respiratoire chronique.

4.3.6 Épreuve d'exercice

Il en existe 2 grands types :

- Maximal incluant une mesure de la consommation d'O_2 à l'effort (VO_2max). *Indiquée dans différentes situations : en cas de dyspnée sévère contrastant avec des EFR peu perturbées pour préciser le mécanisme de la dyspnée ou avant réhabilitation respiratoire pour s'assurer de l'absence de contre-indications cardiaques ou respiratoires et déterminer les modalités du réentrainement à l'effort.*
- Sous maximal (test de marche de 6 minutes, par exemple), utilisée dans le suivi de la BPCO. *Il existe des valeurs normales selon l'âge, le sexe et la taille, mais il est utile de savoir que l'on marche environ 500 m en 6 minutes.*

4.4 Imagerie et biologie

4.4.1 Radiographie

La radiographie thoracique n'a pas d'intérêt dans le diagnostic positif de la BPCO ; elle peut montrer :

- *Une distension thoracique :*
  - *. aplatissement des coupoles diaphragmatiques (de profil)*
  - *. augmentation des espaces clairs rétro-sternal et rétro-cardiaque (de profil)*
  - *. augmentation du diamètre thoracique antéro-postérieur = thorax en tonneau (de profil)*
  - *. horizontalisation des côtes (de face).*
- *Une hyperclarté pulmonaire, qui traduit une diminution de la vascularisation (de face).*

Figure 5 : Homme de 68 ans, ancien fumeur (60 paquets-années), BPCO avec TVO sévère, grande distension : diaphragme aplati, augmentation des espaces clairs rétro-sternal et rétro-cardiaque, thorax en tonneau, tassement vertébral avec corps vertébral triangulaire sur le profil.

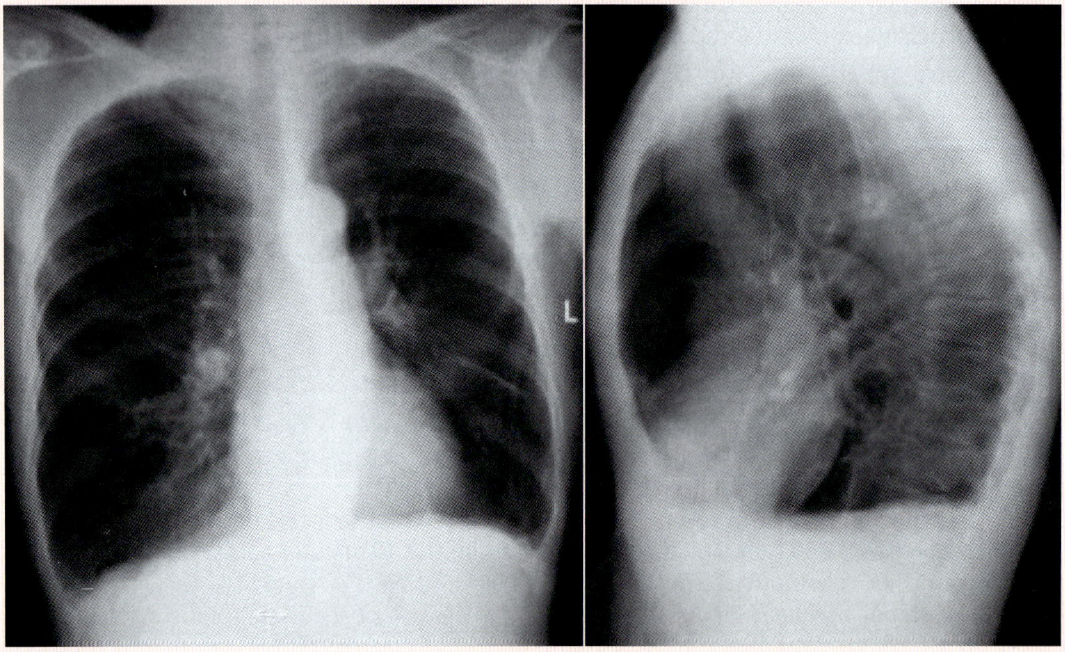

La radiographie thoracique peut faire suspecter une cardiopathie associée ou un carcinome bronchique mais ne constitue pas un outil pertinent de dépistage du cancer bronchique.

4.4.2 Tomodensitométrie (Figure 2)

La tomodensitométrie n'est pas systématique dans le bilan d'une BPCO.

Elle peut être indiquée lors du bilan initial des formes sévères. Elle permet :
- *Une orientation diagnostique (emphysème centrolobulaire, emphysème paraseptal ou bulleux, emphysème panlobulaire)*
- *La recherche de bronchectasies*
- *Le dépistage de cancer broncho-pulmonaire*

4.4.3 Évaluation cardiaque

Elle est recommandée en cas de signes évocateurs d'une affection cardiaque ou de comorbidité cardio-vasculaire.

Électrocardiogramme *à la recherche de signes droits (voir Cardiologie).*

Échographie cardiaque, recherche chez les sujets hypoxémiques ou très dyspnéiques :
- Des signes évoquant une hypertension pulmonaire
- Ou une insuffisance ventriculaire gauche associée

4.4.4 NFS

À la recherche :
- D'une polyglobulie réactionnelle à l'hypoxémie
- D'une anémie (comorbidité fréquente) susceptible d'aggraver la dyspnée

4.4.5 Dosage d'alpha-1 antitrypsine

Il est indiqué en cas de :
- *BPCO précoce (< 45 ans)*
- *Phénotype emphysème prédominant*
- *BPCO non ou peu tabagique*
- *Antécédents familiaux d'emphysème*

4.4.6 Bilan des comorbidités

Les comorbidités sont des affections coexistant fréquemment avec la BPCO sans préjuger d'un lien causal :

1. Dénutrition/obésité
2. Dysfonction/déconditionnement musculaire squelettique
3. Anémie
4. Affections cardio-vasculaires
5. Anxiété/dépression
6. Ostéoporose
7. Cancer bronchique

Elles doivent être recherchées et prises en charge chez tout patient atteint de BPCO.

À l'inverse, la présence de diverses anomalies cardio-vasculaires, d'une dénutrition ou d'un déconditionnement musculaire squelettique chez un fumeur doivent faire rechercher une BPCO.

5. TRAITEMENT

Les objectifs du traitement de la BPCO sont les suivants :
- Améliorer la dyspnée, la capacité d'exercice et la qualité de vie
- Réduire les risques futurs :
  . de déclin de la fonction respiratoire
  . d'évolution vers le handicap et l'insuffisance respiratoire (Cf. item 208)
  . d'exacerbations et leur gravité (et d'hospitalisations, notamment en réanimation)
  . de mortalité

Le sevrage total et définitif du tabac est la seule mesure qui modifie l'histoire naturelle de la maladie.

Les indications médicamenteuses sont résumées dans le tableau 5. Elles dépendent principalement des symptômes (dyspnée) et de la survenue d'exacerbations. La fonction respiratoire n'entre plus directement en ligne de compte.

Principe général du traitement médicamenteux dans la BPCO :
- Le traitement débute par un bronchodilatateur puis
- Bi- thérapie
- Puis éventuellement trithérapie

Et ceci quelle que soit la sévérité de l'obstruction bronchique (Tableau 5 et Figure 6)

Tableau 5 : Résumé des indications (situations cliniques) des principaux traitements pharmacologiques de la BPCO.

	Traitement inhalé	Situation clinique
1ère ligne	Bronchodilatateurs de courte durée d'action (bêta-2-agoniste et/ou anticholinergique)	Tous Seul traitement des malades peu symptomatiques sans exacerbations
	Bronchodilatateurs de longue durée d'action en monothérapie	
	Bêta-2-agoniste	**Dyspnée** dans la vie quotidienne
	Anticholinergique	**Dyspnée** ou exacerbations
2e ligne	**Association de deux médicaments**	
	Association de bronchodilatateurs de longue durée d'action (bêta-2-agoniste et anticholinergique)	**Dyspnée ± exacerbations** malgré traitement de 1ère ligne
	Association corticostéroïde inhalé + bêta-2-agoniste de longue durée d'action	**Exacerbations** sans dyspnée malgré traitement de 1ère ligne
3e ligne	**Triple thérapie**	**Exacerbations** malgré un traitement double

5.1 Sevrage tabagique (Cf. item 75)

L'arrêt du tabagisme est la **principale mesure** susceptible d'interrompre la progression de l'obstruction bronchique et de retarder l'apparition de l'insuffisance respiratoire.

Le sevrage total et définitif est la base de la prise en charge, quel que soit le stade de la maladie.

5.2 Bronchodilatateurs

Deux familles : les anticholinergiques et les bêta-2-agonistes.
- *Les broncho-dilatateurs de longue durée d'action (BDLA) sont efficaces sur la dyspnée, la capacité d'exercice, la réduction du nombre d'exacerbations et l'amélioration de la qualité de vie.*
- La **voie inhalée**, seule recommandée, **implique une éducation du malade pour utiliser correctement les dispositifs d'inhalation et la vérification régulière de sa maîtrise.**
- Les traitements de courte durée d'action (bêta-2-agonistes seuls ou une combinaison bêta-2-agonistes ± anticholinergique) sont à prendre « à la demande », en cas de dyspnée et lors des exacerbations pour en diminuer l'impact. Leur efficacité est évaluée au cours du suivi.
- *Anticholinergiques et bêta-2-agonistes ont une efficacité globalement équivalente sur la fonction respiratoire et la dyspnée dans la BPCO. Ils ont un effet bronchodilatateur additif. Pour la prévention des exacerbations, l'efficacité des anticholinergiques de longue durée d'action est plus grande que celle des bêta-2-agonistes de longue d'action.*
- *Il existe des combinaisons bêta-2 agonistes et anticholinergiques de longue durée d'action dans le même dispositif.*

Figure 6 : Indications des différents traitements médicamenteux.

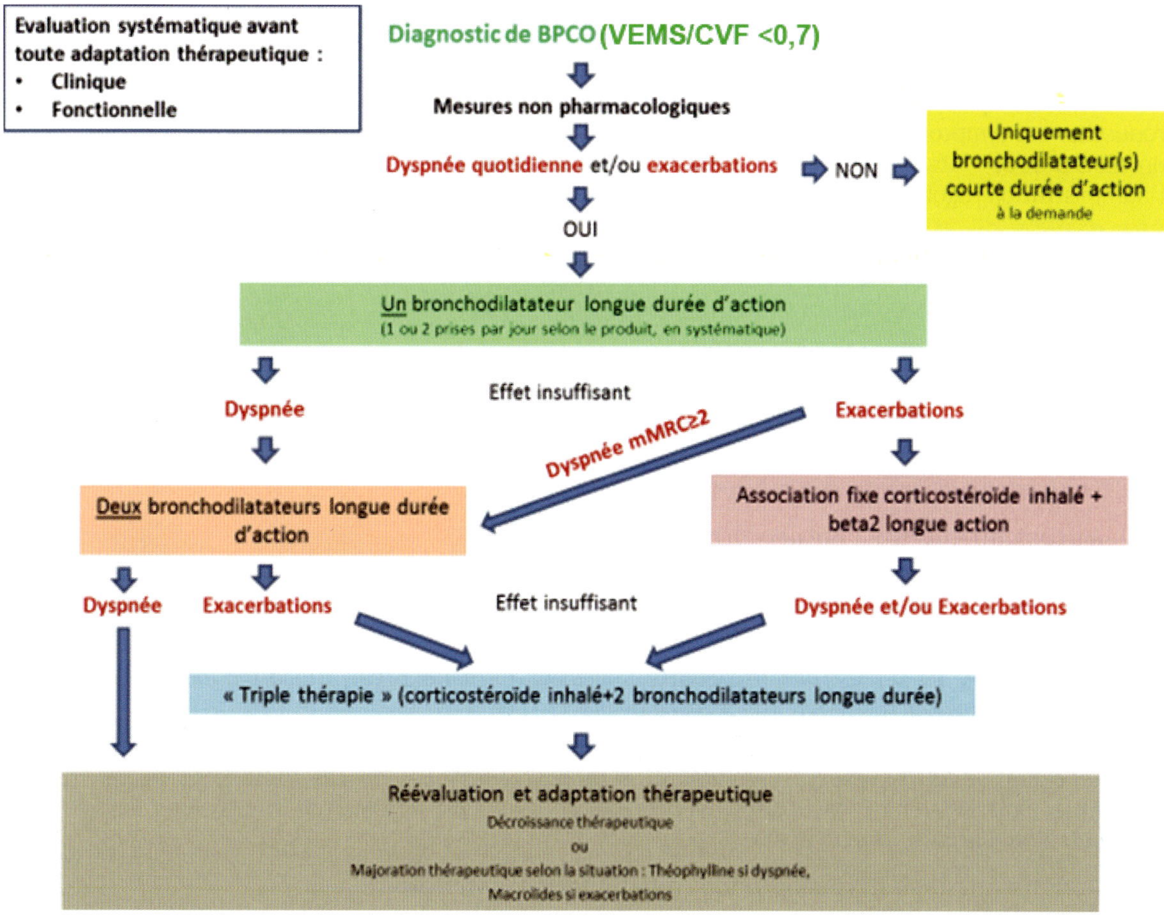

Tableau 6 : Mesures d'accompagnement de la prise en charge pharmacologique de la BPCO.

Diagnostic de la BPCO	Le diagnostic doit être confirmé par spirométrie, avec mise en évidence d'un VEMS/CVF<0,70 après bronchodilatateur
Dans tous les cas	– Aide au sevrage tabagique – Vaccinations – Conseils d'activité physique – Conseils diététiques – Réhabilitation si dyspnée/handicap persistant – Bronchodilatateur(s) courte durée d'action à la demande en cas de dyspnée – Tenir compte des capacités du patient dans le choix du dispositif d'inhalation – Réévaluer 1-3 mois après chaque changement puis tous les 3-12 mois. – EFR annuelle au minimum
Effet insuffisant = Persistance sous traitement d'une dyspnée ou d'exacerbations	Vérifier : – Diagnostic différentiel – Sevrage tabagique – Fonction respiratoire – Observance / Technique de prise – Éducation thérapeutique / réhabilitation – Comorbidités
Signification du terme « exacerbations fréquentes »	Seuil (arbitraire) : 2/an ou une avec hospitalisation

5.3 Corticostéroïdes

À la différence de l'asthme, la corticothérapie orale ou les corticostéroïdes inhalés en monothérapie **ne sont pas indiqués** dans le traitement de fond de la BPCO.

La corticothérapie inhalée **associée aux bêta-2-agonistes de longue durée d'action** permet une réduction des symptômes et du nombre d'exacerbations et améliore la qualité de vie des malades qui ont un VEMS post BD <70% de la valeur prédite, restent exacerbateurs fréquents (≥ 2 exacerbations /an) malgré l'administration régulière de BDLA, sans dyspnée marquée (mMRC < 2).

*Une triple thérapie associant **bêta-2-agonistes**, anticholinergiques et corticothérapie inhalée est considérée en cas de persistance d'exacerbations malgré une bithérapie.*

5.4 Vaccins

La vaccination grippale (annuelle) et la vaccination antipneumococcique sont recommandées.

La primo-vaccination antipneumococcique est basée sur du vaccin conjugué suivi au moins 8 semaines plus tard du vaccin polysaccharidique. Un rappel du vaccin polysaccharidique est prévu 5 ans plus tard. Il est nécessaire de tracer les prises vaccinales, du fait du risque d'effets secondaires par suite de la réadministration précoce du vaccin polysaccharidique.

5.5 Mucomodificateurs / Antileucotriènes / Antitussifs

*Ils n'ont **aucun intérêt** dans la BPCO.*

5.6 Précautions en rapport avec les traitements associés

Bêtabloquants : la BPCO n'est plus une contre-indication formelle à leur utilisation lorsqu'il existe une indication cardiologique forte (choisir un cardio-sélectif).

Les médicaments susceptibles de provoquer une dépression respiratoire (benzodiazépines, neuroleptiques sédatifs, opiacés notamment) sont contre-indiqués en cas d'insuffisance respiratoire chronique mais peuvent être utilisés avec prudence s'ils sont absolument nécessaires (surveillance gazométrique diurne voire nocturne).

5.7 Activité physique et réadaptation (réhabilitation) respiratoire

Comme dans toutes les maladies chroniques, il est recommandé la pratique d'une activité physique régulière, à type d'entretien musculaire et en endurance. Des marches de 30 min chaque jour ou plus de 2 heures par semaine améliorent la mortalité des patients atteints de BPCO.

La « réadaptation respiratoire » désigne une approche globale et multidisciplinaire, des malades respiratoires chroniques dont la BPCO. *Elle comprend :*

- *L'aide à l'arrêt du tabac*
- *L'optimisation du traitement pharmacologique*
- *Le réentraînement à l'exercice*
- *La kinésithérapie de drainage bronchique*
- *La prise en charge psychosociale*
- *L'éducation thérapeutique du patient*
- *Et la prise en charge nutritionnelle.*

Son efficacité a été démontrée sur :

- *La dyspnée*
- *La capacité à l'exercice*
- *La qualité de vie*
- *Et la consommation de soins*

Elle est recommandée à partir du moment où il existe un handicap (même une dyspnée seule) malgré le traitement pharmacologique.

Son efficacité à long terme repose sur la poursuite des activités physiques initialement mises en place.

Les modes d'organisation sont multiples : à domicile, en ambulatoire ou dans des centres spécialisés.

5.8 Oxygénothérapie au long cours et ventilation assistée

Leurs indications et leurs modalités d'administration sont détaillées dans l'item 208.

5.8.1 Oxygénothérapie de longue durée (OLD)

Elle réduit la mortalité des patients atteints de BPCO au stade d'insuffisance respiratoire chronique.

5.8.2 Ventilation non invasive à domicile

Elle améliore la survie, la fréquence des hospitalisations et améliore les symptômes chez les patients sévères.

Elle est indiquée en présence d'une hypercapnie diurne importante sous traitement optimal par ailleurs.

5.9 Chirurgie et endoscopie interventionnelle

5.9.1 Réduction de volume pulmonaire et prise en charge des bulles

Elles sont pratiquées dans des centres spécialisés.

La réduction de volume pulmonaire a pour objectif de réduire la distension pulmonaire et de soulager la dyspnée. Elle peut être chirurgicale ou endoscopique.

Une bullectomie chirurgicale peut être proposée en cas de bulles de grande taille, compliquées (infections, hémorragie, pneumothorax) ou compressives.

5.9.2 Transplantation pulmonaire (Cf. item 204)

6. EXACERBATIONS DE LA BRONCHOPNEUMOPATHIE CHRONIQUE OBSTRUCTIVE

6.1 Définitions

L'exacerbation est un événement aigu caractérisé par une aggravation (>24h) des symptômes respiratoires, conduisant à une modification thérapeutique (augmentation des bronchodilatateurs et/ou corticothérapie systémique et/ou antibiothérapie).

Les exacerbations sévères sont celles qui nécessitent une hospitalisation. Le pronostic vital peut être engagé en cas d'hypoxémie profonde et/ou d'acidose respiratoire décompensée (pH ≤ 7,35). Des mesures d'assistance respiratoire (oxygénothérapie, ventilation assistée) dans ces cas sont souvent nécessaires.

6.2 Diagnostic

Quand la BPCO est connue, le diagnostic d'exacerbation repose sur la majoration de la dyspnée, de la toux et/ou de l'expectoration. La proportion de ces différents symptômes est variable.

L'exacerbation peut être inaugurale et parfois d'emblée sévère. La stratégie diagnostique est alors celle d'une insuffisance respiratoire aiguë (item 359).

6.3 Signes de gravité immédiate

Ce sont les signes de détresse respiratoire aiguë (Cf. item 359) et leur présence conduit à hospitaliser le patient (Tableau 7).

Outre les signes de détresse respiratoire, le terrain (âge, comorbidités, contexte social) et la sévérité de la maladie sont des critères influençant la prise en charge.

Tableau 7 : Critères d'hospitalisation des exacerbations de BPCO.

- Signes de gravité immédiate (Cf. item 359)
- Aggravation rapide des symptômes
- Dyspnée dans les activités quotidiennes (habillage...) à l'état basal
- Absence de réponse au traitement médical initial
- Incertitude diagnostique
- Age avancé, fragilité
- Absence de soutien à domicile
- Oxygénothérapie au long cours, ventilation assistée à domicile
- Antécédent de séjour en réanimation pour exacerbation
- Comorbidités : cardiovasculaires, alcoolisme, neurologiques, psychiatriques

6.4 Facteurs précipitants des exacerbations

La majorité des exacerbations de la BPCO est d'origine infectieuse (virale, bactérienne, ou mixte).

Le principal argument en faveur d'une infection bactérienne est la purulence des expectorations.

- Les bactéries les plus souvent en cause sont *Haemophilus influenzae*, *Streptococcus pneumoniae* et *Moraxella catarrhalis*.
- *Pseudomonas aeruginosa est rarement impliqué, habituellement chez les patients sévères (VEMS < 50% de la valeur prédite) ou ayant déjà séjourné en milieu hospitalier.*

Une cause environnementale (pic de pollution, tabagisme massif) est parfois à l'origine de l'exacerbation.

La cause de l'exacerbation n'est souvent pas identifiée.

6.5 Autres facteurs précipitants (diagnostic différentiel)

La majoration des symptômes respiratoires et notamment de la dyspnée chez un patient porteur de BPCO peut être en rapport avec d'autres pathologies qui doivent être identifiées.

Leur survenue élimine le diagnostic d'exacerbation de BPCO et ces pathologies requièrent un traitement spécifique.

- Pneumonies aiguës communautaires (PAC) :
  . L'auscultation pulmonaire peut identifier un foyer de crépitants
  . La radiographie thoracique objective un syndrome alvéolaire
  . Le schéma thérapeutique à utiliser est celui des PAC, associé si nécessaire à un renforcement du traitement bronchodilatateur
- Œdème pulmonaire (insuffisance ventriculaire gauche induite par un infarctus du myocarde, un trouble du rythme) :
  . Clinique, radiographie thoracique, ECG et biologie (dosage du BNP et troponine) permettent d'évoquer cette hypothèse
- Embolie pulmonaire :
  . Diagnostic difficile
  . Nécessite la réalisation d'une angioTDM thoracique
- Pneumothorax
- Prise de traitement contre-indiqué ou mal encadré : sédatifs, oxygène à haut débit, opiacés
- Traumatisme thoracique (fractures de côtes...), fracture-tassement vertébral
- Chirurgie thoracique ou abdominale

6.6 Explorations au cours des exacerbations

La majorité des exacerbations de BPCO ne s'accompagne pas de signe de gravité et doivent être prise en charge en ville (exacerbations légères ou modérées). Dans ce cas, aucune exploration paraclinique n'est justifiée.

Chez le patient hospitalisé (exacerbations sévères) les examens complémentaires ont pour but :

- D'apprécier la gravité de l'exacerbation (recherche d'une acidose respiratoire)
- De mettre en évidence un diagnostic différentiel ou une association morbide
- De surveiller l'évolution immédiate

Le choix des examens dépend de la gravité, de la sévérité de la maladie bronchique, et de l'orientation étiologique.

- En systématique (exacerbation grave) :
  . Radiographie thoracique
  . Electrocardiogramme
  . NFS, CRP, ionogramme sanguin - créatinine
  . Gazométrie artérielle
- Selon orientation clinique / signe de gravité :
  . (Angio-)TDM
  . BNP, échocardiographie cardiaque, troponine
  . ECBC :
    - *En cas d'échec d'antibiothérapie préalable*
    - *En cas d'antécédent de colonisation / infection à pseudomonas aeruginosa*

- *En cas d'obstruction bronchique sévère connue motivant l'hospitalisation*
- *En cas de gravité de l'épisode motivant l'hospitalisation dans un secteur de réanimation ou de soins intensifs*
- *En cas d'immunodépression associée.*

6.7 Traitement

Le diagnostic et le traitement précoce des exacerbations réduit leur mortalité.
Le traitement des exacerbations de BPCO est codifié.

6.7.1 Bronchodilatateurs

Il s'agit du traitement essentiel, administré exclusivement par voie inhalée.

Les posologies des bronchodilatateurs doivent être élevées, administrées précocement par le patient lui-même selon les conseils qui lui ont été fournis au préalable lors des consultations.

Les bêta-2 agonistes de courte durée d'action sont administrés en première intention, seuls ou associés aux anticholinergiques de courte durée d'action.

À domicile, l'efficacité des aérosols-doseurs pressurisés peut être augmentée par l'utilisation d'une chambre d'inhalation.

À l'hôpital, la nébulisation est le mode d'administration privilégié.

6.7.2 Antibiotiques

Les antibiotiques sont indiqués :
- Si l'expectoration est franchement purulente **ou**
- Si la BPCO sous-jacente est très sévère (VEMS < 30% de la théorique) **ou**
- S'il existe des signes cliniques de gravité.

Les molécules utilisées en première intention sont :
- Amoxicilline ± acide clavulanique
- Pristinamycine
- Macrolides

Figure 7 : Antibiothérapie des exacerbations de BPCO prises en charge en ville (facteurs de risque = VEMS < 50 % de la valeur prédite, plus de deux exacerbations par an, cardiopathie ischémique, oxygénothérapie à domicile, corticothérapie orale chronique).

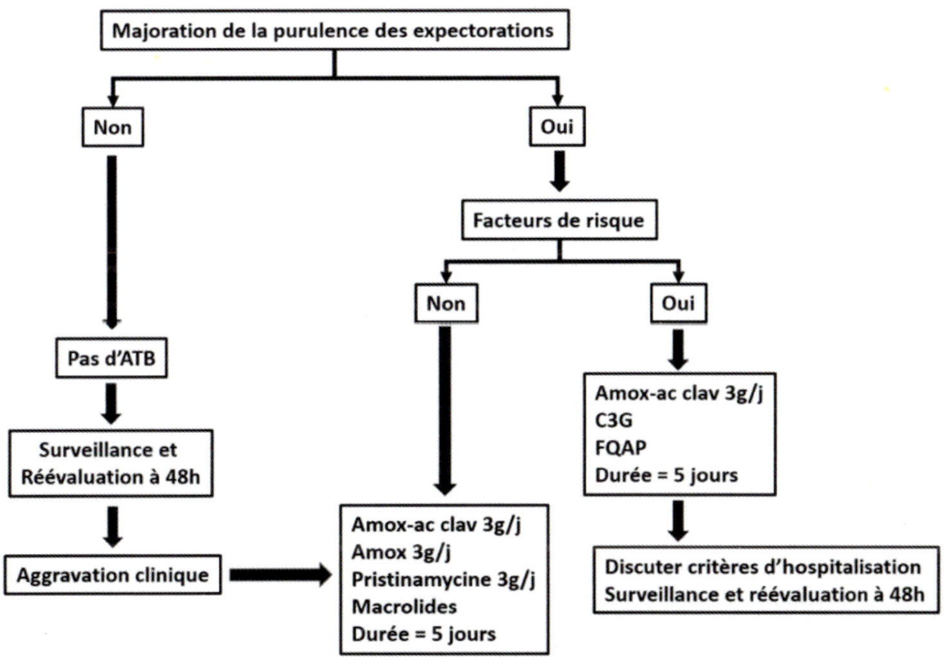

Les quinolones actives sur le pneumocoque (lévofloxacine) et les céphalosporines de 3e génération injectables sont réservées à des cas particuliers (échec d'antibiothérapies antérieures...).
Les autres familles d'antibiotiques ne sont pas recommandées.

Selon l'historique des exacerbations, des germes résistants peuvent être ciblés (Pseudomonas...) avec réévaluation secondaire de l'antibiothérapie en fonction des résultats microbiologiques (ECBC).

Le traitement, réévalué à J2 ou J3, est prescrit pour une durée de 5-7 jours.

6.7.3 Oxygénothérapie

Le recours à une oxygénothérapie (ou la modification de son débit chez un patient sous OLD) est un motif d'hospitalisation.

Le débit d'oxygène est **titré** afin d'obtenir une saturation pulsée en oxygène (SpO_2) comprise entre 88 et 92%.

ATTENTION :
- L'hypoxémie mal tolérée ou profonde est un signe de gravité majeur et doit toujours être corrigée par des débits d'oxygène adéquats.
- En cas d'hypercapnie, il convient d'effectuer une surveillance gazométrique afin de détecter les rares patients chez qui l'oxygène aggrave l'acidose respiratoire.

6.7.4 Corticothérapie systémique (courte durée)

À domicile, elle n'est envisagée qu'en seconde intention, en l'absence d'amélioration après 48 heures de traitement.

Chez les malades hospitalisés :
- *Elle accélère l'amélioration du VEMS, et raccourcit la durée d'hospitalisation.*
- *Elle est prescrite au cas par cas, à une dose $\leq$ 0,5 mg/kg/j, (40 mg/j au maximum) pendant une durée courte (5 jours), sans décroissance.*

Tableau 8 : Traitement des exacerbations de BPCO.

	Ambulatoire	Hospitalisation
	-	Oxygène : – Au débit suffisant pour obtenir 88 % ≤ SpO_2≤ 92 % – « Lunettes » ou masques à mélangeurs – Surveillance SpO_2 et gaz du sang
Bronchodilatateurs	Aérosol-doseur pressurisé, chambre d'inhalation, poudre Nébuliseur : – β_2 agonistes OU – Anticholinergiques	Nébulisation (+++) : – β_2 mimétiques systématiques (ex. terbutaline 5 mg 4 à 6 fois/j) – ± anticholinergiques (ex. ipratropium 0,5 mg 3-4 fois/j)
Kinésithérapie	Désencombrement en cas de sécrétions bronchiques abondantes	
Antibiothérapie	Cf. figure 7	
Corticothérapie	Pas de bénéfice prouvé ; à envisager en l'absence d'amélioration avec la prise en charge initiale	Option en dose modérée, et durée courte (40 mg/j prednisolone, 5j)
Assistance ventilatoire mécanique		Ventilation non invasive si acidose respiratoire (pH < 7,35) Intubation endotrachéale si contre-indication à la VNI ou échec de la VNI
Héparinothérapie préventive (HBPM)	Non	Oui
Antitussifs, Neurosédatifs	Contre-indiqués	Contre-indiqués

6.7.5 Autres traitements

- *Kinésithérapie en cas d'encombrement bronchique*
- *Traitement étiologique du facteur déclenchant de l'exacerbation.*
- *Prévention des complications de décubitus : prophylaxie de la maladie thrombo-embolique chez les malades hospitalisés (HBPM en l'absence d'insuffisance rénale).*

6.7.6 Ventilation mécanique

Elle est indiquée en cas d'**acidose respiratoire** (pH < 7,35).

En première intention, une ventilation non invasive est proposée par l'intermédiaire d'un masque facial.

6.8 *Suivi*

Toute exacerbation est un motif de renforcement du suivi clinique (symptômes, handicap) et fonctionnel respiratoire (spirométrie à distance).

Une réhabilitation respiratoire au décours est utile.

Une consultation du médecin traitant est indispensable dans le mois suivant une exacerbation.

L'objectif est d'anticiper pour éviter la prochaine exacerbation.

Item 210 - Pneumopathies interstitielles diffuses

(Ex-item 206)

Rang	Rubrique	Intitulé	Descriptif
B	*Contenu multimédia*	*TDM thoracique fibrose pulmonaire idiopathique (PIC)*	
B	*Contenu multimédia*	*Exemple de TDM thoracique d'asbestose*	
A	Définition	Définition des PID, connaître les grandes catégories de PID	(De cause connue et de cause inconnue)
B	*Diagnostic positif*	*Pneumoconiose : savoir évoquer le diagnostic*	
B	*Diagnostic positif*	*Pneumopathie d'hypersensibilité : savoir évoquer le diagnostic*	
B	*Diagnostic positif*	*Savoir orienter l'étiologie en fonction du caractère aigu ou chronique, primitif ou secondaire et de l'état immunitaire du patient (immunocompétence versus immunodépression)*	
B	*Étiologie*	*Connaître les principales causes de PID secondaires*	*Médicament, infections, insuffisance cardiaque*
B	*Étiologies*	*Connaître le retentissement pulmonaire des principales maladies auto-immunes et infectieuses*	
B	*Examens complémentaires*	*Connaître l'indication des examens d'imagerie au cours d'une pneumopathie interstitielle diffuse*	
B	*Examens complémentaires*	*Connaître la stratégie diagnostique initiale devant une pneumopathie interstitielle diffuse*	
B	*Examens complémentaires*	*Connaître la sémiologie TDM d'une pneumopathie interstitielle diffuse*	*Lésions élémentaires : nodules, images linéaires, hyperdensités, hypodensités*
B	*Examens complémentaires*	*Connaitre l'intérêt des EFR pour le diagnostic et le suivi des PID*	
B	*Examens complémentaires*	*Connaître les principaux examens biologiques dont les examens immunologiques à effectuer devant une PID*	

Les objectifs de rang B apparaissent surlignés et en italique dans le texte.

Points clés

1. Les pneumopathies interstitielles diffuses (PID) rassemblent de nombreuses entités dont le point commun est de donner des opacités infiltrantes diffuses sur l'imagerie pulmonaire.
2. Ces maladies touchent essentiellement le compartiment interstitiel du poumon.
3. Les PID peuvent être classées en fonction de leur caractère aigu ou chronique et de leur cause, connue ou inconnue.
4. Les PID aiguës sont dominées par les causes infectieuses et cardiogéniques.
5. Le lavage broncho-alvéolaire est l'examen clé au cours des PID aiguës fébriles.
6. Le bilan cardiologique est indispensable au cours des PID aiguës non fébriles.
7. PID subaiguës ou chroniques sont dominées par la sarcoïdose, la fibrose pulmonaire idiopathique et les PID associées aux connectivites.
8. L'examen physique pulmonaire et les EFR sont rarement discriminantes pour le diagnostic étiologique.
9. L'âge, le sexe, et le scanner thoracique en haute résolution et en coupes fines représente la pierre angulaire de l'orientation diagnostique des PID subaiguës ou chroniques.
10. La prise en charge optimale nécessite la collaboration d'experts spécifiquement formés au diagnostic des pneumopathies interstitielles pulmonaires (cliniciens, radiologues, anatomo-pathologistes, chirurgiens) à toutes les étapes de la démarche diagnostique.

1. INTRODUCTION - DÉFINITIONS

L'interstitium pulmonaire est représenté par le tissu conjonctif de soutien des axes broncho-vasculaires, et des cloisons (septa) inter et intra lobulaires (Figures 1 et 2)

Les PID sont aussi appelées **pneumopathies interstitielles/infiltrantes (ou infiltratives) diffuses**.

Elles ont en commun :

- Anatomo-pathologie
  . atteinte de l'interstitium pulmonaire par infiltrat cellulaire, œdémateux ou fibreux
  . *dans certaines PID, une atteinte des bronchioles et de l'espace alvéolaire peut aussi se voir*
- Imagerie thoracique (scanner thoracique souvent indispensable)
  . opacités parenchymateuses diffuses, non systématisées, bilatérales et habituellement symétriques
- Clinique :
  . signes non spécifiques : dyspnée, toux
  . crépitants fréquents
  . hypoxémie

Figure 1 : Représentation schématique du lobule pulmonaire[1].

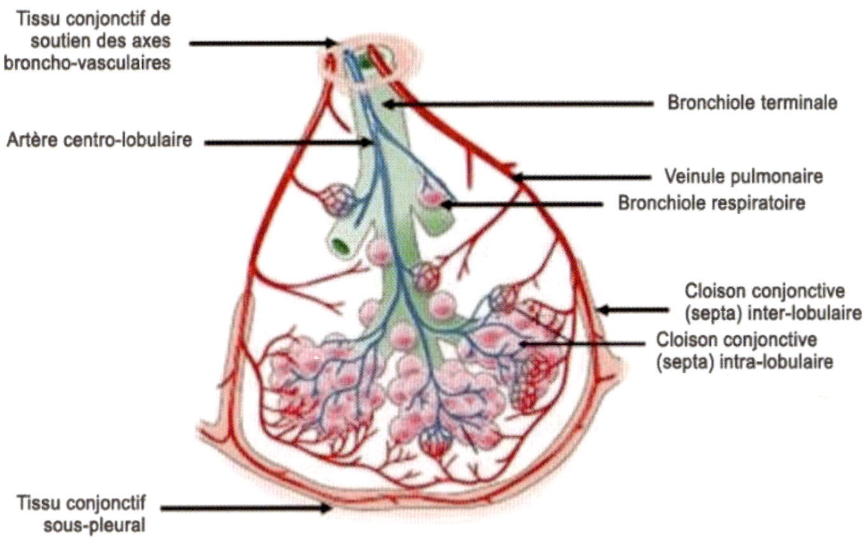

Figure 2 : Cloisons interlobulaires vues en thoracoscopie chez un fumeur[2].

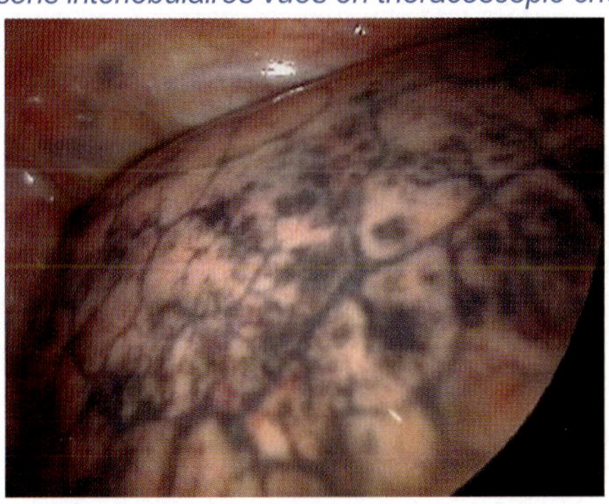

[1] Unité respiratoire terminale qui a une forme polyédrique de 1 à 2,5 cm de diamètre, à sommet hilaire et à base pleurale, séparée des lobules voisins par les septa interlobulaires. Chaque lobule pulmonaire est centré sur une bronchiole terminale accompagnée de son artère centro-lobulaire. En périphérie du lobule (dans les septas interlobulaires) cheminent le réseau de drainage veineux et lymphatique

[2] Les dépôts de poussière (anthracose) dans les vaisseaux lymphatiques (présents dans les septa interlobulaires) dessinent les limites des lobules pulmonaires à la périphérie du poumon, sous la plèvre

2. PID AIGUËS VERSUS PID SUB-AIGUËS/CHRONIQUES

La démarche diagnostique et la prise en charge sont fondamentalement différentes, selon que l'on se trouve face à une PID aiguë ou une PID subaiguë ou chronique (PID-SC).

- PID aiguës (< 3 semaines), dominées par 4 grandes étiologies (Tableau 1) :
  . Infectieuse : pneumonies aiguës communautaires (PAC) graves ou à germes opportunistes
  . Cardiogénique (œdème aigu du poumon)
  . Syndrome de détresse respiratoire aiguë - SDRA (cf. item 359)
  . Exacerbation d'une PID-SC préexistante
- *Causes plus rares : pneumopathie médicamenteuse, hémorragie intra-alvéolaire, pneumopathie aiguë éosinophile, pneumopathie associée à certaines connectivites*
- PID-subaiguës ou chroniques (Tableau 2), groupe hétérogène d'affections que l'on peut pour des raisons épidémiologiques et pratiques séparer en :
  . PID de cause connue
  . PID de cause inconnue

3. DÉMARCHE DIAGNOSTIQUE DEVANT UNE PID AIGUË

Tableau 1 : Orientation diagnostique devant une PID aiguë.

	Œdème pulmonaire hémodynamique	**Pneumonies infectieuses**	**SDRA***	**Exacerbation de PID -SC**
Fièvre	NON	OUI	±	±
Agent causal / mécanisme	Infarctus du myocarde Valvulopathie mitrale Surcharge hémodynamique	PAC (*S. pneumoniae* légionelles, mycoplasme, chlamydiae, grippe ; COVID-19) Miliaire tuberculeuse Pneumocystose	Agression exogène Agression endogène	Les plus fréquents : – Médicaments – Exacerbation de FPI – Connectivites
Terrain/ Anamnèse/ Clinique	HTA Coronaropathie Valvulopathie Expectoration mousseuse	Contage (tuberculose, grippe, COVID) Immunodépression (VIH, greffe, cancers)		Cf. PID-SC
Éléments du diagnostic	ECG BNP ETT Test thérapeutique aux diurétiques	HC, antigénuries (cf. item 154), antigénémies, écouvillon nasopharyngé (grippe, COVID-19, mycoplasme) Expectoration (BK) LBA (si immunodéprimé)	GDS Hémocultures ECG BNP ETT	Cf. PID-SC
Particularités radiologiques	Cardiomégalie Opacités floues périhilaire Epanchements pleuraux	Nodules, infiltrats, Micronodules à contours nets (MT)		Cf. PID-SC Rechercher une cause infectieuse ou cardiaque

Légende : IDM = infarctus du myocarde ; PAC = pneumonie aiguë communautaire ; SDRA = Syndrome de détresse respiratoire aiguë ; LBA = lavage broncho-alvéolaire ; TPC = tuberculose pulmonaire commune ; MT = miliaire tuberculeuse ; ETT = échographie cardiaque transthoracique ; FPI = fibrose pulmonaire idiopathique ; HC = Hémocultures
* Voir en détail dans l'item 359

Analyse du contexte :
- ATCD personnels (cancer, hémopathie maligne, facteurs de risque cardio-vasculaires, connectivite)
- Immunodépression (statut VIH, exposition à des médicaments immunosuppresseurs)
- Exposition à des agents susceptibles d'entraîner un œdème lésionnel (médicaments pneumotoxiques, gaz toxique, drogues)

En raison de sa fréquence l'**œdème cardiogénique** doit toujours être suspecté.

Le lavage broncho-alvéolaire (LBA) : s'il est réalisable, et une fois la cause cardiaque éliminée :
- Très performant pour le diagnostic des infections
- Indiqué devant toute PID de l'immunodéprimé (car infection non fébrile possible)
- Permet une orientation diagnostique dans les autres cas

La démarche diagnostique ne doit pas retarder la prise en charge thérapeutique qui associe :
- Transfert en réanimation si détresse respiratoire
- O_2 à haut débit ± assistance ventilatoire
- En présence de **fièvre**, un **traitement anti-infectieux probabiliste** à large spectre, couvrant :
  . pneumocoque et germes intracellulaires (type PAC grave)
  . *P. jiroveci* (pneumocystose) si le contexte d'immunosuppression et l'imagerie sont compatibles
  . *M. tuberculosis* si l'imagerie est évocatrice et si la sévérité du tableau ne permet pas d'attendre une preuve bactériologique
- Diurétiques si doute sur une insuffisance cardiaque
- **Arrêt immédiat de toute drogue potentiellement pneumotoxique** (cf. Pneumotox)

4. PID SUBAIGUËS/CHRONIQUES

4.1 Épidémiologie

Tableau 2 : les 10 causes principales des PID subaiguës ou chroniques.

Cause connue* (35 %)	Cause inconnue* (65 %)
1. PID au cours des connectivites	8. Sarcoïdose
. Polyarthrite rhumatoïde	9. PID idiopathiques (PID-i)
. Sclérodermie	. Fibrose pulmonaire idiopathique (FPI) = 55% des PID-i
. Myosites	. Pneumopathie interstitielle non spécifique (PINS) = 25% des PID-i
2. Pneumopathies d'hypersensibilité (PHS)	. Pneumopathie organisée cryptogénique (POC)
. Poumon d'éleveur d'oiseaux	. Autres
. Poumon de fermier	10. Autres entités bien définies
. PHS domestiques	. Histiocytose langheransienne
3. Pneumopathies médicamenteuses	. Lymphangioléiomyomatose
4. Proliférations malignes	. Autres
. Lymphangite carcinomateuse	
. Adénocarcinomes lépidiques	
5. Pneumoconioses	
. Silicose	
. Asbestose	
6. Infection	
. Tuberculose	
7. Insuffisance cardiaque gauche	

* Les diagnostics les plus fréquentes sont soulignés.

4.2 Circonstances de découverte

- Dyspnée d'effort, ± toux sèche, non spécifiques, d'apparition progressive
- Plus rarement :
  . Crépitants secs, de type Velcro aux bases
  . Hippocratisme digital : peu spécifique mais évocateur de FPI
  . Découverte fortuite sur une imagerie thoracique
  . Découverte au cours du bilan d'une autre affection (connectivite en particulier)

4.3 Scanner thoracique = pierre angulaire de l'orientation diagnostique

Son analyse nécessite une technique adaptée.

Il caractérise les lésions élémentaires directes et indirectes (Tableau 3)

Tableau 3 : Les 5 lésions radiologiques élémentaires en scanner thoracique et les signes associés (Figures 3 à 13)

Lésion élémentaire	Description
Nodules : – Micronodules (< 3 mm) – Nodules (3 - 30 mm)	Distribution périlymphatique Distribution hématogène (miliaire) Distribution centro-lobulaire
Lignes et Réticulations[3]	Accentuation ou visualisation de structures anatomiques normalement non visibles (cloisons interlobulaires et intralobulaires) Réticulations interlobulaires à larges mailles polyédriques Réticulations intralobulaires à petites mailles
Épaississements péribronchovasculaires	
Hyperdensités ± bronchogramme aérique	Condensations alvéolaires : – Hyperdensité effaçant les contours des vaisseaux et les parois bronchiques Verre dépoli : – Hyperdensité n'effaçant pas les contours des vaisseaux et des parois bronchiques
Kystes	Rayon de miel : – Espaces kystiques aériques limités par des parois épaissies, jointifs, en couches successives à disposition sous-pleurale
Signes associés de fibrose	Bronchectasies de traction[4] Distorsion architecturale
Autres signes associés	Adénopathies hilaires bilatérales Épanchements pleuraux

4.4 Imagerie des PID - exemples

Figure 3 : Miliaire tuberculeuse : micronodules (< 3 mm) de distribution diffuse dans le parenchyme pulmonaire. De gauche à droite et de haut en bas : radiographie de thorax, même cliché, zoom sur le lobe inférieur droit, scanner thoracique.

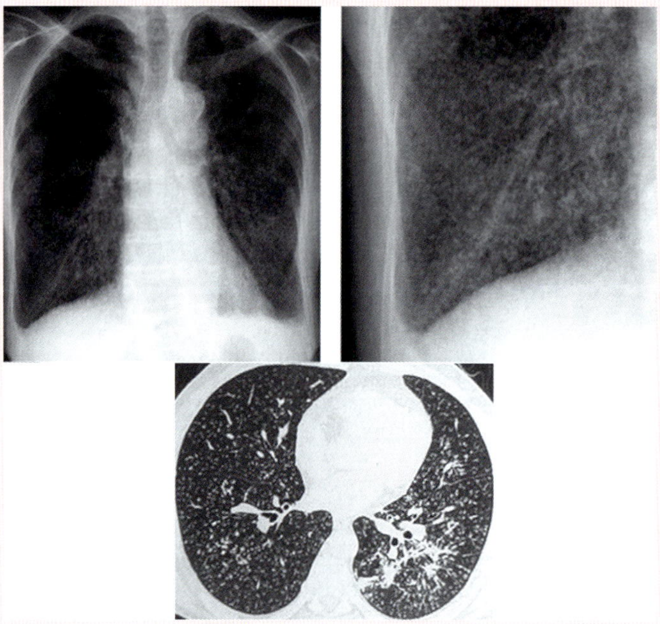

[3] On parle d'opacités réticulaires quand les opacités linéaires s'entrecroisent et donnent un aspect en filet (réseau)

[4] Il ne s'agit pas à proprement de bronchectasies car la paroi bronchique est normale ; elles résultent de la traction exercée sur les parois bronchiques quand l'élasticité du parenchyme diminue (fibrose).

Figure 4 : A gauche, scanner normal. A droite, micronodules à distribution périlymphatique (plèvre et le long des scissures, irrégularité et épaississement des parois bronchiques) dans le cadre d'une sarcoïdose. La grande scissure est marquée par les flèches. On parle ici de scissure « perlée »

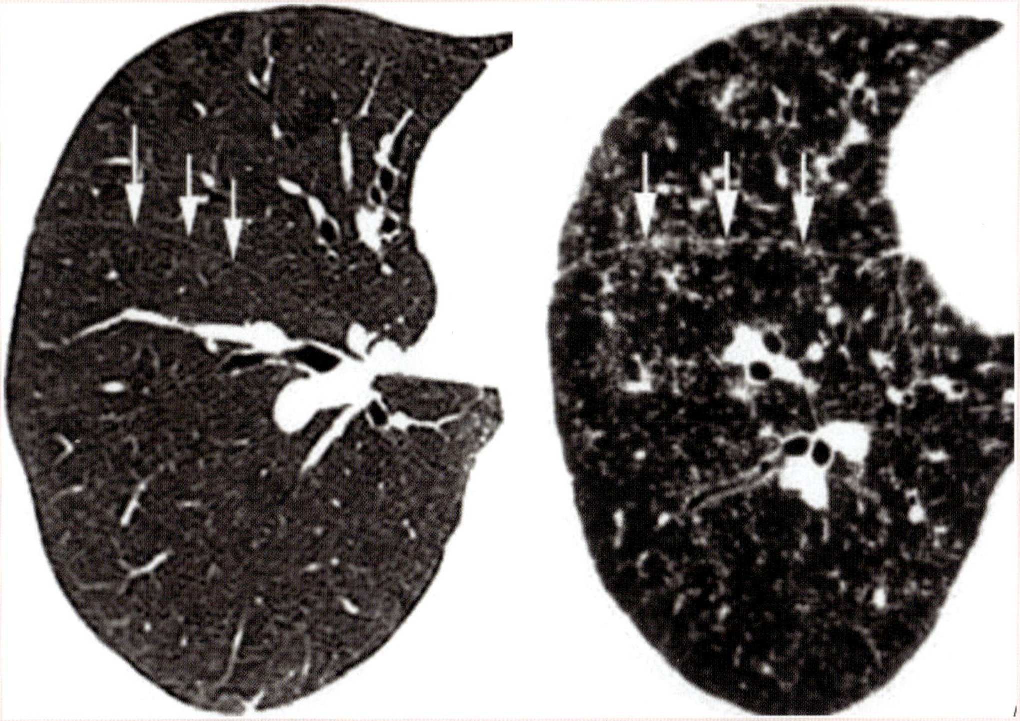

Figure 5 : Aspect normal à peu près au même niveau de coupe (à gauche). Épaississements péri-broncho-vasculaires (à droite).

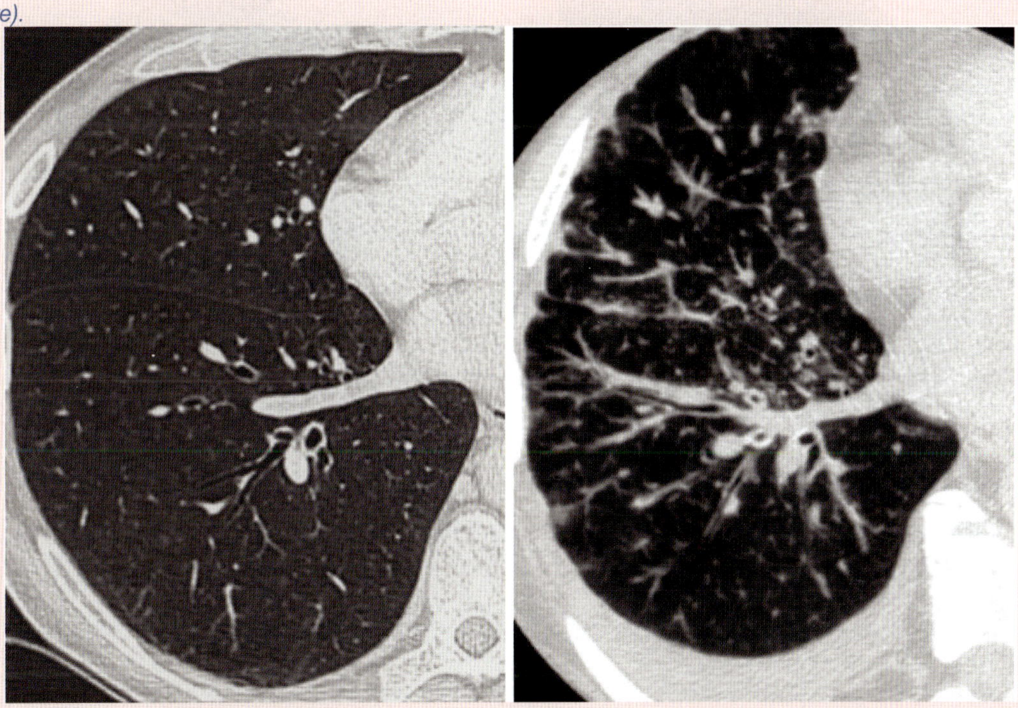

Figure 6 : Condensations alvéolaires effaçant les scissures, les contours des vaisseaux et les parois bronchiques avec bronchogramme aérique.

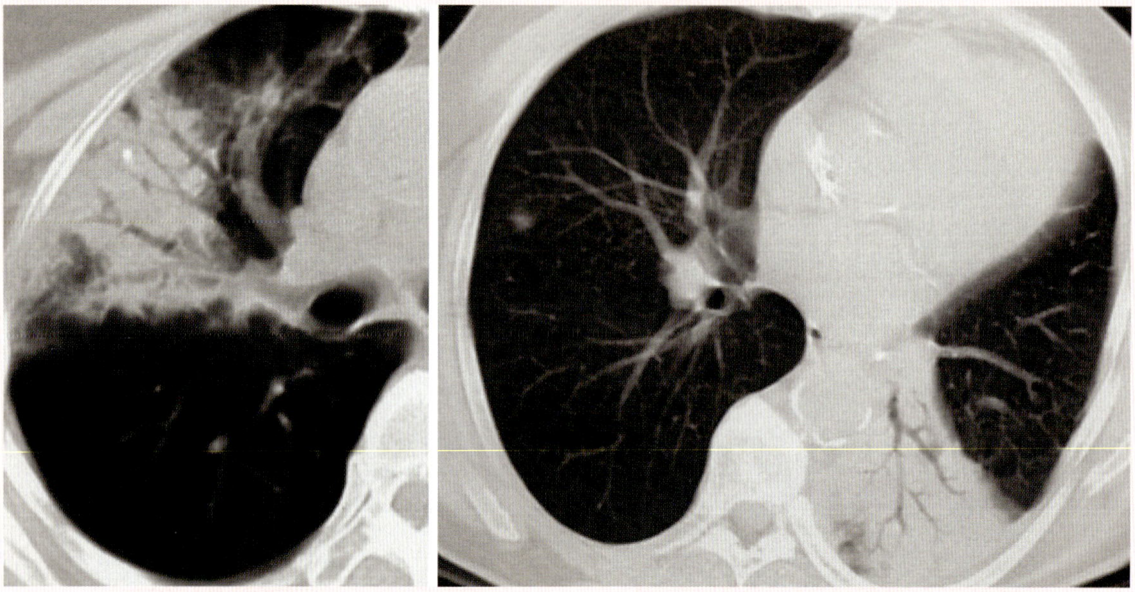

Figure 7 : Plages de verre dépoli (hyperdensité n'effaçant pas les contours des vaisseaux ou scissures).

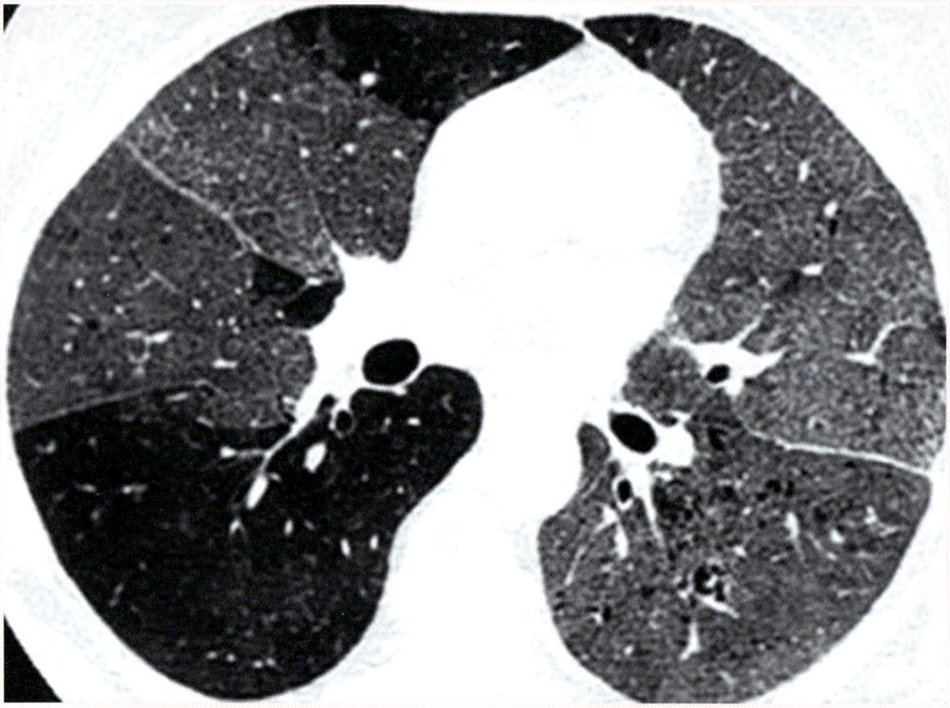

Figure 8 : Schématisation de réticulations à larges mailles correspondant à un épaississement des cloisons interlobulaires.

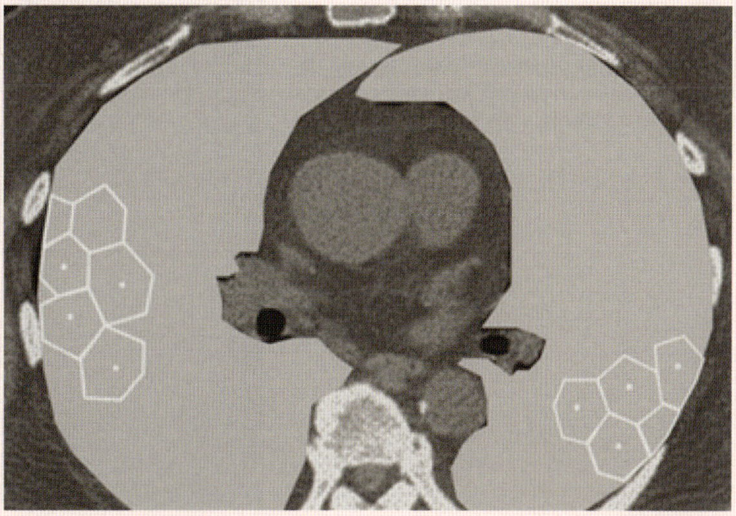

Figure 9 : Épaississement des cloisons interlobulaires au cours d'une lymphangite carcinomateuse (les flèches désignent des artères centrolobulaires).

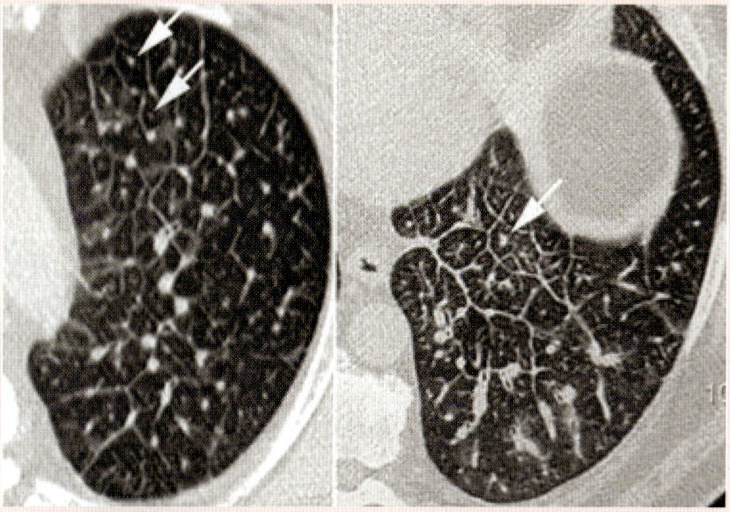

Figure 10 : Réticulations intralobulaires à fines mailles dans le cadre d'une PINS.

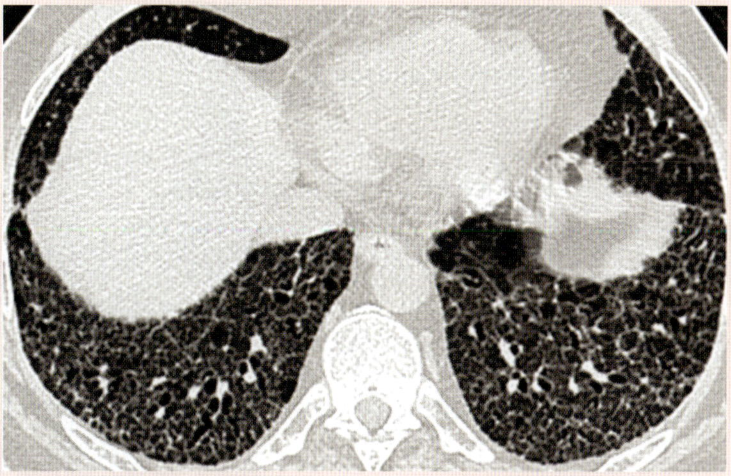

Figure 11 : Schématisation des kystes en « rayon de miel » correspondant à des espaces kystiques aériques limités par des parois épaissies, jointifs, disposés en couches dans les territoires périphériques sous-pleuraux.

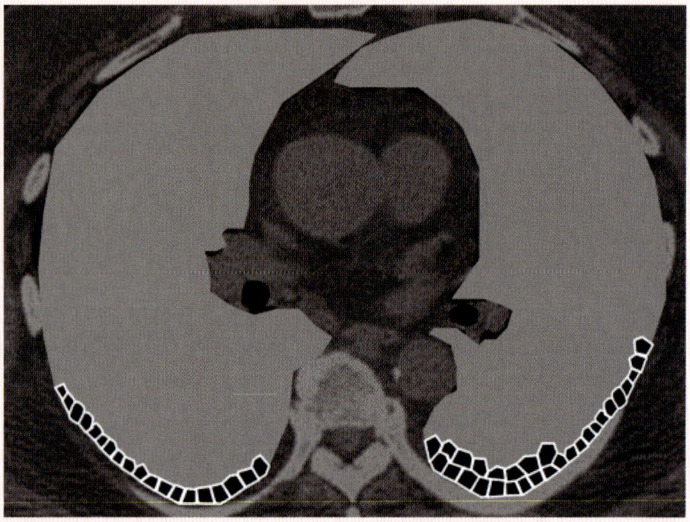

Figure 12 : Lésions kystiques en « rayon de miel » au cours d'une fibrose pulmonaire idiopathique.

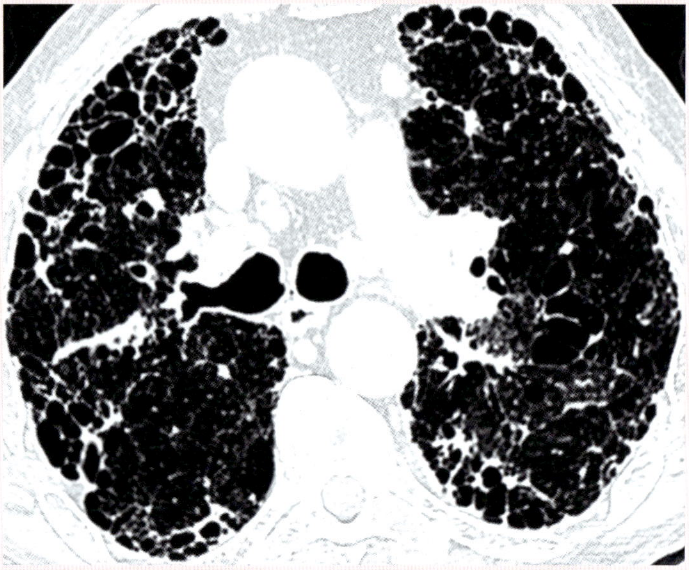

Figure 13 : Bronchectasies « par traction » au cours d'une fibrose pulmonaire idiopathique.

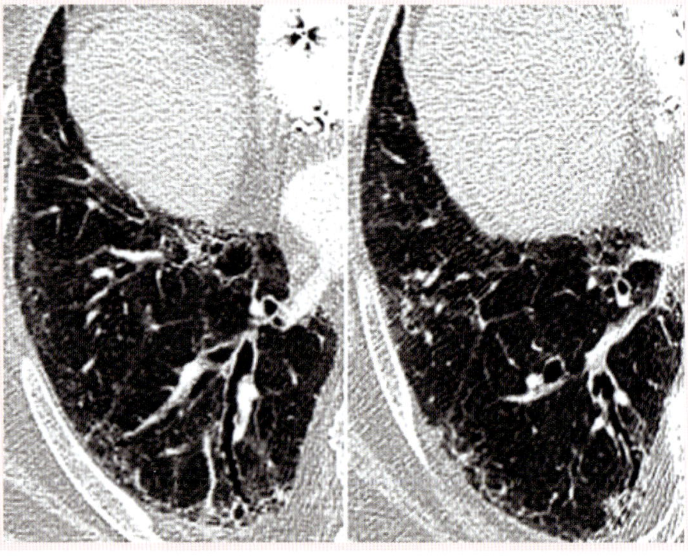

4.5 Explorations fonctionnelles respiratoires (EFR)

Un trouble ventilatoire restrictif (TVR) pur caractérisé par :
- *Une diminution de la capacité pulmonaire totale (CPT < 80%)*
- *Une diminution homogène des volumes (capacité vitale) et des débits (VEMS) avec un rapport VEMS/CV > 70%*
- *En cas de tabagisme, un trouble ventilatoire obstructif peut être associé par atteinte des petites voies aériennes et/ou emphysème.*

Une altération de la fonction « échangeur » du poumon, caractérisée par :
- *Une diminution de la diffusion du monoxyde de carbone (DLCO < 70% de la valeur théorique, témoin d'un trouble de la diffusion alvéolo- capillaire)*
- *Hypoxémie, souvent absente au repos : désaturation (↘ SpO_2) au test de marche de 6 minutes*

4.6 Démarche diagnostique devant une PID subaiguë ou chronique

4.6.1 Interrogatoire (+++)

- *Terrain (âge, sexe, ethnie) constitue un élément d'orientation essentiel*
- *Tabagisme : certaines PID s'observent presque exclusivement chez les fumeurs.*
- *Toxicomanie :*
  . *Quelle que soit la voie d'administration, les drogues ou leurs produits de coupe peuvent induire des PID aiguës ou chroniques*
- *Médicaments (l'histoire détaillée des prises médicamenteuses est indispensable)*
  . *Le site www.pneumotox.com permet d'accéder aux informations actualisées.*
  . *Les médicaments dont la prise est ancienne peuvent aussi être incriminés*
- *Expositions environnementales professionnelles et domestiques :*
  . *Aux principaux agents responsables de pneumoconioses : amiante, silice*
  . *À des antigènes organiques susceptibles d'entraîner une PHS d'origine*
    - *Animale (ex. éleveurs d'oiseaux par exemple)*
    - *Bactérienne (ex. actinomycètes du foin humide dans le poumon de fermier)*
    - *Fungique (moisissures domestiques...)*
- *Signes fonctionnel évocateurs de connectivite :*
  . *Arthralgies, myalgies, syndrome sec, syndrome de Raynaud, ...*

4.6.2 Examen physique

Signes généraux, non spécifiques et observés dans de nombreuses PID

Signes de connectivites : déformations articulaires, éruptions cutanées, sclérodactylie, télangiectasies, faiblesse musculaire, mains de mécanicien, bandelette urinaire (protéinurie / hématurie / leucocyturie notamment)

Signes extrathoraciques évocateurs de sarcoïdose (cf. item 211)

4.6.3 Regroupements syndromiques = définition de profils scanographiques

C'est la pierre angulaire de l'orientation étiologique.

L'analyse des lésions présentes au scanner, la caractérisation des lésions prédominantes, la topographie des lésions et la présence de lésions associées permettent de décrire des profils radiologiques (aspects) qui ont une valeur d'orientation étiologique essentielle.

La présence d'anomalies extra-parenchymateuses peut orienter le diagnostic (ex : adénopathies hilaires bilatérales, pleurésie).

4.6.4 EFR

Le trouble ventilatoire restrictif et l'hypoxémie n'ont aucune valeur d'orientation étiologique

4.6.5 Biologie

Biologie sanguine :

Examens biologiques	Signes ou maladies recherchés
NFS, CRP	Syndrome inflammatoire biologique
Formule sanguine	Hyperéosinophilie, lymphopénie
Bnp	Insuffisance cardiaque
Créatininémie	Insuffisance rénale
Dosage des précipitines sériques[5]	Pneumopathies d'hypersensibilité
ECA[6] [7], calcémie, calciurie	Sarcoïdose
Facteur rhumatoïde, Ac anti-CCP, Ac anti-nucléaires (Ac dirigés contre des antigènes spécifiques de certaines connectivites), Ac anti-ADN	Connectivites
ANCA	Vascularites

LBA :

- Réalisé au cours d'une bronchoscopie souple
- Fournit des éléments d'**orientation étiologique** en fonction de la formule cytologique
- Le LBA du sujet est composé principalement de macrophages alvéolaires (85-95%) et de lymphocytes (5-15%). Quand le nombre de cellules/ml augmente on parle d'alvéolite. En cas de tabagisme, le nombre et le pourcentage de macrophages augmentent (alvéolite macrophagique).
- Peut donner une **certitude diagnostique** si :
  . Cellules malignes
  . Agents infectieux pathogènes
  . Présence de sidérophages (en faveur d'une hémorragie alvéolaire)

4.6.6 Apport de l'histologie

La démarche diagnostique fait appel à l'histologie dans moins de 15% des PID.

4.6.6.1 Biopsies d'éperons de divisions bronchiques, en endoscopie

Diagnostic des processus lymphophiles diffus atteignant la muqueuse bronchique

- Sarcoïdose
- Lymphangite carcinomateuse

Figure 14 : Biopsies d'éperons (muqueuse bronchique)

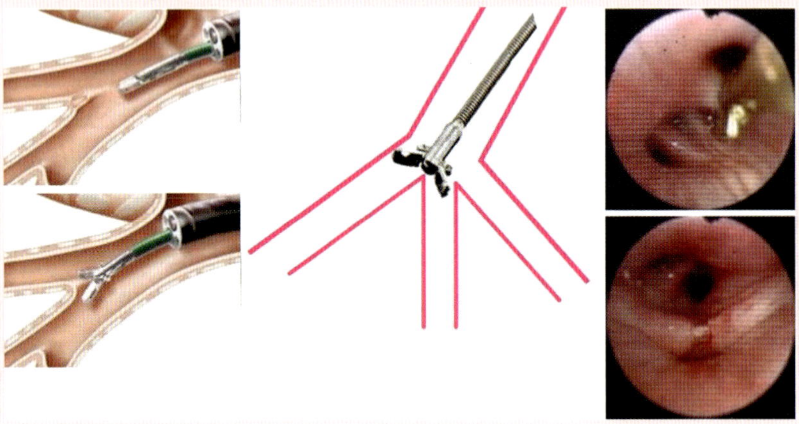

[5] Anticorps de type IgG dirigés contre l'antigène responsable des PHS (déjections d'oiseaux, notamment de pigeons, moisissures du foin, etc.).

[6] L'enzyme de conversion de l'angiotensine est normale dans 40 % des sarcoïdoses et peut être élevée dans d'autres granulomatoses (bérylliose, silicose, tuberculose, histoplasmose, pneumopathie d'hypersensibilité…) et dans de nombreuses autres situations cliniques (diabète, cirrhose hépatique, maladie de Gaucher…). Sa recherche ne fait donc pas partie des critères diagnostiques dans une sarcoïdose mais des éléments qui témoignent de l'évolutivité de la maladie

[7] L'activité de l'enzyme de conversion de l'angiotensine est abaissée chez les patients recevant des inhibiteurs de l'enzyme de conversion de l'angiotensine.

4.6.6.2 Biopsies transbronchiques (BTB) en endoscopie

- Diagnostic de certitude de certains processus infiltrants diffus :
  . Sarcoïdose (stades 2, 3 et 4)
  . Pneumopathie organisée
  . Lymphangite carcinomateuse
  . Miliaire tuberculeuse
- Permettent l'étude des bronchioles terminales et des quelques alvéoles adjacentes
- Non contributives et <u>dangereuses</u> dans les autres PID (complication à type de pneumothorax ou d'hémoptysie notamment)

Figure 15 : Biopsies transbronchiques (parenchyme)

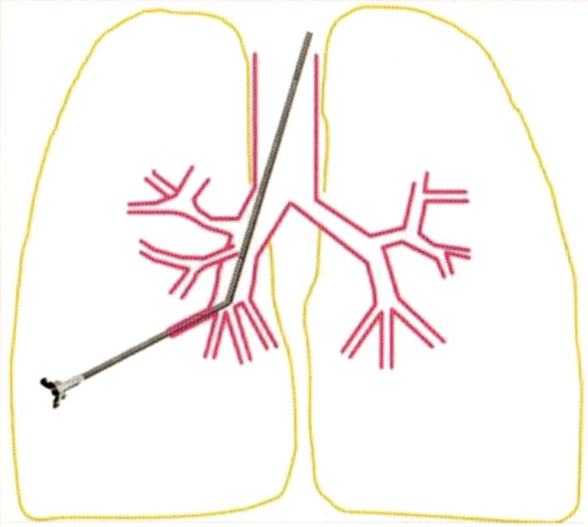

4.6.6.3 Ponction échoguidée par voie endoscopique des adénopathies médiastinales

- Sarcoïdose
- Lymphangite carcinomateuse
- Tuberculose ganglionnaire

Figure 16 : Ponction d'adénopathies médiastinales transmurales à l'aiguille échoguidée sous bronchoscopie.

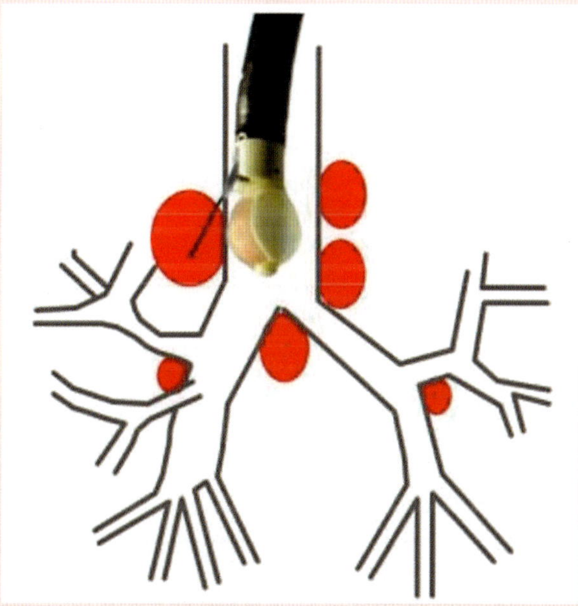

4.6.6.4 Biopsies pulmonaires chirurgicales (par vidéo-thoracoscopie ou par cryobiopsie transbronchique)

- *Après discussion multidisciplinaire +++*
- *Pour la caractérisation des lésions histopathologiques au cours de PID non typiques*
- *Si impact attendu sur la prise en charge*
- *Comme pour l'imagerie il existe des profils histologiques qui ont valeur d'orientation*

4.6.6.5 Prélèvements histologiques extrathoraciques

- *Biopsies de lésions extrathoraciques en cas d'affection systémique (sarcoïdose, myopathies inflammatoires, vascularite).*
- *Biopsies de glandes salivaires accessoires : utiles au diagnostic de sarcoïdose, de syndrome de Gougerot-Sjögren.*

4.7 Synthèse diagnostique (Figure 17)

La démarche diagnostique doit être méthodique et graduelle, en évoquant en premier lieu les PID les plus fréquentes ou tout au moins celles qui nécessitent des mesures rapides (œdème pulmonaire, infections, prolifération tumorale, pneumopathie médicamenteuse, certaines connectivites, sarcoïdose).

*La complexité du raisonnement face à une PID justifie que la très grande majorité des cas fasse l'objet d'une **discussion multidisciplinaire (DMD)**.*

Figure 17 : Schéma diagnostique des PID subaiguës et chroniques.

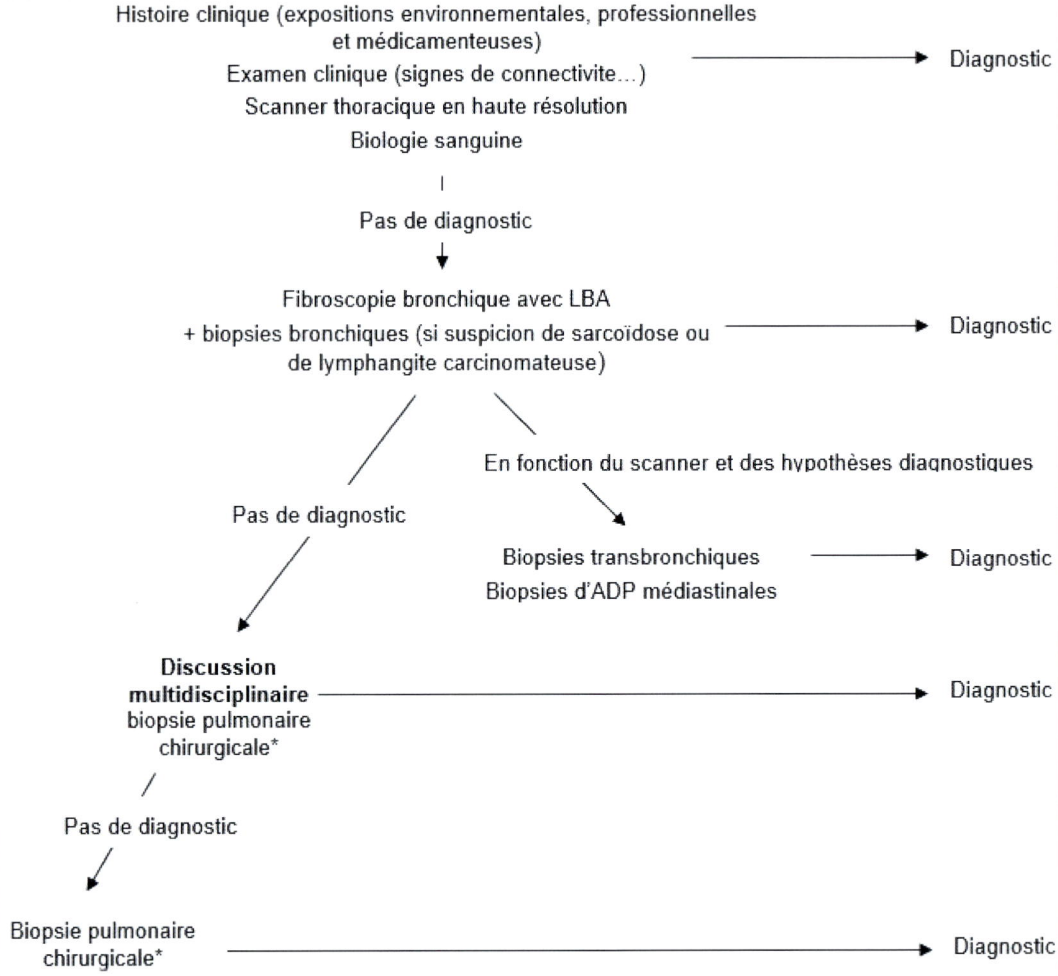

*Si l'on peut en attendre une conséquence thérapeutique et en fonction de l'état général du patient

5. LES PRINCIPALES PID EN MOTS CLES

5.1 Fibrose Pulmonaire idiopathique (FPI)

La plus fréquente des PID *de cause inconnue après la sarcoïdose.*

Son incidence est d'environ 10 cas/100 000 habitants.

Son pronostic global est très sombre avec une médiane de survie sans traitement à 3 ans.

L'âge moyen de survenue est de 68 ans avec une légère prédominance masculine.

Signes cliniques les plus fréquents :

- *Dyspnée d'effort d'aggravation progressive*
- *Toux sèche*
- *Râles crépitants secs aux bases*
- *Pas d'atteinte extra-respiratoire en dehors d'un hippocratisme digital (40%).*

Radiographie thoracique :

- *peut être normale au début*
- *Opacités réticulées, prédominant aux bases et dans les régions sous-pleurales (Figure 18).*
- *Perte de volume pulmonaire*

TDM = pierre angulaire du diagnostic :

- *Kystes en rayon de miel*
- *Réticulations intralobulaires*
- *Bronchectasies de traction*
- *Prédominant en sous pleural et aux bases (Figures 10 à 13) = aspect de pneumopathie interstitielle commune (PIC)*

EFR :

- *Trouble ventilatoire restrictif, ↘ DLCO*
- *L'hypoxémie peut au début ne se démasquer qu'à l'effort (↘spo_2 lors du test de marche de 6 minutes).*

Biologie : normale

Bilan immunitaire négatif.

Le LBA ne fournit pas d'élément de diagnostic positif mais peut permettre d'éliminer des diagnostics différentiels lorsque la présentation au scanner thoracique n'est pas typique.

La biopsie pulmonaire vidéo-chirurgicale doit faire l'objet d'une discussion multidisciplinaire et ne se conçoit que devant un tableau scanographique atypique et si l'impact sur la prise en charge est réel, elle montre alors un aspect de pneumopathie interstitielle commune (PIC), Usual Interstitial Pneumonia (UIP) en anglais

Le diagnostic de FPI est largement optimisé par la pratique de DMD.

Le traitement médicamenteux repose sur l'utilisation de molécules antifibrosantes.

Figure 18 : Évolution de la radiographie de thorax, à intervalles de deux ans, de haut en bas, dans une FPI (normal en haut, images réticulaires dans les bases et diminution du volume pulmonaire qui apparaissent progressivement au cours du temps.

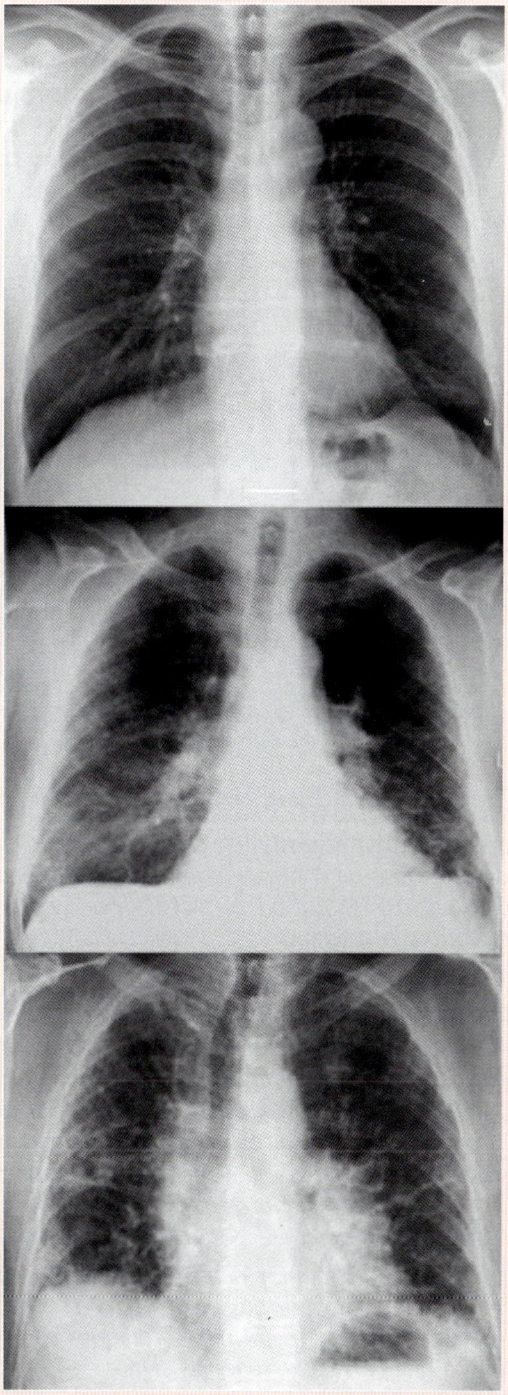

5.2 Pneumopathie Interstitielle Non Spécifique (PINS)

Le terme de PINS désigne à la fois un aspect histopathologique et une entité clinique.

Par extension, on parle de profil tomodensitométrique évocateur de PINS devant certains aspects au scanner : opacités associant verre dépoli et réticulations, avec un degré variable de fibrose, avec une distribution péribronchovasculaire et un certain degré de respect de la zone sous-pleurale.

On distingue :

- La PINS idiopathique. Survient à un âge plus jeune (< 50 ans) que la FPI. Son pronostic est meilleur que celui de la Fibrose pulmonaire idiopathique. Le diagnostic de certitude nécessite une biopsie pulmonaire. Le traitement repose sur les immunosuppresseurs et éventuellement les anti-fibrosants
- Les PINS secondaires, essentiellement au cours des connectivites dont elle constitue l'aspect le plus fréquent des atteintes respiratoires. Dans ce contexte, un scanner évocateur suffit à parler de PINS. Elle peut aussi être secondaire à la prise de médicaments.

Figure 19 : Patient suivi pour une sclérodermie. Scanner subnormal à gauche. Deux ans plus tard, apparition d'une dyspnée d'effort, de crépitants aux bases et d'un trouble ventilatoire restrictif en rapport avec l'installation d'une PINS radiologique (image de droite).

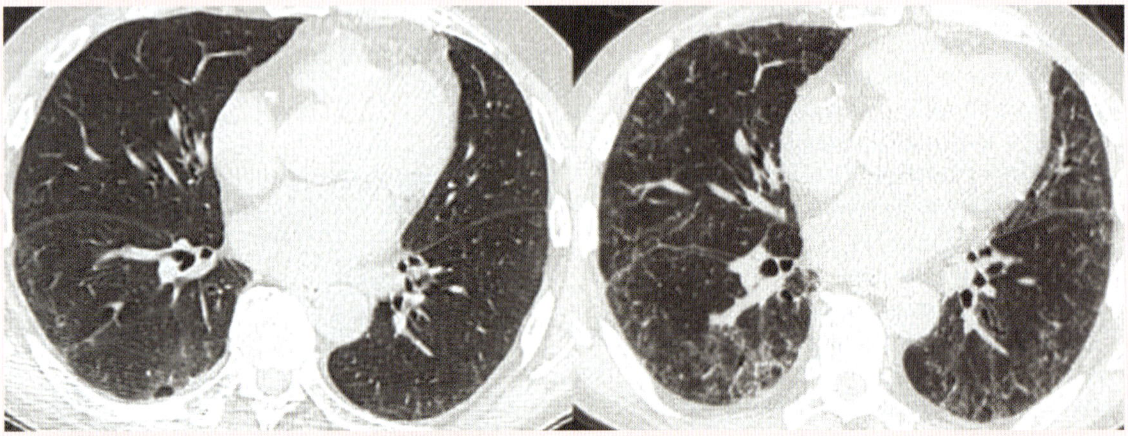

5.3 Pneumopathie d'Hypersensibilité (PHS)

Liées à une hypersensibilité retardée aux antigènes organiques inhalés de façon répétée, les PHS peuvent survenir dans un contexte domestique (oiseaux de compagnie, moisissures) ou professionnel (agriculture exposant à l'inhalation de moisissures ou d'actinomycètes se développant dans le foin moisi, ou à des déjections d'oiseaux).

Les PHS sont rares chez le fumeur.

Il en existe 2 formes cliniques principales :

- Aiguë ou subaiguë : sous forme d'un syndrome pseudogrippal fébrile survenant quelques heures après l'exposition antigénique délétère. L'évolution peut être spontanément favorable après éviction. Elle peut évoluer en plusieurs semaines ou mois avec toux, dyspnée d'effort et râles crépitants ± râles piaulants inspiratoires râles piaulants en fin d'inspiration (squeaks) liés à l'atteinte bronchiolaire).
- Chronique : le plus souvent évitable (mais pas toujours) lorsque l'on arrête l'exposition, cette forme comporte de la fibrose qui peut évoluer pour son propre compte et conduire à l'insuffisance respiratoire.

La radiographie montre dans les formes aiguës et subaiguës des opacités infiltrantes diffuses bilatérales et le scanner montre des plages de verre dépoli et/ou des nodules flous, peu denses, de topographie centro-lobulaire. Les formes chroniques se présentent avec un aspect de fibrose parfois comparable à celui d'une FPI. L'existence de signes de fibrose au scanner aggrave nettement le pronostic.

Le LBA en phase aiguë montre typiquement une alvéolite lymphocytaire.

La détection de précipitines sériques (IgG) spécifiquement dirigées contre l'antigène suspecté confirme l'exposition, mais ne permet pas à elle seule d'affirmer la maladie. Inversement, l'absence des précipitines n'exclut pas le diagnostic.

Figure 20 : Pneumopathie d'hypersensibilité chez un éleveur d'oiseaux. Verre dépoli en mosaïque chez un patient consultant pour toux sèche et dyspnée d'effort évoluant depuis 4 mois. Les deux coupes sont prises au même niveau, à droite en inspiration, à gauche en expiration (remarquez le piégeage expiratoire). Le LBA montre une lymphocytose à 77%. L'interrogatoire apprend qu'il possède une volière avec 6 tourterelles. Le sérodiagnostic du poumon d'éleveur d'oiseaux montre 3 arcs de précipitation vis-à-vis de l'extrait fécal de tourterelle.

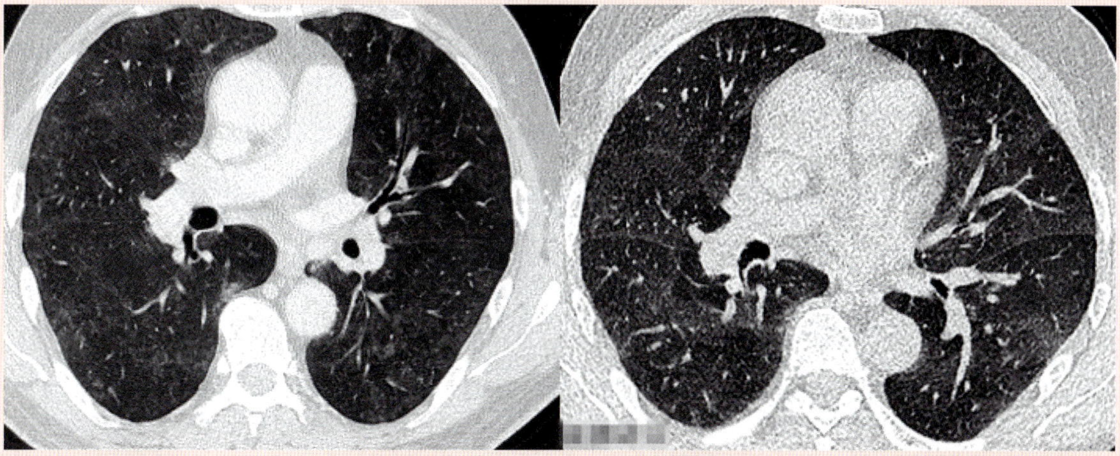

Figure 21 : Stade précoce d'une probable asbestose chez un travailleur exposé à l'amiante : opacités linéaires non septales, aux bases, parallèles (haut, droite) ou perpendiculaires (haut, gauche) à la plèvre. Les anomalies pleurales associées : épaississements pleuraux calcifiés (flèche) et non calcifiés (double flèche) ne font pas partie de l'asbestose à proprement parler mais confirment la probable exposition à l'amiante.

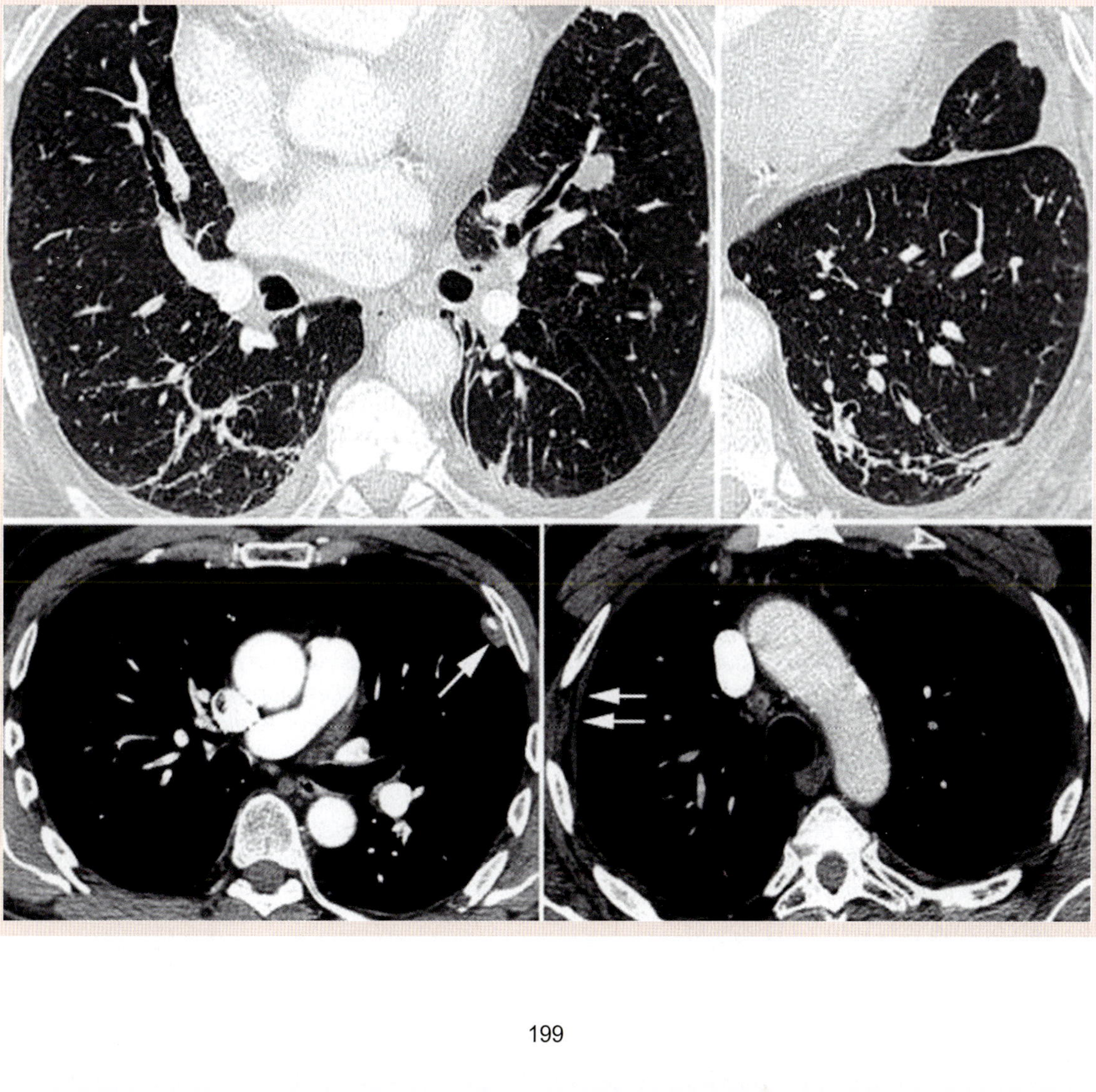

Le diagnostic repose là encore sur un contexte clinique, scanographique, fonctionnel et environnemental évocateur d'autant que s'y ajoute une sérologie positive. Une enquête à domicile est parfois possible grâce aux conseillers médicaux d'environnement intérieur afin de confirmer une exposition antigénique notamment aux moisissures. Le recours à la biopsie pulmonaire vidéo-chirurgicale est exceptionnel.

5.4 *Pneumoconioses*

Fibroses pulmonaires secondaires à l'inhalation de particules minérales. Il s'agit la plupart du temps de maladies professionnelles justifiant d'une reconnaissance par la Sécurité Sociale. L'établissement du curriculum laboris est crucial au diagnostic.

Asbestose

La plus fréquente des pneumoconioses, elle désigne la fibrose pulmonaire secondaire à l'inhalation de fibres d'amiante (cf. chapitre Maladies professionnelles).

Sa présentation clinique est aspécifique (dyspnée d'effort) voire totalement silencieuse. Le diagnostic est alors évoqué devant une radiographie de thorax réalisée pour une autre raison ou dans le cadre de la surveillance systématique d'un sujet exposé à l'amiante.

Le scanner thoracique est caractérisé par un profil proche de celui de la FPI. En fenêtre médiastinale, la présence de plaques pleurales plus ou moins calcifiées est inconstante (Figure 21) et représente alors un élément important du diagnostic.

La présence de particules d'amiante dans le LBA ou le tissu pulmonaire (biopsie), sous forme de corps ferrugineux ou de corps asbestosiques, permet d'affirmer l'exposition mais pas la maladie ; elle n'est pas indispensable au diagnostic. Ce diagnostic repose sur un contexte clinique, scanographique, fonctionnel et environnemental évocateur. La fibrose tend à s'aggraver progressivement et à évoluer vers l'insuffisance respiratoire chronique.

Silicose

La silicose est une pneumoconiose secondaire à l'inhalation de silice libre cristalline. Les sujets les plus exposés sont les mineurs de charbon, les tailleurs de pierre ou d'ardoise, les employés au décapage au jet de sable, les ouvriers des fonderies et du bâtiment. La silicose est devenue rare en France avec la fermeture des mines mais reste fréquente dans les pays où cette activité demeure importante.

En France, les cas actuels sont retrouvés chez les prothésistes dentaires qui ont travaillé en milieu non protégé. La phase de latence peut être très longue. Plus récemment, des cas ont été observés chez des travailleurs du textile (jeans délavés) et des ouvriers découpant des plans de travail en matériau composite.

L'imagerie thoracique montre des opacités micronodulaires diffuses prédominant dans les lobes supérieurs, pouvant confluer jusqu'à donner des masses pseudo-tumorales caractéristiques (Figure 22). Des adénopathies médiastinales contenant des calcifications « en coquille d'œuf » sont souvent associées.

5.5 *Proliférations tumorales*

Lymphangite carcinomateuse

Elle se traduit par une toux sèche rebelle et une polypnée, d'apparition rapidement progressive. Les cancers primitifs les plus fréquemment en cause sont les cancers bronchique, mammaire, digestif et plus rarement pancréatique ou prostatique.

Le diagnostic est évoqué sur une altération de l'état général et les ATCD de tumeur connue ; la radiographie de thorax peut montrer des opacités linéaires aux bases et le scanner montre typiquement un épaississement irrégulier et nodulaire des septa interlobulaires dessinant un réseau à grandes mailles polyédriques (Fifure 8) parfois associés à des nodules et micronodules. Les biopsies d'éperons de division bronchiques, voire les biopsies transbronchiques, confirment le plus souvent le diagnostic.

Adénocarcinome lépidique

Il peut se révéler cliniquement par une dyspnée non fébrile, d'apparition progressive associée à une expectoration abondante et claire mais il est souvent suspecté sur la découverte en imagerie de plages en verre dépoli associées ou non à des plages de condensation. Les biopsies pulmonaires (transbronchiques ou transthoraciques) confirment le diagnostic.

5.6 Sarcoïdose (Cf. tem 211)

Figure 22 : Nodules, masses (radio et scanner) et calcifications ganglionnaires médiastinales et hilaires (radio) dans le cadre d'une silicose chez un mineur de charbon.

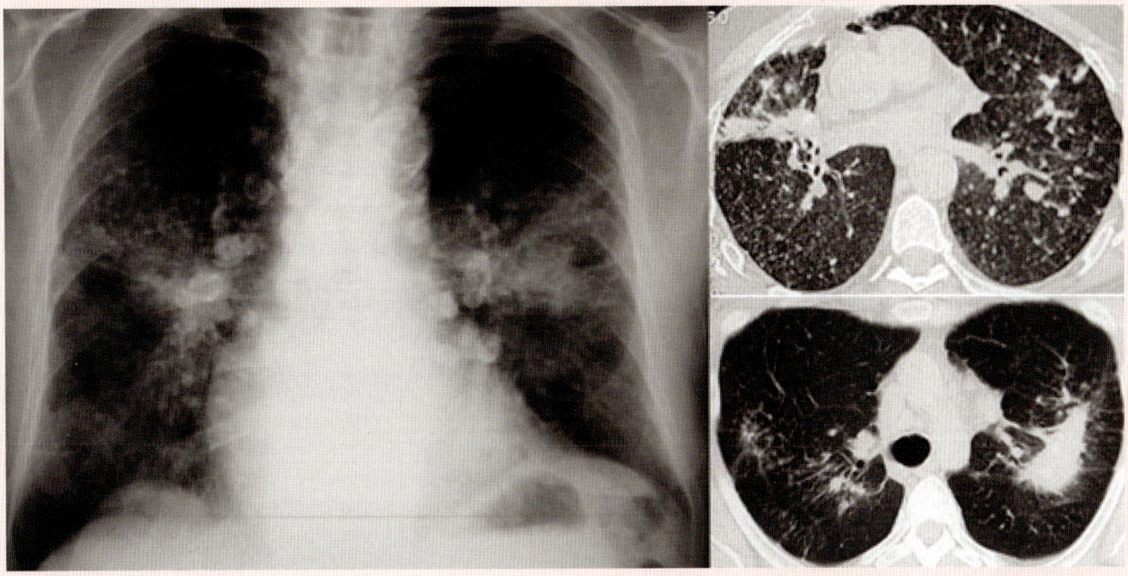

Item 211 - Sarcoïdose

(Ex-item 207)

Rang	Rubrique	Intitulé	Descriptif
A	Contenu multimédia	Photographie d'un exemple typique d'érythème noueux	
B	*Contenu multimédia*	*Stades radiographiques*	*4 images typiques*
B	*Contenu multimédia*	*Exemple typique sarcoïdose scanner thoracique*	
A	Définition	Connaître la définition de la sarcoïdose	La sarcoïdose est une granulomatose multisystémique de cause inconnue
A	Diagnostic positif	Connaître les critères du diagnostic d'une sarcoïdose	
A	Diagnostic positif	Connaître les formes fréquentes de la sarcoïdose : atteintes respiratoires, le syndrome de Löfgren et l'érythème noueux	
B	*Diagnostic positif*	*Connaître les principales manifestations extra-respiratoires*	*En dehors du syndrome de Löfgren et de l'érythème noueux*
B	*Diagnostic positif*	*Connaître les éléments cliniques nécessitant de chercher des diagnostics différentiels*	
B	*Éléments physiopathologiques*	*Connaitre les mécanismes de la réaction inflammatoire conduisant au granulome*	*Connaître l'implication de l'environnement et du système immunitaire inné*
B	*Étiologies*	*Connaitre les principales causes de granulomatoses secondaires*	*Savoir citer les 4 causes principales : infections, lymphomes/cancers, DICV, médicaments*
B	*Ex. complémentaires*	*Connaître l'intérêt et les limites des principaux tests biologiques*	*Lymphopénie, hypergammaglobulinémie, et dosage de l'enzyme de conversion de l'angiotensine. Connaître les 3 autres éléments biologiques (en plus de la calcémie) autres à pratiquer au diagnostic (créatinine, bilan hépatique, et sérologies hépatites B, C, VIH)*
B	*Ex. complémentaires*	*Radiographie thoracique*	*Décrire les atteintes pulmonaires et les stades radiographiques*
A	Ex. complémentaires	Connaître les indications des examens d'imagerie devant une sarcoïdose	RP, TDM thoracique
B	*Ex. complémentaires*	*Connaître la sémiologie TDM d'une sarcoïdose*	*Adénopathies médiastinales et hilaires ; atteinte interstitielle ; fibrose*
B	*Ex. complémentaires*	*Connaître la place de l'anatomie pathologique pour le diagnostic et la stratégie des prélèvements*	
B	*Ex. complémentaires*	*Connaître les anomalies explorations fonctionnelles respiratoires typiques*	*Connaître les anomalies EFR typiques*
B	*Identifier une urgence*	*Diagnostiquer une hypercalcémie, un trouble de conduction, liés à la sarcoïdose*	*Connaitre les 2 situations d'urgence dans la sarcoïdose*
B	*Prévalence, épidémiologie*	*Connaître l'épidémiologie de la sarcoïdose (âge, sexe de survenue, et prévalence variable selon les ethnies)*	*Connaitre l'épidémiologie de base de la sarcoïdose*
A	Suivi et/ou pronostic	Connaître l'évolution souvent bénigne de la sarcoïdose, et la rémission dans 90% des cas de syndrome de Löfgren	

Les objectifs de rang B apparaissent surlignés et en italique dans le texte.

Points clés

1. La sarcoïdose est une affection systémique, d'étiologie inconnue, hétérogène par son épidémiologie, sa présentation clinique et son devenir évolutif.
2. Elle est caractérisée sur le plan histologique par des granulomes tuberculoïdes sans nécrose caséeuse dans les organes atteints.
3. L'atteinte médiastino-pulmonaire s'observe chez environ 90% des patients et est très utile au diagnostic.
4. *Les localisations extrathoraciques sont polymorphes. Les atteintes oculaires, cutanées, ganglionnaires périphériques et hépatiques sont les plus fréquentes.*
5. Le syndrome de Löfgren associe un érythème noueux fébrile ou des arthrites des chevilles et des adénopathies médiastinales et hilaires bilatérales ; son évolution est souvent spontanément favorable.
6. Le diagnostic de sarcoïdose repose sur un tableau clinique compatible, la mise en évidence de granulomes à l'histologie, et l'élimination des autres granulomatoses.
7. La moitié des patients atteints de sarcoïdose ont une évolution spontanément favorable de leur maladie dans les 2 ans qui suivent le diagnostic.
8. *Certaines atteintes de la sarcoïdose peuvent mettre en jeu le pronostic fonctionnel de l'organe atteint (poumon, œil, foie, rein) ou le pronostic vital (poumon, cœur, système nerveux central).*
9. *La fibrose pulmonaire est le principal risque évolutif de la sarcoïdose : elle peut entraîner une insuffisance respiratoire chronique, s'associer à une hypertension pulmonaire et se compliquer d'infection aspergillaire.*

1. DÉFINITIONS ET GÉNÉRALITÉS

1.1 Définition

Maladie systémique, de cause inconnue, caractérisée par l'infiltration des organes atteints par des granulomes immuns épithélioïdes et giganto-cellulaires (appelés aussi granulomes tuberculoïdes) sans nécrose caséeuse (annexe 1[i]).

Le diagnostic nécessite d'avoir éliminé les causes connues de granulomes.

1.2 Caractéristiques générales

Épidémiologie, présentation clinique et évolution hétérogènes, mais atteinte médiastino-pulmonaire très fréquente :
- Présente chez environ 90% des patients
- Isolée dans la moitié des cas

Bien que l'étiologie de la maladie demeure inconnue, *des progrès importants ont été réalisés dans la compréhension des mécanismes pathogéniques de la maladie (annexe 2[ii]).*

2. ÉPIDÉMIOLOGIE

2.1 *Répartition géographique*

En France la prévalence est de 30/100 000 habitants.

Affection ubiquitaire dans le monde dont la prévalence varie :
- *En fonction notamment de l'ethnie, de l'âge, du sexe et des zones géographiques*
- *Les taux les plus élevés sont rapportés chez les afro-américains/caribéens (trois fois plus fréquente et plus sévère) et dans les pays nordiques de l'Europe, les plus bas dans les pays Est Asiatiques.*

2.2 Âge - sexe

- Débute dans 2/3 des cas entre 25 et 45 ans *; rarement avant 15 ans et après 75 ans*
- *Discrète prépondérance chez la femme (sexe ratio F/M entre 1 et 1,5)*
- *Il existe des formes familiales de sarcoïdose (<10%)*

3. EXPRESSION DE LA MALADIE

3.1 Circonstances du diagnostic

- Signes respiratoires (toux sèche, dyspnée, douleur thoracique)
- Localisations extrapulmonaires fréquentes (oculaires, cutanées, adénopathies périphériques)
- Syndrome de Löfgren, érythème noueux (cf. infra)
- Asthénie importante
- Anomalie radiographique thoracique de découverte fortuite
- Hypercalcémie
- Manifestations rares

3.2 Manifestations respiratoires

3.2.1 Manifestations cliniques

- La toux est fréquente, le plus souvent non productive.
- La dyspnée, rare au début, se rencontre souvent dans les formes avancées.
- Les douleurs thoraciques peuvent être liée à de volumineuses adénopathies intrathoraciques.
- L'auscultation est généralement normale.
- L'hippocratisme digital est exceptionnel.

3.2.2 Radiographie du thorax

D'une grande valeur pour le diagnostic, le pronostic et le suivi de la maladie est réalisée systématiquement.

Figure 1 : Radiographies thoraciques illustrant 4 stades radiologiques de la sarcoïdose médiastino-pulmonaire.

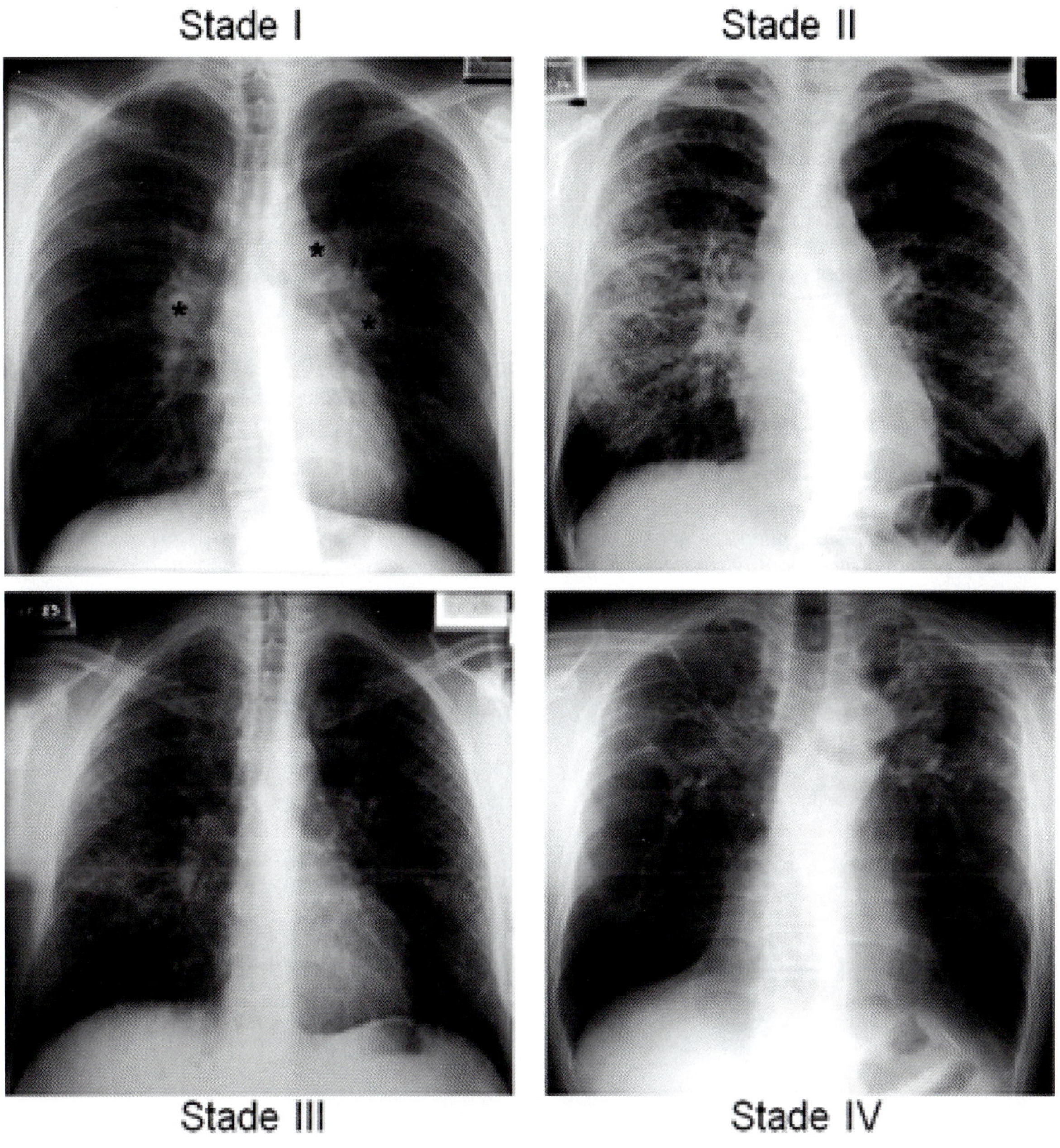

Cinq stades (ou types) radiographiques sont individualisés (Figure 1) et sont corrélés avec la probabilité de guérison spontanée de la sarcoïdose.

Stade 0 : radiographie de thorax normale (formes extrathoraciques)
Stade I : adénopathies hilaires bilatérales et médiastinales (*) sans atteinte parenchymateuse
Stade II : association d'adénopathies hilaires et médiastinales et d'une atteinte parenchymateuse pulmonaire
Stade III : atteinte parenchymateuse pulmonaire isolée
Stade IV : fibrose pulmonaire souvent à prédominance apicale

Les adénopathies intrathoraciques sont :

- Hilaires, bilatérales, symétriques, homogènes et non compressives (dans 95% des cas) (Figure 1)
- Souvent médiastinales, notamment latéro-trachéales droites (70% des cas)
- Plus rarement, elles peuvent être asymétriques ou compressives et doivent faire éliminer formellement un diagnostic alternatif.
- Peuvent se calcifier dans les formes très prolongées.

L'atteinte parenchymateuse pulmonaire :

- Réalise un aspect micronodulaire diffus.
- Prédomine dans les parties moyennes et supérieures des champs pulmonaires (Figure 2).
  → Le contraste entre l'importance de l'atteinte radiographique pulmonaire et la discrétion de la symptomatologie fonctionnelle respiratoire est habituel et constitue un élément en faveur du diagnostic de sarcoïdose.

La fibrose, quand elle est présente :

- *Prédomine dans les parties supérieures et postérieures des poumons.*
- *Réalise des opacités parenchymateuses rétractiles avec ascension des hiles pulmonaires, une distorsion broncho-vasculaire, parfois des masses pseudo-tumorales péri hilaires ou un aspect en rayon de miel apical (Figure 2).*
- *S'accompagne souvent :*
  . *De lésions emphysémateuses para cicatricielles et d'une déformation en « tente» des coupoles diaphragmatiques par phénomène de traction*
  . *De lésions cavitaires dont le risque est la greffe aspergillaire (aspergillome, aspergillose pulmonaire chronique).*

Figure 2 : Radiographie de thorax d'une sarcoïdose de stade IV, avec des opacités parenchymateuses pulmonaires rétractiles, apicales. Noter l'ascension des hiles vers les sommets (flèches).

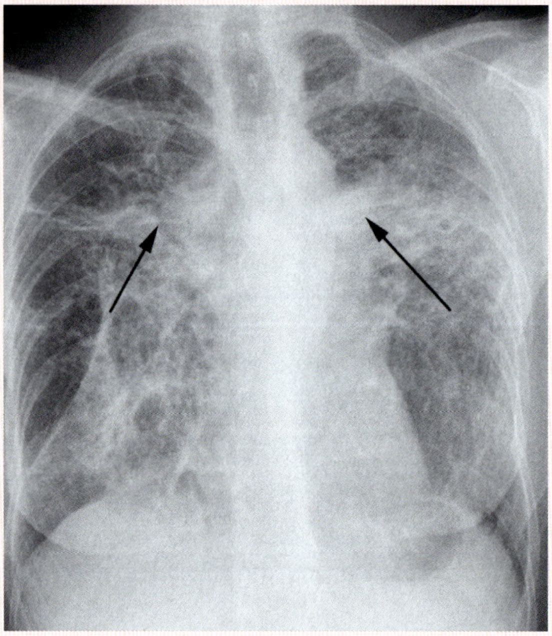

3.2.3 Tomodensitométrie en haute résolution (TDM-HR) du thorax

- Plus sensible que le cliché standard pour analyser les anomalies observées sur la radiographie de thorax
- Illustre mieux les lésions élémentaires ainsi que leur distribution anatomique et aide à différencier les lésions inflammatoires actives réversibles des lésions fibreuses irréversibles.
- Ne modifie pas la classification en stades qui repose sur la radiographie standard.
- Le scanner thoracique n'est pas indispensable en cas de stade I typique sur la radiographie thoracique (adénopathies sans atteinte pulmonaire) mais s'avère généralement utile dans les autres cas, devenant

indispensable en cas de présentation peu typique ou de suspicion d'une complication (fibrose, hypertension pulmonaire, aspergillome, néoplasie).

L'atteinte parenchymateuse caractéristique comprend :

- Des micronodules, confluents, bilatéraux
- *Prédomine dans la moitié supérieure des poumons selon une distribution lymphatique c'est-à-dire le long des axes péribronchovasculaires qui sont épaissis et les zones sous-pleurales, y compris le long des scissures (Figure 3)*
- *À l'échelle du lobule pulmonaire, ils prédominent dans la zone péri-lobulaire et peuvent s'accompagner de réticulations septales.*

Figure 3 : TDM thoracique d'une atteinte parenchymateuse pulmonaire caractéristique de la sarcoïdose. Micronodules de distribution lymphatique. Noter les micronodules réalisant un aspect « perlé » des scissures (flèches).

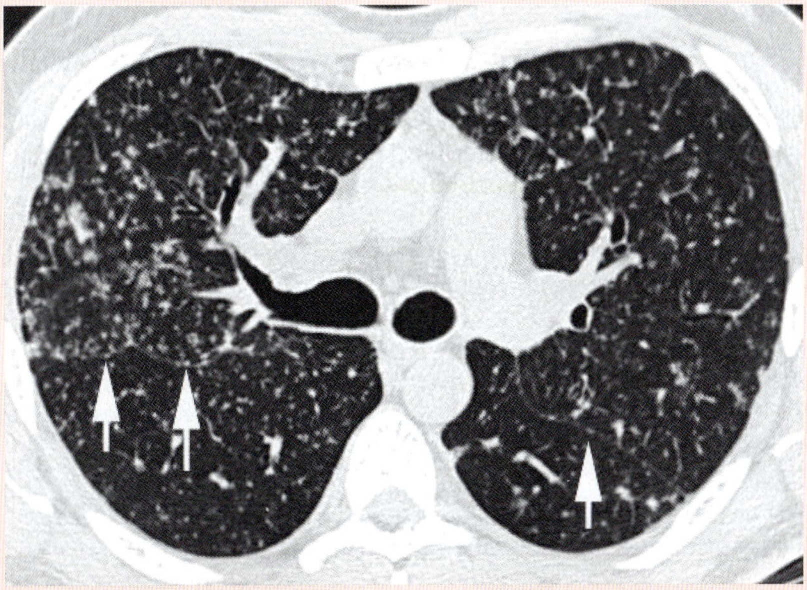

La TDM détecte plus précocement :

- *Les signes débutants de fibrose (bronchectasies par traction, distorsion des scissures et des axes broncho-vasculaires, rayon de miel apical et postérieur (Figure 4)*
- *Les complications, notamment greffe aspergillaire (image en grelot déclive avec la position du patient, Figure 4)*

Figure 4 : TDM thoracique d'une sarcoïdose stade IV avec deux principales présentations. A gauche : distorsions bronchiques (flèche) et masses péri-hilaires (0). A droite : rayon de miel (étoile blanche) et aspergillome intra-cavitaire (étoile noire).

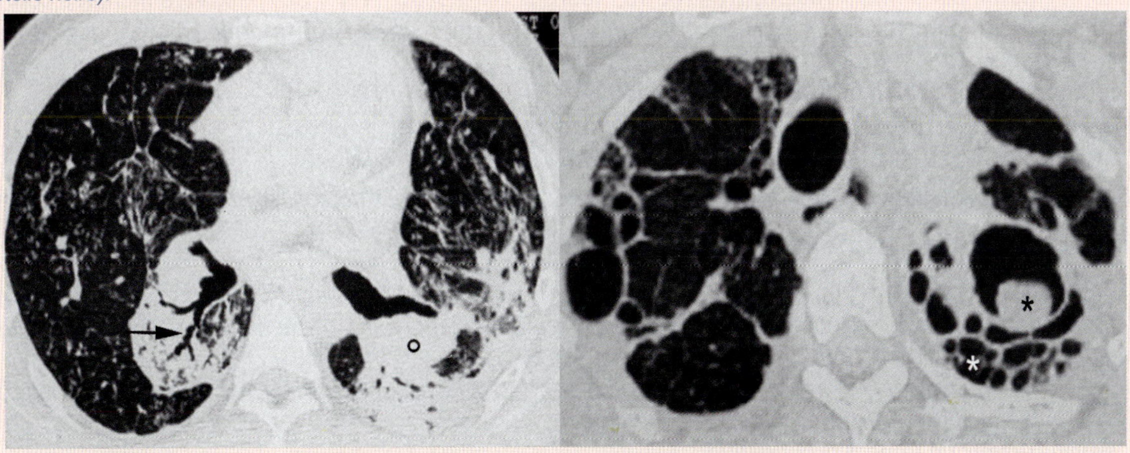

3.2.4 Épreuves fonctionnelles respiratoires (EFR)

- Spirométrie normale ou peu altérée dans les stades I et les atteintes parenchymateuses minimes
- Syndrome restrictif ou syndrome mixte ou plus rarement syndrome obstructif isolé
- Une diminution précoce de la diffusion alvéolo-capillaire mesurée par la DLCO

Les gaz du sang sont longtemps normaux au repos.

Le test de marche de 6 minutes est un test simple pour mettre en évidence une réduction de la distance parcourue et une désaturation en oxygène à l'effort : il peut refléter une insuffisance respiratoire ou une hypertension pulmonaire.

En cas de dyspnée inexpliquée, l'épreuve cardio-pulmonaire à l'exercice est utile pour préciser les mécanismes responsables de la dyspnée (atteinte cardio-vasculaire, parenchymateuse ou musculaire).

3.2.5 Endoscopie bronchique

- Intérêt essentiellement diagnostique, mais pas systématique (si le diagnostic a pu être obtenu par un prélèvement histologique d'un site plus facilement accessible)
- Aspect macroscopique souvent normal ou révèle une muqueuse dite « en fond d'œil », plus rarement des granulations blanchâtres évocatrices des bronches proximales.
- Permet la réalisation de prélèvements histologiques à visée diagnostique :

En première intention :

- *Les biopsies étagées d'éperons bronchiques proximaux (sensibilité 50-60% dans la détection de granulomes épithélioïdes et giganto-cellulaires, plus importante en cas d'anomalie macroscopique de la muqueuse bronchique).*
- *Le lavage bronchoalvéolaire (LBA) a une valeur d'orientation diagnostique :*
  - *alvéolite lymphocytaire modérée (20-50%) à lymphocytes T CD4+*
  - *rapport CD4/CD8 augmenté (notamment > 3,5) évoque la sarcoïdose mais est inconstant et ne suffit pas à affirmer le diagnostic*

En seconde intention :

- *La ponction à l'aiguille des ganglions médiastinaux, en particulier guidée par échoendoscopie bronchique (peut se discuter en première intention en cas de stade I)*
- *Les biopsies pulmonaires transbronchiques permettant un prélèvement de parenchyme de petite taille, sont plus sensibles, mais exposent à un risque faible d'hémorragie ou de pneumothorax*

3.2.6 Médiastinoscopie

Est maintenant très rarement réalisée car supplantée par la ponction à l'aiguille des ganglions médiastinaux, guidée par échoendoscopie bronchique. La réalisation d'une médiastinoscopie sous anesthésie générale permet dans près de 100 % des cas de faire le diagnostic histopathologique.

3.2.7 TEP-scanner au 18-FDG

La tomographie par émission de positrons au 18-Fluorodesoxyglucose (TEP-FGD) peut être indiquée pour :

- *La recherche d'un site superficiel occulte à biopsier en l'absence de confirmation histologique sur les sites usuels*
- *La confirmation d'une atteinte cardiaque active (protocole dédié TEP-cœur)*
- *La recherche du mécanisme d'une fatigue importante inexpliquée*
- *L'évaluation de l'activité de la maladie dans les stades IV radiographiques*

*Elle **n'a pas de place en routine** et son caractère irradiant et son coût doivent être pris en considération.*

3.3 Manifestations extra-respiratoires (Tableau 2)

- *Très polymorphes*
- *Les plus fréquentes : atteintes cutanées, oculaires (parfois totalement asymptomatique), ganglionnaires périphériques et hépatiques*
- *D'un apport diagnostique important lorsqu'elles sont associées à une atteinte médiastino pulmonaire, affirmant le caractère systémique de la maladie.*
- *Peuvent avoir un impact pronostique.*

Tableau 2 : Principales manifestations extra-respiratoires de sarcoïdose.

Localisations	Fréquence	Manifestations cliniques	Exploration
Œil	15-30%	**Uvéite**, atteinte lacrymale, névrite optique, nodule conjonctival	Examen à la lampe à fente Angiographie rétinienne Biopsie nodule conjonctival
Peau	15-25%	**Sarcoïdes** à petits ou gros nodules ou en plaques ; nodules sur cicatrice ; nodules sous cutanés ; lupus pernio	Consultation dermatologique Biopsie cutanée
Adénopathies	15%	**Superficielles** (cervicales, sus-claviculaires, axillaires, épitrochléennes et inguinales) **Profondes** (abdominales)	Examen clinique, échographie Biopsie ganglionnaire
Foie	15%	**Cholestase non ictérique,** hépatomégalie	Enzymes hépatiques, TP, Echographie Biopsie hépatique
Système nerveux	5-10%	**Syndrome méningé** ; atteinte neuroendocrine (diabète insipide) ; atteinte fonctions cognitives ; épilepsie ; hydrocéphalie ; troubles psychiatriques ; atteinte médullaire ; atteinte des **nerfs crâniens** ou périphériques ; atteinte des petites fibres nerveuses	IRM ; dosages hormonaux ; PL ; EMG
ORL	2-4%	**Obstruction nasale**, croutes, épistaxis, anosmie ; parotidite Dysphonie, dyspnée inspiratoire, wheezing	Examen ORL TDM sinus Courbe de débit inspiratoire
Ostéo-articulaire	<5%	**Arthralgies** (notamment poignets, chevilles) Ostéites chroniques	Radiographies, Scintigraphie osseuse Biopsie
Cœur	< 5%	**BAV ; bloc de branche droit** ; tachycardie ventriculaire ; insuffisance cardiaque ; mort subite	ECG ; écho cœur ; Holter ECG ; IRM cœur ; TEP-scanner
Rein	2%	**Elévation de la créatininémie ; hypercalcémie**	Sédiment urinaire, calciurie Echo rénale, Biopsie rénale

3.3.1 Atteinte oculaire

*L'**uvéite antérieure aiguë** est évoquée devant :*

- *Un œil rouge et/ou une baisse d'acuité visuelle*
- *Le diagnostic repose sur l'examen à la lampe à fente.*
- *Les formes chroniques (iridocyclite chronique) peuvent menacer l'acuité visuelle par apparition de synéchies irido-cristalliniennes, de cataracte, de glaucome.*

Une uvéite postérieure est à rechercher systématiquement car parfois latente, elle menace le pronostic visuel, souvent associée à une atteinte neurologique centrale.

3.3.2 Atteinte cutanée

Nodules cutanés (Figures 5 et 6)

Lupus pernio (Figure 7) :

- Plaque violacée et infiltrée préférentiellement sur le nez et les joues, prenant un aspect en aile de papillon, parfois les oreilles, les mains et les doigts
- S'observe surtout dans les formes chroniques de sarcoïdose et doit faire rechercher une atteinte ORL

Érythème noueux (Figure 8)

- Dermohypodermite aiguë inflammatoire prédominant sur les faces d'extension des membres, notamment les jambes (à distinguer des lésions spécifiques)
- Lésion aspécifique : la biopsie est inutile ne montrant pas de granulome
- La sarcoïdose est la cause la plus fréquente d'érythème noueux en France.

- Son association à des adénopathies hilaires et médiastinales définit le syndrome de Löfgren, forme aiguë de sarcoïdose, souvent fébrile, touchant la femme d'origine européenne. Des arthralgies ou arthrites des chevilles sont souvent associées. Le syndrome de Löfgren est d'évolution spontanément résolutive dans plus de 90% des cas dans les 12 à 24 mois.

Figure 5 : Sarcoïdose cutanée à gros nodules.

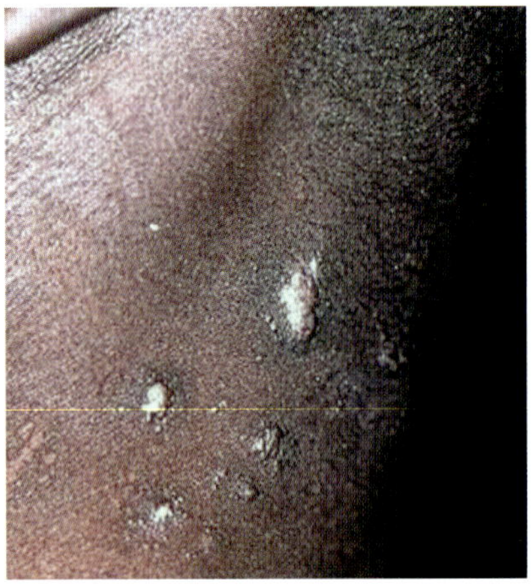

Figure 6 : Sarcoïdose cutanée en plaques.

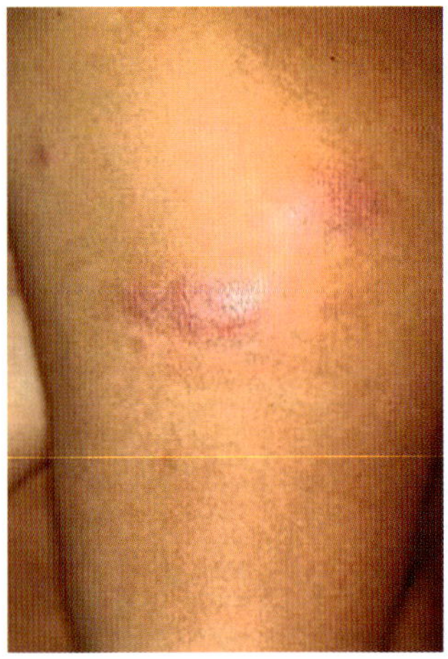

Figure 7 : Lupus pernio avec lésion de l'aile gauche du nez.

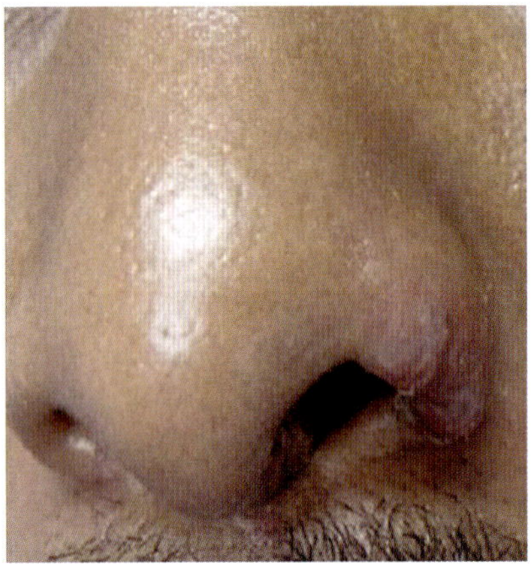

Figure 8 : Erythème noueux des membres inférieurs.

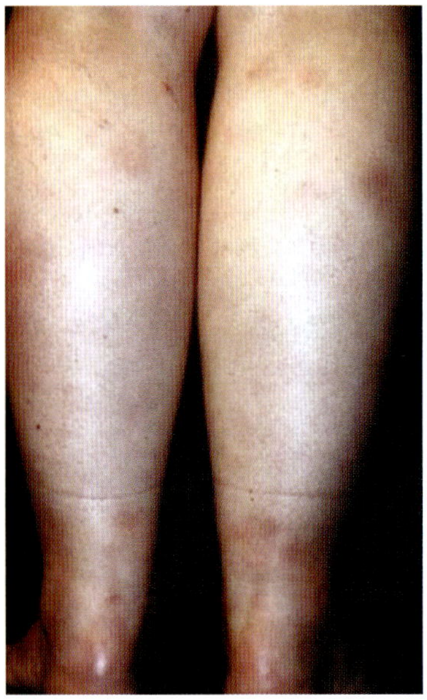

3.3.3 Atteinte ORL

- *Syndrome de Heerfordt : uvéo-parotidite bilatérale fébrile + paralysie faciale (ou d'un autre nerf crânien) + méningite lymphocytaire aseptique.*
- *Syndrome de Mikulicz avec hypertrophie des glandes lacrymales et salivaires*

3.3.4 Atteinte cardiaque

La sarcoïdose cardiaque représente la deuxième cause de mortalité de sarcoïdose, principalement en raison d'une insuffisance cardiaque ou d'une mort subite. L'ECG est indispensable au diagnostic de n'importe quelle forme de sarcoïdose et à renouveler périodiquement.

Les signes cliniques sont non spécifiques : palpitations soutenues, malaises, syncope, signes d'insuffisance cardiaque (orthopnée, dyspnée paroxystique nocturne, ou œdème des membres inférieurs).

- *ECG : l'atteinte cardiaque peut se révéler par des troubles de la conduction (notamment bloc auriculo ventriculaire de divers degrés et bloc de branches surtout droit), des troubles du rythme ventriculaire (tachycardie ventriculaire, fibrillation ventriculaire).*

3.3.5 Signes généraux

Une asthénie importante très fréquente peut être au 1er plan y compris dans les formes limitées de la maladie.

La fièvre est rare en dehors du syndrome de Löfgren, d'une uvéo-parotidite fébrile avec ou sans paralysie faciale, d'une atteinte hépatique ou rénale.

En dehors de ce contexte, elle doit faire rechercher une infection ou un autre diagnostic, notamment un lymphome.

Un amaigrissement peut s'observer dans le syndrome de Löfgren, ou dans les formes multiviscérales.

3.4 Manifestations biologiques en dehors des anomalies liées à une atteinte d'organe

Troubles du métabolisme phospho-calcique avec hypercalciurie fréquente :
- *Par élévation de l'absorption intestinale du calcium et augmentation du turn-over osseux secondaire à une élévation des taux de calcitriol (1-25 (OH)2 D3) liée à la sécrétion de la 1α-hydroxylase par les macrophages sarcoïdiens*
- *Peut aboutir dans 5 à 10% des cas à une hypercalcémie, surtout l'été, lors d'une exposition solaire (à déconseiller) ou d'une majoration des apports alimentaires de calcium*

Lymphopénie :
- *Prédominant sur les lymphocytes T CD4+*

Hypergammaglobulinémie polyclonale à l'électrophorèse des protides plasmatiques :
- *Témoignant de l'activation des lymphocytes B*

Test tuberculinique négatif dans 80% des cas environ (anergie tuberculinique) :
- *C'est surtout sa négativation qui a une valeur d'orientation diagnostique*
- *La sarcoïdose ne s'accompagne classiquement pas d'un déficit immunitaire*

Enzyme de conversion de l'angiotensine sérique (ECA) :
- *Peu sensible, élevée dans environ 60% des cas*
- *Produite par les macrophages activés des granulomes*
- *Traduit l'étendue de la masse granulomateuse*
- *Test non spécifique qui peut s'élever dans d'autres affections.*
- *Ininterprétable chez les patients qui prennent des inhibiteurs de l'enzyme de conversion*

4. DÉMARCHE DIAGNOSTIQUE

Le diagnostic de sarcoïdose est évoqué devant l'une ou plusieurs des manifestations décrites ci-dessus et impose une exploration initiale systématique (tableau 3).

Tableau 3 : Bilan initial systématique d'une sarcoïdose.

– Histoire de la maladie
– Exposition professionnelle
– Forme familiale
– Tabagisme
– Examen clinique complet
– Radiographie standard du thorax F+P
– Tests tuberculiniques
– Biologie : NFS-plaquettes, CRP, ionogramme sanguin, créatininémie, calcémie, électrophorèse des protides sanguins, bilan hépatique, calciurie des 24h, ECA
– Sérologie VIH
– Electrocardiogramme
– Examen ophtalmologique orienté
– EFR : volumes pulmonaires, débits expiratoires, DLCO, gaz du sang

Les autres investigations sont réalisées en fonction des points d'appel cliniques.

Aucun examen biologique n'est spécifique de la sarcoïdose

La mise en évidence de granulomes typiques reste le plus souvent nécessaire, cependant certains tableaux cliniques (syndrome de Löfgren, un syndrome d'Heerfordt ou lupus pernio associés à des adénopathie médiastino-hilaire bilatérales), en raison de leur caractère typique, ne nécessitent pas de recours à la biopsie.

Un stade I asymptomatique sous couvert d'une surveillance spécialisée n'impliquera pas obligatoirement une biopsie.

4.1 Le diagnostic de sarcoïdose repose sur 3 éléments

- Présentation clinico-radiographique évocatrice ou au moins compatible
- Mise en évidence de granulomes typiques sans nécrose caséeuse (Figure 9)
- Élimination des autres granulomatoses (Tableau 4).

Figure 9 : Granulome sarcoïdien floride (a). Granulome sarcoïdien au stade de fibrose (b).

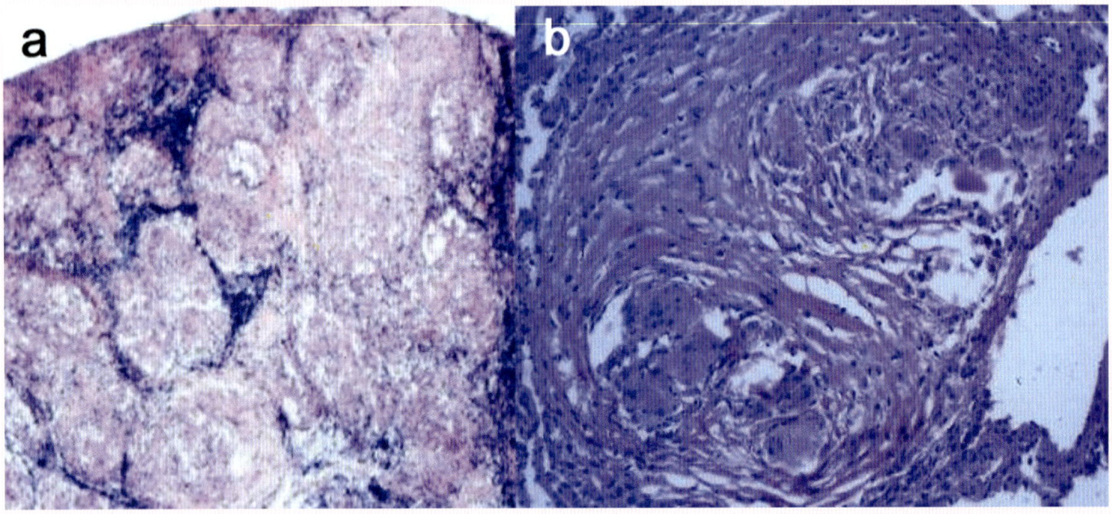

Les sites de prélèvements biopsiques *doivent être hiérarchisés selon leur caractère plus ou moins invasif, leur rentabilité diagnostique et les sites atteints :*

1. *On privilégie les sites d'accès aisé : lésion cutanée, adénopathie périphérique, nodule conjonctival...*
2. *Compte tenu de la prévalence de l'atteinte pulmonaire, les prélèvements réalisés au cours d'une endoscopie bronchique (biopsies bronchiques étagées proximales à la bronchoscopie souple) ont un bon rendement diagnostique et sont à envisager en l'absence de lésions superficielles.*
3. *Si ces résultats sont négatifs, on discute la réalisation*

- *De biopsies transbronchiques (en cas d'atteinte parenchymateuse)*
- *De ponctions à l'aiguille des ganglions médiastinaux guidées par échoendoscopie (en cas d'atteinte ganglionnaire médiastinale qui peut être réalisé en première intention)*
- *De biopsies des glandes salivaires accessoires (rentabilité 40%)*
- *D'une biopsie hépatique (en cas d'anomalie biologique hépatique)*
- *D'un prélèvement orienté par la ^{18F}FDG-TEP*
- *D'une médiastinoscopie (en cas d'atteinte ganglionnaire médiastinale) et lorsque l'échoendoscopie n'est pas possible ou n'a pas permis de diagnostic*

La biopsie pulmonaire soit transthoracique guidée par la TDM, soit par cryobiopsie ou vidéochirurgie assistée est exceptionnellement nécessaire pour le diagnostic. Elle peut être discutée en cas de PID ou de nodules pulmonaires d'origine incertaine.

4.2 Principaux diagnostics différentiels

Ils varient en fonction de la présentation de la maladie et des localisations.

De nombreuses pathologies, présentées dans le tableau 4, s'accompagnent d'une réaction granulomateuse et doivent être exclues avant de conclure à une sarcoïdose.

Tableau 4 : Autres causes de granulomes épithélioïdes et gigantocellulaires.

- ***Infections* : *tuberculose***, *mycobactéries non-tuberculeuses, maladie de Whipple, brucellose, fièvre Q, syphilis, mycoses (histoplasmose, cryptococcose, coccidioïdomycose…)*
- *Granulomatose sarcoid-like induite par* ***certains médicaments*** *(inhibiteurs du check point immunitaire (PD-1, PD-L1), Interféron, anti-TNF, BCG intravésical) ou lors de la reconstitution immunitaire chez un patient infecté par le VIH*
- *Maladies inflammatoires et auto-immunes : colites inflammatoires (Crohn++), granulomatose avec polyangéite (Wegener), cirrhose biliaire primitive, sclérose en plaques*
- *Réactions granulomateuses* ***péri-tumorales : lymphomes****, chorion de certains carcinomes*
- *Maladies par exposition particulaire : bérylliose, talcose, silicose*
- ***Déficit immunitaire commun variable*** *(hypogammaglobulinémie, infections à répétition)*
- *Pneumopathies d'hypersensibilité*

5. MODALITÉS ÉVOLUTIVES ET COMPLICATIONS DE LA SARCOÏDOSE

5.1 Formes récentes - formes chroniques

L'évolution et la sévérité de la sarcoïdose sont très variables, près de la moitié des patients présenteront une résolution spontanée de la maladie dans les 2 ans, tandis qu'après 5 ans d'évolution une rémission est très peu probable.

Ainsi la sarcoïdose est classée en forme aiguë (< 2 ans) et chronique (≥ 3-5 ans).

Les formes aiguës évoluant favorablement sans traitement :

- Le syndrome de Löfgren est une forme aiguë de sarcoïdose qui régresse dans la grande majorité des cas dans les 12 à 24 mois après le début des symptômes.
- Le stade I

Les formes chroniques :

- Un suivi trimestriel ou semestriel est nécessaire.
- L'objectif est de détecter précocement les localisations qui peuvent menacer le pronostic vital (atteinte cardiaque, du système nerveux central…) ou fonctionnel (atteinte respiratoire fibrosante, du segment postérieur de l'œil, …).

5.2 Modalités du suivi des patients

Les patients doivent être revus tous les 3-6 mois jusqu'à ce que la guérison soit assurée.

À chaque visite, la prise en charge est guidée par la recherche de signes cliniques respiratoires et extra-respiratoires et d'examens complémentaires orientés.

- *La radiographie de thorax représente un élément clef de la surveillance en association avec les EFR.*
- *Dosage de l'ECA et biologie sanguine comportant hémogramme, fonction rénale, calcémie, enzymes hépatiques*
- *ECG*

Les rechutes surviennent le plus souvent dans les 2 à 6 mois qui suivent l'interruption du traitement et sont exceptionnelles après 3 ans de recul sans traitement. Il existe souvent une concordance entre les manifestations initiales de la sarcoïdose et les sites concernés par la rechute.

La guérison de la maladie est définie par une rémission stable en dehors de tout traitement pendant 3 ans.

5.3 Pronostic

Le pronostic de la sarcoïdose est favorable dans 80% des cas avec ou sans traitement. Dix à 20% des patients vont garder des séquelles et 1-5% des patients vont décéder de leur sarcoïdose.

5.3.1 *Atteinte pulmonaire*

Le principal risque évolutif est l'évolution vers des lésions fibrosantes avec :

- *Développement d'une insuffisance respiratoire chronique avec éventuellement une hypertension pulmonaire (HTP du groupe 5) et une insuffisance cardiaque droite, éléments de mauvais pronostic*
- *Risque d'infection aspergillaire chronique avec hémoptysies*
- *Principale cause de mortalité par sarcoïdose en Occident.*

5.3.2 *Atteintes extrathoraciques*

Certaines peuvent mettre en jeu le pronostic fonctionnel d'un organe, voire le pronostic vital, si elles sont méconnues ou non traitées.

Par exemple :

- *Une atteinte oculaire peut se compliquer d'une diminution importante et irréversible de l'acuité visuelle (voire de cécité)*
- *Une atteinte cardiaque ou neurologique peut engager le pronostic vital.*

Certaines localisations sont source de morbidité importante (ex : atteinte hépatique, atteinte cutanée disgracieuse).

5.3.3 Facteurs pronostiques

Les principaux facteurs pronostiques de la sarcoïdose sont résumés dans le tableau 5.

Tableau 5 : Critères pronostiques de la sarcoïdose.

Critères	Défavorables	Favorables
Majeurs	– Début après 40 ans – Chronicité – Stades III/IV radiographiques – Syndrome obstructif aux EFR – Localisations extra-respiratoires graves ou chroniques*	– Erythème noueux – Forme aiguë – Stade i asymptomatique
Mineurs	– Origine afro-caribéenne – Atteinte multi viscérale – Progression rapide	

* Atteinte neurologique centrale, atteinte cardiaque, lupus pernio, uvéite chronique, hypercalcémie chronique, néphrocalcinose, atteinte osseuse

Annexe 1 : Le granulome sarcoïdien

La lésion histopathologique de la sarcoïdose est le granulome épithélioïde et giganto-cellulaire sans nécrose caséeuse (Figure 9a), encore appelé granulome tuberculoïde, par opposition au granulome tuberculeux qui contient une nécrose caséeuse. C'est une structure compacte constituée d'un follicule central, composé de cellules épithélioïdes (macrophages activés ressemblant à des cellules épithéliales) et de cellules géantes (cellules de Langhans= noyaux disposés en périphérie en forme de fer à cheval). Les lymphocytes T sont présents, intercalés entre les cellules épithélioïdes, et surtout regroupés en couronne autour du follicule. Des cellules géantes sont fréquemment retrouvées au sein des granulomes, souvent dénommés de ce fait granulomes épithélio-giganto-cellulaires. Le plus souvent, le granulome évolue spontanément ou sous traitement vers la résolution sans séquelles. Plus rarement, il persiste pendant plusieurs années sans altération de l'architecture de l'organe concerné. Inconstamment, des lésions de fibrose périphérique se développent de la périphérie vers le centre de la lésion (Figure 9b). La répartition des granulomes au sein d'un organe est caractéristique. Dans le poumon, il a une distribution « lymphatique », dans le tissu conjonctif péri-broncho-vasculaire, sous pleural et péri lobulaire, ainsi que sur la muqueuse bronchique.

Annexe 2 : Physiopathologie de la sarcoïdose

Le granulome sarcoïdien est un processus dynamique qui est la conséquence d'une réaction immunitaire cellulaire spécifique dirigée contre un antigène encore inconnu (environnemental ou infectieux) d'élimination lente chez des sujets prédisposés (polymorphisme génétique). Les lymphocytes T et les cellules présentatrices d'antigènes (monocytes/macrophages surtout, qui se différencient en cellules épithélioïdes et cellules géantes) interagissent directement par des contacts membranaires et par le biais de nombreux médiateurs. Il y a un profil immunitaire Th1, Th17 avec une production locale exagérée d'interféron-γ, de TNF-α et d'IL2. Le rôle des lymphocytes T régulateurs reste imprécis dans cette maladie.

La prépondérance ethnique de la maladie, l'existence de formes familiales, ainsi que l'association entre certaines formes cliniques et des haplotypes HLA particuliers sont en faveur d'une prédisposition génétique. Une influence environnementale est suggérée par la variation saisonnière de certaines formes cliniques (syndrome de Löfgren), l'atteinte prédominante des organes exposés sur l'extérieur (poumon, peau, œil), la description de cas « épidémiques » (pic d'incidence de cas de sarcoïdose multiviscérale chez les pompiers exposés aux poussières d'incendie après l'attaque du World Trade Center) et l'association avec certains facteurs environnementaux. De nombreux facteurs déclenchants infectieux ont été proposés (peptides de mycobactéries, propionibactéries). Une réaction tuberculoïde similaire au granulome sarcoïdien s'observe en réponse à des particules minérales jouant le rôle d'haptènes (béryllium).

Item 222 - Hypertension artérielle pulmonaire

Objectifs d'enseignements tels que définis dans le programme de l'ECN :

- **Diagnostiquer une hypertension artérielle pulmonaire de l'enfant et de l'adulte.**

Objectifs pédagogiques terminaux définis par le Collège des Enseignants de Pneumologie :

1. Connaitre les principaux éléments de la physiopathologie d'une hypertension pulmonaire
2. Savoir faire la distinction entre les hypertensions pulmonaires pré et post-capillaires
3. Savoir que les hypertensions pulmonaires comportent 5 grands groupes
4. Connaitre les particularités de l'hypertension artérielle pulmonaire au sein des hypertensions pulmonaires
5. Connaitre les principales étapes de la démarche diagnostique face à une suspicion d'hypertension artérielle pulmonaire

NB : les aspects pédiatriques de cet item ne sont pas traités dans ce chapitre.

Points clés

1. L'hypertension pulmonaire (HTP) est définie par une pression artérielle pulmonaire moyenne ≥ 25 mmHg mesurée lors d'un cathétérisme cardiaque droit.
2. Quand la pression capillaire (PCP) est ≤ 15 mmHg on parle d'HTP pré-capillaire ; quand elle est > 15 mmHg on parle d'HTP post-capillaire.
3. L'HTP est une complication de nombreuses affections, les plus fréquentes étant dans l'ordre : les cardiopathies gauches, les maladies respiratoires au stade d'insuffisance respiratoire chronique et les séquelles d'embolie pulmonaire.
4. Une classification clinique internationale des HTP a été élaborée définissant cinq groupes d'HTP, au sein desquels sont regroupées différentes pathologies partageant des similitudes quant à leur présentation clinique, histologique, physiopathologique, et leur prise en charge thérapeutique.
5. L'hypertension artérielle pulmonaire (HTAP) correspond au groupe 1 de cette classification. Il s'agit d'une HTP pré-capillaire qui est le plus souvent idiopathique, mais qui peut être associée également à un terrain génétique particulier, ainsi qu'à la prise de médicaments ou à différentes pathologies.
6. L'HTAP est une maladie rare au pronostic sombre, amélioré depuis quelques années par le développement de nouveaux traitements spécifiques.
7. La symptomatologie clinique de l'HTAP n'est pas spécifique. La dyspnée à l'effort est le principal symptôme.
8. Le bilan d'une dyspnée inexpliquée et le dépistage chez des patients porteurs d'une pathologie à risque de développer une HTAP (sclérodermie, pathologies hépatiques, VIH...) sont les deux principales circonstances conduisant au diagnostic d'HTAP.
9. L'échographie cardiaque est l'examen non invasif de référence devant toute suspicion d'HTP ou dans le cadre du dépistage.
10. Le cathétérisme cardiaque droit est l'examen de référence pour affirmer le diagnostic d'une HTAP.
11. Le diagnostic d'HTP repose sur une démarche clinique rigoureuse comportant 3 étapes incluant les données de l'interrogatoire, de l'examen clinique et les résultats d'explorations complémentaires :
    - détection et la confirmation de l'HTP
    - classement de l'HTP dans l'un des 5 groupes en débutant par les plus fréquents (2 et 3) en poursuivant par le groupe 4 puis en terminant par le groupe 1 (HTAP) et 5
    - évaluation de la sévérité
12. L'insuffisance cardiaque droite est la conséquence de la maladie et sa survenue l'élément pronostique majeur.

1. DÉFINITIONS ET GÉNÉRALITÉS

La circulation pulmonaire normale est une circulation à basse pression (pression artérielle pulmonaire moyenne (PAPm) 14 ± 3 mmHg) et faible résistance. L'hypertension pulmonaire (HTP) est définie par une pression pulmonaire artérielle moyenne (PAPm) supérieure ou égale à 25 mmHg mesurée au repos lors d'un cathétérisme cardiaque droit (Tableau 1). Le dernier symposium mondial de l'HTAP a modifié la définition actuelle par celle-ci : PAPm > 20 mmHg associée à des résistances vasculaires pulmonaires > 3 U Wood. Cette définition n'a à ce jour pas encore été adoptée au sein des recommandations des sociétés savantes. Cette maladie vasculaire se caractérise par une élévation progressive des résistances vasculaires pulmonaires aboutissant à une insuffisance cardiaque droite et au décès.

Les principaux paramètres mesurés ou calculés au cours du cathétérisme cardiaque droit permettent de distinguer différents profils hémodynamiques à l'origine d'une HTP : fréquence cardiaque, pression de l'oreillette droite (POD), pressions systolique et télédiastolique du ventricule droit (PVD), pressions systolique, diastolique et moyenne de l'artère pulmonaire (PAP), pression artérielle pulmonaire occluse (PAPO) reflet de la pression capillaire pulmonaire (PCP) et donc de la pression auriculaire gauche, débit cardiaque indexé (Ic), résistances vasculaires pulmonaires (RVP) et systémique, ainsi que la saturation veineuse en oxygène au niveau de l'artère pulmonaire (SvO_2) (Figures 1 à 3).

Figure 1 : Courbes de pression enregistrées lors de la progression du cathéter dans l'oreillette droite (OD), le ventricule droit (VD) et l'artère pulmonaire (AP). Lorsque le cathéter avec le ballonnet gonflé est bloqué en distalité, on obtient la pression artérielle pulmonaire occluse (PAPO) reflet de la PCP (pression capillaire).

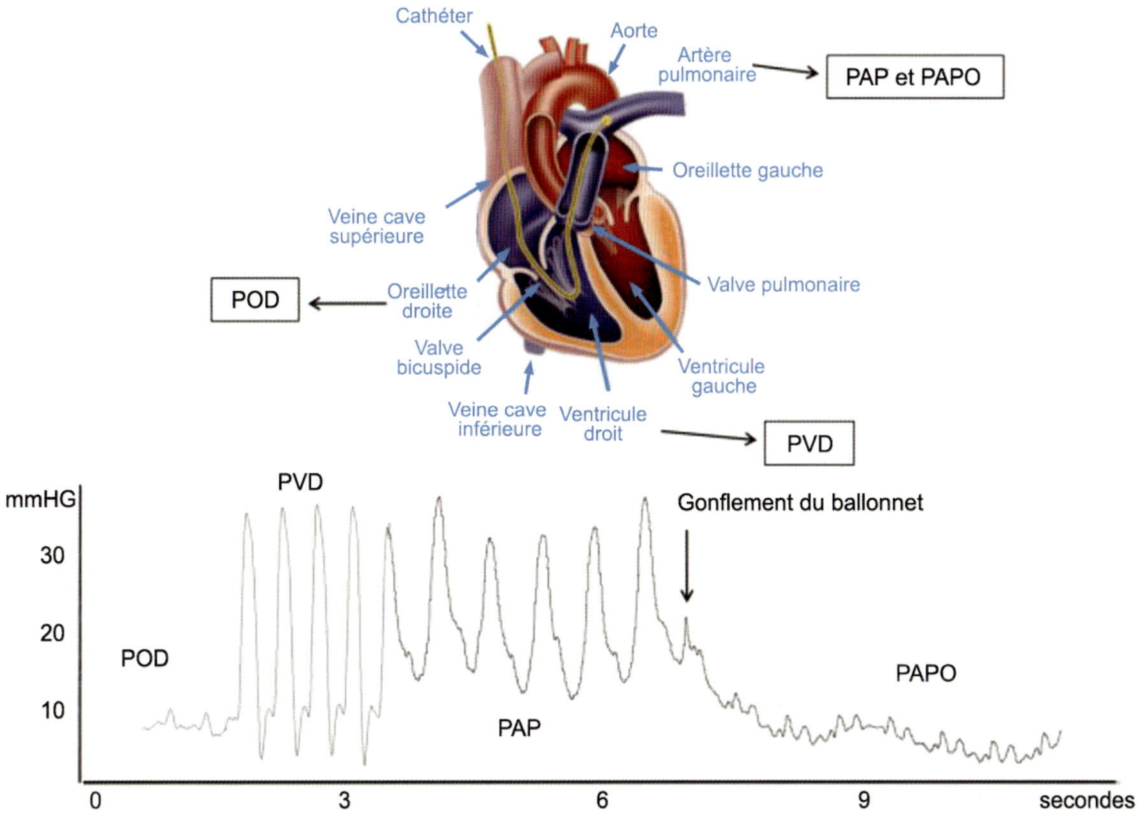

Figure 2 : Le gonflage du ballonnet isole un segment de vascularisation pulmonaire dans lequel la circulation sanguine est interrompue. Le débit étant nul dans ce segment, les pressions sont en tous points égales et la PAPO s'équilibre avec la pression veineuse pulmonaire. La PAPO reflète la pression veineuse pulmonaire et donc la pression capillaire.

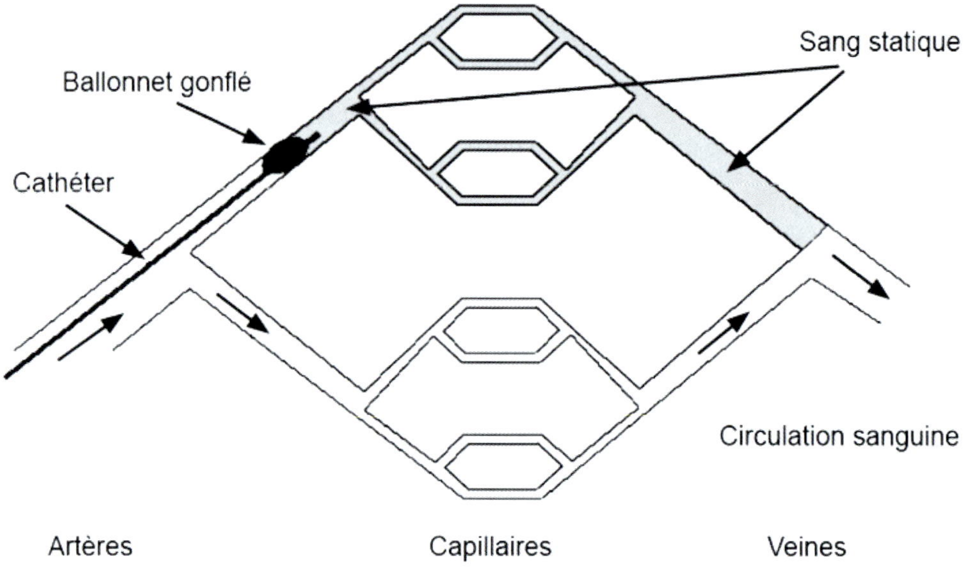

Figure 3 : Exemple de courbes enregistrées chez un patient avec une HTP pré-capillaire. La PAPm est égale à 95 mmHg et la PCP est normale à 10 mmHg.

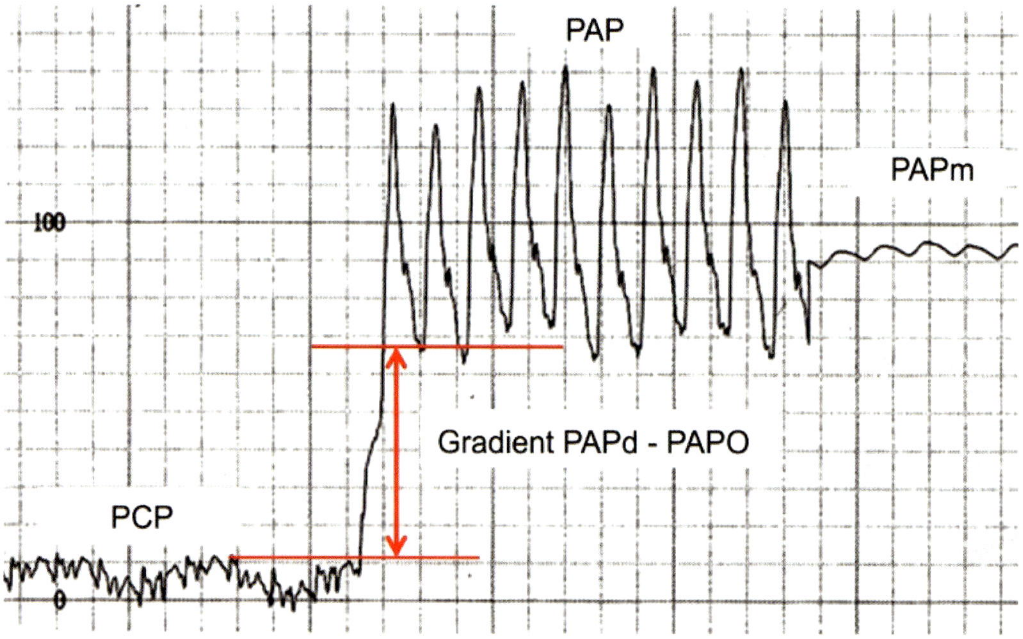

Sur la base de ces paramètres, on distingue deux grands types d'HTP, les HTP **pré**-capillaires et les HTP **post**-capillaires (tableau 1).

Tableau 1 : Définitions hémodynamiques des hypertensions pulmonaires (HTP).

Définition	Critères hémodynamiques	Groupes de la classification
Précapillaire	PAPm ≥ 25 mmHg PCP ≤ 15 mmHg	Groupe 1 : HTAP Groupe 3 : HTP associée aux maladies respiratoires Groupe 4 : HTP thrombo-embolique chronique Groupe 5 : HTP multifactorielles
Postcapillaire	PAPm ≥ 25 mmHg PCP >15 mmHg	Groupe 2 : HTP des cardiopathies gauches

2. PHYSIOPATHOLOGIE ET CLASSIFICATION CLINIQUE DES HYPERTENSIONS PULMONAIRES

La classification clinique internationale des Hypertensions Pulmonaires (Tableau 2) distingue 5 groupes d'HTP, au sein desquels sont regroupées différentes pathologies partageant des similitudes quant à leur présentation clinique, physiopathologique, hémodynamique et la stratégie thérapeutique.

2.1 Groupe 1 correspond à l'hypertension <u>artérielle</u> pulmonaire (HTAP)

Plusieurs mécanismes communs à différentes affections concourent à la survenue de l'obstruction vasculaire au niveau des artères pulmonaires de petit calibre conduisant à l'augmentation des résistances vasculaires pulmonaires responsable de l'HTAP : le remodelage vasculaire[1], la vasoconstriction[2] et dans une moindre mesure la thrombose *in situ* et l'inflammation. D'un point de vue hémodynamique l'HTAP est de type *précapillaire* (cf. Figure 3).

- HTAP idiopathique correspond à la forme sporadique de la maladie en l'absence d'antécédent familial d'HTAP ou de facteurs de risque identifié.
- HTAP héritable regroupe les HTAP sporadiques avec mutations génétiques et les HTAP familiales, avec ou sans mutation identifiée.
- HTAP associée à des médicaments (anorexigènes notamment, dasatinib...), des connectivites[3], une hypertension portale, une cardiopathie congénitale[4], une infection par le VIH, une bilharziose
- HTAP répondant aux inhibiteurs calciques
- La maladie veino-occlusive (MVO) et l'hémangiomatose capillaire pulmonaire (HCP) sont des entités proches de l'HTAP, caractérisées par des lésions de remodelage prédominant sur les capillaires et veinules.
- L'hypertension pulmonaire persistante du nouveau-né

2.2 Groupe 2 correspond à l'HTP des cardiopathies gauches

Sur le plan physiopathologique, ces cardiopathies gauches sont responsables d'une augmentation de la pression au sein des cavités cardiaques gauches qui retentit passivement sur la circulation pulmonaire (pression veineuse pulmonaire, pression capillaire pulmonaire et pression artérielle pulmonaire). Elles sont caractérisées par une hypertension ***<u>post</u>-capillaire*** (PCP > 15 mmHg). Ces cardiopathies peuvent être en rapport avec une dysfonction systolique ou diastolique, ou une valvulopathie mitrale ou aortique. **Les cardiopathies gauches représentent la 1ère cause d'HTP.**

---

[1] Le remodelage vasculaire implique l'ensemble des tuniques du vaisseau. Ce remodelage est caractérisé par la prolifération des cellules musculaires lisses de la media et l'accumulation de myofibroblastes et de matrice extracellulaire dans l'intima. Il affecte les artérioles musculaires de diamètre ≤ 500μm.

[2] La vasoconstriction résulte d'un défaut de fonction ou d'expression des canaux potassiques et d'un dysfonctionnement de la cellule endothéliale à l'origine d'un défaut de production des médiateurs vasodilatateurs (monoxyde d'azote, prostacycline) et dans de le même temps d'un excès de synthèse des médiateurs vasoconstricteurs, au premier rang desquels l'endothéline-1.

[3] La sclérodermie systémique est la connectivite la plus souvent associée à une HTAP, avec une prévalence de 10%. Dans ce contexte l'hypertension pulmonaire peut également être la conséquence d'une pneumopathie interstitielle chronique ou d'une cardiopathie gauche.

[4] L'HTAP est une complication possible de certaines cardiopathies congénitales, en particulier en cas de shunt gauche-droit, survenant principalement au cours de l'évolution des cardiopathies congénitales non traitées, mais parfois au décours de la chirurgie correctrice. Le syndrome d'Eisenmenger est la forme la plus sévère d'HTAP dans ce contexte, défini par la survenue progressive de lésions vasculaires pulmonaires secondaires à l'hyperdébit pulmonaire, avec comme résultante une inversion de. shunt, responsable d'une cyanose.

2.3 Groupe 3 correspond à l'HTP associée aux maladies respiratoires

La cause principale de cette HTP est l'hypoxie alvéolaire liée à une maladie respiratoire chronique. **Les maladies respiratoires représentent la 2e cause d'HTP.** Les maladies respiratoires chroniques les plus souvent en cause sont la BPCO essentiellement et plus rarement les maladies restrictives (pneumopathies interstitielles) ou mixtes. D'un point de vue hémodynamique ces HTP sont de type *pré-capillaire* et caractérisées par une augmentation modérée de la PAPm.[5].

2.4 Groupe 4 correspond à l'HTP post-embolique chronique (TEC) et autres obstructions artérielles pulmonaires)

Le mécanisme principal de cette HTP est une obstruction chronique des artères pulmonaires d'origine thromboembolique[6]. D'un point de vue hémodynamique, l'HTP est de type *pré-capillaire*. Après un épisode d'embolie pulmonaire, le risque de développer une HTPTEC varie de 0,5 à 5%. Un antécédent d'embolie pulmonaire n'est retrouvé que dans 75% des HTPTEC au moment du diagnostic.

2.5 Groupe 5

Il regroupe un ensemble de pathologies à l'origine essentiellement d'une HTP *pré-capillaire*, dont les mécanismes sont multifactoriels et incertains (tableau 2).

Tableau 2 : Classification clinique des Hypertensions Pulmonaires (ESC / ERS guidelines 2015)

(Cette classification est donnée à titre indicatif et seules les données identifiées en caractère gras sont à connaitre en 2e cycle)

1. **Hypertension artérielle pulmonaire (HTAP)**
   1. Idiopathique
   2. Héritable
   3. Induite par les médicaments ou les toxiques
   4. Associée à diverses pathologies (cf. ci-dessus)
   5. Répondeurs à long terme aux inhibiteurs calciques
   6. Maladie veino-occlusive et/ou Hémangiomatose pulmonaire
   7. Hypertension pulmonaire persistante du nouveau-né
2. **Hypertension pulmonaire des cardiopathies gauches**
   1. Insuffisance cardiaque à fraction d'éjection systolique préservée
   2. Insuffisance cardiaque à fraction d'éjection systolique altérée
   3. Valvulopathies
   4. Cardiomyopathies congénitales ou acquises
3. **Hypertension pulmonaire des maladies respiratoires chroniques et/ou hypoxie**
   1. Pathologies pulmonaires Obstructives
   2. Pathologies pulmonaires Restrictives
   3. Autres maladies respiratoires combinées restrictives et/ou obstructives
   4. Hypoxie sans pathologie pulmonaire
   5. Développement pulmonaire anormal
4. **Hypertension pulmonaire post-embolique chronique (HTPTEC)**
   1. Hypertension pulmonaire thrombo-embolique chronique
   2. Autres obstructions artérielles pulmonaires
5. **Hypertension pulmonaire multifactorielle et /ou d'origine indéterminée**
   1. Maladies hématologiques : anémies hémolytiques chroniques, syndromes myéloprolifératifs, splénectomie
   2. Maladies systémiques et métaboliques : sarcoïdose, histiocytose langheransienne, neurofibromatose, glycogénose, maladie de Gaucher, dysthyroïdies
   3. Cardiopathies congénitales complexes

[5] Les formes sévères sont définies par une PAPm ≥ 35 mmHg ou PAPm ≥ 25 mmHg avec un IC (index cardiaque) < 2l/min/m²

[6] Sont inclus également l'angiosarcome pulmonaire, autres tumeurs intravasculaires, artérite, sténoses artérielles pulmonaires congénitales et parasitoses

3. ÉPIDÉMIOLOGIE, HISTOIRE NATURELLE ET PRONOSTIC DE L'HTAP

L'HTAP (groupe 1) appartient aux maladies orphelines. Sa prévalence en France est estimée à 6 cas par million d'habitants pour l'HTAP idiopathique et 15 cas par million d'habitants pour les HTAP associées[7]. La prédominance est féminine. L'âge de survenue des HTAP est variable, avec un pic de fréquence entre 30 et 50 ans pour les HTAP idiopathiques.

L'évolution est caractérisée par une augmentation progressive des résistances vasculaires pulmonaires responsable d'un bas débit cardiaque par insuffisance cardiaque droite, responsable de la grande majorité des décès.

La survie des HTAP est fonction de la classe fonctionnelle NYHA au moment du diagnostic et de la présence ou non d'une pathologie associée. En l'absence de traitement, la survie médiane de l'HTAP idiopathique est de 2,8 ans. A l'ère des thérapeutiques spécifiques, la survie de l'HTAP idiopathique est de 83% à 1 an, 67% à 2 ans et 58% à 3 ans.

4. STRATÉGIE DIAGNOSTIQUE D'UNE HYPERTENSION PULMONAIRE

Le diagnostic d'HTP repose sur une démarche clinique rigoureuse comportant 3 étapes incluant les données de l'interrogatoire, de l'examen clinique et les résultats d'explorations complémentaires (Figure 1) :

- Détection et confirmation de l'HTP (diagnostic positif)
- Recherche des causes d'HTP et classement en fonction ou non de la présence d'une pathologie associée (diagnostic étiologique)
- Évaluation de la sévérité (diagnostic de sévérité)

4.1 Détection et confirmation de l'HTP

4.1.1 Circonstances pouvant conduire à la découverte d'une HTP

- Bilan de **dyspnée** (principal point d'appel de la maladie)
- Dépistage systématique chez des patients à haut risque de développer une HTP (ex : sclérodermie)

4.1.2 Signes fonctionnels d'appel

- Dyspnée d'effort, non spécifique = maître symptôme. Retrouvée dans plus de 90% des cas, elle est progressivement croissante, responsable d'un retentissement fonctionnel sur les activités quotidiennes et pouvant être à l'origine d'une dyspnée au moindre effort à un stade évolué de la maladie.
- Autres symptômes moins fréquents : lipothymies à l'effort, syncopes, asthénie, douleurs angineuses, palpitations, hémoptysies

4.1.3 Signes physiques

- Signes d'HTP : souffle holosystolique d'insuffisance tricuspide se majorant à l'inspiration profonde (signe de Carvalho), éclat de B2 au foyer pulmonaire, souffle diastolique d'insuffisance pulmonaire.
- Signes d'insuffisance cardiaque droite compliquant l'HTP : tachycardie, galop, turgescence jugulaire, reflux hépatojugulaire, hépatomégalie, œdème des membres inférieurs, anasarque.

4.1.4 Examens paracliniques usuels

Même s'ils sont peu sensibles certains éléments retrouvés sur les examens paracliniques usuels réalisés dans le cadre du bilan d'une dyspnée peuvent orienter vers une HTP.

- Imagerie thoracique : dilatation des artères pulmonaires, élargissement du cœur droit (Figures 1 et 2). Une radio normale ne permet pas d'infirmer le diagnostic.
- ECG : signes d'hypertrophie droite. Troubles du rythme. Un ECG normal n'exclut pas le diagnostic.
- Tests biologiques : non spécifiques.

[7] Les HTAP idiopathiques représentent environ 40% des cas, les HTAP héritables 5% des cas et les HTAP associées 55% des cas (connectivite 15%, cardiopathie congénitale 11%, hypertension portale 10%, prise d'anorexigène 9,5%, infection VIH 6%).

Figure 4 : Radiographie thoracique compatible avec une HTP : hypertrophie des hiles et cardiomégalie au dépend du cœur droit.

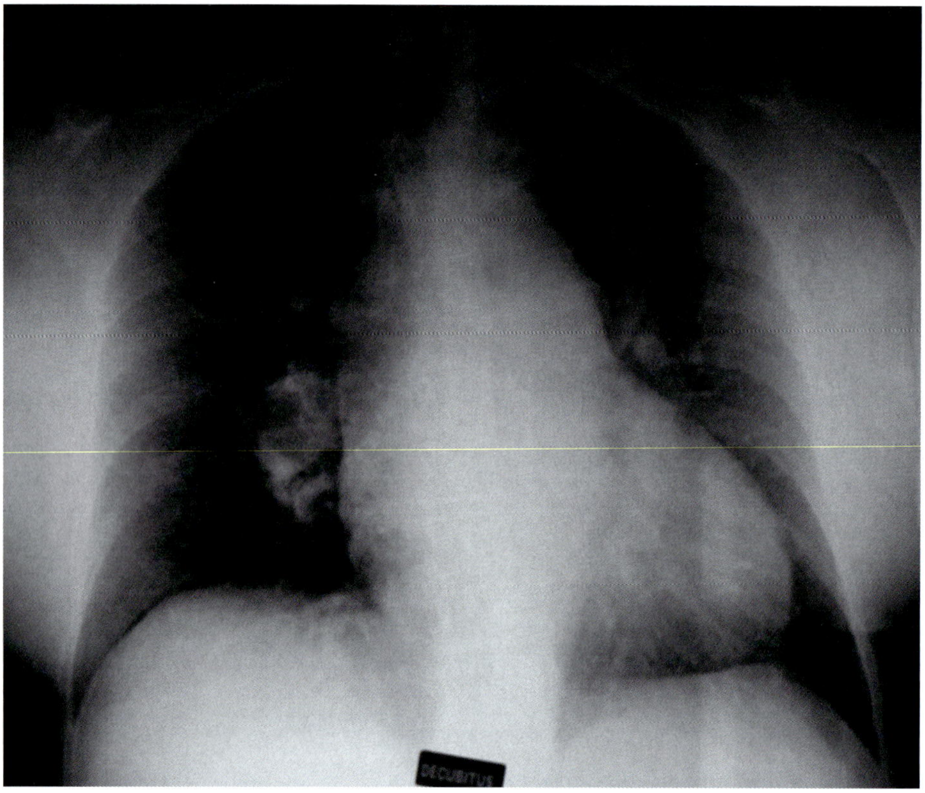

4.1.5 Échographie cardiaque transthoracique (ETT) couplée au doppler

C'est **l'examen non invasif de référence** devant toute suspicion d'HTP

- Permet d'estimer la pression artérielle pulmonaire systolique (PAPs) grâce à l'évaluation de $VMax_{IT}$ (analyse du flux Doppler de l'insuffisance tricuspide (IT) et l'estimation de la pression auriculaire droite (POD) [8]
- Permet d'évaluer d'autres paramètres indirects évocateurs d'HTP telle la vélocité de la fuite pulmonaire, le retentissement sur les cavités droites (hypertrophie du ventricule droit (VD), dilatation du VD, septum paradoxal, amplitude du déplacement systolique de l'anneau tricuspide (TAPSE), altération de la fonction systolique ventriculaire droite, dilatation de l'OD.
- Participe au bilan étiologique en recherchant une altération de la fonction ventriculaire gauche systolique ou diastolique, une pathologie valvulaire ou une cardiopathie congénitale (communication inter-auriculaire, communication interventriculaire ...).

On estime la probabilité d'une hypertension pulmonaire en faible, intermédiaire ou élevé basée sur la mesure de la $Vmax_{IT}$ au repos, associée à la présence de critères échographiques indirects[9] suggestifs d'hypertension pulmonaire.

On retiendra en 1ère approche simplifiée que l'on suspecte une HTP quand la PAPS évaluée en échographie est supérieure à 35 mmHg.

---

[8] Selon la formule de Bernouilli ($PAPs = 4 \times (Vmax_{IT})^2 + POD$).

[9] Ratio diamètre ventricule droit / diamètre ventricule gauche, septum paradoxal, temps d'accélération du flux pulmonaire et/ou présence d'une encoche mésosystolique, mesure de la Vmax IP (insuffisance pulmonaire), du diamètre de l'artère pulmonaire, du diamètre de la veine cave inférieure et son degré de collapsibilité inspiratoire, et de l'estimation de la surface de l'oreillette droite.

Figure 5 : Scanner thoracique compatible avec une HTP. Diamètre du tronc de l'AP supérieur à celui de l'aorte ; dilatation de l'oreillette droite (*), du VD avec compression du VG.

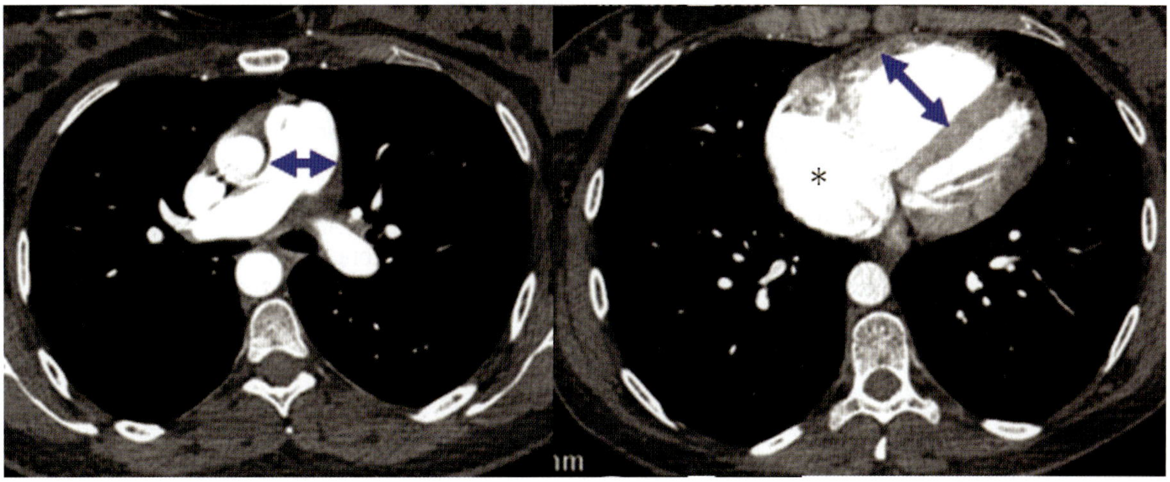

4.1.6 Cathétérisme cardiaque droit

C'est l'examen de **référence** pour le **diagnostic positif d'HTP.**

Toute suspicion d'HTP doit être confirmée ou infirmée par la réalisation d'un cathétérisme cardiaque droit de repos.

L'HTP est définie par une **PAPm ≥ 25 mmHg.** Le caractère précapillaire est défini par une **PCP ≤ 15 mmHg** (Figure 3)[10].

4.2 Diagnostic étiologique (Figure 7)

Devant des éléments cliniques et/ou échographiques évocateurs d'HTP, la **1ère étape** de la démarche diagnostique consiste à rechercher des arguments pour une HTP du groupe 2 ou 3, les plus fréquentes. Si les examens sont normaux la **2e étape** consiste à éliminer une HTPTEC. La négativité des deux étapes précédentes conduit à la **3e étape**, dont l'objectif est de différencier les HTAP du groupe 1 des HTP du groupe 5, et de déterminer l'étiologie de l'HTAP finalement diagnostiquée.

4.2.1 Examen clinique

- ATCDs et facteurs de risques respiratoires et cardiaques
- Signes cliniques orientant vers une pathologie respiratoire

4.2.2 Paraclinique

- Explorations fonctionnelles respiratoires :
  - . Dans le but de détecter et de chiffrer un trouble ventilatoire obstructif ou restrictif, un trouble de la diffusion ou une hypoventilation alvéolaire.
  - . La présence d'un syndrome obstructif ou restrictif significatif associée à une hypoxémie permet de classer l'HTP dans le groupe 3 (l'EFR peut être subnormale en cas d'une atteinte combinée emphysème des sommets et fibrose des bases).
  - . Dans l'HTAP, les débits et les volumes pulmonaires sont normaux mais la DLCO est abaissée[11].
  - . L'oxymétrie nocturne et l'exploration du sommeil ne sont pratiquées qu'en cas de suspicion de syndrome d'apnées du sommeil associé à une autre affection (un SAOS isolé n'entraîne pas d'HTP).
- Échographie cardiaque transthoracique (ETT) :
  - . Examen de référence du bilan étiologique et du suivi de toute HTP.

---

[10] Les RVP > 3 WU sont un critère requis pour le diagnostic d'HTAP.

[11] La DLCO explore la capacité du poumon à assurer les échanges gazeux. Les 3 grandes causes d'une altération de la DLCO sont l'atteinte de la membrane alvéolo capillaire, la destruction des unités respiratoires (emphysème) et l'atteinte de la vascularisation artérielle pulmonaire (thrombo-embolie et HTAP).

. La présence d'une dysfonction ventriculaire gauche et/ou d'une valvulopathie permet de classer l'HTP dans le groupe 2.
. Complétée au besoin par une échographie transoesophagienne.
– Imagerie thoracique (scanner thoracique) :
. Recherche de signes évocateurs d'une pathologie pulmonaire chronique (emphysème, pathologie interstitielle sur les coupes parenchymateuses)
. Recherche de signes évocateurs d'une thrombo-embolie chronique[12] (sur les coupes avec injection). Un angioscanner thoracique normal n'exclut pas le diagnostic d'HTPTEC.
– Imagerie fonctionnelle (scintigraphie pulmonaire de ventilation/perfusion) :
. Elle est systématique afin d'écarter l'étiologie thrombo-embolique chronique.
. La présence de défects de perfusion systématisés segmentaires non concordants en ventilation devant faire évoquer le diagnostic (Figure 6). A l'inverse, une scintigraphie de perfusion normale permet d'exclure ce diagnostic.

Figure 6 : Scintigraphie pulmonaire de ventilation et perfusion retrouvant des défects de perfusion systématisés non concordants en ventilation (flèches) chez un patient avec une HTPTEC.

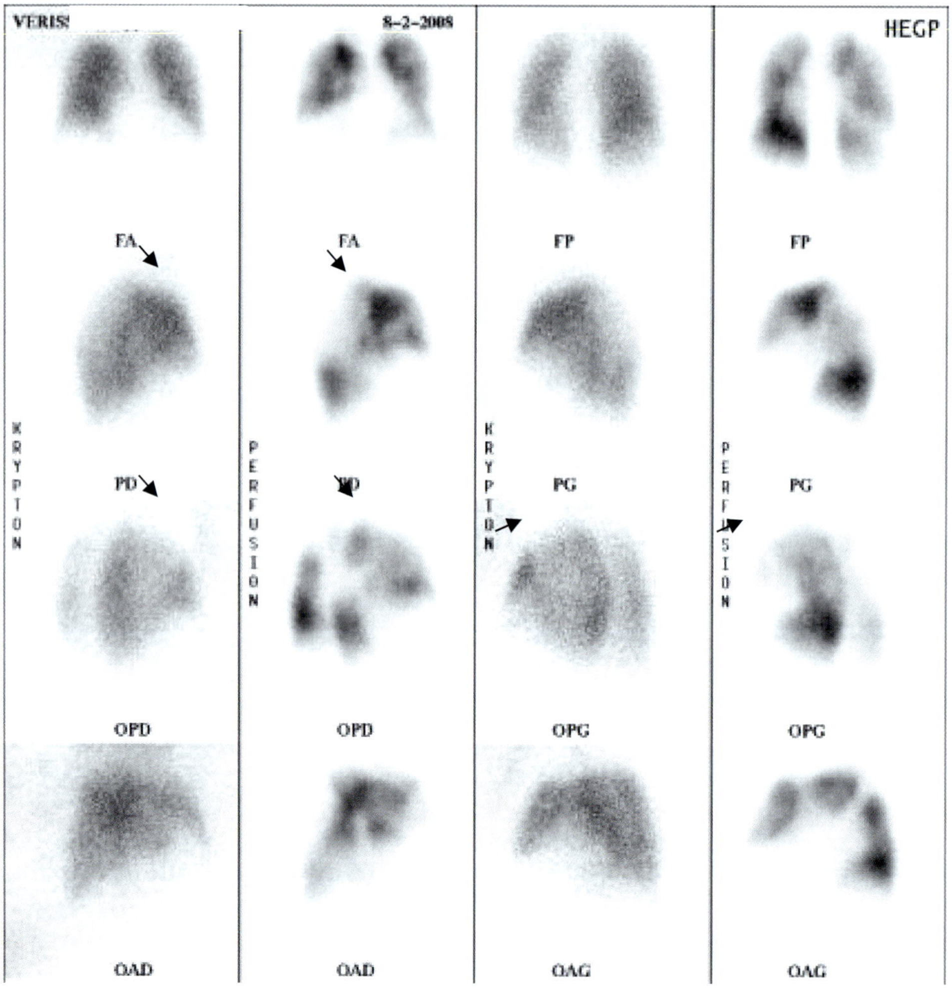

Une fois écartées les HTP des groupes 2, 3 et 4 la démarche diagnostique s'oriente vers l'hypothèse d'une HTAP (HTP du groupe 1).
– À l'interrogatoire : prise d'anorexigènes ou autres médicaments imputables, sclérodermie, infection VIH, hypertension portale, cardiopathie congénitale ...) ; ATCD familial d'HTAP ; Signes évocateurs d'une pathologie associée (ex. phénomène de Raynaud dans la sclérodermie)

[12] Thrombus marginés dans les artères pulmonaires, aspect en mosaïque sur les coupes parenchymateuses.

- À l'examen clinique : signes cutanés de sclérodermie, d'hypertension portale, etc.
- Biologie : Sérologies VIH / VHC / VHB systématiques (accord du patient)
- Recherche des marqueurs biologiques d'auto-immunité[13]
- Réalisation d'un cathétérisme cardiaque droit

Figure 7 : Algorithme diagnostique d'une HTP (d'après ESC / ERS guidelines 2015).

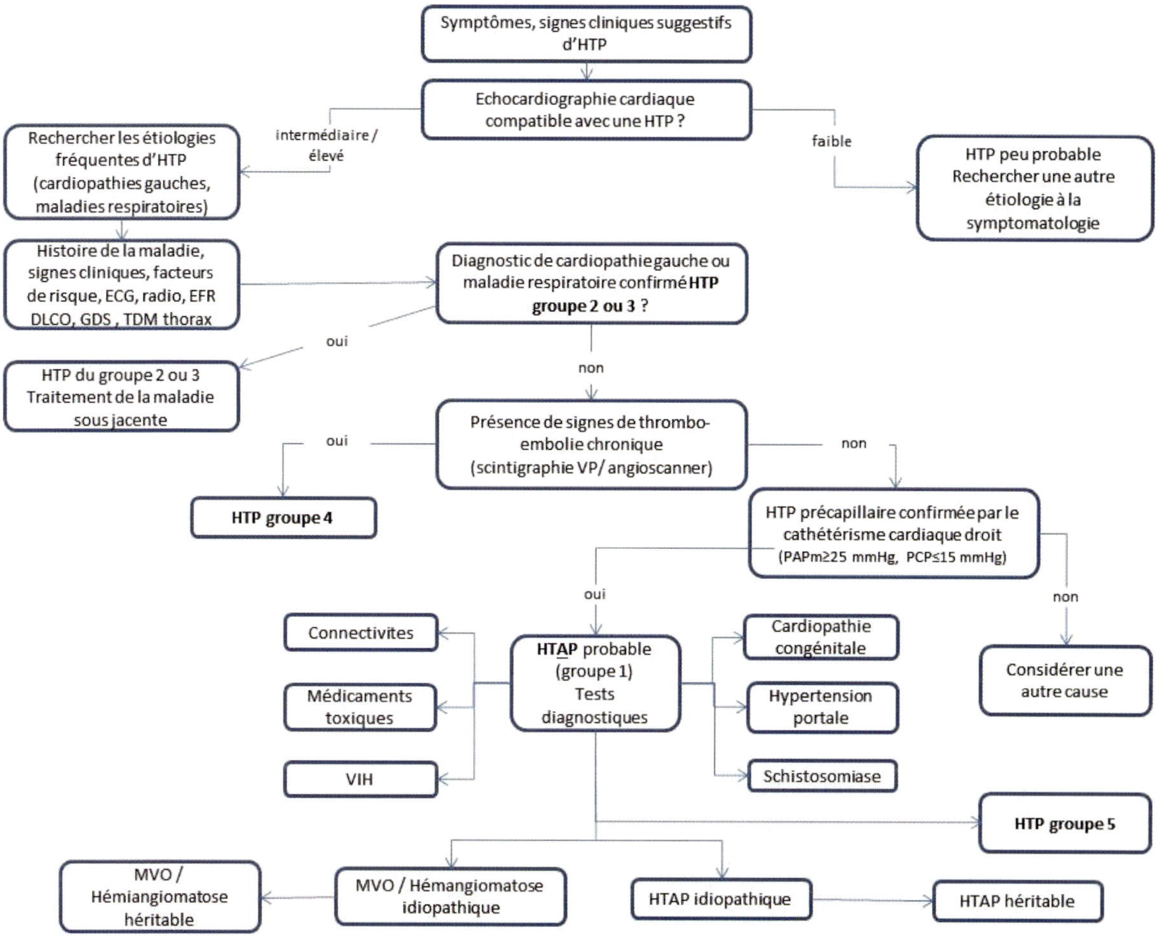

4.3 Évaluation de la sévérité de l'HTP

L'élément pronostique majeur est la présence d'un bas débit cardiaque lié à l'insuffisance ventriculaire droite. Le débit cardiaque est apprécié sur le cathétérisme cardiaque droit.

L'évaluation de la sévérité est une étape indispensable dès le diagnostic, car elle conditionne :

- Le pronostic
- Le choix du traitement spécifique[14] initial
- Une stratification du risque simplifié de mortalité à 1 an a été validée en 2018 dans l'HTAP en risque faible, intermédiaire et élevé en fonction de paramètres cliniques, biologiques et hémodynamiques (Figure 8[15]).

[13] La recherche débute par le dosage des facteurs antinucléaires, qui s'ils sont positifs, sera complété par la recherche d'anticorps anticentromère, d'anticorps anti-SCL 70 orientant vers une sclérodermie, d'anti DNA natifs en faveur d'un lupus et d'anti-RNP en faveur d'une connectivite mixte.

[14] Antagonistes des récepteurs de l'endothéline, inhibiteurs de la phosphodiestérase 5 ou analogues de la prostacycline.

Tableau 3 : Classification fonctionnelle selon la NYHA, adaptée par l'OM

Classe I

Patient souffrant d'HTP mais sans limitation fonctionnelle pour les activités physiques habituelles. Les activités physiques habituelles n'induisent pas de dyspnée ou de fatigue excessive, ni de douleur thoracique ou de sensation lipothymique

Classe II

Patient souffrant d'HTP avec une limitation fonctionnelle légère pour les activités physiques. Ces patients ne sont pas gênés au repos. Les activités physiques habituelles induisent une dyspnée ou une fatigue excessive, des douleurs thoraciques ou des sensations lipothymiques

Classe III

Patients souffrant d'HTP avec une limitation fonctionnelle importante pour les activités physiques. Ces patients ne sont pas gênés au repos. Les activités physiques mêmes légères induisent une dyspnée ou une fatigue excessive, des douleurs thoraciques ou des sensations lipothymiques

Classe IV

Patient souffrant d'HTP, avec une incapacité à réaliser toute activité physique et ou signes d'insuffisance cardiaque droite. Une dyspnée et/ou une fatigue peuvent apparaître même au repos. Le handicap est augmenté par n'importe quelle activité physique ;

La conduite thérapeutique est guidée par cette stratification du risque, l'objectif thérapeutique étant de positionner le patient en statut de faible risque

---

15

Stratification du risque simplifiée dans l'HTAP

Critères pronostiques	Risque faible variables	Risque intermédiaire variables	Risque élevé variables
Classe fonctionnelle WHO	I,II	III	IV
TM6	> 440 m	165-440 m	< 165 m
BNP NT-proBNP/	< 50ng/l < 300 ng/l	50-300 ng/l 300-1400 ng/l	> 300 ng/l > 1400 ng/l
POD IC SvO2	< 8 mmHg ≥ 2,5 l/min/m2 > 65%	8-14 mmHg 2,0-2,4 l/min/m2 60-65 %	> 14 mmHg < 2,0 l/min/m2 < 60%
	Au moins 3 critères de risque faible et aucun critère de risque élevé	Ni à risque faible ni à risque élevé	Au moins 2 critères de risque élevé incluant IC ou SvO2
	Mortalité estimée à 1 an < 5%	Mortalité estimée à 1 an entre 5 et 10 %	Mortalité estimée à 1 an > 10%

Item 226 - Embolie pulmonaire et thrombose veineuse profonde & Item 330 - Prescription et surveillance des antithrombotiques

(Ex-items 224 & 326)

Rang	Rubrique	Intitulé
A	Définition	Définition TVP, TVP proximale, TVP distale, EP, EP grave
A	Diagnostic positif	Savoir diagnostiquer une MTEV (TVP, EP) : signes cliniques, stratégie diagnostique incluant les scores, signes paracliniques, principaux diagnostics différentiels
A	Diagnostic positif	Connaitre les indications de dosage des D dimères (TVP, EP) et la notion de seuil d'ajustement à l'âge dans l'EP
B	*Éléments physiopathologiques*	*Connaître la physiopathologie de la MVTE y compris les formes familiales*
B	*Étiologies*	*Savoir porter l'indication d'une recherche de cancer en cas de MTEV (TVP, EP)*
A	Examens complémentaires	Connaître la place et les limites de l'échodoppler veineux (TVP, EP)
A	Examens complémentaires	Connaître la place et les limites des examens d'imagerie dans l'EP : Angioscanner thoracique, scintigraphie de ventilation-perfusion, échographie cardiaque transthoracique
A	Identifier une urgence	Savoir identifier et connaître la démarche diagnostique en cas d'EP grave
A	Prévalence, épidémiologie	Connaître les situations qui favorisent la MTEV (circonstances de survenue, facteurs favorisants temporaires et persistants)
B	*Prise en charge*	*Connaître les signes de gravité d'une EP et savoir reconnaître les patients pouvant être pris en charge en ambulatoire en cas d'EP*
A	Prise en charge	Connaître les principes de traitement d'une TVP/EP non grave à la phase initiale
A	Prise en charge	Connaître les indications et contre-indications de la compression élastique (TVP des membres inférieurs)
A	Prise en charge	Connaître les contraceptions contre-indiquées en cas de MTEV (TVP, EP)
A	Prise en charge	Connaître les situations nécessitant une prévention de la MTEV
B	*Prise en charge*	*Savoir déterminer la durée du traitement anticoagulant (TVP proximale et EP)*
B	*Prise en charge*	*Connaître les principes de la prise en charge une thrombose veineuse superficielle*
B	*Suivi et/ou pronostic*	*Savoir évoquer les complications à long terme de la MTEV (syndrome post-thrombotique, HTAP)*
B	*Suivi et/ou pronostic*	*Connaître la complication à dépister avant d'arrêter un traitement anticoagulant pour EP*

Les objectifs de rang B apparaissent surlignés et en italique dans le texte.

Points clés

1. La maladie thrombo-embolique veineuse (MTEV) est une entité clinique dont les deux manifestations cliniques sont les thromboses veineuses profondes (TVP) et/ou l'embolie pulmonaire (EP).
2. La MTEV est fréquente (incidence annuelle de 1 à 2 pour 1000 habitants par an) et grave (mortalité à 3 mois de 5 à 10%).
3. Deux présentations cliniques très différentes d'EP : une forme rare (5% des cas) l'EP à haut risque de décès définie par la présence d'un état de choc (mortalité 25-50%) et les EP sans états de choc (95% de cas) dont la présentation clinique est très polymorphe et dont la difficulté de prise en charge repose sur l'évocation du diagnostic et le respect de l'algorithme diagnostique.
4. Le diagnostic de MTEV est difficile car les signes cliniques sont inconstants et non spécifiques.
5. La stratégie diagnostique est un processus en plusieurs étapes :
   - Émettre l'hypothèse d'une EP ou d'une TVP
   - Estimer la probabilité clinique (PC) : étape *sine qua none*
   - Doser les D-dimères si la PC est non forte ou prescrire d'emblée un examen d'imagerie si la PC est forte (une échographie veineuse des membres inférieurs pour la TVP et un angioscanner spiralé thoracique pour l'EP)
6. Un taux de D-dimères normal (négatifs) par méthode ELISA élimine le diagnostic d'EP ou de TVP, si la PC n'est pas forte.
7. Le traitement de la MTEV est l'anticoagulation efficace qui a pour but de prévenir une récidive.
8. La fibrinolyse est uniquement indiquée en cas d'état de choc (EP grave), elle est toujours suivie d'une anticoagulation efficace.
9. La durée du traitement anticoagulant est courte (3 à 6 mois maximum) en présence de facteurs majeurs transitoires ; le traitement est long (6 mois voire durée non limitée) en présence de facteurs persistants (cancer) ou en l'absence de facteurs majeurs.
10. L'anticoagulation initiale repose soit sur les anticoagulants oraux directs (AOD) d'emblée soit sur les héparines de bas poids moléculaire, le fondaparinux ou l'héparine non fractionnée. Le traitement d'entretien (3 à 6 premiers mois) repose sur les AOD ou sur les antagonistes de la vitamine K.
11. Les anticoagulants oraux directs (AOD) sont désormais recommandés en 1ère intention. Ils sont aussi efficaces et plus sûrs que le traitement conventionnel (HBPM relais AVK). Ils sont plus simples d'utilisation (administration orale à dose unique sans contrôle biologique) et contre-indiqués en cas d'insuffisance rénale sévère (clairance de la créatinine < 30 ml/min selon la formule de Cockcroft et Gault).
12. À long terme, la MTEV expose à deux complications : la récidive à l'arrêt du traitement anticoagulant, fréquente (entre 3% et 15% à un an de l'arrêt de traitement) et l'hypertension pulmonaire post-embolique ou le syndrome post-thrombotique rare (< 4%) mais grave.

1. ÉPIDÉMIOLOGIE

1.1 Définitions

La maladie thrombo-embolique veineuse (MTEV) est une entité dont les deux manifestations cliniques sont les thromboses veineuses profondes (TVP) et/ou l'embolie pulmonaire (EP).

C'est le symptôme qui guide la définition d'une TVP et d'une EP.

Une TVP symptomatique est définie par la présence d'un ou des thrombi (caillot de sang) dans les veines profondes des membres inférieurs chez un patient ayant des symptômes aux membres inférieurs, qu'une EP asymptomatique soit présente ou non. Une TVP proximale correspond à une thrombose poplitée ou plus proximale. Une TVP distale correspond à une thrombose sous-poplitée (veines distales tibiales et péronières).

Une EP symptomatique est définie par la présence d'un ou des thrombi dans les artères pulmonaires chez un patient ayant des symptômes thoraciques, qu'une TVP (symptomatique ou non) soit présente ou non.

Dans cet item, nous n'aborderons pas les EP de découverte fortuite ou asymptomatique.

1.2 Incidence

La MTEV est une maladie fréquente : incidence annuelle de **1 à 2 cas pour 1000** habitants (dans 2/3 des cas : TVP et 1/3 des cas : EP). **L'incidence annuelle de la MTEV augmente avec l'âge (1/100 après 75 ans contre 1/10 000 avant 40 ans).** *Enjeu de santé publique car chaque année, près de 35 000 patients sont hospitalisés en France pour une EP avec une mortalité globale hospitalière de 5%.*

1.3 Facteurs de risque

La MTEV est une maladie **multifactorielle** combinant facteurs cliniques (acquis) et/ou biologiques (principalement héréditaires). Dans 50% des cas, aucun facteur n'est identifié.

Les facteurs de risque de MTEV sont reportés dans le tableau 1. A noter : le tabac et les dyslipidémies ne sont pas des facteurs de risque de MTEV. D'autres facteurs sont reconnus : âge > 65 ans, obésité, syndrome néphrotique.

Tableau 1 : Principaux facteurs de risque (FdR) de MTEV.

		Traitement court	**Traitement long**
MODULATEURS DECISIFS		**FdR transitoires**	**FdR persistants**
	FdR Majeur[1]	Chirurgie avec AG > 30 min dans les 3 derniers mois (DM) Fracture d'un membre inférieur (MI) dans les 3 DM Immobilisation > 3 j pour motif médical aigu dans les 3 DM Contraception œstroprogestative, grossesse, post-partum, traitement hormonal de la ménopause dans les 3 DM	Cancer actif Thrombophilie majeure : déficit en antithrombine, syndrome des antiphospholipides
	FdR Mineurs[2]	Traumatisme d'un MI non plâtré avec mobilité réduite ≥ 3 jours dans les 2 DM Immobilisation < 3 jours pour motif médical aigu dans les 2 DM Voyage > 6h	Maladie inflammatoire chronique intestinale ou articulaire Thrombophilie non majeure : déficit en protéine C, protéine S, mutation du facteur V Leiden (hétéro zygote ou homozygote), Mutation prothrombine (hétéro zygote ou homozygote)
		Plutôt traitement court	**Plutôt traitement long**

[1] Ces facteurs de risque de récidive sont définis comme majeurs car ils ont un impact majeur sur la décision de stopper ou de prolonger le traitement anticoagulant (facteurs décisifs).

[2] Ces facteurs de risque de récidive sont définis comme mineurs car ils ont un impact mineur ou non démontré sur la décision de stopper ou de prolonger le traitement anticoagulant (= facteurs de modulation).

1.4 Pronostic

Les complications de la MTEV sont :
- Le décès (pour l'EP)
- La récidive thrombo-embolique veineuse
- Les séquelles : syndrome post-thrombotique pour les TVP et hypertension pulmonaire thrombo-embolique chronique (HTP-TEC) pour l'EP.

1.4.1 Risque de décès

L'évaluation du pronostic de l'EP repose sur des paramètres :
- Cliniques :
  . **pression artérielle** : état de choc (PAS < 90 mmHg ou chute de la PAS > 40 mmHg par rapport à l'état de base pendant au moins 15 minutes)
  . **index de sévérité de l'EP simplifié (sPESI)** : classe les patients en 2 catégories de risque de décès à 30 jours (Tableau 2)
- Paracliniques :
  . **dysfonction ventriculaire droite (VD)** : rapport VD/VG > 0,9, hypokinésie du VD
  . **élévation des biomarqueurs** : Troponine I ou T et Pro Bnp ou Bnp

On distingue ainsi 4 stades de sévérité (Cf. §5, Figure 8) :
- ***Risque faible** de mortalité si sPESI=0 (mortalité 1%)*
- ***Risque intermédiaire** de mortalité si sPESI ≥ 1 (mortalité 3 à 25%), subdivisé en risques :*
  . *intermédiaire-faible : dysfonction VD ou élévation biomarqueurs ou aucun des deux*
  . *et intermédiaire élevé : dysfonction VD **et** élévation des biomarqueurs*
- ***Risque élevé** de mortalité si choc hémodynamique (mortalité > à 25%) = EP grave*

Tableau 2 : Score sPESI.

Items	Score
Âge > 80 ans	+ 1
Saturation en oxygène < 90%	+ 1
Pression artérielle systolique < 100 mmHg	+ 1
Fréquence cardiaque > 110 /min	+ 1
Cancer	+ 1
Insuffisance cardiaque ou respiratoire chronique	+ 1
	0 point : mortalité à 30 jours 1% *≥ 1 point : mortalité à 30 jours 10%*

1.4.2 Risque de récidive

Lié aux caractéristiques des facteurs de risque (Tableau 1) :
- Si facteur transitoire majeur : risque faible de récidive
- Si facteur persistant majeur : risque élevé de récidive
- Si aucun facteur majeur (= **MTEV non provoquée**) : risque élevé de récidive
- Les facteurs mineurs influencent peu ou pas le risque de récidive.

1.4.3 *Séquelles*

Syndrome post-thrombotique après TVP (1/3 des patients) : douleurs, varices, varicosités, œdème, dermite ocre et ulcères variqueux

***HTP-TEC après EP, rare** : à évoquer devant une dyspnée persistante à distance d'une EP ayant été traitée au moins 3 mois.* Le diagnostic repose sur la réalisation d'une échographie cardiaque transthoracique pour estimer la pression artérielle pulmonaire systolique. En cas de PAPs élevée ou de risque échographique d'hypertension pulmonaire intermédiaire ou élevé, une scintigraphie de ventilation perfusion pulmonaire est indiquée pour recherche des défects perfusionnels : s'ils sont présents, alors le diagnostic de confirmation de l'HTP-TEC repose sur le cathétérisme cardiaque droit.

2. *PHYSIOPATHOLOGIE*

La stase veineuse et les lésions endothéliales prédisposent à la thrombose. La plupart des thrombi (fibrino-cruoriques) proviennent des veines profondes des membres inférieurs et du pelvis.

2.1 *Conséquences hémodynamiques de l'EP*

L'obstruction brutale de la circulation pulmonaire par des thrombi provoque une :
- *Augmentation de la pression artérielle pulmonaire (PAP), de la postcharge du VD qui entraîne une dilatation du VD, une majoration du travail du VD et de sa consommation en oxygène*
- *Ischémie du VD par écrasement des vaisseaux coronaires sous-épicardiques, diminution de la contractilité du VD*
- *Compression du VG par le VD avec diminution de la précharge du VG*
- *Bas débit cardiaque, hypotension artérielle et état de choc*

La réponse hémodynamique dépend de l'importance de l'embolie et de l'état cardiovasculaire préexistant. Le retentissement hémodynamique n'est patent chez le sujet sain que pour une obstruction de 50-60% du lit vasculaire pulmonaire ou lorsque surviennent des emboles répétés.

2.2 *Conséquences respiratoires de l'EP*

Effet espace mort initial (territoires ventilés mais non perfusés), puis diminution de la ventilation dans les territoires embolisés et redistribution du débit de perfusion vers des territoires normalement ventilés aboutissant à un effet shunt (zones dont le rapport ventilation/perfusion est abaissé). L'hypoxémie est principalement expliquée par cet effet shunt.

Autres causes d'hypoxémie :
- *Shunt droit gauche par réouverture du foramen ovale*
- *Altération de la diffusion alvéolo-capillaire en raison d'une diminution régionale du temps de transit capillaire*
- *Diminution de l'admission veineuse secondaire à la chute du débit cardiaque (uniquement dans les EP graves)*

2.3 *Thrombophilies héréditaires*

Chez un quart des patients, une thrombophilie héréditaire est détectée. Certaines mutations entrainent un défaut d'anticoagulation (déficit en protéine C, S ou antithrombine), d'autres un excès en protéine coagulantes (mutation Leiden du facteur V et mutation G20210A du gène de la prothrombine). Ces mutations n'ont qu'un impact clinique faible (excepté le déficit en antithrombine). En outre, un antécédent familial de MTEV sans thrombophilie héréditaire détectée est considéré comme un marqueur de thrombophilie héréditaire. Il est recommandé de rechercher une thrombophilie constitutionnelle chez les patients ayant un 1er épisode de TVP proximale ou d'EP, non provoqué, avant l'âge de 50 ans et avec une histoire familiale au 1er degré de thromboses, chez les patients avec MTEV récidivante (dont au moins 1 épisode avant 50ans) et chez les patients ayant une thrombose veineuse non provoquée dans des sites atypiques (splanchnique, membre supérieur, cérébrale).

3. DIAGNOSTIC DE L'EMBOLIE PUMONAIRE

Les **3 grandes étapes** du diagnostic d'EP reposent sur les éléments suivants, incontournables :

1. SUSPECTER LE DIAGNOSTIC D'EP
2. ÉTABLIR UNE PROBABILITÉ CLINIQUE D'EP
3. PRESCRIRE UN EXAMEN PARACLINIQUE

Le diagnostic d'EP doit être établi :
- **Dans les 24 heures**
- Avec **certitude**
- Sur les **résultats combinés** de la probabilité clinique et des examens paracliniques (aucun examen isolé ne permet de confirmer ou d'exclure le diagnostic)

3.1 Suspicion d'EP

Aucun score disponible ; repose sur un faisceau d'arguments :

Cliniques :
. **Douleur thoracique** : douleur thoracique de type pleurale ; parfois augmentée par la percussion ou la pression des côtes, expectorations hémoptoïques (modérées)
. **Dyspnée isolée** : dyspnée souvent brutale, inexpliquée mais parfois progressive, l'examen clinique est souvent normal.
. **Etat de choc** : avec ou sans signes d'insuffisance cardiaque droite.
. L'examen clinique peut retrouver une tachypnée constante, une tachycardie moins constante, des signes de TVP, des signes d'insuffisance cardiaque droite aigue (TJ, RHJ, absence d'OMI). L'auscultation pulmonaire est souvent normale. **L'examen clinique peut être normal !**

Présence de facteurs de risque : Cf. §1.3

Examens complémentaires de 1ère intention :
- Radiographie de thorax, ECG et gaz du sang : **ni sensibles ni spécifiques** pour le diagnostic d'EP
- Radiographie thoracique :
  . peut être normale

. atélectasie en bande ; épanchement pleural ; ascension d'une coupole diaphragmatique ; infarctus pulmonaire (opacité alvéolaire périphérique, appuyée sur la plèvre, de petite taille) ; hyperclarté d'un champ pulmonaire
. diagnostics différentiels : pneumonie, pneumothorax, fracture de côte

– ECG :
  . peut être normal
  . souvent : tachycardie
  . signes de sévérité (signes droits) : onde S en D1 et onde Q en D3 « S1Q3 », BBD, onde T négative de V1 à V3
  . diagnostics différentiels : infarctus du myocarde, péricardite aiguë

Figure 1 : Aspect S1Q3 à l'ECG.

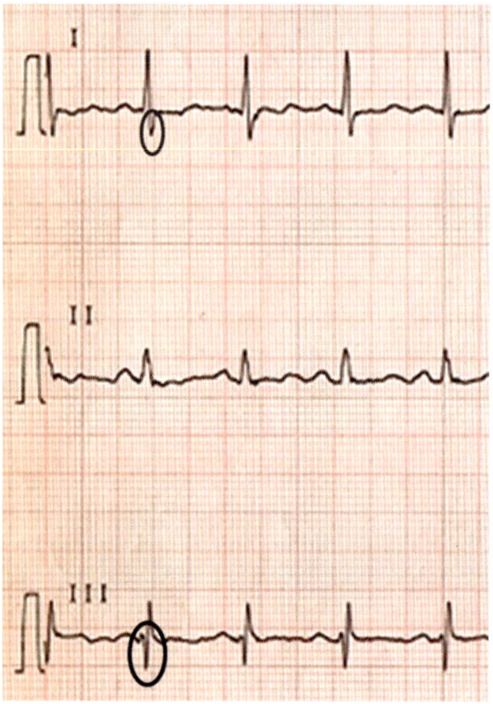

– Gaz du sang :
  . parfois normaux ; classiquement : hypoxémie, hypocapnie
  . **non systématiquement réalisés** : dangereux (si thrombolyse) et inutiles

3.2 Probabilité clinique (PC)

En l'absence d'instabilité hémodynamique

Étape la plus importante qui conditionne la valeur diagnostique des examens paracliniques et donc la conclusion posée à l'issue de la stratégie diagnostique.

La PC est évaluée au moyen de 2 types de scores, tous aussi performants :

– <u>**Score implicite**</u> **(probabilité empirique)** (1 point = probabilité faible ; 2 points = probabilité intermédiaire ; 3 points = probabilité forte)
  . signes cliniques évocateurs d'EP (+ 1 point)
  . un ou des facteurs de risque de MTEV (+ 1 point)
  . absence de diagnostic alternatif (+ 1 point)
– <u>**Scores explicites**</u> **(Scores dérivés)** : tableau 3

On définit 3 classes de probabilité clinique :

– PC faible → prévalence de l'EP < 10%
– PC intermédiaire → prévalence de l'EP 30 à 40%
– PC forte → prévalence de l'EP > 70%.

Tableau 3 : Scores de probabilité clinique d'EP (= probabilité pré-test).

Score de WELLS*	
Antécédents personnels d'EP ou TVP	+ 1,5
Chirurgie ou immobilisation <4 semaines	+ 1,5
Cancer actif	+ 1
Hémoptysie	+ 1
FC > 100/min	+ 1,5
Signes de TVP	+ 3
Diag. alternatif - probable que celui d'EP	+ 3
Score de Wells	
Probabilité clinique : o *Faible (0-1)* o *Intermédiaire (2- 6)* o *Forte* (≥ 7)	

Score modifié simplifié de GENÈVE*	
> 65 ans	+ 1
Antécédent personnel d'EP ou TVP	+ 1
Chirurgie ou immobilisation	+ 1
Cancer actif	+ 1
Hémoptysie	+ 1
Douleur spontanée mollet	+ 1
FC 75-94 /min	+ 1
FC ≥ 95/min**	+ 1
Signes de TVP (œd/ douleur provoquée)	+ 1
Score révisé de Genève	
Probabilité clinique : o *Faible (0-1)* o *Intermédiaire (2- 4)* o *Forte* (≥ 5)	

*Il n'est pas attendu de savoir calculer le score. L'important est que l'étudiant sache qu'avec des éléments cliniques simples on peut estimer la probabilité clinique.

**Si la fréquence cardiaque du patient est par exemple 105 bpm, le nombre de point total assigné sera de 2 points (1 point car FC ≥ 75 bpm + 1 point supplémentaire car FC ≥ 95 bpm).

Figure 2 : Algorithme diagnostique devant une suspicion d'EP à risque faible ou intermédiaire de mortalité.

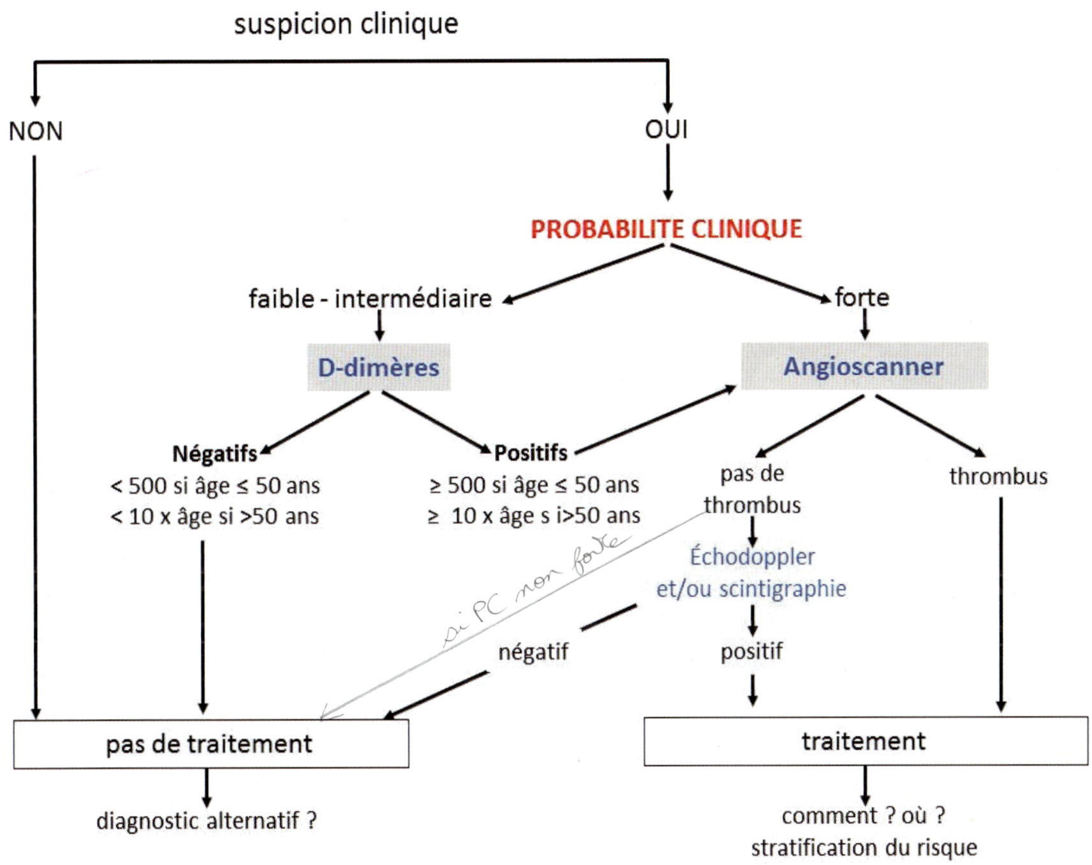

En cas de contre-indication à la réalisation d'un angioscanner, un échodoppler veineux ou une scintigraphie de ventilation perfusion pulmonaire peuvent être proposées.

3.3 Examens paracliniques

- **Si PC non forte** : dosage des D-dimères
- **Si PC forte** : **pas de dosage des D-dimères** (risque de faux négatifs) et réalisation directement d'un examen morphologique

3.3.1 Si PC non forte : D-dimères (Figure 2)

- Les D-Dimères = produits de dégradation de la fibrine
- Les 2 tests les plus utilisés : Vidas®DD (ELISA), Liatest® (latex quantitatif)
- **Très sensibles** (≥ 96%) : **un test négatif exclut le diagnostic d'EP si la PC est non forte**
- **Non spécifiques : un test positif n'a aucune valeur diagnostique (faux positifs).**
- Un test de D-dimères négatif est défini par (Figure 2) :
  . < 50 ans : **concentration plasmatique < 500 µg/L**
  . **≥ 50 ans : < à un seuil ajusté à l'âge (âge x 10) (ex : âge 78 ans, seuil 780 µg/L)**
- Les D-dimères sont élevés dans de nombreuses situations (cancer, infections, grossesse...). **Mais la sensibilité du test est toujours conservée** (= un test négatif exclut le diagnostic d'EP en cas de PC non forte).
- Non interprétables chez les patients sous anticoagulants curatifs

3.3.2 Si PC forte ou si D-dimères positifs avec PC non forte : examens morphologiques (Figure 2)

Angioscanner spiralé thoracique multibarettes

- Critère diagnostique : présence de lacunes endovasculaires ou absence d'opacification d'une section artérielle pulmonaire (Figure 3) sur une artère segmentaire ou plus proximale
- Inconvénients : irradiant et nécessite l'injection de produit de contraste iodé
- **Très spécifique** : confirme le diagnostic quel que soit la PC
- Modérément sensible : **un angioscanner thoracique négatif exclut l'EP** sauf en cas de PC forte (poursuivre les explorations)
- Contre-indications : allergie aux produits de contraste iodés ; insuffisance rénale sévère

Figure 3 : Angioscanner spiralé thoracique montrant une embolie pulmonaire proximale. 1= aorte ascendante, 2 = veine cave supérieure, flèches = thrombi.

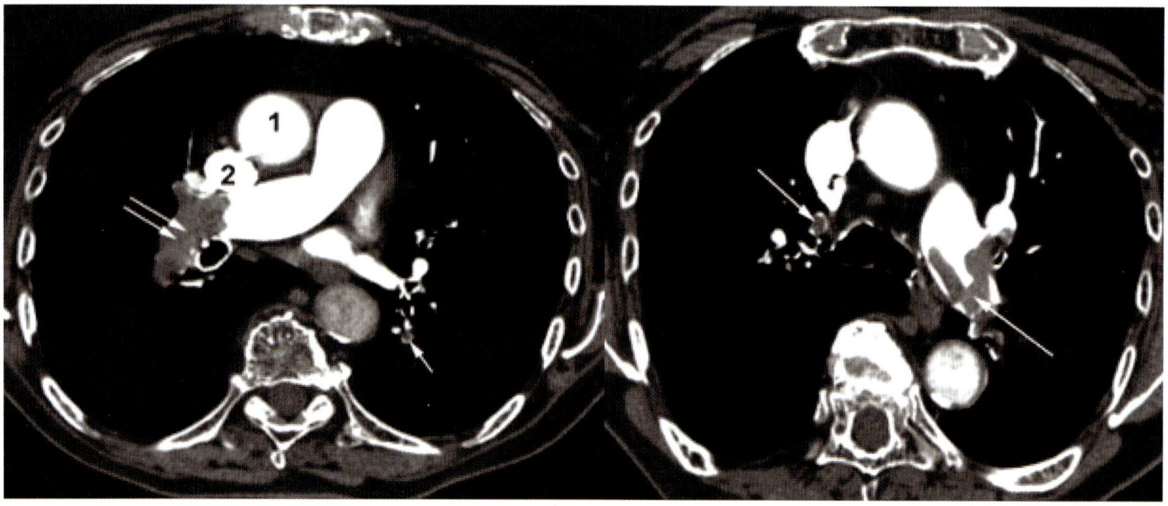

Scintigraphie pulmonaire de ventilation perfusion planaire

Examen non invasif qui comporte une injection intraveineuse d'agrégats d'albumine marqués au technétium 99m (99mTc) et inhalation de gaz radioactif, le krypton 81m ou 99mTc. Réalisé en cas de contre-indication ou de difficulté à l'obtention rapide d'un l'angioscanner et en cas de forte suspicion clinique avec un angioscanner négatif.

Critère diagnostique : classification PIOPED (Figure 4) :

- **Normale** : pas de défect en perfusion : EP exclue quelle que soit la PC **(sensibilité 100%)**

- **Haute probabilité PIOPED** : ≥ 2 défects segmentaires de perfusion sans défect ventilatoire
  . **Si PC forte : confirme le diagnostic d'EP**
  . Si PC non forte : non conclusif
- Probabilité PIOPED non haute : non conclusif.

Figure 4 : Scintigraphie de ventilation et de perfusion de haute probabilité montrant de multiples défauts de perfusion sans anomalie ventilatoire.

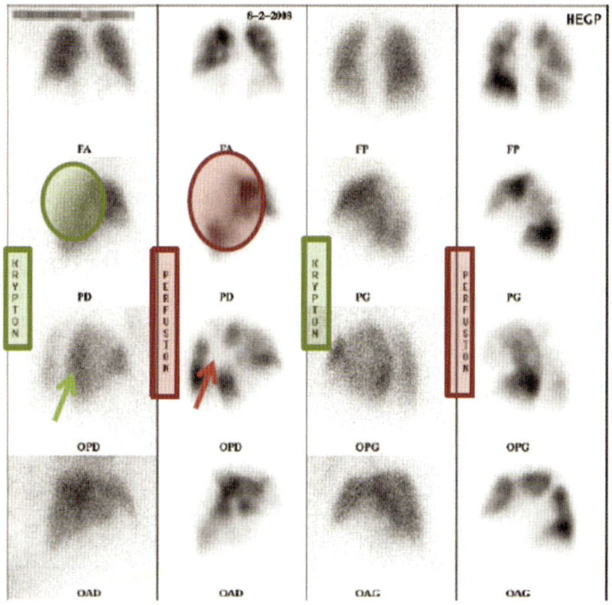

MISMATCH VENTILATION (présente)-PERFUSION (absente)

FA : face antérieure ; PD : profil droit ; OPD : oblique postérieur droit ; OAD : oblique antérieur droit ; FP : face postérieure ; PG : profil gauche ; OPG : oblique postérieur gauche ; OAG : oblique antérieur gauche

Échodoppler veineux des membres inférieurs

- Critère diagnostique de TVP : absence de compression d'une veine profonde
- **Très spécifique pour les veines proximales** : en cas de suspicion d'EP (quelle que soit la PC), la présence d'une TVP proximale (poplitée ou plus proximale) confirme le diagnostic d'EP (pas besoin d'imagerie complémentaire)
- **Peu spécifique** pour les veines distales : la présence d'une TVP distale en cas de suspicion d'EP ne suffit pas à confirmer le diagnostic d'EP (faire d'autres tests)
- Un échodoppler veineux **normal n'exclut pas le diagnostic d'EP.**

Figure 5 : Échographie veineuse de compression des membres inférieurs. Persistance de la veine fémorale lors de la compression (image de droite).

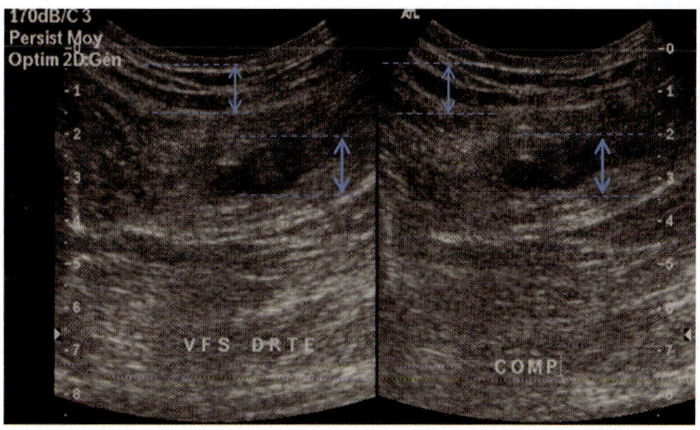

Échographie cardiaque transthoracique (ETT)

- **Indiquée en première intention seulement en cas de suspicion d'EP à haut risque** (quand le scanner n'est pas accessible ou si le patient est instable)
- Diagnostics alternatifs : tamponnade, dissection aortique, infarctus du VD
- Confirme le diagnostic d'EP (PC d'EP toujours forte dans cette situation) si :
  . signes directs : thrombus dans les cavités cardiaques droites ou dans le tronc de l'artère pulmonaire (exceptionnellement visualisés en ETT)
  . signes indirects : dilatation du VD, septum paradoxal, élévation des PAPs

*Figure 6 : Algorithme diagnostique en cas de suspicion d'EP à **risque élevé** de mortalité (= grave).*

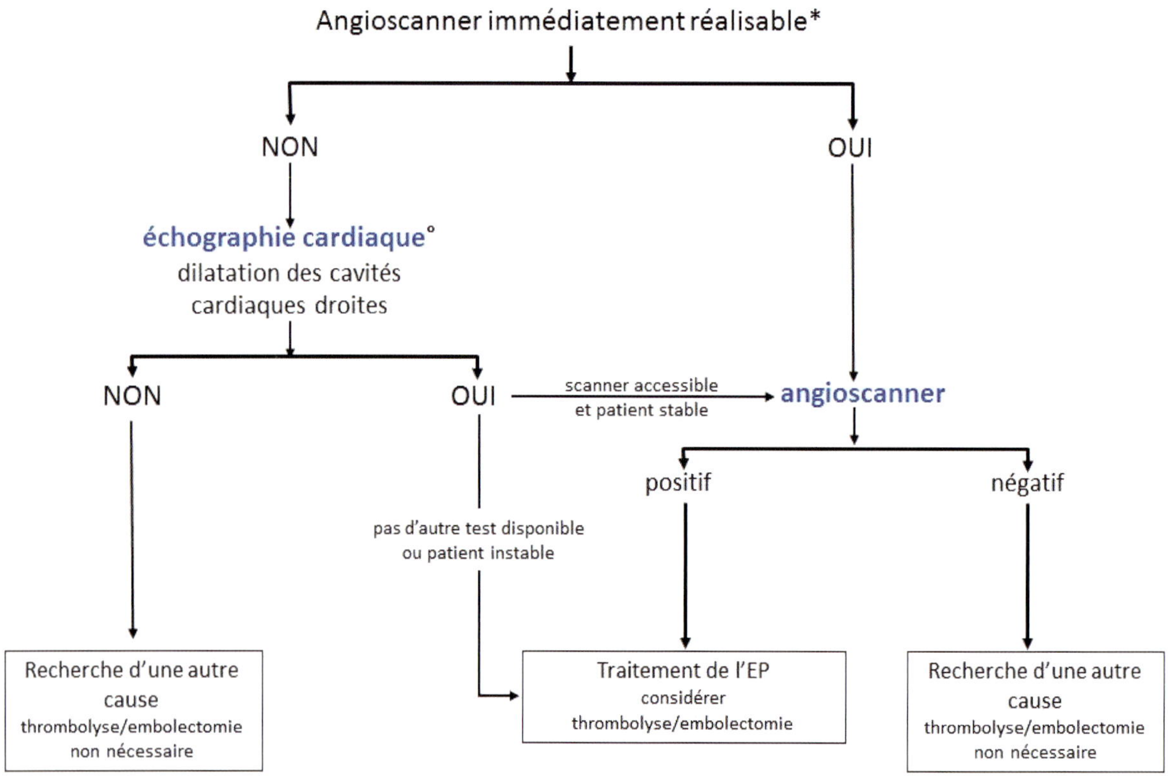

* scanner accessible et patient stable
° échographie transœsophagienne accessible, elle peut montrer des thrombi dans les artères pulmonaires

3.4 Terrains particuliers

3.4.1 Grossesse

Le score de probabilité clinique de Genève est validé et doit être utilisé. La **sensibilité des D-dimères est inchangée et ils doivent être réalisés en cas de PC non forte.** S'ils sont positifs ou si la PC est forte, il faut réaliser un échodoppler veineux ; si négatif, on réalise **une scintigraphie pulmonaire planaire de perfusion en première intention (si disponible) ou un angioscanner thoracique.** L'irradiation fœtale est très nettement inférieure au seuil fœto-toxique. Si un scanner est réalisé, faire un dosage des hormones thyroïdiennes à la naissance (risque de surcharge thyroïdienne fœtale, exceptionnel).

3.4.2 Sujets âgés

La **sensibilité des D-dimères est inchangée et ils doivent être dosés en cas de PC non forte.**

3.5 Diagnostic de TVP (Figure 7, tableau 4)

Les principes du diagnostic sont identiques à ceux des EP (PC puis examens complémentaires).

Figure 7 : Algorithme diagnostique des TVP.

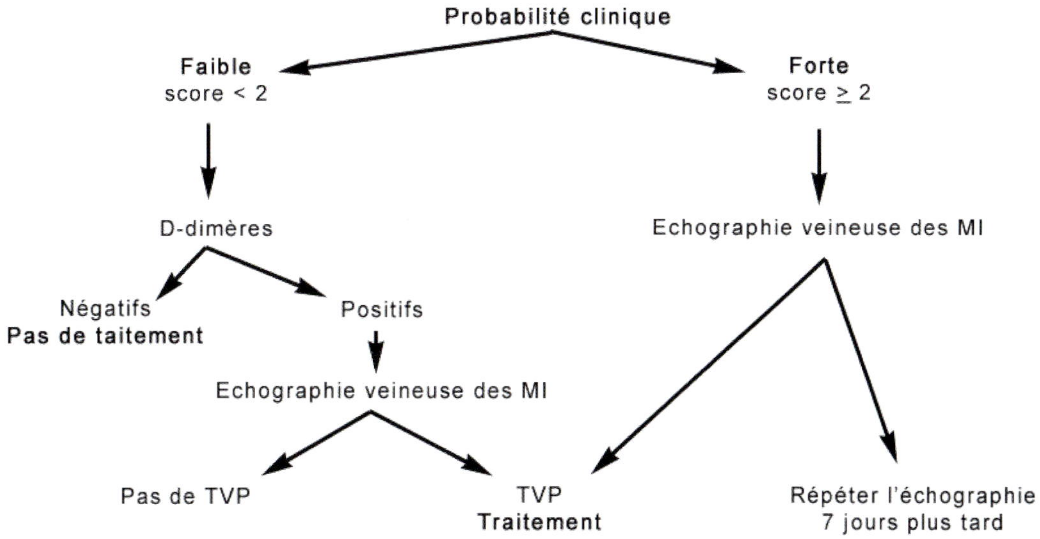

Tableau 4 : Score de probabilité clinique de TVP.

Cancer actif (dernier traitement ≤ 6 mois, ou palliatif)	+ 1
Paralysie, parésie ou plâtre d'un membre inférieur	+ 1
Alitement de plus de 3 jours ou chirurgie majeure de moins de 4 semaines	+ 1
Douleur sur un trajet veineux	+ 1
Œdème de tout le membre inférieur	+ 1
Circonférence du mollet atteint >3 cm par rapport au mollet controlatéral (mesuré 10 cm sous la tubérosité tibiale antérieure)	+ 1
Œdème prenant le godet du côté symptomatique	+ 1
Circulation veineuse collatérale superficielle (veines non variqueuses)	+ 1
Diagnostic alternatif au moins aussi probable que le diagnostic de TVP	-2
Score < 2 : probabilité faible Score ≥ 2 : probable	

4. TRAITEMENT CURATIF INITIAL DE LA MTEV : LES OUTILS

4.1 Principes

- **EP** et **TVP proximale** = **URGENCE THÉRAPEUTIQUE**
- Le traitement repose sur une **ANTICOAGULATION À DOSE EFFICACE**, instituée dès que le diagnostic est suspecté, **sans attendre** les résultats des examens complémentaires.
- L'anticoagulation est très efficace mais expose à un **risque hémorragique**. Les contre-indications sont surtout relatives et le rapport risque-bénéfice doit être évalué individuellement (Tableau 5).

Tableau 5 : Contre-indications au traitement anticoagulant.

Coagulopathie sévère constitutionnelle ou acquise (thrombopénie < 30 000/mm^3, hémophilie, taux de prothrombine < 30 %) Hémorragie intracrânienne spontanée Hémorragie active non facilement contrôlable Chirurgie récente (le délai dépend du type de chirurgie, des conditions opératoires : importance de la dissection, du saignement per-opératoire...)

Thrombopénie à l'héparine (elle ne contre-indique pas l'hirudine, ni les AVK, ni le danaparoïde sodique)

Un bilan biologique est indispensable avant de débuter le traitement et comprend :
- *Plaquettes, TP, TCA*
- *NFS*
- *Créatinine sanguine et transaminases*
- *Bilan prétransfusionnel pour les patients à risque hémorragique*
- *Bilan de thrombophilie (Cf. §3.3)*

4.2 Anticoagulants

Il existe 2 options de traitements :
- Soit un traitement par anticoagulant oral direct (AOD) d'emblée
- Soit un traitement par héparine avec relai précoce dès le 1er jour par antivitamine K (AVK) ou AOD

4.2.1 Option 1 : anticoagulants oraux directs (AOD)

Seulement 2 AOD ont l'AMM et le remboursement en France : le rivaroxaban et l'apixaban, tous deux inhibiteurs directs du facteur X activé (Xa). Ces deux AOD représentent désormais le ***traitement de 1ère intention.***

Propriétés du rivaroxaban et de l'apixaban :
- ***Voie orale, à dose fixe,*** *sans contrôle biologique*
- ***Action rapide → utilisation d'emblée*** *(pas de pré-traitement par héparine).*
- ***Demi-vie courte***
- ***Aussi efficaces*** *que les AVK* ***et plus sûrs*** *: réduction du risque d'hémorragie grave.*
- *Pas d'antidote*
- *Contre-indications :* ***insuffisance rénale sévère*** *(clairance de la créatinine < 30 ml/min selon la formule de Cockcroft et Gault pour le rivaroxaban et 25 ml/min pour l'apixaban), instabilité hémodynamique, grossesse, allaitement, interactions médicamenteuses majeures liées au cytochrome 3A4 ou la P-glycoprotéine (rifampicine, phénobarbital, quinine, azolés, antiprotéases utilisées dans le VIH, antiépileptiques, macrolides (sauf l'azithromycine).*

4.2.2 Option 2 : héparines avec relai précoce par AVK

Traitement héparinique :

Les héparines sont des anticoagulants d'action rapide (pic à 1 heure après l'injection) : héparine non fractionnée (HNF), héparines de bas poids moléculaires (HBPM) ou fondaparinux. ***Ces 3 traitements ont une efficacité équivalente.***
- ***Les HBPM et le fondaparinux sont préférés aux HNF :***
  - *. dose adaptée au poids*
  - *. pas de surveillance biologique (pas de TCA, ni anti-Xa, ni plaquettes)*
  - *. risque diminué de TIH*
  - *. mais contre-indiqués en cas d'insuffisance rénale sévère (clairance créatinine <30 ml/mn selon la formule de Cockcroft et Gault)*
  - *. pas d'antidote.*
- ***L'HNF :***
  - *. administrée IVSE ou en sous-cutanée*
  - *. adaptation de la dose en fonction du TCA (objectif entre 1,5 et 2,5)*
  - *. surveillance plaquettes 2 fois/semaine (risque TIH)*
  - *. indiquée chez les insuffisants rénaux sévères et l'EP à haut risque*
  - *. l'antidote est le sulfate de protamine en IV, actif immédiatement*

Relais Antivitamine K précoce :
- *L'AVK de référence, recommandé en 1ère intention, est la* ***warfarine***
- *L'AVK est débuté en même temps que le traitement injectable dans la MTEV non grave*
- *L'effet anticoagulant est mesuré par l'INR (International Normalized Ratio) qui doit être compris* ***entre 2 et 3.***

- L'effet des AVK étant progressif, il faut poursuivre les traitements injectables tant que l'INR n'est pas dans la cible thérapeutique.

Le traitement injectable est stoppé si et seulement si 2 conditions sont obtenues :

- **5 jours minimum de chevauchement entre AVK et traitement anticoagulant injectable, ET**
- **2 INR entre 2 et 3 à 24h d'intervalle**

Inconvénients des AVK :

- Nécessité de réaliser des dosages de l'INR
- Interactions médicamenteuses

Tableau 6 : Risque hémorragique sous antivitamine K.

Facteurs majeurs
– Âge > 75 ans – Antécédent d 'hémorragie digestive – Accident vasculaire cérébral – Alcoolisme chronique – Diabète – Prise concomitante d 'antiagrégants – -Insuffisance rénale – AVK mal équilibré – Polymorphismes sur le cytochrome P450

4.2.3 Education thérapeutique

Une **éducation du patient est toujours obligatoire** sur :

- Les signes de récidive de MTEV et les signes hémorragiques sous anticoagulants
- L'observance
- Les interactions médicamenteuses
- La contre-indication à l'automédication (aspirine et AINS)
- La remise d'une carte précisant le type et l'indication du traitement anticoagulant
- L'information du médecin traitant et tout autre professionnel de santé impliqué du traitement anticoagulant prescrit

Si AVK : éduquer le patient sur la surveillance de l'INR (INR cible, périodicité des contrôles, carnet de surveillance). Les interactions médicamenteuses sont plus fréquentes qu'avec les AOD. Les patients sous AVK ne doivent pas faire de régime alimentaire particulier (alimentation équilibrée)

4.3 Filtre cave

Il s'agit désormais de filtres caves temporaires. Trois indications :

- TVP proximale diagnostiquée dans le mois précédent avec ou sans EP avec contre-indication formelle aux anticoagulants
- Récidive d'EP prouvée sous traitement bien conduit
- EP sans TVP avec contre-indication formelle aux anticoagulants

4.4 Traitement fibrinolytique

- Action : permet une désobstruction vasculaire pulmonaire rapide.
- Indication : en 1ère intention dans l'EP à haut risque et en 2e intention dans l'EP à risque intermédiaire élevé (si aggravation)
- Risque majeur : hémorragie grave, notamment hémorragies intracrâniennes (2%).
- Contre-indications : elles sont relatives, excepté une hémorragie intracérébrale.

4.5 Embolectomie chirurgicale ou reperfusion instrumentale percutanée

L'embolectomie ; que ce soit chirurgicale sous circulation extra-corporelle ou par voie percutanée ; est une technique d'exception réservée aux centres experts et indiquée dans l'EP à haut risque en échec de la thrombolyse ou en cas de contre-indication absolue à la thrombolyse.

4.6 Compression veineuse élastique

Indiquée uniquement si TVP isolée ou EP avec TVP, pendant 6 mois minimum. Elle est contre-indiquée en cas d'artériopathie oblitérante des membres inférieurs associée. Elle peut également favoriser les thromboses veineuses superficielles.

4.7 *Lever précoce*

Lever précoce 1 heure après l'initiation d'un traitement anticoagulant à dose efficace (héparine ou AOD d'emblée) si l'état clinique le permet. Alitement en cas de choc ou hypoxie.

4.8 *Contraception*

Une contraception oestro-progestative est contre-indiquée chez les femmes ayant eu une MTEV, en cas de thrombophilie génétique ou acquise, ou si un membre de famille au premier degré a déjà eu une MTEV idiopathique avant 45 ans.

En cas de MTEV chez une femme sous contraception oestro-progestative : la contraception oestro-progestative est stoppée SANS urgence (finir la plaquette) ; en relai, une contraception non thrombogène est proposée par le gynécologue (microprogestatif oral, implant à la progestérone, un stérilet à la progestérone ou stérilet au cuivre).

5. *STRATÉGIE THÉRAPEUTIQUE DE L'EP GUIDÉE PAR L'ÉVALUATION PRONOSTIQUE*

La stratégie de prise en charge est résumée sur la figure 8.

Figure 8 : Algorithme d'évaluation pronostique et de prise en charge (European Society of Cardiology 2019).

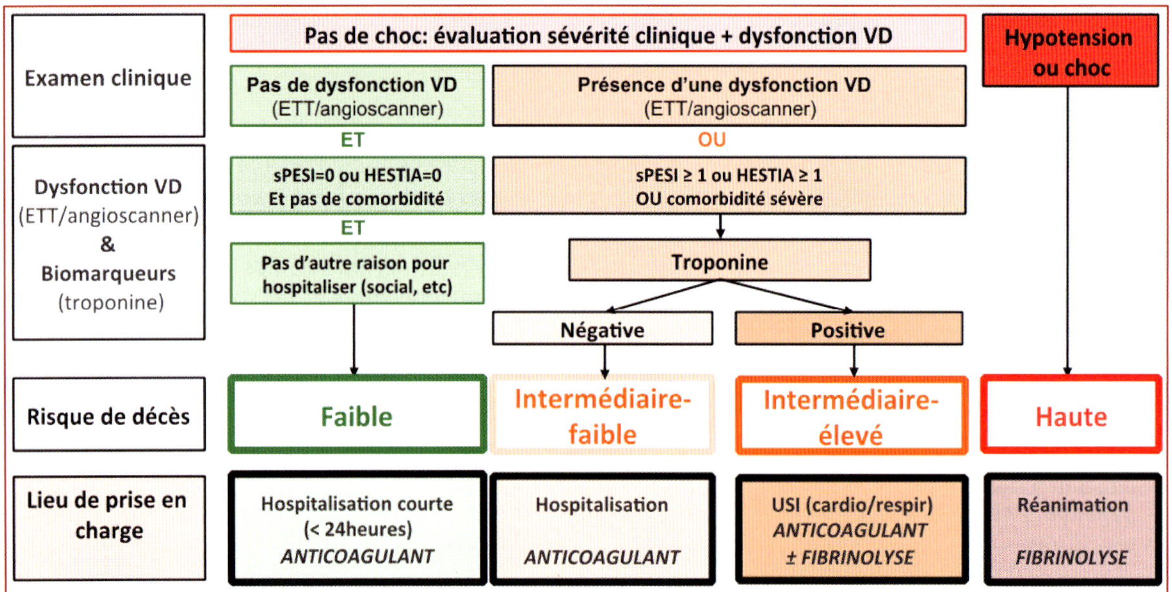

VD : ventricule droit, ETT : échographie cardiaque transthoracique

5.1 *EP à haut risque de mortalité*

- ***Urgence** thérapeutique*
- *Hospitalisation en service de **réanimation**.*
- ***Anticoagulation curative** : HNF IVSE*
- ***Thrombolyse d'emblée***
- ***Embolectomie** en cas d'échec ou de contre-indication à la thrombolyse.*
- *Mesures symptomatiques (oxygénothérapie nasale voire ventilation mécanique, correction du choc).*
- *Repos strict au lit*

5.2 EP à faible risque de mortalité

- Hospitalisation **courte** (< 24heures)
- **Anticoagulation curative** (AOD ou HBPM/fondaparinux + AVK)
- Lever précoce 1 heures après l'initiation du traitement anticoagulant
- Avant d'envisager la sortie précoce du patient, il est recommandé de :
  . vérifier le diagnostic d'EP, les modalités du traitement anticoagulant
  . évaluer les risques de complications et les facteurs psycho-sociaux limitant la prise en charge ambulatoire
  . informer-éduquer
  . organiser la surveillance du traitement
  . programmer une consultation rapprochée pour évaluer l'observance, l'efficacité et la tolérance du traitement anticoagulant

5.3 EP à risque intermédiaire de mortalité

5.3.1 EP à risque intermédiaire-faible

- Hospitalisation en service de **médecine** pendant 5 à 10 jours selon l'évolution
- **Anticoagulation curative** (AOD ou HBPM/fondaparinux + AVK)
- Lever précoce 1 heure après l'initiation du traitement anticoagulant selon état clinique
- Information-éducation thérapeutique

5.3.2 EP à risque intermédiaire-élevé

- **Urgence** thérapeutique
- Hospitalisation en **unité de soins intensifs pour monitoring.**
- **Anticoagulation curative** :
  . HBPM sous-cutanée (1ère intention) ou HNF IVSE pendant les 48 à 72 premières heures sans relai précoce par AVK ; pas d'AOD d'emblée
  . relais AVK ou AOD à 48-72 heures après amélioration clinique
- **Thrombolyse** : en 2e intention si évolution vers un état de choc.
- Mesures symptomatiques (oxygénothérapie)
- Repos lit

6. STRATÉGIE THÉRAPEUTIQUE DE LA TVP

La majorité des patients avec une TVP sont traités en ambulatoire. L'hospitalisation est indiquée en cas de TVP sous traitement anticoagulant, insuffisance rénale sévère (< 30ml/min selon Cockcroft), comorbidités (cancer, maladie cardio-respiratoire sévère, sujet de plus de 75 ans), TVP sévère (phlegmatia cerulea ou phlébite bleue) ou TVP bilatérale, hémorragie active ou risque hémorragique majeur, impossibilité d'organiser une consultation ou contexte médico-social défavorable.

Cas particulier de la thrombose veineuse superficielle (TVS) : un diagnostic par échodoppler veineux est indispensable pour rechercher une TVP associée (présente dans 5% des cas). En cas de TVS isolée de plus de 5 cm de longueur, située à plus de 3 cm de la jonction saphéno-fémorale, le traitement médical repose sur le fondaparinux à dose préventive pendant 45 jours.

7. DURÉE DE TRAITEMENT ANTICOAGULANT (EP ET TVP PROXIMALE)

- Durée minimale = **3 mois**
- La durée de traitement est identique pour une TVP proximale ou pour une EP
- **Seulement 2 choix de durée possible** :
  . traitement court (3 à 6 mois)
  . ou traitement non limité (pas de prévision d'un arrêt de traitement)
- **Durées recommandées :**
  . Traitement court :
    - 1ère EP ou TVP proximale
      . provoquée par un facteur majeur transitoire
      . non provoquée chez une femme <50 ans
    - si risque hémorragique élevé

  . *Traitement non limité (si risque hémorragique faible ou modéré):*
    - *EP ou TVP proximale non provoquée récidivante*
    - *EP ou TVP proximale avec facteur persistant majeur*
    - *$1^{\text{ère}}$ EP à risque élevé non provoquée*
  . *Durée incertaine (6 mois minimum voire non limitée)*
    - *$1^{\text{ère}}$ EP à risque faible ou intermédiaire-faible ou TVP proximale, non provoquée avec ou sans facteur mineur*
- *Les doses de traitement anticoagulants au delà de 6 mois de traitement = dose curative.*

8. CAS PARTICULIER : TRAITEMENT DE LA MTEV CHEZ LE PATIENT CANCÉREUX

Sur les 3 à 6 premiers mois de traitement, les HBPM sont recommandées en $1^{\text{ère}}$ intention (les HBPM sont plus efficaces que les AVK sur cette période). Mais les AVK ne sont pas contre-indiqués. En deuxième intention, si HBPM mal tolérées ou contre-indiquées, un traitement par anticoagulant oral est possible, de préférence AOD en l'absence de cancer digestif ou uro-génital en en l'absence de risque hémorragique élevé.

Au-delà de 6 mois, le traitement anticoagulant (par HBPM ou AVK ou AOD selon tolérance) est poursuivi tant que le cancer est actif ou traité (chimiothérapie, hormonothérapie).

En cas de thrombopénie survenant au décours d'une chimiothérapie (plaquettes < 50 G/L), le traitement par HBPM est stoppé et repris quand la numération des plaquettes est > 50 G/L.

9. BILAN ÉTIOLOGIQUE

***Recherche d'un cancer occulte (infraclinique)** :*
- *Indication : MTEV non provoquées*
- *Méthodes :*
  . ***examen clinique complet*** *avec touchers pelviens, interrogatoire*
  . *NFS, plaquettes, VS, radiographie pulmonaire (si pas d'angioscanner)*
  . *Mise à jour des dépistage recommandés dans la population générale (mammographie et frottis vaginal pour les femmes > 50 ans, PSA pour les hommes > 50 ans, colonoscopie si cancer colorectaux familiaux connus)*
  . *Pour tout autre examen paraclinique :*
    - ***jamais systématique** : coûteux et sans impact pronostique*
    - *prescrit uniquement sur point d'appel clinique*

***Bilan de coagulation** :*
- *Indications : MTEV non provoquée avant 50 ans et antécédents familiaux de MTEV ou MTEV récidivante dont un épisode avant 50 ans*
- *Dosages réalisés à distance de l'épisode aigu (au moins 3 mois après) :*
  . *protéine C, protéine S (en l'absence d'AVK)*
  . *antithrombine (en l'absence d'héparines ou AOD)*
  . *mutation Leiden du facteur V et mutation G20210A du gène de la prothrombine (non faussé par l'anticoagulation)*
  . *recherche d'anticoagulant lupique (en l'absence d'anticoagulation) et d'anticorps anticardiolipine et anti-β2-glycoprotéine I (non faussé par l'anticoagulation) : ces dosages doivent être répétés pour confirmer un syndrome des antiphospholipides.* à 12 sem
  . *pour les thrombophilies héréditaires : obtenir un consentement écrit des patients ou du responsable légal pour les mineurs*
- *Utilité :*
  . *syndrome des antiphospholipides : indication à un traitement **par AVK** pour une durée non limitée.*
  . *Antithrombine : intérêt pour la durée de traitement et dépistage familial.*
  . *déficit en protéine C, S, mutation Leiden et prothrombine : utilité modérée pour la durée de traitement et le dépistage familial.*

10. TRAITEMENT PROPHYLACTIQUE

Tableau 7 : Traitement prophylactique en post-opératoire.

Risque faible	Risque modéré	Risque élevé
Chirurgie générale ou mineure + âge < 40 ans sans facteur de risque	Chirurgie générale + âge > 40 ans sans facteur de risque	Chirurgie de hanche ou du genou Chirurgie carcinologique Anomalie de coagulation Âge > 40 ans + antécédent de MTEV
Pas de prévention	HNF, HBPM ou Fondaparinux à dose préventive	HNF, HBPM ou Fondaparinux à dose préventive

En milieu médical

Indications :

- Infarctus du myocarde, AVC ischémique, insuffisance cardiaque ou respiratoire aiguë
- Affection rhumatologique, ou maladie inflammatoire intestinale, ou infection associée à l'un des facteurs de risque suivants : âge > 75 ans, cancer, antécédent MTEV, obésité, varices, oestroprogestatif, insuffisance respiratoire ou cardiaque chronique

Traitement : HBPM, HNF ou fondaparinux à dose préventive. Pendant 7 à 14 jours.

Compression veineuse élastique proposée en cas de contre-indication aux anticoagulants.

Item 230 - Douleur thoracique aiguë

(Ex-item 228)

Rang	Rubrique	Intitulé	Descriptif
A	Définition	Savoir définir une douleur thoracique aiguë	
A	Diagnostic positif	Savoir évoquer les 4 urgences cardio-vasculaires devant une douleur thoracique	Dissection aortique, syndromes coronariens aigus, péricardite avec tamponnade, embolie pulmonaire
A	Diagnostic positif	Connaître la sémiologie clinique fonctionnelle et physique de la dissection aortique	Redondant avec item 224, 233, 234
A	Diagnostic positif	Connaître la démarche diagnostique des 4 urgences cardio-vasculaires	Terrain évocateur, caractéristiques de la douleur thoracique, particularités de l'examen clinique
B	*Étiologies*	*Devant un angor d'effort, connaître les principales causes d'angor fonctionnel*	*Rétrécissement aortique serré, cardiomyopathie hypertrophique, tachycardies (fibrillation atriale), anémie, hyperthyroïdie*
A	Étiologies	Connaître les principales causes thoraciques de douleur aiguë en dehors des 4 urgences cardio-vasculaires	Pneumonie, pneumothorax. Renvoyer aux items correspondants
A	Étiologies	Connaître les principales causes extrathoraciques de douleur thoracique	Pancréatite, cholécystite, ulcère, RGO. Renvoyer aux items correspondants
A	Examens complémentaires	Connaître les anomalies électrocardiographiques des 4 urgences cardio-vasculaires	
A	Examens complémentaires	Connaître la place et les anomalies de la radiographie thoracique des 4 urgences cardio-vasculaires	
A	Examens complémentaires	Connaître les examens biologiques à prescrire et leur interprétation des 4 urgences cardio-vasculaires	
B	*Examens complémentaires*	*Connaître la place de la coronarographie dans le diagnostic et les principes de prise en charge du syndrome coronarien aigu*	*Item spécifique*
B	*Examens complémentaires*	*Connaître la place de l'échocardiographie, de l'ETO et du scanner thoracique dans le diagnostic de dissection aortique*	
A	Identifier une urgence	Savoir rechercher une détresse vitale devant une douleur thoracique	Détresse respiratoire ou hémodynamique, troubles de la conscience
A	Identifier une urgence	Identifier les signes de gravité imposant des décisions thérapeutiques immédiates	

Les objectifs de rang B apparaissent surlignés et en italique dans le texte.

Points clés

1. Le diagnostic des douleurs thoraciques aiguës est orienté par la sémiologie de la douleur thoracique, l'influence de la respiration sur la douleur et par l'existence de signes de gravité, respiratoires (cyanose, tachypnée ou bradypnée, signes de lutte respiratoire), cardiovasculaires (hypotension, choc) et neurologiques (lipothymie ou syncope, agitation ou troubles de la vigilance).
2. Trois examens indispensables : ECG, SpO_2 et radiographie thoracique.
3. Il faut évoquer en priorité les diagnostics qui engagent le pronostic vital, imposent des investigations complémentaires, des soins immédiats et un transfert dans une unité de soins intensifs ou de réanimation.
4. Cinq urgences sont associées à un risque vital : SCA, EP, tamponnade, la dissection aortique et le PNO compressif.
5. Le contexte et l'analyse sémiologique permettent rarement de poser un diagnostic de certitude, mais pour l'EP et le SCA ils permettront de retenir une probabilité diagnostique pré-test faible (< 10%), intermédiaire (30-40%) ou forte (> 60%).
6. Le diagnostic d'infarctus myocardique aigu impose une désobstruction coronaire dans les plus brefs délais.
7. En l'absence d'urgence vitale, l'effet de la respiration sur la douleur guide le diagnostic avec les douleurs rythmées par la respiration (douleurs pleurales et pariétales, trachéobronchites, EP) et les douleurs non rythmées par la respiration (SCA, péricardites, douleurs digestives, autres).
8. SCA, douleurs œsophagiennes et douleurs psychogènes sont les trois causes les plus fréquentes, les deux dernières restant des diagnostics d'élimination.

1. GÉNÉRALITÉS

Ce qui fait mal dans le thorax :

- La paroi (côtes, muscles)
- Les enveloppes (plèvre, péricarde)
- Les organes : cœur, œsophage, aorte mais PAS le parenchyme pulmonaire (seules les pathologies pulmonaires survenant au contact de la plèvre sont éventuellement sources de douleur thoracique)

La douleur thoracique est un motif fréquent de consultation. L'analyse sémiologique, les données de l'examen clinique permettent d'orienter le diagnostic, le choix des investigations complémentaires et les traitements.

Le premier objectif est d'identifier les situations d'urgence, associées à un risque vital, et de mettre en œuvre les mesures adaptées. Cela concerne essentiellement les douleurs thoraciques aiguës.

Le caractère chronique de la douleur, qui ne fait pas l'objet d'une définition précise, peut être caractérisé par la persistance de la douleur pendant plusieurs semaines ou sa récidive à plusieurs reprises.

2. ANALYSE SÉMIOLOGIQUE DE LA DOULEUR

2.1 Description de la douleur

Type :

- Constrictive, en étau évoquant une origine coronaire
- Pesanteur (origine coronaire)
- Brulure (origine coronaire, origine digestive)
- Coup de poignard, pincement

Localisation :

- Rétrosternale, médiothoracique (douleur coronaire, trachéale, œsophagienne)
- En bas sur le côté et/ou dans le dos (douleur pleurale ou pleuroparenchymateuse)

Irradiation :

- Vers le cou, la mâchoire et les bras (douleurs coronariennes)
- Vers le dos (douleur aortique et pancréatique)
- Le long du bras et vers les doigts de la main (atteinte du plexus brachial)
- Intercostale (névralgie, zona)

Facteur déclenchant :

- Traumatisme (lésions pariétales)
- Provoquée par l'effort et calmée par le repos (angor stable)

- Ingestion d'aliments (origine œsophagienne)
- Position allongée (péricardite aiguë)
- Position penchée en avant (pyrosis)
- Aucun ou au repos, installation brusque (infarctus du myocarde, dissection aortique)

Soulagement de la douleur :
- Par la trinitrine en moins de 3 minutes (origine coronaire)
- La position penchée en avant (péricardite et pancréatite)
- L'alimentation (ulcère gastro-duodénal)

Douleur rythmée par la respiration (à l'inspiration profonde, à la toux) ou se majorant à la palpation :
- Essentiellement d'origine pariétale thoracique (paroi, plèvre) ou pulmonaire mais avec un contact pariétal

2.2 Signes associés

- Généraux (fièvre, sueurs, altération de l'état général)
- Respiratoires (cyanose, dyspnée, polypnée, toux, hémoptysie, silence auscultatoire unilatéral ou crépitants aux bases)
- Cardio-vasculaires (tachycardie, assourdissement des bruits cardiaques, hypotension et signes de choc, douleurs dans les membres inférieurs, thrombophlébite)
- Neurologiques (déficit, syncope, lipothymie, troubles de la vigilance)
- Digestifs (vomissements, dysphagie)

3. ÉLÉMENTS CLINIQUES À RECHERCHER SYSTÉMATIQUEMENT

3.1 Interrogatoire

Antécédents personnels et familiaux notamment coronariens, de maladie thrombo-embolique veineuse, de maladies respiratoires ou de cancer, facteurs de risque cardiovasculaires et notamment le tabagisme, consommation de cocaïne en particulier chez les jeunes sans antécédents médicaux, traitements en cours en particulier la prise de pilule oestro-progestative.

3.2 Examen clinique

Orienté par l'interrogatoire, centré sur les appareils cardiovasculaires et respiratoires, et au besoin les autres appareils

Au terme de cet examen clinique chez un patient qui présente une douleur thoracique, nous aurons identifié les signes de gravité, souvent associés :
- **Signes de gravité cardiovasculaires : pâleur, tachycardie, hypotension, et signes de choc avec marbrures et extrémités froides**
- **Signes de gravité respiratoires : cyanose, tachypnée, signes de lutte respiratoire avec tirage, asynchronisme (balancement) thoraco-abdominal**
- **Signes de gravité neurologiques : lipothymie ou syncope, agitation ou troubles de la vigilance et généraux (sudation)**

Une bradypnée ou des irrégularités respiratoires, une bradycardie avec signes de choc et des troubles de la vigilance font craindre la survenue d'un arrêt cardio-respiratoire.

4. ÉLÉMENTS D'ORIENTATION DIAGNOSTIQUE

La mesure de la fréquence respiratoire et de la SpO_2, la radiographie de thorax et l'ECG sont **systématiques.**

Pour les autres, leur choix, leur hiérarchie (notamment dans le cadre de l'EP) et leur interprétation doivent être guidés par les probabilités pré-test du diagnostic (cf. ci-dessous).

4.1 Fréquence respiratoire et SpO_2

Une bradypnée ou une tachypnée doivent faire réaliser d'emblée une mesure des gaz du sang.

Une $SpO_2 < 95\%$ évoque une hypoxémie, à confirmer par la mesure des gaz du sang.

4.2 Radiographie de thorax

De face en inspiration pour détecter :
- Une pathologie pleurale ou parenchymateuse
- Un élargissement du médiastin → dissection aortique
- Une cardiomégalie → insuffisance cardiaque gauche, tamponnade
- Le plus souvent normale dans la péricardite

Si le cliché en inspiration ne tranche pas c'est le scanner qui est indiqué en 2e intention.

4.3 ECG

À la recherche de signes de souffrance coronarienne ou de péricardite, de troubles de conduction ou du rythme. Il est à réaliser dès que possible chez un patient qui se présente aux urgences pour douleur thoracique. Permet d'orienter le diagnostic :
- Sus-décalage ST, onde de Pardee : évoque un SCA ST+, prise en charge immédiate urgente incluant une éventuelle revascularisation coronaire. Un ECG intercritique normal n'élimine pas le diagnostic de syndrome coronarien aigu
- Sus-décalage ST concave sans signe de miroir : péricardite. En cas d'épanchement péricardique de grande abondance, on notera un microvoltage diffus
- Onde P ample, S1Q3, déviation axiale droite : signes indirects de cœur pulmonaire aigu (par exemple dans le cadre d'une embolie pulmonaire)
- Alternance électrique des complexes QRS, tachycardie et microvoltage : signe de gravité dans le pneumothorax compressif

Dans la dissection aortique, l'ECG est le plus souvent normal mais peut montrer des troubles de la repolarisation de type sous-décalage ou sus-décalage du segment ST ou une inversion de l'onde T (dissection lésant des artères coronaires).

4.4 Examens biologiques

Peuvent compléter le bilan initial dans un contexte clinique évocateur, les examens biologiques ont une valeur d'orientation diagnostique déterminante :
- Troponine : dosage à réaliser à l'arrivée et à répéter à H-6 si normale ou H-3 si troponine ultrasensible normale :
  . sa normalité initiale ne doit pas exclure le diagnostic de SCA
  . une cinétique évolutive > 30 % est très en faveur de SCA
  . un doublement entre H-0 et H-3 permet d'affirmer le diagnostic
  . témoin d'une souffrance myocardique : peut être positive dans la péricardite, la dissection aortique et l'embolie pulmonaire avec retentissement cardiaque droit
- D-dimères si diagnostic d'embolie pulmonaire évoqué sauf si probabilité élevée
- Gaz du sang artériel en air

L'attente des résultats de ces examens ne doit pas retarder la recherche d'une situation d'urgence.

4.5 *Coronarographie*

*Geste à réaliser en **urgence dans le contexte du SCA ST+***

C'est la technique de reperfusion de choix dans le cas où le délai de sa réalisation par rapport au début des symptômes est le plus précoce possible (efficacité maximale si < 2 heures après le début des douleurs)

Elle est inutile au-delà d'un délai de 12 heures. Une reperfusion chimique par fibrinolyse intraveineuse est effectuée si les délais d'une reperfusion ne sont pas respectés.

En dehors du SCA ST+, il convient de réaliser une coronarographie dans un contexte de suspicion de SCA associé à une instabilité hémodynamique, une douleur thoracique réfractaire au traitement médical, une arythmie sévère ou une insuffisance cardiaque aiguë.

5. SITUATIONS D'URGENCE VITALE

5.1 Syndrome coronaire aigu (SCA)

Diagnostic fréquent, à envisager en priorité devant une douleur thoracique aiguë à double titre :

- L'infarctus du myocarde engage le pronostic vital
- Et l'artère coronaire occluse doit être désobstruée le plus vite possible pour limiter l'étendue de la nécrose

Représente près d'un tiers des douleurs thoraciques admises aux Urgences.

Le transport d'un patient suspect de SCA doit être médicalisé (via le 15) car la mortalité préhospitalière est élevée.

L'ECG et le dosage de la troponine viendront confirmer ou infirmer le SCA. Toutefois, un aspect de SCA ST+ à l'ECG est suffisant pour mettre en œuvre immédiatement des thérapeutiques de reperfusion.

Dans le contexte d'un angor stable typique sans atteinte coronarienne pouvant expliquer la symptomatologie, il faudra évoquer les étiologies d'angor fonctionnel : rétrécissement aortique serré, cardiomyopathie hypertrophique, tachycardies (fibrillation atriale), anémie, hyperthyroïdie.

5.2 Embolie pulmonaire (EP) (Cf. item 226)

Obstruction brusque d'une ou plusieurs branches des artères pulmonaires par un ou des thrombi fibrino-cruoriques provenant du réseau veineux profond, visibles sur l'angioscanner spiralé (Figure 1).

Affection fréquente, de diagnostic difficile en raison de la faible valeur prédictive des signes cliniques que sont les signes de thrombose veineuse (absents dans un tiers des cas), tachycardie, signes d'insuffisance ventriculaire droite.

Dès le diagnostic évoqué, sauf probabilité élevée, on prélève des D-dimères. Un doppler des membres inférieurs, un angioscanner thoracique ou une scintigraphie pulmonaire ventilation-perfusion doivent être réalisés pour établir le diagnostic.

Dès le diagnostic suspecté, un bilan d'hémostase complet est prélevé et, en l'absence de contre-indication formelle, une **anticoagulation à posologie curative** est prescrite.

Toute dyspnée aiguë ± douleur thoracique, sans anomalie auscultatoire franche, à cliché de thorax « normal », est suspecte d'EP jusqu'à preuve du contraire ; a fortiori si elle s'accompagne d'une hypoxémie chez un sujet présentant des facteurs de risques (grand âge, antécédents de maladie thrombo-embolique, chirurgie récente, immobilisation, cancer).

La survenue d'une dyspnée et/ou une douleur thoracique aiguë chez un patient présentant une thrombose veineuse profonde fait conclure à une embolie pulmonaire.

5.3 Dissection aortique

Pathologie exceptionnelle, plus fréquente à partir de 60 ans favorisée par une aorte pathologique, le plus souvent à cause d'une athérosclérose due à une hypertension artérielle non contrôlée. Chez les sujets plus jeunes, évoquer un syndrome de Marfan ou d'Ehlers-Danlos.

La douleur thoracique est aiguë, prolongée, intense, à type de déchirement, irradiant dans le dos, migratrice vers les lombes. Il s'y associe une asymétrie tensionnelle (> 20 mmHg) entre les deux bras. Peuvent s'y associer, un souffle d'insuffisance aortique ou un déficit neurologique

L'ECG est normal ou montre des éléments de SCA si une artère coronaire est lésée.

La radiographie pulmonaire montre un élargissement du médiastin, parfois un aspect de double contour aortique ou un épanchement pleural (hémothorax par rupture de l'aorte thoracique)

Le diagnostic est confirmé par l'échocardiographie (transthoracique et surtout transoesophagienne) et, si le patient est stable, l'angioscanner ou l'angio-IRM thoracique aortique (Figure 2).

Figure 1 : Angioscanner spiralé montrant de gauche à droite et de haut en bas une embolie pulmonaire avec présence de signes indirects : condensations alvéolaires (correspondant à des infarctus pulmonaires) et de signes directs : lacunes (thrombi) intravasculaires (flèches) dans les branches des artères pulmonaires à destinée lobaire inférieure droite.

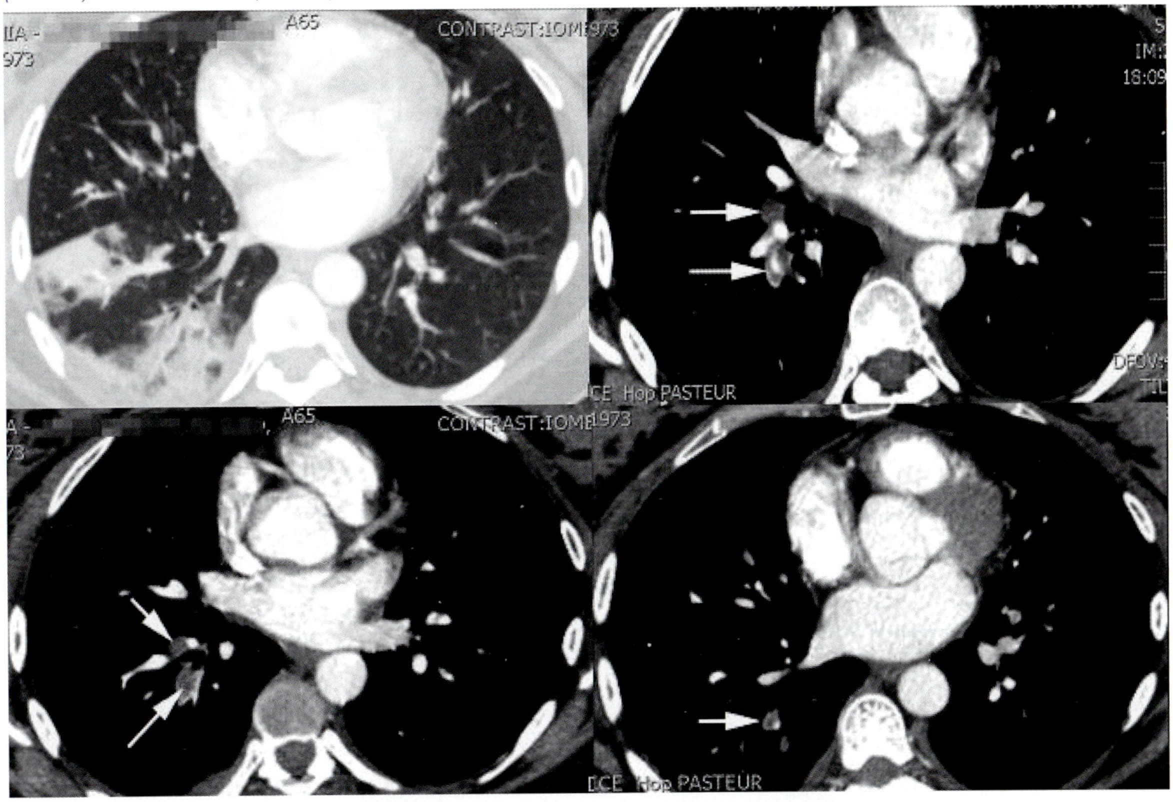

Figure 2 : Angioscanner aortique : dissection aortique de type A (Type I et II de De Bakey), visualisation d'un double contraste au sein de la lumière de l'aorte ascendante avec un « flap » bien visible et un hémopéricarde.

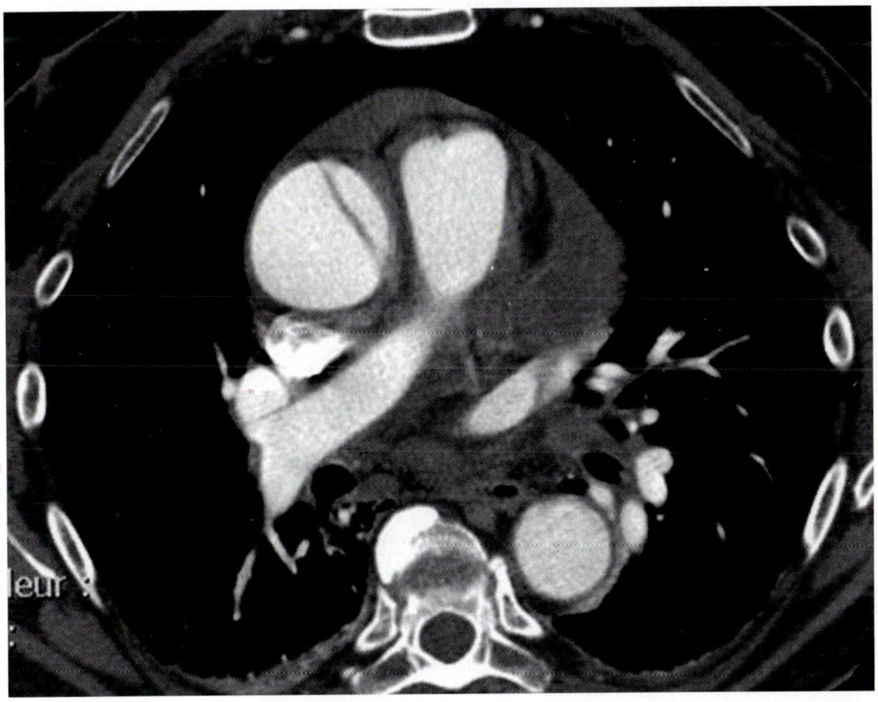

5.4 Tamponnade

D'étiologie le plus souvent idiopathique ou virale, la péricardite aiguë est plus fréquente chez les hommes. Cliniquement, on note une douleur thoracique soulagée par la position penchée en avant associée ou pas à une fièvre.

La complication redoutable, mais rares (2% des péricardites) est la tamponnade, compression aiguë des cavités cardiaques par un épanchement péricardique d'installation habituellement rapide et abondant.

Le diagnostic de la tamponnade est suspecté cliniquement par une hypotension réfractaire et des signes aigus d'insuffisance cardiaque droite, un pouls paradoxal, un microvoltage avec alternance électrique à l'ECG, puis confirmé par l'échographie cardiaque.

Radio thoracique : cardiomégalie avec un aspect en carafe mais peut être normale.

C'est l'échographie cardiaque qui confirme le diagnostic.

NB : la grande majorité des tamponnades est d'origine néoplasique. Elles ne se présentent pas alors comme une douleur thoracique aiguë mais comme une hypotension réfractaire avec signes droits, un microvoltage et alternance électrique.

5.5 Pneumothorax (PNO)

Défini par la présence d'air dans l'espace pleural, avec en conséquence un collapsus partiel ou complet du poumon.

Un antécédent de PNO est un argument fort dans cette pathologie qui récidive dans près d'1/3 des cas.

Diagnostic en général aisé sur le cliché de thorax (Figure 3)

Attention, dans le pneumothorax ce sont les signes de détresse respiratoire et la chute tensionnelle qui sont les signes de gravité (voir item 360). La douleur thoracique en revanche n'est pas un signe de gravité.

Figure 3 : Pneumothorax complet gauche avec hyperclarté unilatérale de l'hémithorax gauche ne contenant pas de structures vasculaires et opacité hilaire gauche (poumon gauche rétracté sur le hile).

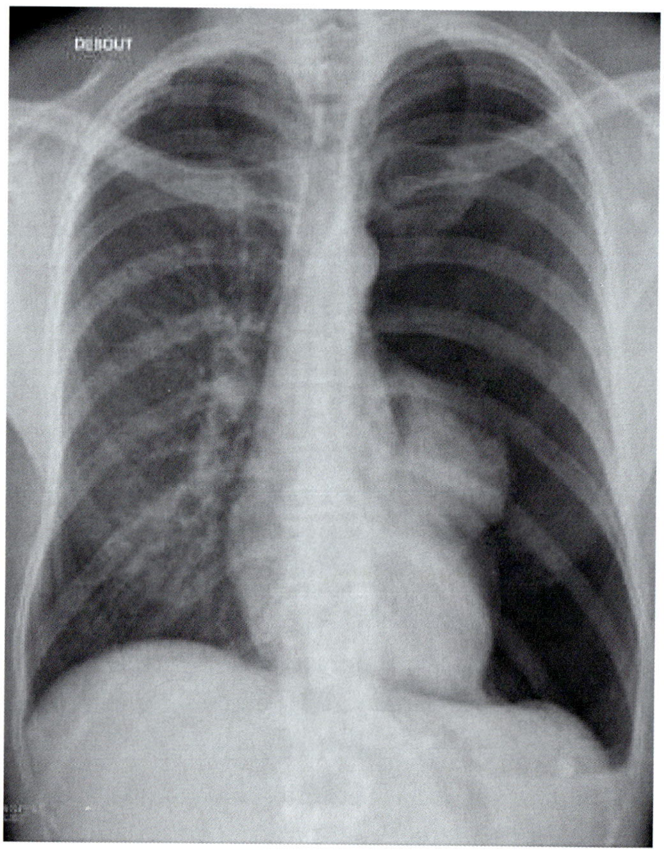

Le pneumomédiastin est rare, parfois associé à un pneumothorax :
- Procède de la même physiopathologie que le PNO mais l'air diffusant vers le médiastin, provenant des espaces aériens distaux, au travers du hile, le long des axes bronchovasculaires, parfois associé à un pneumothorax
- Traumatique ou spontané
- Douleur rétrosternale, d'installation brusque
- Examen : emphysème sous cutané cervical avec une crépitation à la palpation
- Radiographie : médiastin silhouetté par une hyperclarté réalisant une image en double contour
- Le scanner est l'examen qui permet de faire le diagnostic (Figure 4).

Figure 4 : Scanner thoracique : pneumomédiastin visualisé sous la forme d'un épanchement aérique entourant les structures anatomiques au niveau du médiastin antérieur et moyen mais aussi postérieur (épanchement aérique autour de l'aorte descendante).

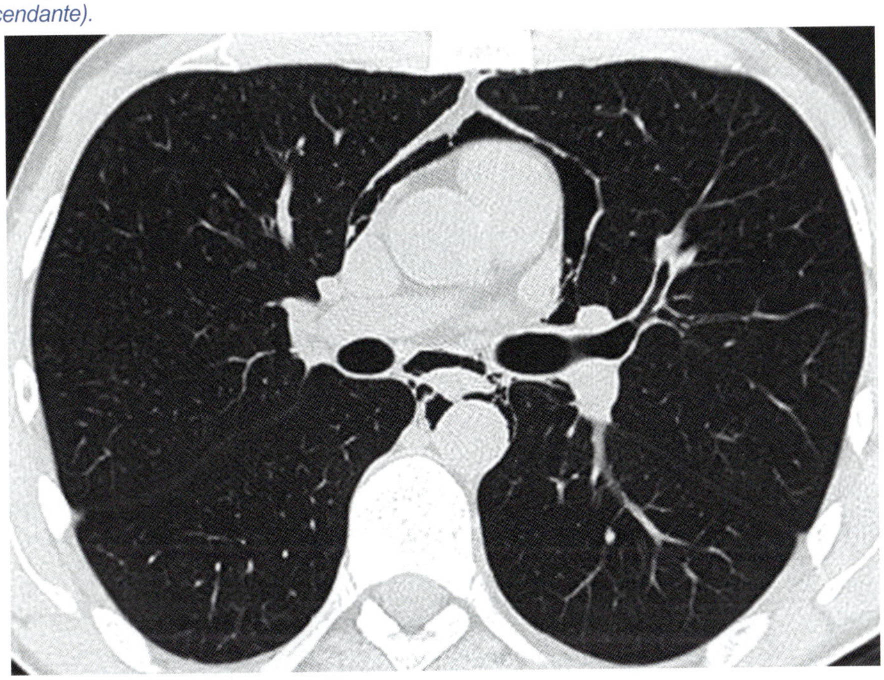

6. EN L'ABSENCE D'URGENCE VITALE

Des investigations complémentaires sont effectuées pour définir la cause de la douleur thoracique. L'algorithme diagnostique est guidé par l'influence de la respiration sur la douleur thoracique.

6.1 Douleurs rythmées par la respiration

6.1.1 Douleurs post traumatiques

Souvent liées à des fractures de côtes, le diagnostic est aisé.

En l'absence de lésion pleuroparenchymateuse, le traitement de la douleur est symptomatique.

6.1.2 Pneumonies infectieuses avec ou sans pleurésie

Douleur : uniquement quand il y a un contact pariétal (Figure 5)

Le diagnostic est confirmé par la radiographie thoracique (et la ponction pleurale si pleurésie associée).

6.1.3 Épanchement pleural

Douleur :
- Typiquement latéro ou basithoracique, majorée par l'inspiration et la toux, parfois reproductible à la palpation ; la douleur s'accompagne d'une toux aux changements de position (Figure 6)

Figure 5 : Pneumonie lobaire supérieure droite (radiographie de thorax et scanner thoracique) montrant une condensation alvéolaire contenant en son sein un bronchogramme aérique. Noter que le scanner thoracique n'est pas nécessaire au diagnostic de pneumonie.

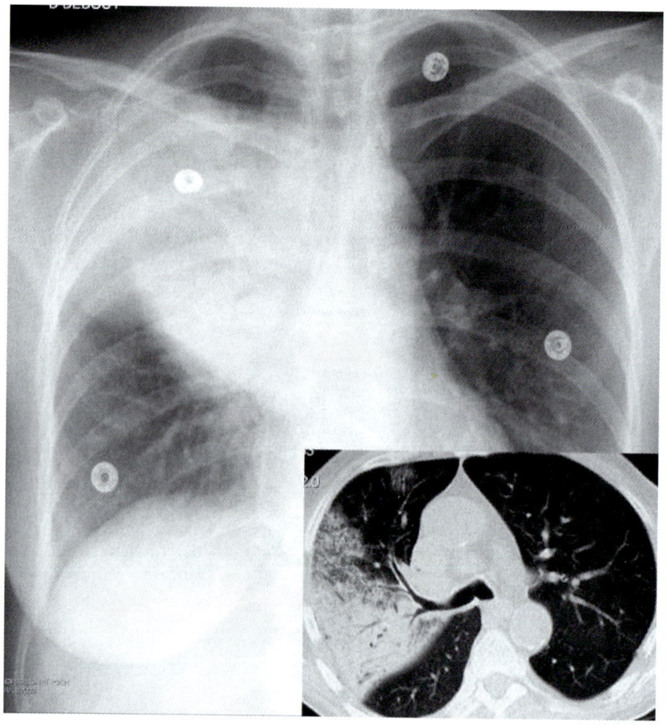

Figure 6 : Épanchement pleural gauche de faible abondance (radiographie de thorax et scanner thoracique) avec une opacité à tonalité hydrique homogène, effaçant les structures vasculaires, à concavité supérieure et interne.

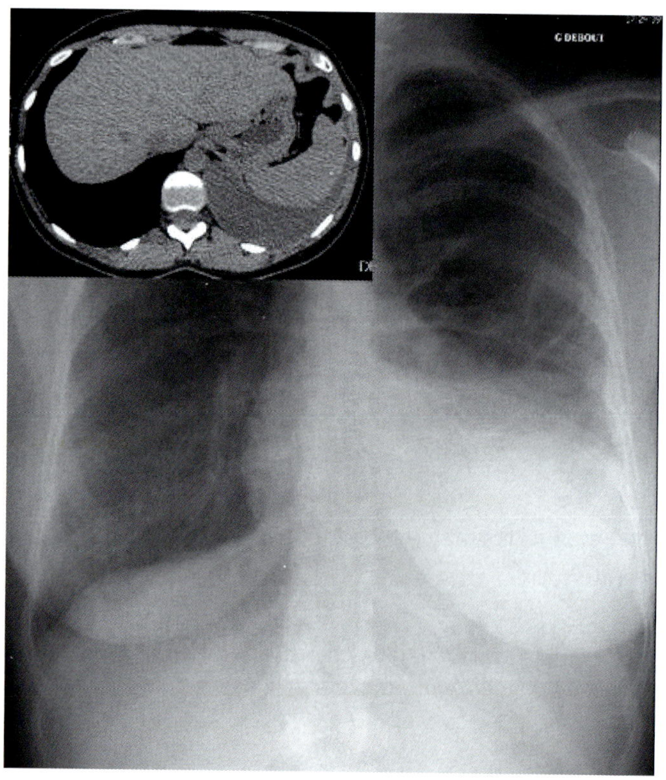

6.1.4 Trachéobronchite aiguë

Le diagnostic est clinique : « douleur » d'installation rapide à type de brûlure respiratoire à chaque mouvement, aggravé par une toux, initialement sèche, cortège viral fréquent.

Le traitement est symptomatique.

6.1.5 Atteintes musculosquelettiques, nerveuses

- Rythmées par les mouvements, reproductibles à la palpation, majorées par la toux
- Suspectées en cas de notion de traumatisme (fractures de côtes spontanées possibles en cas de toux violente)
- Causes : tumeurs costales (souvent métastatiques), lésions vertébrales, névralgies cervico-brachiales

6.2 Douleurs non influencées par la respiration

6.2.1 Angor d'effort stable

- Douleur souvent déclenchée par un effort, calmée 2 à 5 min après l'arrêt de l'effort ou après prise de trinitrine
- ECG normal en dehors des crises

6.2.2 Péricardites

- Douleur inconstante, précordiales gauche ou rétro sternale :
  . Peut être augmentée par l'inspiration profonde, mais elle est soulagée par la position penchée en avant, ce qui n'est pas le cas pour les douleurs pariétales ou pulmonaires
- Contexte viral fréquent en cas de douleur thoracique aiguë ou subaiguë, tuberculose ou néoplasie en cas de péricardite chronique

6.2.3 Douleurs thoraciques consécutives à la prise de cocaïne

Complication fréquente de cette toxicomanie qui doit systématiquement être recherchée à l'interrogatoire

Peut traduire :
- Un SCA consécutif à la prise de cocaïne (voire coronarospasme de Prinzmetal)
- Une myopéricardite à la prise de cocaïne
- Un pneumothorax lié aux efforts inspiratoires (sniff)

6.2.4 Zona thoracique

Précédé par une hyperesthésie et des brûlures pendant 24 à 48h

6.2.5 Affections digestives

Elles peuvent correspondre à des lésions œsophagiennes, plus rarement gastro-duodénales, pancréatiques ou hépatiques.

Reflux gastro-œsophagien (RGO) avec ou sans œsophagite, spasmes œsophagiens :
- Causes fréquentes de douleur thoracique, notamment le RGO
- Peuvent simuler un SCA (douleur constrictive avec irradiation[1])
- Spasmes œsophagiens : peuvent céder aux dérivés de nitrés et au phloroglucinol
- Dans tous les cas, **on ne retiendra l'origine œsophagienne qu'après avoir exclu un SCA**

Syndrome de Mallory-Weiss :
- Dilacération de la muqueuse du bas œsophage et du cardia
- Efforts de vomissements suivis de douleurs et d'une hématémèse
  . à part : la rupture œsophagienne[2] (syndrome de Boerhaave)

[1] L'œsophage et le cœur ont une innervation commune

[2] Rarissime, se voit après les efforts de vomissement très intenses qui s'accompagnent rapidement d'un tableau de choc septique. L'existence d'un épanchement pleural gauche avec niveau hydroaérique doit faire suspecter le diagnostic.

Autres causes digestives :

- Pancréatite aiguë, perforation d'un ulcère gastroduodénal, cholécystite aiguë.
- Hépatalgies aiguës liées à une insuffisance cardiaque droite.

6.2.6 Douleurs psychogènes

Ces douleurs thoraciques, s'intégrant parfois dans le cadre de crises d'angoisse aiguë ou d'attaque de panique, représentent jusqu'à un quart des douleurs thoraciques vues aux Urgences.

La description de la douleur est souvent variable en intensité, sans lien avec l'effort.

Le cortège de signes associés est en règle riche et varié (palpitations, tremblements, sudations, frissons, nausées...).

L'ensemble des investigations est normal.

Il s'agit toujours d'un diagnostic d'élimination, souvent difficile.

Algorithme : Orientation diagnostique devant une douleur thoracique aiguë.

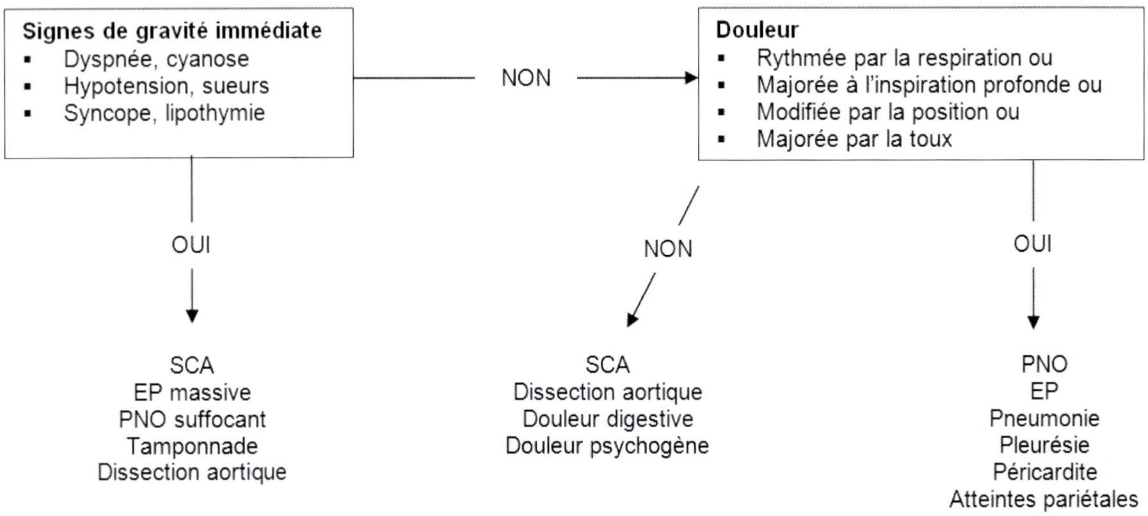

Item 309 - Tumeurs du poumon, primitives et secondaires

(Ex-item 306)

Rang	Rubrique	Intitulé	Descriptif
A	Contenu multimédia	Exemple de radiographie de face d'un adénocarcinome pulmonaire	Imagerie typique
B	*Contenu multimédia*	*Exemple de TDM thoracique en fenêtre parenchymateuse d'une tumeur primitive du poumon*	
A	Contenu multimédia	Exemple de RP et TDM thoracique en fenêtre parenchymateuse de tumeurs secondaires du poumon	
A	Définition	Principaux types histologiques des cancers broncho-pulmonaires	Adénocarcinome, carcinome épidermoïde, carcinome à petites cellules, métastase
B	*Définition*	*Particularités du cancer à petites cellules*	
A	Diagnostic positif	Connaître les circonstances de découvertes et les manifestations cliniques des tumeurs du poumon (y compris syndromes paranéoplasiques)	Connaitre les principaux signes et situations cliniques devant faire évoquer un cancer du poumon (au stade localisé, localement avancé et métastatique)
A	Diagnostic positif	Connaitre la démarche diagnostique devant une tumeur du poumon	Lister les différentes procédures à réaliser devant la suspicion d'un cancer du poumon (examen clinique, bilan biologique, radiographie thoracique, TDM)
B	*Examens complémentaires*	*Connaitre les examens d'imagerie et leurs indications dans l'exploration d'une tumeur primitive du poumon*	*Le scanner avec injection doit être réalisé à l'étage thoracique, abdominal et encéphalique (TAPC). L'IRM est rarement réalisée. Dans le syndrome de Pancoast-Tobias, elle permet d'analyser l'extension tumorale aux vaisseaux sous-claviers, au plexus brachial et aux foramen intervertébraux dont va dépendre la résécabilité.*
A	Examens complémentaires	Connaître les principales investigations à visée diagnostique d'un cancer bronchique	
A	Examens complémentaires	Connaitre la sémiologie sur une RP des métastases pulmonaires	Images nodulaires multiples et bilatérales, arrondies, à contours nets typique
B	*Prévalence, épidémiologie*	*Épidémiologie descriptive*	*Connaitre l'incidence et la mortalité par cancer du poumon (absolue et relative ; France et Monde ; tendances évolutives) ainsi que les principales données sociodémographiques et pronostiques à son sujet - Connaitre l'importance en termes de Santé publique du cancer du poumon, les principaux types histologiques et la fréquence des tumeurs découvertes au stade métastatique - Caractériser l'importance du tabac dans l'étiologie du cancer du poumon (en termes de risque et de modalités de toxicité)*
B	*Prévalence, épidémiologie*	*Connaitre les principaux facteurs de risque professionnels et environnementaux*	*Lister les principaux facteurs de risques (personnels et professionnels) de cancer du poumon - Lister les principaux facteurs de risques (génétiques et environnementaux) de cancer du poumon*

B	*Prise en charge*	*Connaitre les principes de la prise en charge d'une tumeur du poumon primitive ou secondaire*	*Connaitre les principales modalités thérapeutiques disponibles en oncologie thoracique*

Les objectifs de rang B apparaissent surlignés et en italique dans le texte.

Points clés

1. Avec plus de 46 000 nouveaux cas par an (en France), le cancer du poumon est la 1ère cause de mortalité par cancer en France (33 000 décès). La survie à 5 ans tous stades et histologies confondus, est de 17%.
2. Son principal facteur de risque est le tabac (85% des cas).
3. Le diagnostic positif repose sur l'obtention d'une preuve histologique obtenue par ponction ou biopsie (endoscopie bronchique, ponction transthoracique, etc.).
4. Les cancers non à petites cellules (> 80%) relèvent :
   - D'une chirurgie d'exérèse pour les cancers localisés
   - D'une radiochimiothérapie pour les cancers localement avancés
   - D'un traitement systémique (chimiothérapie, thérapie ciblée, immunothérapie) pour les cancers métastatiques
5. Les cancers à petites cellules (< 15%) de mauvais pronostic, relèvent *exceptionnellement* d'un traitement chirurgical
6. Les sels de platine sont la base de la chimiothérapie, en règle associés à une autre molécule (doublet)
7. La recherche de l'expression de *Programmed Death* - ligand 1 (PD-L1) sur les cellules tumorales doit être systématique pour tous les cancers non à petites cellules à un stade avancé ou métastatique pour guider l'utilisation de l'immunothérapie.
8. Une analyse moléculaire comprenant au moins ALK, ROS, EGFR, KRAS est recommandée dans les cancers non-épidermoïdes de stade avancées et dans les cancers épidermoïdes de stades avancées chez les non-fumeurs, avant de débuter la première ligne de traitement.
9. L'association aux soins de support doit être systématique dès le diagnostic.
10. Les décisions thérapeutiques doivent être validées en réunion de concertation pluridisciplinaire.

1. *ÉPIDÉMIOLOGIE DES CANCERS PRIMITIFS DU POUMON (CP)*

En 2018 :

- *Incidence :*
  - *Plus de 46 000 nouveaux cas/an en France (deuxième cancer le plus fréquent chez l'homme parmi les tumeurs solides et le troisième chez la femme)*
  - *2,1 millions de nouveaux cas/an dans le monde*
- *Mortalité :*
  - *Plus de 33 000 décès/an en France (1ère cause de mortalité par cancer en France, 20% des décès par cancer)*
  - *1,8 millions de décès/an dans le monde, première cause mondiale de mortalité par cancer chez l'homme, comme chez la femme désormais.*
- *Survie tous stades confondus < 20% à 5 ans :*
  - *Évolution (Figure 1) : les différences sont liées à l'évolution du tabagisme (en faible diminution chez l'homme ; en augmentation chez la femme).*

Le paradoxe de ce cancer est qu'il représente un problème majeur de santé publique par sa fréquence et son pronostic sombre alors qu'il est accessible à la prévention primaire, puisque son principal facteur de risque, le tabac, est clairement identifié et évitable.

Il n'y a actuellement **pas de** recommandation pour le **dépistage** organisé du CP actuellement en France (HAS 2016) malgré plusieurs essais randomisés contrôlés démontrant son efficacité dans une population à risque. Le dépistage opportuniste (individuel) est recommandé en France par les sociétés savantes.

Figure 1 : Évolution de l'incidence et de la mortalité (taux standardisé monde c.à.d. par 100 000 personnes) par CP selon le sexe de 1990 à 2015. Échelle logarithmique.

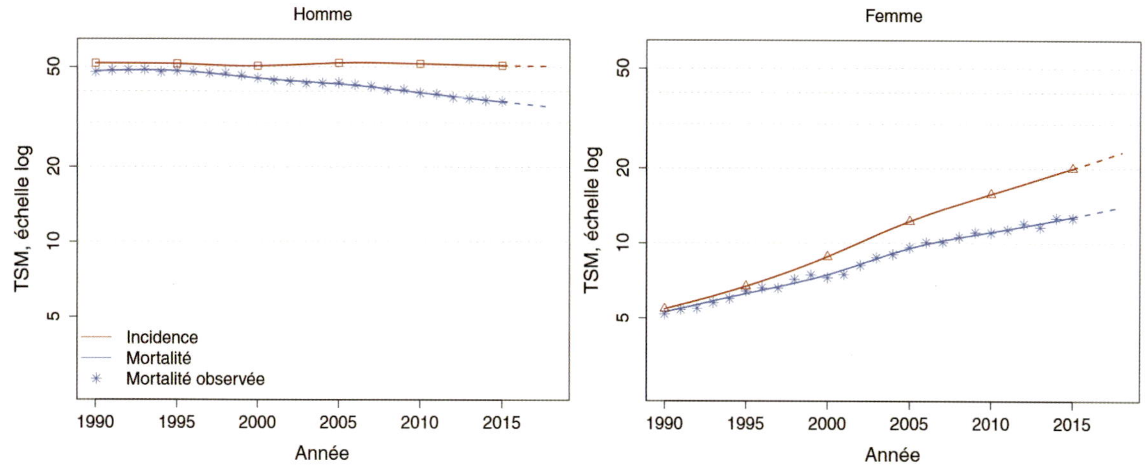

2. ÉTIOLOGIE

2.1 Tabac

Tabagisme actif

85 % des CP sont dus au tabac :

- Nombreux carcinogènes sont présents dans la fumée de cigarette.
- Les facteurs de risque les plus importants en termes de carcinogénèse sont l'âge de début du tabagisme (précocité) et sa durée.
- La notion de paquet année (PA) n'est cependant pas un bon évaluateur du risque : la quantité de tabac augmente le risque de développer un cancer avec un facteur à la puissance 2, alors que la durée d'exposition le multiplie avec un facteur à la puissance 4. Risque = dose x durée^4. Il n'est donc pas équivalent de fumer 10 cigarettes /j pendant 20 ans (10 PA) que 20 cigarettes/j pendant 10 ans (10 PA)
- Il n'y a pas de seuil au-dessous duquel fumer n'expose pas à un risque accru de CP.
- Après l'arrêt du tabac, le risque décroît mais ne revient jamais au niveau de celui du non-fumeur (Figure 2). Il est toutefois TOUJOURS utile d'arrêter de fumer, quel que soit son âge, car le risque réduit par rapport à un fumeur non sevré.

Tabagisme passif

- L'exposition passive au tabac augmente le risque de CP, particulièrement auprès des enfants (tabagisme parental).
- On estime que le tabagisme passif est responsable du quart des CP des non-fumeurs.

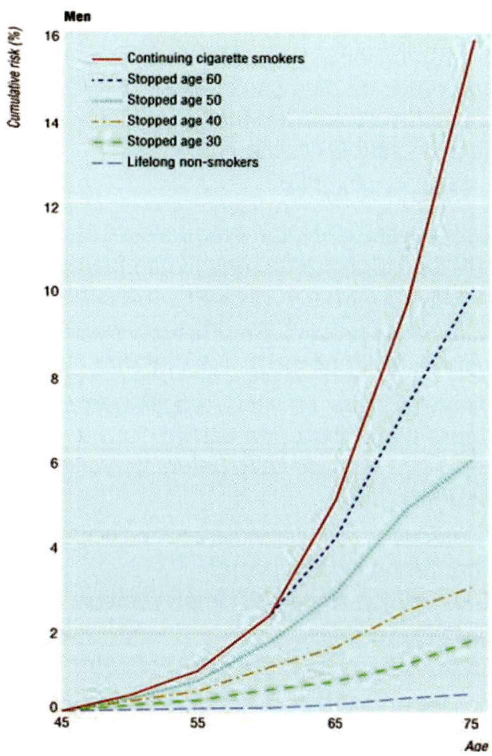

Figure 2 : Effet de l'arrêt du tabac selon l'âge (Cohorte de médecins britanniques) D'après Peto et al., BMJ 2000.

2.2 Carcinogènes professionnels

- Rôle souvent sous-estimé en raison du facteur confondant que représente le tabagisme.
- Dans près de 20 % des CP une exposition professionnelle peut être retrouvée, Les causes les plus fréquentes sont : amiante, silice, hydrocarbures aromatiques polycycliques, diesel Les professions concernées sont nombreuses, justifiant une enquête professionnelle systématique lors de tout diagnostic de CP.

2.3 Carcinogènes environnementaux

- L'exposition domestique au Radon est fortement suspectée de constituer une cause de cancer du poumon en France notamment chez les non-fumeurs. Le Radon est un gaz radioactif incolore et inodore naturellement présent dans l'environnement, présent dans le sol et la pierre. Certains départements font l'objet d'une vigilance accrue pour mesurer les taux de Radon.
- La pollution atmosphérique est un facteur de risque de cancer du poumon, notamment la pollution particulaire (particules fines dont le Diesel).

2.4 Facteurs de risque individuel

- Les patients souffrant de certaines pathologies respiratoires chroniques, en particulier la BPCO et les pneumopathies interstitielles diffuses fibrosantes, ont un surrisque de développer un cancer du poumon, indépendamment du tabagisme.
- Les patients ayant déjà présenté un cancer du poumon ont davantage de risque d'en développer un second, a fortiori s'ils continuent à fumer (carcinogénèse en champ).
- *Il existe également des prédispositions familiales et individuelles au cancer du poumon. Cette prédisposition est toutefois beaucoup plus complexe que dans d'autres modèles (colon ou sein). Il est important de bien comprendre que les mutations somatiques EGFR, KRAS et autres ne sont pas des anomalies constitutionnelles (génome de l'individu) mais bien des altérations présentes uniquement dans les cellules cancéreuses.*

3. *ONCOGENÈSE*

La carcinogenèse évolue en plusieurs étapes, impliquant une série d'altérations génétiques entrainant l'activation d'oncogènes (gènes dominants, dont la mutation est activatrice) et/ou l'inactivation de gènes suppresseurs de tumeurs (gènes récessifs dont la perte des 2 allèles est inactivatrice).

Dans le CP, le processus multi-étapes est suggéré par la présence de nombreuses mutations affectant de nombreux gènes particulièrement chez les patients fumeurs.

Dans certains cas, un seul oncogène est muté : on parle alors d'addiction oncogénique. C'est le cas des CP porteurs d'une mutation activatrice du récepteur de l'Epidermal Growth Factor (EGFR), de BRAF, de l'exon 14 de MET, de HER2, d'un réarrangement de Anaplastic Lymphoma Kinase (ALK), de RET, de NTRK ou de ROS1.

Ces addictions oncogéniques sont principalement détectées :
- *Dans les adénocarcinomes*
- *Chez les non-fumeurs (jamais fumeurs ou fumeurs sevrés depuis plus de 10 ans)*
- *Chez les femmes*
- *Chez les patients d'origine asiatique*

Elles sont prédictives de la réponse aux inhibiteurs de tyrosine kinase (ITK).

4. TYPES HISTOLOGIQUES

On distingue 2 grands types histologiques :
- Les cancers « non à petites cellules » : > 80% des cas, eux-mêmes séparés en :
  . adénocarcinomes : la majorité
  . carcinomes épidermoïdes
  . carcinomes indifférenciés
- Les cancers « à petites cellules » 15% des cas

4.1 Adénocarcinomes

- Les plus fréquents, le plus souvent localisés en périphérie du poumon
- Leur diagnostic repose sur l'analyse morphologique (architecture glandulaire) souvent aidé de l'immunohistochimie [le plus souvent positifs pour un marquage par le Thyroid Transcription Factor-1 (TTF1)].
- Parfois associés à une **addiction oncogénique** (Cf. §3)

4.2 Carcinomes épidermoïdes ou malpighiens

- De localisation proximale
- Positifs pour un marquage par p40 en immunohistochimie

4.3 Carcinomes à petites cellules

- *Le plus souvent sous la forme de tumeurs volumineuses, développées à partir des voies aériennes proximales et s'étendant au médiastin, entraînant une compression extrinsèque et une infiltration de l'arbre bronchique ainsi que des syndromes de compression médiastinale*
- *L'association aux syndromes paranéoplasiques est fréquente.*
- *Positifs pour un marquage par la Neuron Specific Enolase (NSE) en immunohistochimie.*

5. CIRCONSTANCES DE DÉCOUVERTE

Trois quarts des CP sont diagnostiqués à un stade localement avancé ou métastatique, parce que :
- Le poumon et les bronches n'ont pas d'innervation nociceptive (pas de douleur).
- Les symptômes révélateurs du CP ne sont pas spécifiques (surtout chez le fumeur chronique).
- Les symptômes n'apparaissent que lorsque des organes centraux (bronches ou vaisseaux) ou périphériques (paroi, plèvre) sont touchés, ou en cas de métastase(s).

Symptômes respiratoires	Toux, dyspnée, hémoptysie
Extension locorégionale	Syndrome cave supérieur (a) Dysphonie Douleur thoracique Syndrome de Pancoast (b) Infection respiratoire basse récidivante
Métastase	SNC, os, foie, peau
Altération inexpliquée de l'état général	
Maladie thromboembolique sans circonstance favorisante	
Syndromes paranéoplasiques (c)	Hippocratisme digital Ostéoarthropathie hypertrophiante (d) Sécrétion inappropriée d'hormone anti-diurétique Fièvre au long cours Pseudomyasthénie, neuropathies périphériques
Découverte fortuite	Sur un scanner du thorax, quelle que soit la cause de sa réalisation

a) Conséquence d'une compression de la veine cave supérieure par la tumeur ou par des adénopathies latéro-trachéales droites
b) Développement d'un cancer de l'apex pulmonaire envahissant la paroi thoracique, le plexus brachial et le ganglion sympathique stellaire ; névralgie cervico-brachiale avec douleurs radiculaires C8-D1, syndrome de Claude Bernard-Horner homolatéral ; souvent rattachée à tort à une discopathie dégénérative → doit conduire à la réalisation d'un scanner thoracique
c) Syndromes paranéoplasiques = manifestations liées à la sécrétion par la tumeur d'une substance (tel que neuromédiateurs ou hormones), ou bien à la réaction du système immunitaire du patient par la formation d'auto-anticorps. Ces manifestions se font à distance de la tumeur et ne correspondent pas à l'envahissement tumoral ou métastatique de l'organe, sous l'action de ces hormones ou de ces anticorps. Leur réapparition, après une résection complète, signe la rechute tumorale
d) Hippocratisme digital, œdème douloureux des extrémités avec périostite engainante.

6. ASPECTS LES PLUS CARACTÉRISTIQUES EN IMAGERIE THORACIQUE

Examen initial, devant tout signe d'appel chez un fumeur de 40 ans = scanner thoracique non injecté

6.1 Radiographie thoracique (Figure 3 à 6)

La place de la radiographie est marginale dans cette indication.

Le plus souvent, la radiographie est pratiquée initialement, face à des symptômes respiratoires, dans le but d'éliminer d'autres diagnostics comme une cause infectieuse ou pleurale. Elle peut alors révéler une masse qui sera secondairement investiguée par scanner.

Une radiographie thoracique normale n'élimine pas le diagnostic de cancer du poumon.

6.2 TDM

Elle est utile pour :

- Le diagnostic (et doit idéalement être réalisée avant la bronchoscopie pour une orientation topographique des prélèvements).
- Le bilan d'extension et la stadification TNM (et doit être réalisée **en première intention**, avec injection, à l'étage thoracique, abdomino-pelvien (incluant les surrénales) et encéphalique)

La TDM donne des précisions sur la lésion primitive :

- Sa topographie, sa localisation hilaire centrale ou périphérique
- Son caractère systématisé, rétractile ou non rétractile
- Ses rapports avec les structures avoisinantes de la paroi thoracique, de la plèvre et du médiastin (Figures 7 à 9)

Figure 3 : Opacité para-hilaire droite à contours irréguliers (cf. figure 7).

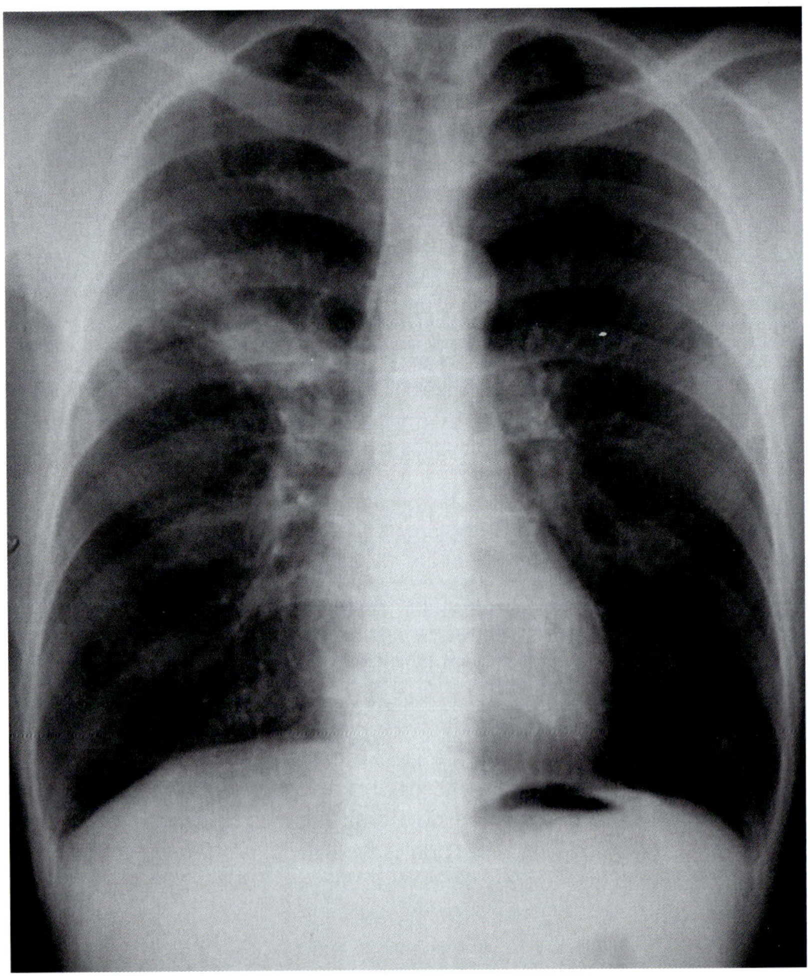

Figure 4 : Atélectasie du poumon droit sur tumeur de la bronche souche droite.

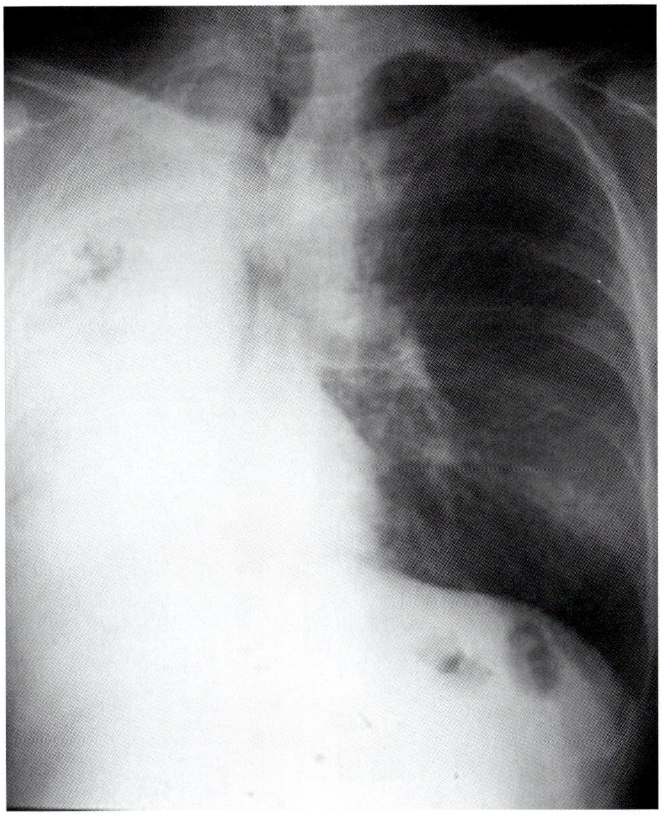

Figure 5 : Opacité arrondie de plus de 3 cm (masse) sus-hilaire droite.

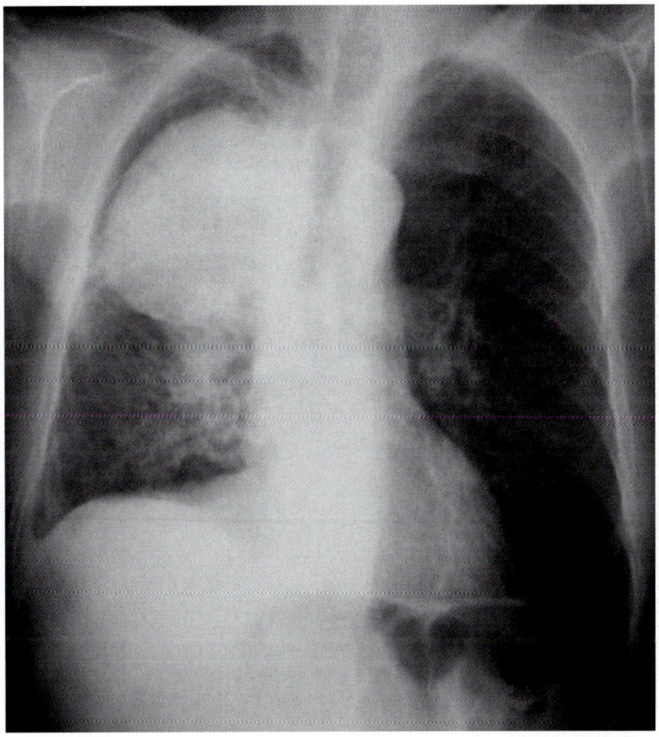

Figure 6 : Opacité arrondie de plus de 3 cm (masse) d'allure excavée (cf. figure 8).

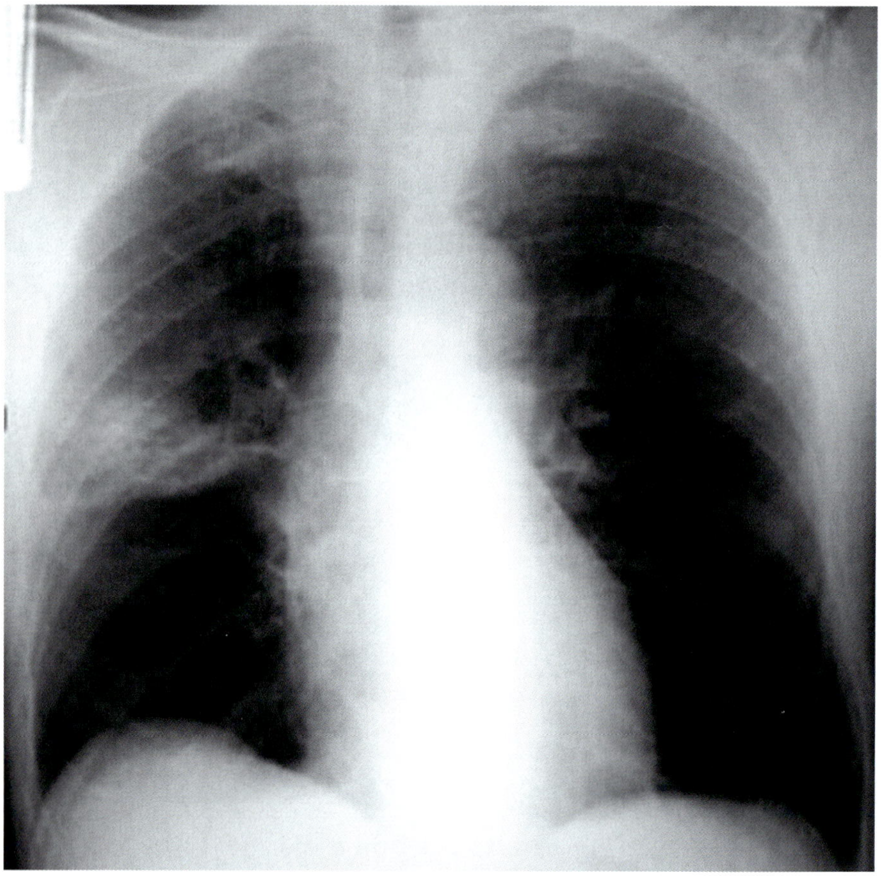

Figure 7 : Masse hilaire droite (correspondant à celle de la figure 3).

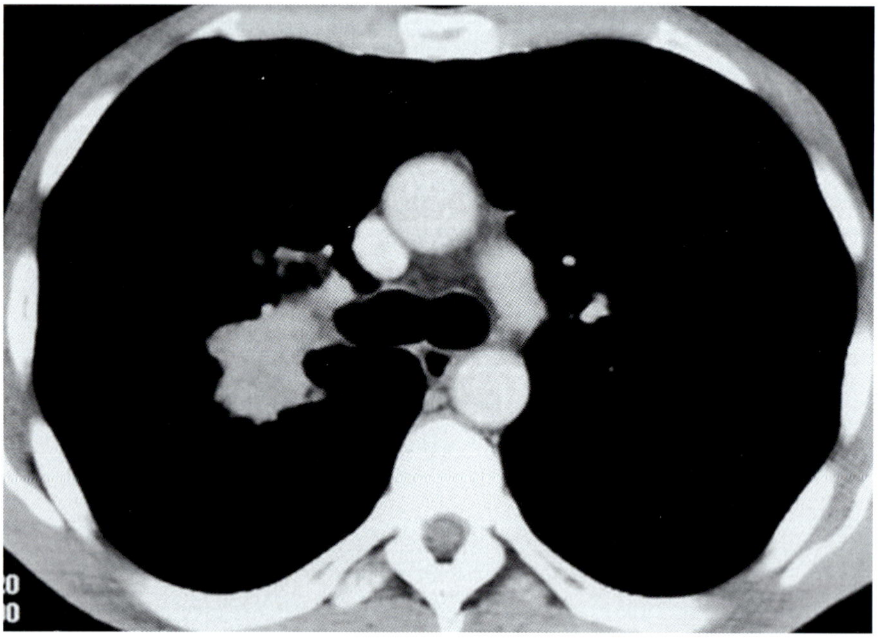

Figure 8 : Masse excavée et à contours irréguliers et spiculés (correspondant à celle de la figure 6), associée à un nodule périphérique du segment supérieur du lobe inférieur droit et du lobe supérieur gauche.

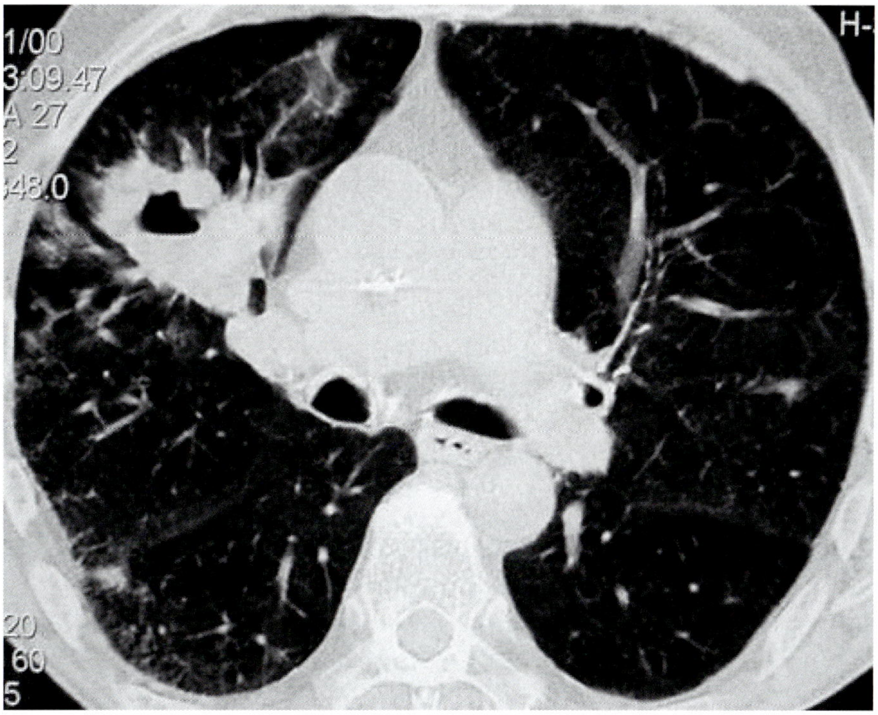

Figure 9 : Tumeur du lobe supérieur gauche (apex), envahissant le corps vertébral.

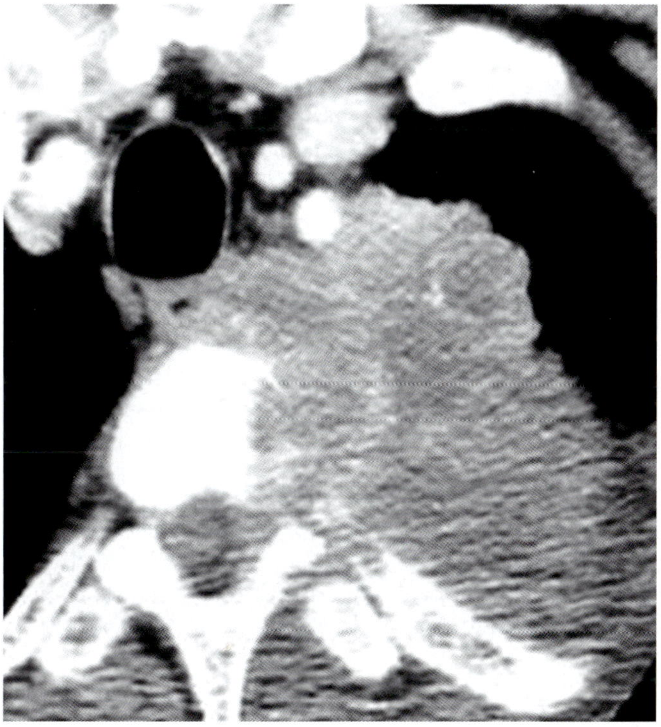

La TDM donne une première estimation de l'extension ganglionnaire (Figure 10) :
- Absence d'adénopathie = N0
- Site(s) hilaire(s) envahi(s) = N1
- Site(s) médiastinal(aux) homolatéral(aux) ou sous carinaire envahi(s) = N2
- Site(s) médiastinal(aux) controlatéral(aux) ou sous-claviculaires envahi(s) =N 3

Peut montrer aussi des métastases :
- Pulmonaires ou pleurales.
- Hépatiques, surrénaliennes, costales ou vertébrales (Figure 11).
- Cérébrales

Figure 10 : Stadification de l'envahissement ganglionnaire.

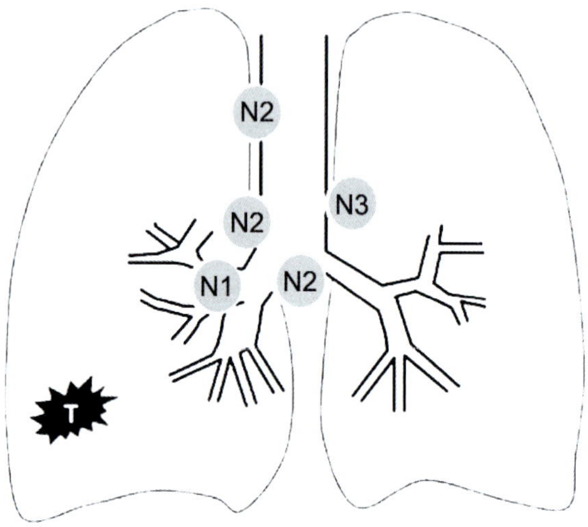

Figure 11 : Métastase vertébrale avec lyse osseuse.

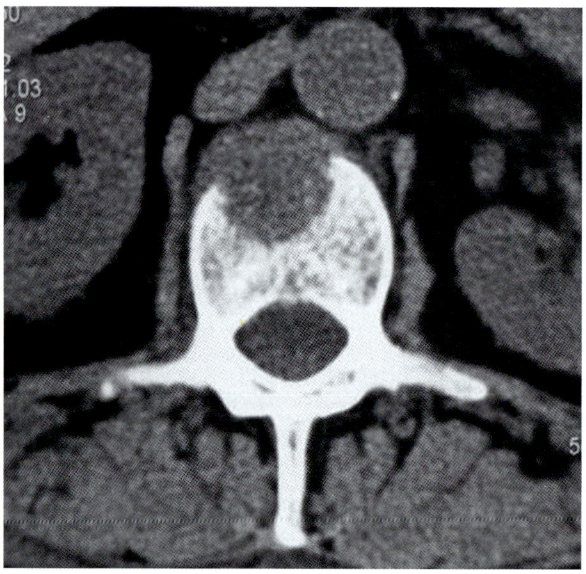

6.3 TEP au 18-FDG

- Examen d'imagerie fonctionnelle qui fait appel à du glucose marqué par un radionucléotide : le fluor 18 (18FDG) qui se fixe préférentiellement dans les cellules et tissus à haut métabolisme (tumeurs mais aussi inflammation ou infection).
- Le 18FDG PETscan est indiqué pour les patients pour lesquels une chirurgie d'exérèse ou une radiothérapie est envisagée (formes localisées ou localement avancées).
- Valeur prédictive négative élevée pour le bilan d'extension
- Les indications les plus pertinentes sont :
  . La caractérisation d'un nodule pulmonaire de nature incertaine
  . Le staging médiastinal d'un cancer a priori opérable, à localisation périphérique, sans adénomégalie manifestement pathologique hilaire et/ou médiastinale car une adénopathie de taille normale à la TDM peut malgré tout s'avérer hypermétabolique au TEP scanner et justifier un examen histologique préalable à la décision chirurgicale.
  . Le bilan d'extension à distance d'une tumeur a priori éligible à un traitement local (chirurgie ou radiothérapie).

Figure 12 : Même cas que sur les figures 3 et 7. La fixation du 18FDG est limitée à la tumeur, sans fixation ganglionnaire médiastinale ni fixation pathologique à distance (NB fixation colique ou vésicale non pathologique)

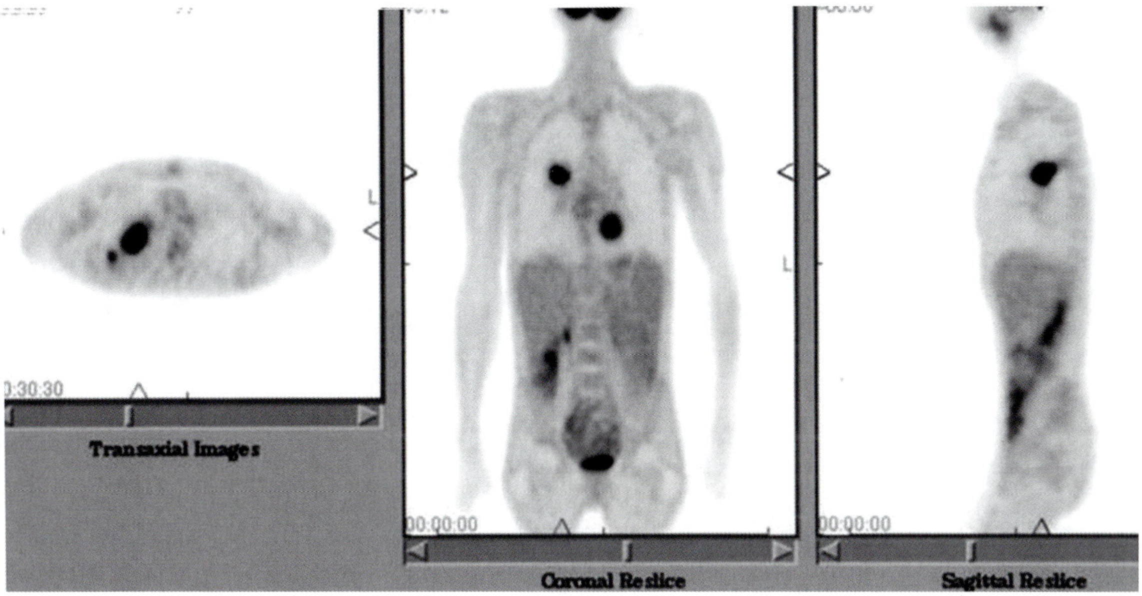

6.4 IRM thoracique

Sauf cas exceptionnel ce type d'imagerie n'a pas sa place dans le CP.

Elle est dans certains cas utile pour préciser les rapports d'une tumeur de l'apex (Pancoast) avec les vaisseaux sous claviers, le plexus brachial, et les foramens intervertébraux, dans le cas où le scanner est insuffisant, pour en évaluer la résécabilité.

7. DIAGNOSTIC HISTOLOGIQUE DES CANCERS DU POUMON

7.1 Bronchoscopie souple (fibroscopie bronchique)

Figure 13 : La fibroscopie visualise l'arbre bronchique jusqu'au niveau sous-segmentaire. Elle est réalisée sous anesthésie locale ou sédation. Des biopsies bronchiques sont réalisées sur les anomalies observées (bourgeon tumoral, infiltration).

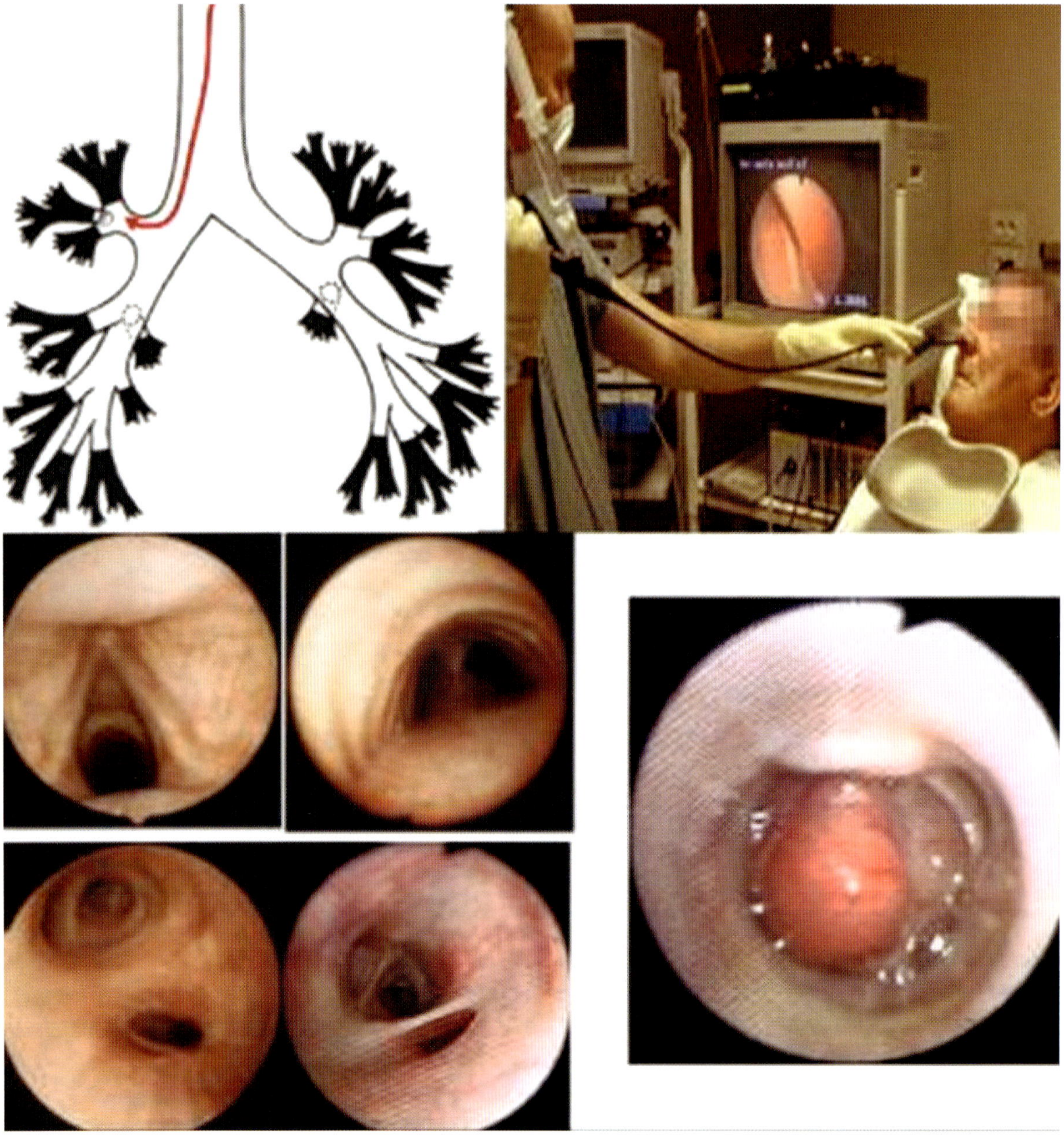

7.2 Echo-endoscopie bronchique

Chaque fois qu'il existe des adénopathies satellites d'un CP au contact de la trachée ou d'une grosse bronche, on peut documenter son atteinte par ponction à l'aiguille sous guidage d'une sonde d'échographie située à l'extrémité de l'endoscope.

Figure 14 : Ponction à l'aiguille des adénopathies au contact de la trachée (échoendoscopie bronchique).

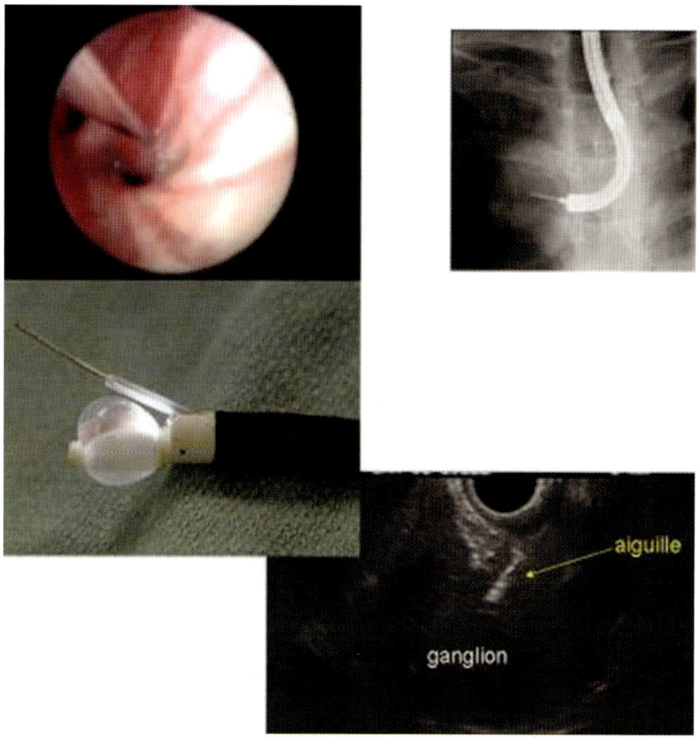

7.3 Ponction-biopsie transpariétale à l'aiguille

Elle est réalisée sous anesthésie locale sous guidage TDM.

Elle peut être échoguidée si la lésion a un contact pariétal direct.

Très utile pour les nodules et masses périphériques. Se complique dans environ 10 % des cas d'un pneumothorax, souvent minime et bien toléré.

Figure 15 : Ponction d'une tumeur périphérique sous guidage TDM.

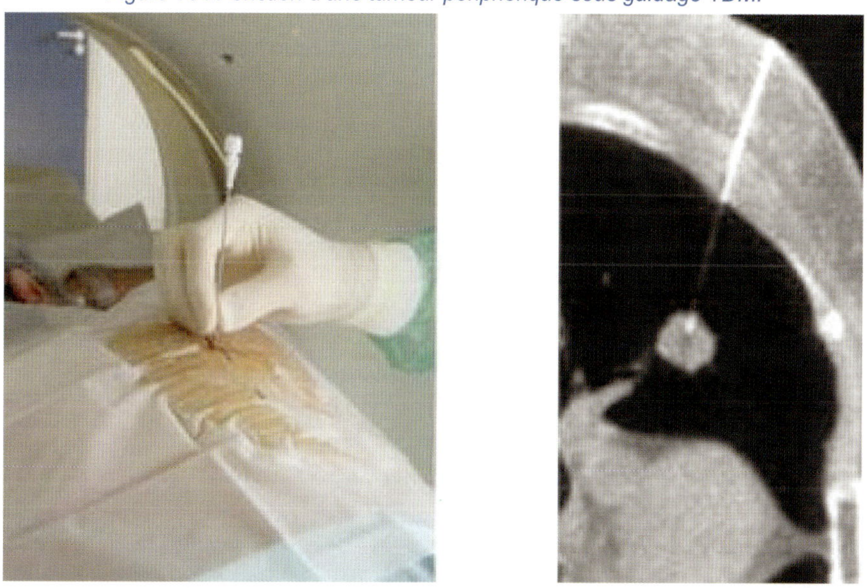

7.4 Techniques chirurgicales

Si le diagnostic n'a pas été obtenu de façon moins invasive et qu'il n'y a pas d'autre lésion à distance qui soit accessible à un geste simple (VII.5) et si la suspicion de cancer est élevée :

- *Thoracoscopie, vidéo-thoracoscopie :*
  - *en cas d'épanchement pleural exsudatif (voir item 202)*
  - *ou abord d'aires ganglionnaires non accessible en médiastinoscopie (notamment à gauche ou en sous-carinaire)*
- *Médiastinoscopie :*
  - *permet l'abord des sites ganglionnaires latéro-trachéaux*
- *Vidéo-thoracotomie exploratrice :*
  - *en cas d'échec ou de contrindication aux autres techniques*

Figure 16 : Médiastinoscopie axiale.

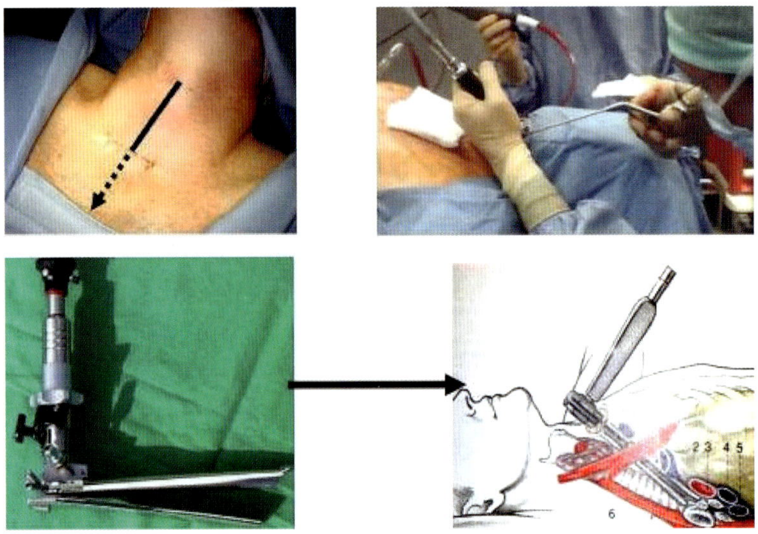

7.5 Autres techniques

Dans certains cas, ponction-biopsie (TDM ou échoguidée) ou exérèse d'une lésion à distance :

- *Adénopathie sus-claviculaire et métastase cutanée : lorsqu'une de ces localisations de la maladie est détectée cliniquement, il est souhaitable que la biopsie diagnostique porte sur elles pour deux raisons : parce que leur biopsie ne se complique jamais, parce que leur positivité affirme le stade N3 ou M1 respectivement.*
- *Métastase hépatique*
- *Lésion ostéolytique*
- *Métastase cérébrale prévalente*

7.6 Choix de la technique diagnostique en fonction de la localisation de la lésion

Lésion centrale (1er tiers du thorax autour de la carène) :

- Habituellement accessible en fibroscopie bronchique

Lésion périphérique (1/3 périphérique)

- Habituellement accessible en ponction transpariétale à l'aiguille
- À défaut, par vidéo-thoracoscopie exploratrice

Entre les deux :

- Accessible en fibroscopie bronchique, en ponction transpariétale à l'aiguille ou par thoracotomie exploratrice

Si adénopathies au contact de la trachée :

- Abord ganglionnaire à l'aiguille sous fibroscopie, échoendoscopie ou médiastinoscopie

Figure 17 : Choix de la technique diagnostique en fonction de la localisation de la lésion.

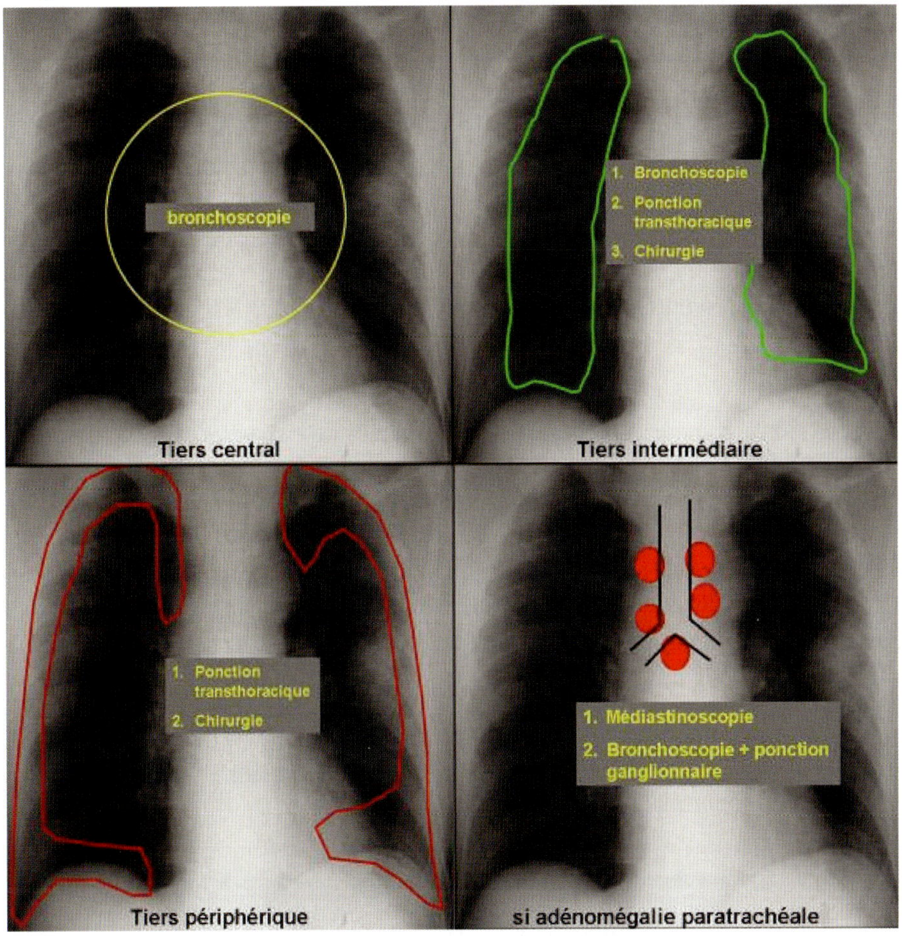

7.7 Recherches complémentaires sur la tumeur

Du fait de l'émergence de thérapies ciblées (notamment les ITK) et de l'immunothérapie pour la prise en charge des cancers du thorax, il convient :

- *De disposer de matériel histologique (tissus) plutôt que cytologique pour le diagnostic*
- *De disposer d'une quantité importante de matériel à la prise en charge initiale notamment pour la réalisation des différentes techniques de recherche moléculaires*
- *Dans les cancers non à petites cellules de stade avancé le bilan moléculaire minimal en première ligne est :*
  - *L'expression de PDL1*
  - *La recherche de mutations EGFR et KRAS*
  - *La recherche de réarrangement ALK et ROS*

D'autres recherches sont recommandées par les lignes ultérieures.

La rebiopsie à la rechute est de plus en plus encouragée.

Les techniques de biopsies liquides (sang) permettent de plus en plus d'effectuer certaines analyses de biologie moléculaire de manière non-invasive.

7.8 Marqueurs tumoraux

Le dosage de marqueurs tumoraux sériques n'est pas recommandé (aucune indication).

8. BILAN PRÉTHÉRAPEUTIQUE

8.1 Trois questions principales sont à poser

S'agit-il d'un cancer à petites cellules ou non à petites cellules

- *Si* petites cellules : la plupart du temps traitement médical : chimiothérapie ± radiothérapie localisée au thorax *ou chimiothérapie + immunothérapie en cas de forme métastatique*

S'il s'agit d'un non à petites cellules, la tumeur est-elle résécable ?

- *Bilan d'extension loco-régional permettant de classer en stade localisé, localement avancé ou disséminé*

Si le CBNPC est résécable, le patient est-il opérable ?

- *Bilan d'opérabilité*

8.2 Bilan d'extension

Evalue l'extension de la tumeur aux organes de voisinage, aux structures loco régionales ainsi que l'existence d'éventuelles métastases à distance.

Résume toutes les données résultant de l'examen clinique, de la bronchoscopie, des ponctions cytologiques éventuelles (ganglions cervicaux, plèvre) et de l'imagerie (TDM thoraco abdominale et cérébrale, voire la TEP ou l'IRM cérébrale si pas scanner cérébral)

L'évaluation de l'extension N (ganglionnaire) s'effectue par la TDM, complété par la TEP-TDM.

S'il est nécessaire d'obtenir la preuve anatomopathologique de l'extension ganglionnaire (staging), l'échoendoscopie est l'examen de 1ère intention.

L'exhaustivité de l'évaluation de l'extension M (métastases) est déterminante dans le cadre de tumeurs potentiellement accessibles à une chirurgie. Beaucoup d'équipes incluent l'IRM cérébrale dans ce bilan, le scanner cérébral pouvant méconnaître des petites métastases. Dans les autres cas, elle est discutée en fonction des points d'appels cliniques.

Figure 18 : Mise en évidence d'une métastase cérébrale unique frontotemporale gauche.

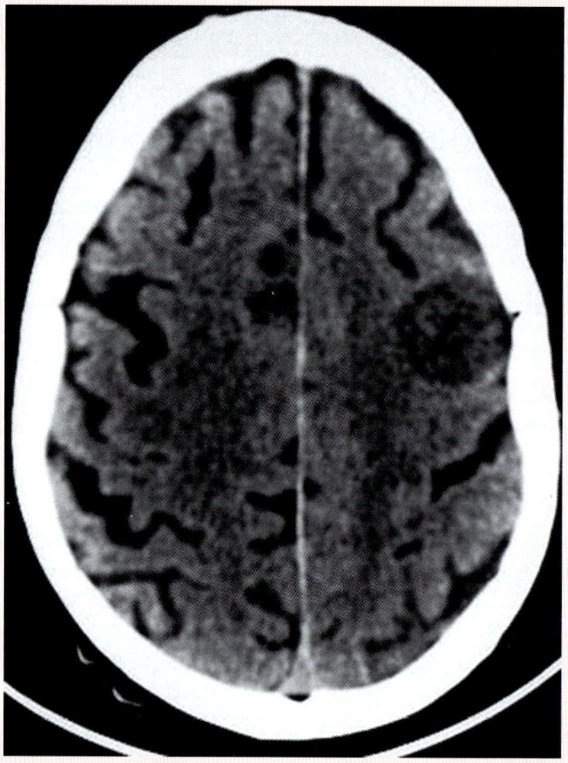

Au terme de ce bilan, on peut établir la stadification ***TNM*** *de la tumeur :*
- *Le T (tumeur) représente l'extension loco-régionale de la tumeur*
- *Le N (node = ganglion en anglais) représente l'extension ganglionnaire de la tumeur*
- *Le M (métastase) représente l'extension à distance de la tumeur*

Comme tout bilan d'extension de tumeur, on distingue :
- *Le cTNM = extension « clinique » (basée sur les examens cliniques et paracliniques) de la tumeur (« c » signifie clinical)*
- *Du pTNM = extension anatomopathologique de la tumeur, en post-opératoire quand le T et surtout le N auront été définitivement expertisés par l'analyse anatomopathologique (« p » signifie pathology)*

Pour la pratique** **on retiendra qu'il existe trois grands stades pour le CP non à petites cellules :
- *Localisé (stades I et II)*
- *Localement avancé (stade III)*
- *Disséminé (stade IV)*

8.3 Évaluation de l'état général

L'évaluation de l'état général est fondamentale pour la décision d'un traitement radical (chirurgie ou radiothérapie) mais aussi pour la décision de traitement médical.

Il est évalué par plusieurs échelles dont l'indice de performance (Performance Status de l'OMS ou ECOG) avec une échelle de 0 à 5 (Tableau 3).

Tableau 3 : Performance Status (OMS).

0	Personne normale - activité physique intacte - efforts possibles sans limitation
1	Réduction des efforts - autonomie complète
2	Autonome - se fatigue facilement - nécessité de se reposer (lit ou fauteuil) moins de la moitié des heures de veille
3	Personne dépendante - lever possible - nécessité de se reposer (lit ou fauteuil) plus de la moitié des heures de veille
4	Dépendance totale - état quasi grabataire - totalement confiné au lit ou au fauteuil
5	Décédé

L'âge civil ne représente pas une contre-indication opératoire, l'appréciation de l'opérabilité étant beaucoup plus liée à l'existence d'une comorbidité, cardio-respiratoire notamment.

8.4 Etat nutritionnel

L'état nutritionnel doit être systématiquement évalué.

8.5 Paramètres cardio-respiratoires

L'examen clinique recherche une BPCO, une insuffisance respiratoire et évalue la classe fonctionnelle de la dyspnée.

Les épreuves fonctionnelles respiratoires (au minimum une spirométrie et une mesure de la DLCO) sont réalisées dans tous les cas où un acte chirurgical paraît possible.

En cas d'anomalie, le bilan est complété par :
- Une épreuve d'effort (avec mesure de la VO_2max)
- Une scintigraphie pulmonaire de ventilation/perfusion pour évaluer le VEMS prévisible en post-opératoire en fonction de l'intervention envisagée (lobectomie ou pneumonectomie)

Les comorbidités cardiovasculaires sont systématiquement recherchées.

Une chirurgie d'exérèse n'est pas envisageable si le VEMS prédit en post-opératoire est < 1 litre ou < 30% de la théorique.

En pratique on peut retenir qu'enlever un lobe (lobectomie) représente environ une ↘ d'un quart des capacités respiratoires (le lobe moyen étant tout petit par rapport aux 4 autres lobes, n'est pas pris en compte).

Exemple : on envisage une lobectomie chez un patient dont le VEMS est 80% de la valeur théorique. Le VEMS prédit en post-opératoire sera de 60% de la valeur théorique. On peut donc envisager la lobectomie (car le VEMS prédit en post-opératoire est > 30% de la valeur théorique).

8.6 Évaluation gériatrique

Pour les personnes de plus de 70 ans, une évaluation oncogériatrique est indiquée (score G8 au minimum).

9. STRATÉGIES THÉRAPEUTIQUES DANS LES « NON À PETITES CELLULES »

Dans tous les cas : l'arrêt du tabac est impératif. En cas de chirurgie le sevrage diminue la fréquence de complications péri-opératoires, en cas de traitement systémique (ITK ou chimiothérapie) le tabac diminue l'activité des thérapeutiques (induction enzymatique hépatique)

9.1 Cancers localisés (stades I et II)

Ces cancers du poumon découverts au stade localisé représentent environ 15 à 30 % des cas.

Si le patient est opérable, une chirurgie d'exérèse est proposée.

Traitements complémentaires : une chimiothérapie adjuvante peut être proposée selon le stade en post-opératoire.

Si le patient n'est pas opérable une radiothérapie à visée curative est recommandée, *si possible en condition stéréotaxique*.

9.2 Cancers localement avancés (stade III)

Ils représentent environ 20 % des cas.

Ils relèvent actuellement de l'association d'une radiothérapie associée à une chimiothérapie (doublet à base d'un sel de platine) de façon concomitante. Une fois cette séquence achevée, un traitement de maintenance par immunothérapie diminue le risque de récidive et de mortalité par cancer.

9.3 CBNPC métastatiques (stades IV)

Représentent environ 40 à 55 % des cas.

*Ces patients relèvent d'un **traitement systémique** exclusif.*

*Le choix du **type de traitement** de 1ère ligne dépend de l'âge du patient, de son état général, du niveau d'expression de PD-L1 au niveau de la tumeur, et de la présence d'une altération moléculaire ciblable.*

Traitement ciblé (ITK) en cas d'altération moléculaire addictive ciblable (notamment EGFR, ALK, ROS1, BRAF, liste évoluant régulièrement), immunothérapie seule (si PDL1>50%), chimiothérapie conventionnelle (comprenant un sel de platine) ou combinaison chimiothérapie + immunothérapie (quel que soit l'expression de PDL1).

Pour la pratique on retiendra 3 grandes situations	Traitement
Cancer **localisé** (Stades I et II)	Traitement local : – **Chirurgie** ± chimiothérapie – Radiothérapie si inopérable
Cancer **localement avancé** (Stades III)	Radiothérapie + traitement systémique
Cancer **disséminé** (Stades IV)	Traitement systémique

10. STRATÉGIES THÉRAPEUTIQUES DANS LES « À PETITES CELLULES »

L'évolution sans traitement est rapide (temps de doublement cellulaire très court) aboutissant rapidement au décès (< 3 mois).

La chimiothérapie est le traitement de référence et doit être instaurée le plus précocement possible (urgence oncologique) :

- *doublet à base de sel de **platine** associé à **l'immunothérapie** en cas de maladie métastatique*
- *souvent très chimiosensible MAIS rechutes rapides avec apparition d'une chimiorésistance.*

En cas de maladie limitée, une radiothérapie précoce (avant le 2e cycle) sur la tumeur et le médiastin est associée.

Une irradiation prophylactique encéphalique est conseillée en cas de réponse majeure au traitement d'induction chez les sujets de moins de 70 ans

La chirurgie est exceptionnellement possible et ne peut jamais être le seul traitement

11. TRAITEMENTS SYMPTOMATIQUES (SOINS DE SUPPORT)

Doivent être entrepris dès l'apparition de symptômes, quel que soit le stade de la maladie. Ils sont multiples, incluant un soutien psycho-oncologique, et reposent en particulier sur la prise en charge de

La **douleur** par les antalgiques par paliers croissants en utilisant (dans l'ordre) les antalgiques de classe I à III, sans hésiter à recourir aux dérivés morphiniques (classe III) + prévention de la constipation.

Radiothérapie focale palliative à visée antalgique pour les lésions osseuses, surrénaliennes ou cutanées, ou menaçant la moelle épinière (risque de compression médullaire).

Parfois une chirurgie est indiquée avant la radiothérapie (enclouage d'un os long, laminectomie vertébrale décompressive) lorsque l'état général le permet, dont l'action peut aussi être antalgique.

Les douleurs de métastases osseuses peuvent être également soulagées en associant aux antalgiques classiques des anti-inflammatoires non stéroïdiens et/ou un traitement anti-résorptif, (bisphosphonate ou inhibiteur de RANK-ligand).

Les douleurs liées à des métastases osseuses vertébrales peuvent aussi être efficacement traitées par vertébroplastie percutanée.

*La **dyspnée** liée à un(e) :*

- *Lymphangite carcinomateuse : traitement très difficile*
- *Obstruction de la trachée ou d'une bronche principale. La désobstruction ± prothèse endobronchique est à discuter.*
- *Pleurésie néoplasique abondante, récidivante après ponction pleurale : symphyse pleurale par talcage ou drainage à demeure (cathéter pleural tunnelisé)*
- *Syndrome cave supérieur : anticoagulation, corticoïdes, discuter stent cave*

La **nutrition** en cas de perte de poids importante.

12. RECHERCHE D'UNE EXPOSITION PROFESSIONNELLE

Il faut rechercher une exposition professionnelle aux facteurs cancérogènes les plus fréquents (amiante, silice cristalline, hydrocarbures aromatiques polycycliques) par l'interrogatoire et au besoin par une consultation auprès d'un spécialiste en maladies professionnelles. Lorsque les conditions correspondant aux tableaux de maladie professionnelle sont remplies, la déclaration du cancer en maladie professionnelle doit être faite. Pour les cancers bronchiques liés à l'amiante, tous les patients ont le droit à une indemnisation complémentaire par le FIVA.

13. RESPECT DU PLAN CANCER

Les décisions thérapeutiques principales doivent être validées en **Réunion de Concertation Pluridisciplinaire** d'oncologie thoracique, conduisant à proposer un **Plan Personnalisé de Soins** écrit qui sera expliqué au patient par son médecin référent lors d'une « **consultation dans le cadre du dispositif d'annonce** ».

Lors de cette consultation, à laquelle peut être associée une infirmière ou d'autres professionnels de santé, sont décrits les grands principes des traitements envisagés ainsi que les effets secondaires les plus fréquents et les plus graves des traitements, leurs signes d'appel et leur prévention, ainsi que le bénéfice attendu du traitement et le rythme des évaluations.

La participation à des essais cliniques doit être systématiquement encouragée.

14. EXPRESSION RADIO-CLINIQUE DES CANCERS SECONDAIRES DU POUMON ET DÉMARCHE DIAGNOSTIQUE

Le poumon est un site métastatique privilégié pour de nombreux cancers (cancers épithéliaux, sarcomes, mélanomes cutanés, cancers pulmonaire primitifs ...).

14.1 Trois grand tableaux radiocliniques (isolés ou associés)

- Nodule(s) parenchymateux métastatique(s)
- Épanchement pleural exsudatif
- Lymphangite carcinomateuse

Figure 19 : nodules denses à contours nets, diffus, de distribution hématogène, correspondant à des métastases d'un cancer bronchique primitif.

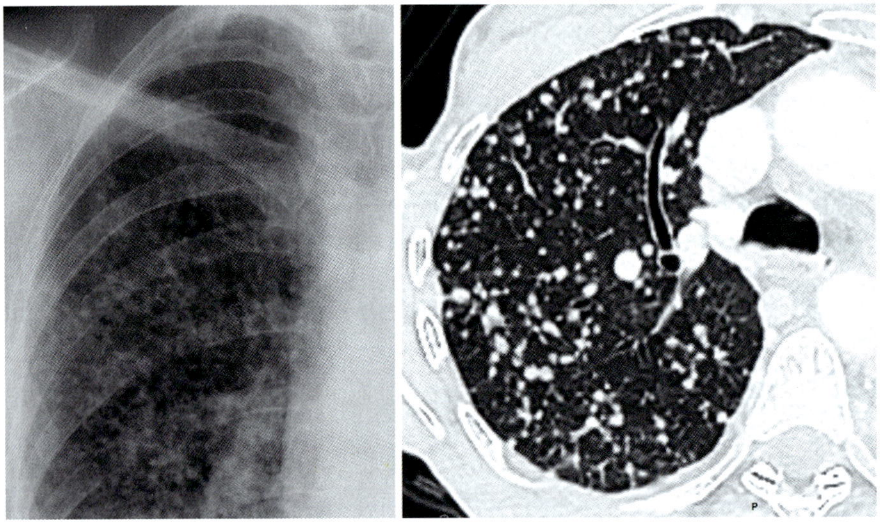

Figure 20 : Homme de 66 ans, adénocarcinome bronchique, épaississements des septa interlobulaires réalisant une lymphangite carcinomateuse secondaire. Épanchement pleural gauche associé.

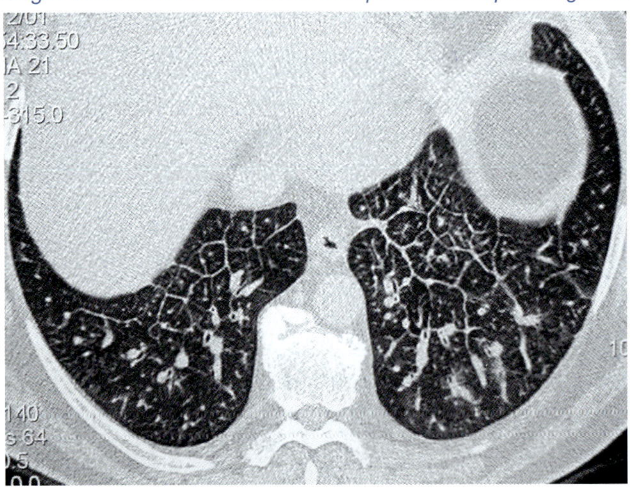

Signes fonctionnels respiratoires non spécifiques (quand ils sont présents) :
- Dyspnée, toux, douleur thoracique notamment au cours des pleurésies néoplasiques.

Signes généraux de la maladie cancéreuse :
- Leur importance dépend de l'atteinte secondaire pulmonaire mais aussi de l'importance de l'atteinte extrathoracique.

L'examen clinique est souvent pauvre, il doit systématiquement rechercher des extensions ganglionnaires (axillaires, sus-claviculaires, et cervicales).

14.2 Trois situations sont identifiables pour la démarche diagnostique

14.2.1 Cancer primitif inconnu

Une enquête étiologique à la recherche du primitif doit être menée :
- Examen clinique
- Puis réalisation d'explorations complémentaires recherchant un cancer accessible à un traitement spécifique actif (poumon, gonades, thyroïde, sein, endomètre, prostate...)
- La réalisation d'une scintigraphie au 18-FDG (TEP) est recommandée.

Compte tenu de la fréquence des CP il faut évoquer en 1ère hypothèse le diagnostic de métastases d'un CP, a fortiori si le patient est ou était fumeur.

Si l'histologie des lésions pulmonaires est obtenue avant la découverte du primitif, la recherche de celui-ci sera orientée par les données de l'histologie (et des analyses en immunohistochimie).

Il est indispensable de présenter les dossiers de ces patients en réunion de concertation pluridisciplinaire (RCP), surtout si la recherche d'un primitif s'avère négative.

14.2.2 Cancer primitif connu

La découverte d'anomalies radiologiques caractéristiques (lâcher de ballons, aspect typique de lymphangite carcinomateuse) peut suffire au diagnostic probable de métastases pulmonaires.

La preuve histologique (par biopsie), non systématique, pourra être exigée par la RCP si une modification significative du plan thérapeutique résulte de cette confirmation diagnostique ou si une modification du phénotype ou du génotype de la tumeur primaire est suspectée.

14.2.3 Cancer primitif ancien et considéré comme guéri

Certaines métastases peuvent survenir plus de 10 ans après le traitement initial du primitif (cancer du sein par exemple).

Si l'atteinte pulmonaire est isolée, l'enquête diagnostique doit être complète (prélèvement histologique).

La possibilité de traitement radical par chirurgie ou par un autre traitement local (radiothérapie stéréotaxique, radiofréquence) des métastases pulmonaires peut être envisagée.

Item 338 - Œdème de Quincke et anaphylaxie

(Ex-item 333)

Cet item a été rédigé au nom du Collège des Enseignants de Pneumologie et du Collège des Enseignants d'Allergologie.

Rang	Rubrique	Intitulé	Descriptif
A	Diagnostic positif	Savoir diagnostiquer un angioœdème histaminique (urticaire)	Diagnostic de l'urticaire profonde.
A	Diagnostic positif	Savoir diagnostiquer l'anaphylaxie	Signes cutanéo-muqueux, respiratoires, hémodynamiques, digestifs
B	Diagnostic positif	Savoir évoquer un angioœdème bradykinique	Clinique, contexte, antécédent
A	Éléments physiopathologiques	Les deux phases de l'anaphylaxie, catégories d'allergènes	Contact préparant asymptomatique et réaction immédiate lors du 2eme contact, allergènes
B	*Examens complémentaires*	*Connaître les principaux prélèvements à réaliser précocement*	*Sans retarder la prise en charge savoir réaliser les prélèvements appropriés dans ces situations*
A	Identifier une urgence	Identifier les facteurs de gravité (anaphylaxie) lors d'un angioœdème	Rechercher une atteinte laryngée, respiratoire, hémodynamique
A	Prise en charge	Savoir administrer le tout premier traitement en IM : ADRENALINE	Savoir administrer de l'ADRENALINE en bolus de 0,01 mg/kg ou par seringue préparée
A	Prise en charge	Savoir stopper l'exposition à l'allergène	Rechercher rapidement l'allergène responsable et vérifier l'arrêt de l'exposition
A	Prise en charge	Traitement symptomatique	Savoir administrer l'oxygène et débuter le remplissage (items 359 et 332)
B	*Prise en charge*	*Savoir administrer de l'ADRENALINE en urgence par voie IV*	*Savoir administrer de l'ADRENALINE en titration puis IVSE*
B	*Prise en charge*	*Traitement forme respiratoire*	*Savoir prescrire un aérosol d'adrénaline (atteinte VAS) ou de bêtamimétique (VA basses)*
A	Suivi et/ou pronostic	Savoir prévenir la récidive	Information et éducation du patient, prescription du kit d'adrénaline

Les objectifs de rang B apparaissent surlignés et en italique dans le texte.

Points clés

1. L'anaphylaxie est une réaction le plus souvent immunologique, aiguë menaçant le pronostic vital par la survenue d'un état de choc anaphylactique, d'un œdème de Quincke asphyxique ou d'un asthme aigu grave (AAG).
2. L'anaphylaxie est liée à l'action des médiateurs (vasodilatateurs et broncho-constricteurs) libérés par la dégranulation massive des basophiles circulants et des mastocytes tissulaires.
3. Le mécanisme est le plus souvent allergique (IgE-dépendant) mais des mécanismes non IgE-dépendants peuvent aussi intervenir.
4. Aliments, venins d'hyménoptères et médicaments représentent les principaux agents responsables de l'anaphylaxie.
5. Le traitement de l'anaphylaxie repose sur l'adrénaline intramusculaire (= urgence vitale).
6. Le traitement préventif, comprend la recherche et l'éviction des agents déclenchants.
7. Il faut munir le patient d'une carte d'allergique signalant la (ou les) sensibilisation(s) et la liste des médicaments et/ou d'aliments susceptibles de contenir l'agent causal.
8. La nécessité de porter une trousse d'urgence et d'être formé à l'utilisation de l'adrénaline auto-injectable doit être évaluée.

1. PHYSIOPATHOLOGIE ET DÉFINITION

Atopie, sensibilisation, hypersensibilité et hypersensibilité immédiate sont définis dans l'item 186.

L'anaphylaxie se définit comme la forme la plus sévère d'hypersensibilité immédiate, qui peut engager le pronostic vital.

Elle se définit cliniquement par l'apparition soudaine et rapidement progressive de signes atteignant au moins deux organes (ex : peau, voies aériennes) ou d'une chute de la pression artérielle (>30% de la valeur de base).

Le mécanisme de cette hypersensibilité est souvent IgE dépendant mais d'autres mécanismes sont possibles. Si les manifestations cliniques et le traitement curatif sont les mêmes, quels que soient les mécanismes de dégranulation des mastocytes et des basophiles, la prévention et le profil évolutif sont différents.

La classification de l'anaphylaxie se fait selon **la cause** (allergique ou non allergique) et **la sévérité**.

Anaphylaxies allergiques

Après sensibilisation à l'allergène lors d'une exposition antérieure (passée inaperçue), il y a **production d'IgE spécifiques** pour cet allergène par les lymphocytes B. Ces IgE spécifiques se fixent sur au moins deux types de récepteurs, les récepteurs de forte affinité pour l'IgE (FcεRI) présents sur les basophiles (circulants) et les mastocytes (tissulaires), et les récepteurs de faible affinité (FcεRII) présents sur les éosinophiles, les monocytes et les plaquettes.

- L'anaphylaxie est consécutive à la libération de médiateurs par dégranulation brutale des mastocytes et des basophiles, lors de la réintroduction de l'allergène même en quantité minime.
- Les médiateurs libérés par les basophiles et mastocytes sont préformés (histamine, tryptase, certaines cytokines) et néoformées (dérivés de l'acide arachidonique comme les leucotriènes ou prostaglandines, cytokines...). Globalement, ils vont induire une vasodilatation et une bronchoconstriction.

Anaphylaxies non allergiques

À côté de ce mécanisme IgE-dépendant, on distingue des réactions en rapport avec **une activation des mastocytes/basophiles non IgE-dépendante** aboutissant aux mêmes symptômes :

- L'histaminolibération directe (mastocytes et basophiles) sans sensibilisation préalable à l'agent responsable. C'est le cas avec certains aliments, médicaments, facteurs physiques ou dans les désordres mastocytaires.
- L'activation via d'autres médiateurs : le complément (C4a, C5a), les médiateurs du système kinine-kallicréine, les métabolites de l'acide arachidonique, les cytokines (TNFα, IL6, IL1ß) ...

La symptomatologie clinique immédiate est liée à la libération d'histamine.

Certains agents comme les produits de contraste iodés et certains médicaments (curares, opioïdes, vancomycine) sont susceptibles d'induire une réaction par l'un ou l'autre de ces mécanismes.

Les symptômes liés à la libération des médiateurs pré ou néoformés et leur intensité dépend du lieu et de la quantité de médiateurs libérés :

- Dégranulation des basophiles circulants
  → Réaction systémique
- Dégranulation des mastocytes au sein des tissus riches en mastocytes
  → Réactions d'organes : peau, cœur, voies respiratoires et voies digestives

C'est la **sévérité** et la **chronologie** des manifestations cliniques qui définit **l'anaphylaxie : association de symptômes cardio-vasculaires, respiratoires, cutanés ou digestifs, mettant en jeu le pronostic vital, d'apparition immédiate après le contact avec l'allergène ou des facteurs non allergiques.**

2. ÉPIDÉMIOLOGIE

2.1 Fréquence de l'anaphylaxie

L'incidence et la prévalence sont sous-estimée par défaut de déclaration des cas et l'absence de cotation favorable dans la 10e version de la Classification Internationale des Maladies (CIM-10).

En Europe, l'incidence est estimée entre 1,5 - 7,9 cas pour 100 000 hab./an. La prévalence de 0,1 à 0,5% est en augmentation.

Trois allergènes dominent : les aliments, les venins d'hyménoptères et les médicaments.

2.2 Principales causes d'anaphylaxie

Les principaux agents allergiques et non allergiques d'anaphylaxie sont (CIM-11) :

- Aliments*
- Médicaments*
- Venins d'arthropodes (hyménoptères*, insectes)
- Facteurs physiques (effort, froid, pression ...)
- Allergènes inhalés
- Allergènes de contact
- Désordres mastocytaires
- Autres (toxiques ...)
- Idiopathiques

* *Trois premières causes.*

Leur importance relative varie avec l'âge :

- Enfant = aliments ; l'arachide, les fruits à coque et les protéines de lait de mammifères dominent pour les moins de 16 ans
- Adulte = médicaments (antibiotiques +++, AINS, curares, produits de contraste iodés) et venins d'hyménoptères

Le latex sous toutes ses formes reste un allergène important notamment en anaphylaxie péri-opératoire.

Dans 20 à 30 % des cas, le facteur déclenchant n'est pas identifié (on parle d'anaphylaxie idiopathique).

2.3 Facteurs de risque prédisposant à des réactions sévères

- Asthme non contrôlé
- Maladies cardio-vasculaires
- Mastocytose
- Prise de bétabloquants (car ils bloquent le rétrocontrôle hormonal adrénergique endogène ainsi que l'effet d'une injection d'adrénaline exogène)
- Type d'allergène et son caractère masqué (aliments)
- Réaction initiale sévère
- Cofacteurs potentialisateurs : effort physique, alcool, AINS, stress, infections et cycle menstruel

3. ASPECTS CLINIQUES

3.1 Quand suspecter une anaphylaxie ?

Une anaphylaxie survient au maximum dans l'heure qui suit un contact allergénique. Ce délai varie selon le mode d'exposition : muqueuses (30 min), piqûres (15 min), intra-veineux (5 min) et la source d'allergènes.

Trois situations doivent faire suspecter une anaphylaxie :

1. **L'installation rapide d'une atteinte cutanéo-muqueuse** de type urticarienne ET une atteinte respiratoire ET/OU une hypotension artérielle ou des signes de mauvaise perfusion d'organes
2. Au moins **deux signes cliniques** apparaissant après **exposition à un probable allergène** parmi :
    a) Atteinte cutanéo-muqueuse (cf. 3.2)
    b) Atteinte respiratoire (cf. 3.3)
    c) Hypotension artérielle ou signe de mauvaise perfusion d'organes
    d) Signes gastro-intestinaux (cf. 3.5)
3. Une hypotension artérielle après exposition à un allergène connu du patient :
    a) De 1 mois à 1 an : PAS < 70 mmHg
    b) De 1 à 10 ans : PAS < 70 + (2 x âge) mmHg
    c) De 11 à 17 ans : PAS < 90 mmHg
    d) Adulte : PAS < 90 mmHg ou baisse de plus de 30% par rapport à la valeur habituelle

3.2 Manifestations cutanées et muqueuses (80- 90% des cas)

Elles peuvent être discrètes, voire absentes dans les formes fulminantes d'anaphylaxie.

Des manifestations isolées et ne mettant pas en jeu le pronostic vital ne permettent pas de poser le diagnostic d'anaphylaxie.

Prurit :
- Intense
- Des paumes des mains et des plantes des pieds (et/ou des muqueuses oropharyngées)
- Précède le rash cutané et/ou l'urticaire et/ou l'angioœdème

Rash cutané morbilliforme

Urticaire :
- Papules ou plaques érythémateuses souvent plus claires en leur centre, saillantes, à contours variables, confluentes, « en carte de géographie », le plus souvent prurigineuses ET migratrices
- Evolution labile par poussées caractérisées par une apparition brutale et une résolution complète rapide

Angioœdème et œdème de Quincke :
- Il procède du même mécanisme physiopathologique que l'urticaire
- Par opposition à l'urticaire, il résulte d'une vasodilatation et d'un œdème des tissus profonds de la peau (derme et hypoderme), des tissus sous-cutanés, ou des muqueuses
- Peut toucher n'importe quelle muqueuse avec une prédilection pour le visage
- Gonflement variable, mal limité, ferme, non érythémateux, non ou peu prurigineux
- L'angioœdème est parfois aussi accompagné d'une urticaire
- **L'œdème de Quincke** (Figure 1) correspond à un angioœdème grave qui touche la région laryngée et la région du cou :
  . gêne respiratoire « haute » : dyspnée, **dysphonie**, raucité de la voix, **dysphagie**, tirage, cornage (*synonyme* : stridor)
  . à l'examen clinique : gonflement de la langue, de la luette, des paupières, des lèvres et/ou de la face
  . il peut être létal par asphyxie

3.3 Manifestations respiratoires (60-72% des cas)

Elles peuvent se manifester par des symptômes respiratoires de gravité variable (cf. item 188 - Asthme) pouvant aller d'une toux jusqu'à un arrêt respiratoire :
- Rhinorrhée
- Toux
- Sibilants
- Stridor
- Dyspnée haute (par œdème laryngé) et/ou basse (par bronchospasme)
- Détresse respiratoire

Le tableau d'asthme dans l'anaphylaxie :
- Un asthme aigu grave peut être l'unique manifestation d'une anaphylaxie.
- Les enfants, les adolescents et les adultes jeunes sont plus à risque.
- Le choc anaphylactique est plus sévère lorsqu'il survient chez un asthmatique.
- La mortalité est plus élevée en cas d'asthme non ou mal contrôlé.
- Chez un asthmatique ayant une allergie alimentaire, il est hautement recommandé de prendre toutes les mesures (éviction de l'allergène causal, trousse d'urgence et carte d'allergie) pour prévenir et traiter un choc anaphylactique.
- Tous les aliments peuvent être en cause, mais certains, comme l'arachide, les fruits à coque, le sésame, le lait de chèvre, ont un rôle prépondérant.

3.4 Manifestations cardio-vasculaires (30% des cas)

Les manifestations cardiaques dans l'anaphylaxie sont :
- Hypotension artérielle (définition cf. 3.1)
- Douleurs thoraciques

- Syndrome coronarien aigu (libération in situ des mastocytes cardiaques)
- Troubles du rythme, tachycardie et plus rarement bradycardie
- Arrêt cardiaque

3.5 Manifestations digestives (25-44% des cas)

Douleurs abdominales persistantes, nausées, vomissements, dysphagie, diarrhées (signes de gravité)

3.6 Autres manifestations

Neurologiques (8-15%) : céphalées, confusion, vertiges, baisse du champ visuel

Autres : goût métallique dans la bouche, contractions utérines, sensation de mort imminente

3.7 Évolution

Plus la réaction survient vite, plus le risque qu'elle soit sévère est élevé.

Quand l'anaphylaxie est fatale, le décès survient en règle générale très rapidement après le contact avec l'élément déclenchant.

La réaction peut être biphasique (<20% des cas) avec réapparition des symptômes plus de 4 heures après la phase initiale, obligeant à une surveillance prolongée de tout choc anaphylactique.

3.8 Sévérité des manifestations cliniques

Elle est fonction du nombre de systèmes atteints et de la sévérité de ces atteintes. La classification la plus utilisée est celle adaptée de Ring et Messmer de 1977. L'anaphylaxie est définie à partir du grade II.

Tableau 1 : Classification adaptée de Ring et Messmer.

Grade	Sévérité	Signes cliniques	
I		Signes cutanés généraux : érythème, urticaire, angiœdème	
II	Légère	Atteinte d'au moins deux organes : peau, voies aériennes, appareil digestif	Anaphylaxie
III	Modérée	Hypotension artérielle (cf. 3.3)	
IV	Sévère	Arrêt cardiaque et/ou respiratoire, décès	

4. BILAN

4.1 Est-ce un choc anaphylactique ?

Aucun test biologique lors du choc ne peut donner une réponse en urgence sur la nature du choc. Clinique et contexte suffisent le plus souvent à poser le diagnostic de choc anaphylactique. Diagnostic plus difficile lorsqu'il survient en peropératoire.

La **tryptase** sérique doit être dosée :

- Elle est quasi spécifique du mastocyte et traduit la richesse en mastocytes et leur degré d'activation. Détectable dès 15 min post choc, elle revient à son taux basal en 12 à 24 h. Le taux basal est extrêmement stable chez un individu, par conséquent **toute augmentation du taux de tryptase confirme la nature anaphylactique d'un choc** même si les valeurs restent dans les limites dites « normales ». Le dosage répété de la tryptase est actuellement indispensable voire suffisant pour apporter a posteriori un argument médico-légal en faveur du diagnostic de choc anaphylactique, notamment dans le cadre des chocs peropératoires d'étiologie indéterminée.
- Les prélèvements sanguins sont à réaliser dès que possible et sont à renouveler 1 à 2 heures plus tard et 24 heures plus tard ou à distance.
- *Une élévation de la tryptasémie est considérée significative si la concentration au pic est supérieure ou égale à 1,2 fois la concentration basale de tryptase + 2 µg/L.*
- Le dosage systématique de la tryptase est préconisé non seulement comme paramètre de sévérité (taux corrélé à la chute de la tension artérielle), mais également pour dépister une mastocytose latente (pathologie exceptionnelle).

4.2 Quel est l'agent étiologique ?

Bilan allergologique :

- Doit se faire **à distance** de plus d'un mois de l'accident aigu, pour donner le temps aux mastocytes et basophiles de se régénérer (sinon risque de faux négatifs des tests cutanés notamment)
- **Les données de l'interrogatoire sont essentielles** : piqûre d'insecte, au cours d'un repas, lors d'une anesthésie...
- Les tests allergologiques sont utiles pour l'identification de l'agent causal et définir la prise en charge spécifique (désensibilisation possible, reprise d'un traitement suspect et innocenté...). Ils reposent essentiellement sur les **tests cutanés** (**prick-tests, IDR**) à la recherche d'une réactivité cutanée vis-à-vis des substances suspectées : aliments, venins d'hyménoptères, latex, médicaments...
- Le **dosage** sanguin d'**IgE spécifiques** peut être utile à visée diagnostique et pronostique pour certains allergènes comme les curares, le latex, les fruits à coque ....
- Les tests de provocation (réintroduction de l'allergène) peuvent parfois être nécessaires pour certains aliments ou médicaments. Ils sont à réaliser en milieu hospitalier spécialisé sous surveillance stricte et perfusion de sécurité.

Les autres examens ont surtout un intérêt dans le diagnostic différentiel.

5. DIAGNOSTICS DIFFÉRENTIELS

Chacune des manifestations cliniques considérée isolément (symptômes respiratoires, diarrhée...) a ses diagnostics différentiels (Cf. items correspondants) :

Tableau 2 : Diagnostics différentiels.

Diagnostic	Caractéristiques
1. Du choc anaphylactique	
Choc vagal	Clinique : pâleur-sueurs-nausées-bradycardie-hypotension, syncope possible, signes cutanés et respiratoires absents
Choc septique	Contexte clinique infectieux
Choc cardiogénique	Contexte : Infarctus du myocarde, embolie pulmonaire Clinique : signes d'insuffisance cardiaque, réponse tensionnelle paradoxale au remplissage vasculaire ou à l'épreuve de lever de jambes...
Hypoglycémie	Anamnèse et clinique : sueurs, convulsions, signes neuroglucopéniques ...
Mastocytose	Lésions cutanées spécifiques avec signe de Darier
2. De l'œdème de Quincke isolé	
Syndrome cave sup.	Majoré en décubitus (++ au réveil) ; contexte clinique.
Érysipèle du visage	Contexte infectieux associé à l'œdème
Eczéma aigu du visage	Contexte, nature des lésions (vésicules)
Angiocedèmes à bradykinine[1]	*Evoqué devant l'existence d'ATCD familiaux ; ne s'accompagne en règle ni de prurit ni d'urticaire, résiste au traitement*
Corps étranger	Toujours à évoquer, chez l'enfant notamment

Dans le cas des allergies alimentaires, les principaux diagnostics différentiels sont : les toxi-infections alimentaires, la consommation d'aliments riches en histamine, en tyramine, ou histamino-libérateurs, l'intolérance au lactose, au gluten, l'excès de glutamate (syndrome des restaurants chinois) et la mastocytose.

[1] *L'angioœdème à bradykinine est lié à un déficit congénital (maladie autosomique dominante) ou acquis en inhibiteur de la C1 estérase, à un inhibiteur de C1 estérase non fonctionnel, ou une anomalie du système des kinines. Les formes acquises peuvent être iatrogènes (inhibiteurs de l'enzyme de conversion, sartans, œstrogènes) ou secondaires à une hémopathie ou pathologie auto-immune. Il s'agit d'une pathologie rare, grave par risque d'atteinte laryngée asphyxiante résistante à l'adrénaline. L'angioœdème est mou, non prurigineux, évoluant sur 2 à 3 jours, sans urticaire. Le dosage du C1 inhibiteur pondéral et/ou fonctionnel permet de faire le diagnostic.*

6. TRAITEMENT CURATIF D'URGENCE

6.1 Mesures spécifiques

6.1.1 Administration d'ADRENALINE en urgence

Justifications :
- Le pronostic vital est engagé et la survie dépend de sa rapidité d'administration.
- L'adrénaline est le médicament le plus important dans le traitement de l'anaphylaxie.
- Par ses effets sur les récepteurs alpha il réverse la vasodilatation et réduit l'œdème.
- Par ses effets sur les récepteurs béta il est bronchodilatateur, stimule la contraction myocardique et inhibe le relargage de l'histamine et de leucotriènes.

Chez qui et quand :
- Chez tout patient présentant des manifestations anaphylactiques cardio-vasculaires, respiratoires ou des signes digestifs persistants.
- Le plus rapidement possible.

Voie d'administration : **intramusculaire** :
- Meilleur rapport bénéfice risque
- Ne nécessite pas de voie veineuse
- Proscrire la voie sous-cutanée (trop lente)

Site d'injection :
- Face antérolatérale externe de la cuisse, ou région deltoïdienne

Conditionnements :
- Hôpital et SMUR : ampoules de 1 mL contenant 1 mg à usage hospitalier
- À domicile : stylos auto-injecteurs d'adrénaline : Anapen®, Jext®, Epipen®, Emerade®
  . trois conditionnements :
    - 0,15 mg/0,3 ml (enfants de moins de 30 kg)
    - 0,30 mg/0,3 ml
    - 0,50 mg/0,3 ml
  . destinés à l'auto-injection par voie IM
  . peuvent être conservé à une température ambiante (ne dépassant pas + 25°C)

Dose unitaire hospitalière en IM :
- Adulte :
  . 0,3 ou 0,5 mg, à répéter 15 min après si la tension ne remonte pas
  . *si l'hypotension artérielle persiste encore, la voie intraveineuse sera utilisée ; la posologie sera adaptée selon le poids du patient et l'objectif de tension à atteindre (10 cm de Hg pour la pression artérielle systolique suffit à perfuser les organes vitaux), soit 0,5 µg/kg/mn au pousse seringue électrique*
- Enfant :
  . > 12 ans ou > 30 kg : même dose que l'adulte
  . 0,1 mg/10 kg chez l'enfant

Dose unitaire en auto-injection IM :
- 150 µg chez l'enfant de 15 à 30 kg ; pas d'AMM en dessous de 15 kg et laissé à l'appréciation du médecin
- 300 µg chez l'enfant et l'adolescent de plus de 30 kg et chez l'adulte de poids inférieur à 60 kg
- 300 à 500 µg chez l'adulte de plus de 60 kg en fonction du diagnostic clinique

Dans tous les cas : répéter / 5-15 minutes la dose unitaire en IM jusque stabilisation du patient

Monitoring :
- Le plus tôt possible, en raison du potentiel pro-arythmogène et ischémiant de l'adrénaline
- Pouls, tension, SpO_2, ECG

Ce qu'il ne faut pas faire :
- Utiliser la voie sous-cutanée ou inhalée : moins efficace que la voie IM, et risque de nécrose cutanée
- Utiliser la voie IV en dehors d'un arrêt cardio-respiratoire (risque d'hypertension, de troubles du rythme et d'ischémie myocardique) ou en dehors d'un contexte spécialisé (réanimation, bloc opératoire, SMUR)

Voie veineuse :
- *Réservée aux médecins spécialistes autorisés (réanimateurs, anesthésistes, urgentistes)*
- *Sous monitoring strict : tension, SpO_2, ECG*
- *Titration par bolus successifs (1 à 2 min) d'adrénaline de 50 µg chez l'adulte (1 µg/kg chez l'enfant) pour obtenir une TA systolique > 90 mm Hg*
- *Puis seringue IVSE de 0,05 - 0,1 µg/kg/min chez l'adulte et 0,1 µg/kg/min chez l'enfant.*

Chez la femme enceinte, l'adrénaline doit être utilisée selon les mêmes recommandations qu'en dehors de la grossesse.

6.1.2 Remplissage vasculaire

Pour restaurer rapidement une tension artérielle correcte en cas de choc :
- Dès que possible
- Par du sérum salé isotonique en première intention, puis des solutés de remplissage faiblement allergisants (cristalloïdes)
- Adulte : 500 - 1000 mL et enfant : 20 mL/kg, à adapter selon la réponse tensionnelle à l'adrénaline.

6.1.3 Oxygène et voies aériennes

- Oxygène :
  . dès que possible
  . haut débit (≥10L/min) (ou guidé par la saturation transcutanée)
  . administré au masque à haute concentration (masque à réservoir)
- Libérer les voies aériennes :
  . en cas d'œdème de Quincke
  . intubation orotrachéale ou trachéotomie si nécessaire
- Bronchodilatateurs :
  . en cas de bronchospasme isolé ou associé à d'autres symptômes
  . β2 agoniste de courte durée d'action en nébulisation (Cf. item 188 - Asthme)

6.1.4 Autres médicaments de l'urgence

Glucagon :
- En cas de non-réponse à l'adrénaline aux doses préconisées
- Notamment chez le patient sous bêtabloquant (son mécanisme d'action est indépendant des récepteurs bêta-adrénergiques)

6.1.5 Surveillance et monitoring

Transport médicalisé (SAMU)

Surveillance qui doit être hospitalière et prolongée d'au minimum 6h :
- Même en cas de résolution des symptômes
- Justifiée par le risque de réaction biphasique

6.1.6 Au décours de l'urgence

Antihistaminiques et corticoïdes :
- il ne s'agit en aucun cas des médicaments de l'urgence
- Sont actifs sur l'urticaire et le prurit
- L'association des deux diminue les symptômes de la phase tardive.
- En cas de bronchospasme isolé ou associé à d'autres symptômes, les corticoïdes sont systématiques aux mêmes doses que dans l'asthme (Cf. item 188 - Asthme)

6.2 Mesures générales

Arrêt d'administration de l'agent responsable (lorsqu'il est identifié)
- Stopper l'administration de toute perfusion en cours
- Enlever le dard de l'insecte. Son ablation précoce est plus importante que la manière de l'enlever
- Ne pas tenter de vidanger le contenu de l'estomac du patient en cas de suspicion d'allergie alimentaire (risque d'inhalation ++)

→ **Le traitement curatif d'urgence est toujours une priorité.**

Mesures communes à tout état de choc :
- Alerter et demander de l'aide
- Patient allongé, jambes surélevées (en l'absence de dyspnée)
- **Ne pas verticaliser** (risque d'arrêt cardiaque par désamorçage de la pompe cardiaque : vasoplégie majeure, adiastolie)
- Si inconscient : position latérale de sécurité
- Décubitus latéral gauche (chez la femme enceinte)

7. TRAITEMENTS PRÉVENTIFS ET CURATIFS AU LONG COURS

Éviction de l'allergène causal à vie jusqu'à preuve du contraire.

Nécessite **l'information et l'éducation du patient et de son entourage.**

Pour l'enfant, un Plan d'Accueil Individualisé (PAI) doit être proposé, en collaboration avec les parents, les enseignants, le médecin et l'infirmière scolaire, le médecin traitant.

Tout patient qui a présenté un choc anaphylactique ou un œdème de Quincke à risque de récidive (Cf. indications) doit :
- Être muni d'une trousse d'urgence avec adrénaline auto-injectable.
- Être éduqué à l'auto- injection intra-musculaire.

Chez l'enfant, les indications seront plus larges en cas allergie alimentaire car :
- Le rapport bénéfice/risque de l'utilisation d'adrénaline est favorable (peu de complications).
- La sévérité d'une éventuelle récidive est difficile à prévoir.

INDICATIONS ABSOLUES DE L'ADRÉNALINE AUTO-INJECTABLE :
- Anaphylaxie antérieure à un aliment, une piqure d'insecte ou au latex
- Anaphylaxie induite par l'effort physique
- Anaphylaxie idiopathique
- Présence chez un même individu d'une allergie alimentaire **et** d'un asthme persistant modéré à sévère non contrôlé
- Allergie aux hyménoptères responsable chez :
  . **l'adulte** : d'une réaction systémique qui ne bénéficie pas d'une immunothérapie allergénique (désensibilisation)
  . **l'enfant** : d'une réaction systémique plus sévère que cutanéo-muqueuse

INDICATIONS RELATIVES DE L'ADRENALINE AUTO-INJECTABLE

Toute réaction à une petite quantité d'aliment (inhalation ou contact cutané avec des allergènes alimentaires)
- *Antécédent d'une seule réaction légère à l'arachide ou aux fruits à coque*
- *Domicile éloigné des structures de soins*
- *Allergie alimentaire chez l'adolescent ou l'enfant*

Dans tous les cas munir le patient :
- D'une carte d'allergique signalant la (ou les) sensibilisation(s) et son niveau de sévérité
- De la liste de médicaments et/ou d'aliments susceptibles de contenir l'agent causal

Déclarer les cas d'allergies médicamenteuses au centre de pharmacovigilance.

L'immunothérapie allergénique (ou « désensibilisation », ou « induction de tolérance ») est proposée dans 2 situations formelles :

1. L'allergie grave aux venins d'hyménoptères car efficace et bien tolérée
2. L'allergie grave à certains médicaments incontournables et indispensables (aspirine et cardiopathies ischémiques, antibiothérapies sans alternative dans une autre classe...)

Enfin, **chez tout patient sous β-bloquant qui a présenté une réaction anaphylactique, ce traitement doit être remplacé par un produit d'une autre classe médicamenteuse en concertation avec son cardiologue.**

Synthèse de la prise en charge de l'anaphylaxie en médecine d'urgence - Recommandations 2016 - Ann Fr Med Urg.

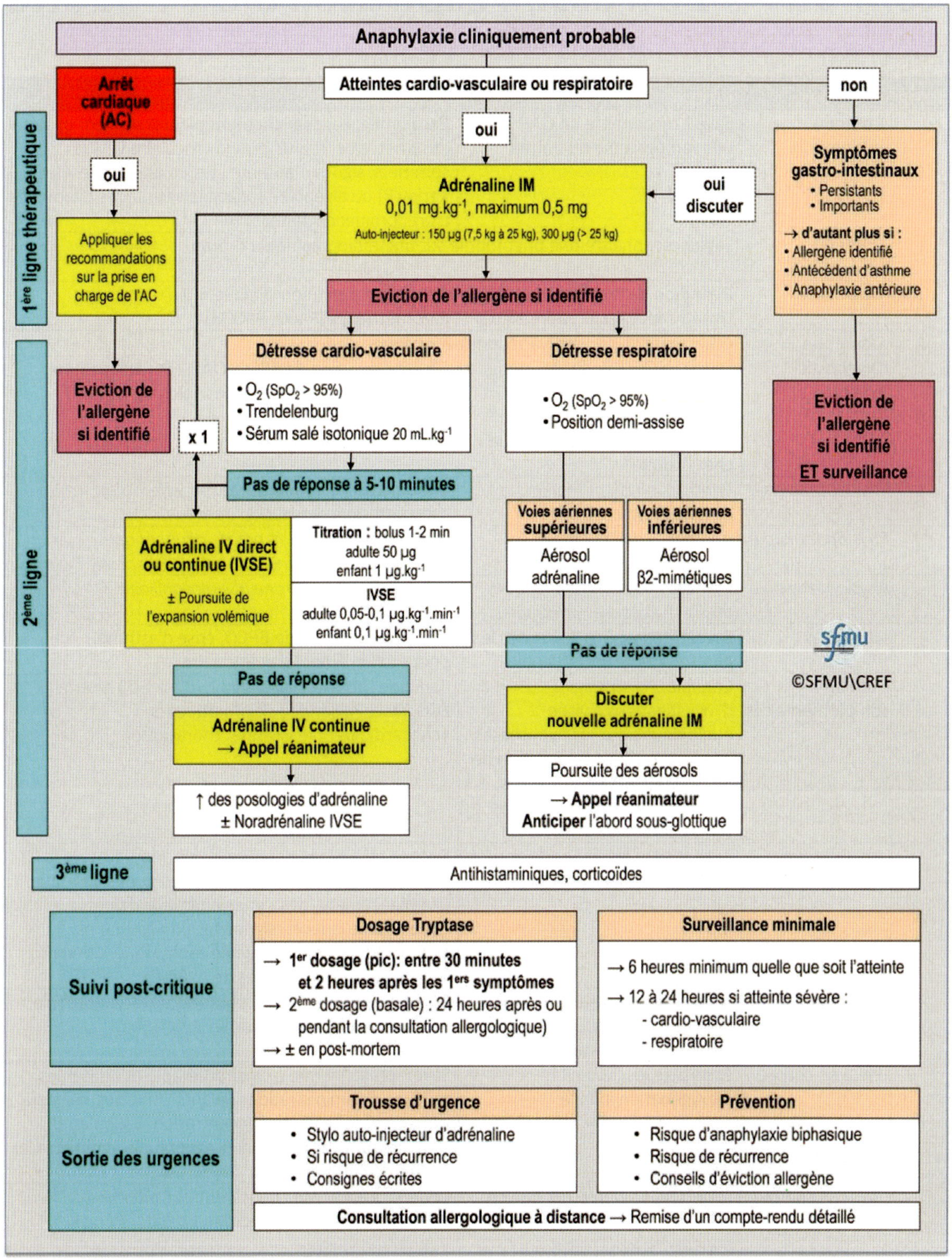

Item 359 - Détresse respiratoire de l'adulte

(Ex-item 354)

Rang	Rubrique	Intitulé	Descriptif
A	Contenu multimédia	Savoir reconnaître un OAP sur une radiographie du thorax	Cardiomégalie, épanchement pleural souvent bilatéral et symétrique, redistribution vasculaire vers les sommets, signes d'atteinte interstitielle (lignes de Kerley B) ou alvéolaire (opacités alvéolaires bilatérales à prédominance périhilaire)
A	Contenu multimédia	Savoir reconnaître une pneumonie sur une radiographie du thorax	
A	Définition	Définition de la détresse et de l'insuffisance respiratoire aiguë	Détresse = définition clinique, IRA = anomalies gazométriques (PaO_2, $PaCO_2$)
A	Définition	Critères de diagnostic, variations avec l'âge	
A	Diagnostic positif	Savoir rechercher les éléments d'orientation clinique et anamnestique devant une insuffisance respiratoire aiguë chez l'adulte	Décompensation de BPCO, OAP, EP, PNP, asthme, bronchiolites, pathologies des voies aériennes supérieures
B	*Physiopathologie*	*Principes physiopathologiques de l'hypoxémie*	*Anomalies ventilation/perfusion, effet shunt, trouble de la diffusion, diminution de la PAO_2*
B	*Physiopathologie*	*Anomalies de la pompe ventilatoire*	*Atteinte médullaire, nerveuse périphérique, musculaire, compliance thoraco pulmonaire, TVO*
B	*Physiopathologie*	*Eléments physiopathologiques du SDRA et causes principales,*	*Lésions de la membrane alvéolocapillaire*
A	Étiologies	Savoir reconnaître les causes les plus fréquentes chez l'adulte	OAP, exacerbation de BPCO, crise d'asthme, pneumonie, embolie pulmonaire
A	Examens complémentaires	Connaitre la stratégie d'investigations à visée étiologique pour les hypothèses fréquentes (décompensation de BPCO, OAP, EP, PNP, asthme, bronchiolites, pathologies des voies aériennes supérieures)	Radio de thorax, bilan sanguin (dont GDS artériel), ECG, place raisonnée : biomarqueurs, échocardiographie, scanner thoracique
A	Identifier une urgence	Reconnaître les signes de gravité cliniques et gazométriques	Reconnaitre et savoir recueillir les anomalies de la FR, une désaturation, une cyanose, des signes de tirage, un balancement, des signes en faveur d'une hypercapnie (sueurs, signes cardio-vasculaires, encéphalopathie), bradypnée asphyxique. Connaître les critères gazométriques de gravité
A	Identifier une urgence	Savoir orienter en urgence un patient en détresse respiratoire aiguë pour un geste spécialisé	Connaître les indications urgentes de laryngoscopie, bronchoscopie, trachéotomie
A	Prise en charge	Connaitre les modalités d'oxygénation initiale	Savoir prescrire une oxygénothérapie et utiliser les moyens d'administration suivants : lunettes, masque simple, masque haute concentration, ballon auto-remplisseur avec valve unidirectionnelle, connaître les limites de ces méthodes
B	*Prise en charge*	*Connaitre les différents moyens de la prise en charge d'un patient en insuffisance respiratoire aiguë*	*Connaitre les grands principes des traitements symptomatiques : oxygène haut débit, PPC, VNI, Ventilation invasive*

Les objectifs de rang B apparaissent surlignés et en italique dans le texte.

Les aspects pédiatriques ne sont pas abordés dans ce référentiel, à l'exception des corps étrangers bronchiques.

Points clés

1. *La détresse respiratoire aiguë est la manifestation d'une inadéquation entre la demande ventilatoire à un instant donné ("charge", résultant d'une "agression" respiratoire) et la capacité du système respiratoire à faire face à cette charge.*
2. Elle se traduit par un ensemble de signes cliniques directs (respiratoires) et indirects (retentissement hémodynamique et neurologique). Elle annonce la défaillance de l'appareil respiratoire dont la conséquence immédiate la faillite respiratoire qui conduit à un arrêt cardio-respiratoire. C'est donc un signe majeur de gravité des affections respiratoires.
3. La détresse respiratoire est une urgence thérapeutique. Sa prise en charge immédiate repose sur l'administration d'O_2 (toujours) et l'assistance ventilatoire mécanique (parfois : indications spécifiques).
4. Une fois la sécurité assurée, bilans et traitements étiologiques sont essentiels, et doivent être réalisés de façon parallèle au traitement symptomatique.
5. Le diagnostic étiologique repose sur un algorithme simple utilisant la radiographie de thorax (présence ou non d'opacités parenchymateuses pulmonaires) et les gaz du sang artériels (hypercapnie ou non).
6. Poser le diagnostic de corps étranger des voies aériennes supérieures et, le cas échéant, en réaliser la prise en charge, est le préalable à toute démarche diagnostique.

1. DÉFINITIONS

1.1 Détresse respiratoire aiguë

« **Ensemble des signes respiratoires témoignant de la gravité d'une affection de l'appareil respiratoire** » (des signes témoignant d'un retentissement hémodynamique ou neurologique peuvent ou non être associés aux signes respiratoires ; leur présence est un élément supplémentaire de gravité).

Traduit l'inadéquation entre les charges imposées à l'appareil respiratoire pour satisfaire au besoin ventilatoire à un instant donné et les capacités qu'a ce même appareil de faire face à cette augmentation de charge.

Le tableau clinique combine des signes qui sont :
- D'une part, des conséquences directes de l'atteinte de l'appareil respiratoire (ex. cyanose)
- Et d'autre part, des moyens mis en œuvre pour compenser cette augmentation de charge (mise en jeu anormale de divers muscles respiratoires)

Devant une dyspnée d'apparition aiguë, l'existence d'une détresse respiratoire est un signe majeur de gravité puisqu'il annonce la survenue très prochaine d'un arrêt cardiocirculatoire de nature hypoxique.

1.2 Insuffisance respiratoire aiguë

Terminologie fréquemment utilisée face à une situation clinique de « détresse respiratoire », sa définition repose principalement sur la mise en évidence d'une « **altération aiguë de l'hématose** » (évaluée par une gazométrie artérielle) définie par :
- Une hypoxémie profonde ($PaO_2 < 60$ mmHg) : on parle alors d'insuffisance respiratoire aiguë (IRA) de type I, hypoxémique
- Une hypercapnie ($PaCO_2 > 45$ mmHg) : IRA de type II, hypercapnique (parfois appelée insuffisance ventilatoire aiguë, notamment s'il n'existe pas d'hypoxémie associée à l'hypercapnie).

Cette définition « gazométrique » exclut cependant les hypoxies tissulaires sans hypoxémie, liées à une altération du transport de l'oxygène (anémie, intoxication au monoxyde de carbone, états de choc...) ou à une altération de la respiration cellulaire (intoxication au cyanure, sepsis grave...).

ATTENTION : Il est important de retenir que les signes de détresse respiratoire peuvent précéder une authentique insuffisance respiratoire aiguë telle que définie gazométriquement (une hypocapnie marquée associée à une PaO_2 « normale » témoigne le plus souvent d'une hypoxémie profonde masquée par l'hyperventilation secondaire). Les gaz du sang artériels peuvent donc être faussement rassurants (savoir les renouveler précocement si les signes de détresse respiratoire persistent, évoquer les causes d'hypoxie tissulaire sans hypoxémie et doser les lactates artériels).

1.3 Syndrome de détresse respiratoire aigu de l'adulte (SDRA)

Confusion fréquente entre la notion de « détresse respiratoire » et le « syndrome de détresse respiratoire aigu de l'adulte » ou SDRA. La « détresse respiratoire » est un ensemble de signes témoignant de la gravité d'une affection respiratoire. Le SDRA résulte d'un œdème lésionnel du poumon dont les causes sont multiples (Cf. §5)

2. ÉTAPE 1 : POSER LE DIAGNOSTIC DE DÉTRESSE RESPIRATOIRE AIGUË

Les signes de détresse respiratoire aiguë peuvent être classés en deux groupe bien distincts : les « **signes de lutte** » et les « **signes de faillite** ».

ATTENTION : chez tout patient présentant une détresse respiratoire aiguë, il convient de rechercher des signes de gravité neurologiques (ils sont ici regroupés dans les « signes de faillite ») et hémodynamiques.

2.1 Signes de lutte

2.1.1 Tachypnée

Accélération de la fréquence respiratoire (> 25/min chez l'adulte) associée à une diminution du volume courant.

- Le caractère « superficiel » de la polypnée repose généralement sur une impression subjective, liée à la faiblesse de l'amplitude des mouvements ventilatoires thoraco-abdominaux
- Deux signes peuvent néanmoins témoigner de la réduction du volume courant : la difficulté à parler (hypophonie) et l'inefficacité de la toux.

ATTENTION : la bradypnée et les irrégularités respiratoires témoignent d'une défaillance neurologique et non pas respiratoire ; ces signes d'extrême gravité sont annonciateurs d'un arrêt respiratoire imminent.

2.2 Recrutement des groupes musculaires inspiratoires et expiratoires : tirage, expiration active et battement des ailes du nez

Le recrutement peut concerner les trois groupes musculaires suivants :

- Muscles inspiratoires extra-diaphragmatiques *(la dénomination "accessoires" est erronée pour les scalènes et les intercostaux qui sont normalement actifs à l'inspiration)* :
  . Définissant le tirages sus claviculaire et sus-sternal (le pouls inspiratoire est la sensation au doigt de cette contraction) et des intercostaux (tirage intercostal) (Cf. *https://semiologiepneumologique.com*)
  . *Fait redouter la survenue d'une faillite ventilatoire. En effet, contrairement au diaphragme, l'équipement enzymatique de ces muscles ne leur permet pas de se contracter de façon soutenue sur une période prolongée.*
- Muscles expiratoires :
  . Leur recrutement se traduit surtout par l'activation des muscles abdominaux lors de l'expiration, autrement appelé expiration abdominale active (Cf. *https://semiologiepneumologique.com*).
  . *La présence d'une expiration abdominale active oriente souvent vers une pathologie respiratoire obstructive mais pas exclusivement. Les muscles expiratoires peuvent être utilisés afin de descendre en dessous de la CRF et aider les muscles inspiratoires) (Cf. https://semiologiepneumologique.com).*
- *Muscles dilatateurs des voies aériennes supérieures :*
  . *Le signe clinique le plus facilement décelable témoignant de ce recrutement est le « battement des ailes du nez », contraction phasique inspiratoire des muscles Alae nasi dont l'action est de dilater les orifices narinaires externes.*
  . *Ce signe est surtout présent chez le très petit enfant.*

2.3 Signes de faillite

2.3.1 Respiration abdominale paradoxale (faillite de la pompe ventilatoire)

Se définit comme le recul de la paroi antérieure de l'abdomen lors de l'inspiration en lieu et place de l'expansion abdominale attendue. Elle s'accompagne d'une orthopnée et est aggravée par le décubitus dorsal qui est proscrit dans cette situation.

- Sa présence indique l'absence de participation du diaphragme à la ventilation qui est alors prise en charge par les muscles inspiratoires extra-diaphragmatiques.
- Une respiration abdominale paradoxale est un signe de faillite de la pompe musculaire ventilatoire et fait craindre la survenue d'une défaillance à court terme.
- Sa constatation doit faire discuter la mise en route d'une assistance ventilatoire, et au minimum de l'admission du patient dans une structure où celle-ci peut être mise en place sans délai.

ATTENTION : à ne pas confondre avec l'expiration abdominale active (Cf. ci-dessus)

2.3.2 Cyanose (faillite de l'oxygénation)

Coloration bleutée des téguments et des muqueuses, prise en défaut chez les sujets mélanodermes, il faut alors apprécier la coloration bleutée de la langue (Cf. *https://semiologiepneumologique.com*) :

- Apparaît lorsque la concentration d'hémoglobine réduite (désoxygénée) excède 5 g/dl de sang capillaire (donc absente ou très tardive en cas d'anémie profonde, à l'opposé fréquente et moins spécifique en cas de polyglobulie).
- Traduit une hypoxémie profonde : à titre indicatif, pour une Hb à 14 g/dl la cyanose traduit une SpO_2 de l'ordre de 80%, soit une PaO_2 de l'ordre de 45 à 50 mmHg.
- Il s'agit d'un signe peu sensible, mais spécifique : sa constatation impose une oxygénothérapie immédiate.
- La mesure de la saturation du sang capillaire en oxygène par voie transcutanée (saturation pulsée en O_2 ou SpO_2), alerte plus précocement sur l'oxygénation tissulaire : une SpO_2 inférieure à 90% impose également une oxygénothérapie immédiate.

2.3.3 Retentissement neurologique

Chez un patient présentant une détresse respiratoire aiguë, un certain nombre de signes neurologiques sont évocateurs de la présence d'une hypercapnie. Il s'agit :

- D'un astérixis, ou « *flapping tremor* » :
  . Défini comme une abolition transitoire du tonus de posture
  . Très évocateur chez un patient présentant une détresse respiratoire aiguë d'une hypercapnie constituée assez rapidement
  . Ce signe n'est pas spécifique et peut être rencontré dans d'autres affections, en particulier l'encéphalopathie hépatique
- D'une altération du comportement ou de la vigilance :
  . Signe majeur de gravité des affections respiratoires, pouvant témoigner d'une hypoxie cérébrale et/ou d'une hypercapnie
  . Il faut ainsi rechercher l'existence ou l'apparition d'une agitation, d'une confusion ou d'une désorientation spatio-temporelle, d'un ralentissement idéo-moteur ou d'une obnubilation, de troubles de conscience

Bien qu'il n'ait pas été mis au point pour cela, le score de coma de Glasgow offre un moyen de suivre la profondeur d'un coma.

L'altération marquée de la vigilance (Glasgow < 9) dans le contexte d'une détresse respiratoire est une indication à l'assistance ventilatoire au moyen d'une intubation trachéale pour protéger les voies aériennes d'une inhalation d'origine digestive.

2.4 Appareil circulatoire

Quatre types de signes « circulatoires » doivent être recherchés systématiquement devant une détresse respiratoire : un cœur pulmonaire aigu, un pouls paradoxal, une hypertension artérielle accompagnée de sueurs et une insuffisance circulatoire.

2.4.1 Cœur pulmonaire aigu (*Cf. https://semiologiepneumologique.com*)

Ses signes sont au nombre de quatre :
- Turgescence jugulaire
- Reflux hépatojugulaire
- Hépatomégalie douloureuse

Évoquent : embolie pulmonaire massive, pneumothorax compressif, asthme aigu grave (mais aussi tamponnade cardiaque).

2.4.2 Pouls paradoxal

Il se définit par la diminution de la pression artérielle systolique lors de l'inspiration.
- *Il n'est pas facile de rechercher un pouls paradoxal : idéalement celui-ci s'observe avec une mesure invasive (« sanglante ») de la pression artérielle (cathéter artériel).*
- *Évoque : asthme aigu grave, tamponnade cardiaque*

2.4.3 HTA

Chez un patient présentant une détresse respiratoire aiguë, une augmentation de la pression artérielle doit faire rechercher une acidose respiratoire.

Certains signes extra-neurologiques sont évocateurs de la présence d'une hypercapnie. Il s'agit :
- De signes en rapport avec l'effet vasodilatateur du dioxyde de carbone : céphalées, hypervascularisation des conjonctives se traduisant par une hyperémie
- De signes en rapport avec la réaction adrénergique au « stress hypercapnique » : tremblements, sueurs, tachycardie, hypertension artérielle

2.4.4 Insuffisance circulatoire ou état de choc

Se définit par une hypoperfusion tissulaire dont la conséquence est une hypoxie touchant l'ensemble des organes.

Doit être recherchée impérativement chez tout patient présentant des signes de détresse respiratoire.

Les signes d'insuffisance circulatoire associent des signes d'hypoperfusion tissulaire périphérique et des signes témoignant de l'anoxie de ces tissus :
- Peau froide, marbrures, augmentation du temps de recoloration cutanée
- Hypotension artérielle : pression artérielle systolique inférieure à 90 mm hg ou ayant chuté de plus de 30 mmHg par rapport à la pression artérielle normale
- Tachycardie supérieure à 120/min
- Polypnée supérieure à 25-30/min
- Confusion, altération de la vigilance
- Oligurie

3. ÉTAPE 2 : INITIER LA PRISE EN CHARGE DE LA DÉTRESSE RESPIRATOIRE AIGUË EN URGENCE, Y COMPRIS EN PRÉHOSPITALIER

Appel du SAMU si la prise en charge débute en dehors d'une structure hospitalière.

Appel du réanimateur si la prise en charge débute au sein de l'hôpital.

3.1 Mise en place immédiate d'une surveillance

- Saturation pulsée en oxygène en continu et fréquence cardiaque
- Pression artérielle, fréquence respiratoire/10 minutes.

3.2 Mise en route immédiate et concomitante du traitement

3.2.1 Oxygénothérapie

- Son objectif est de corriger, très rapidement, l'hypoxémie pour prévenir la survenue d'un arrêt cardio-respiratoire hypoxique. En cas de détresse respiratoire aiguë avec hypoxémie profonde, l'oxygénothérapie doit donc être initiée à haut débit (y compris chez un patient BPCO et/ou insuffisant respiratoire chronique), le débit d'oxygène devant être ensuite rapidement adapté selon l'évolution clinique, la mesure de la SpO_2 puis quand la SpO_2 est entre 92 et 96%, la mesure des gaz du sang artériel de contrôle (risque inconstant d'hypercapnie par inhibition des centres respiratoires, suite à la correction du stimulus hypoxémique).

- Le plus souvent délivrée via un masque facial (masque simple « sans réserve » pour des débits d'O_2 allant de 5 à 10L/min, masque à haute concentration « avec réserve » pour des débits > 8L/min)
- Au-delà de 10l/mn on doit l'envisager via des canules intra-nasales d'oxygénothérapie à haut débit (10 à 50L/min) une solution réchauffée et humidifiée (*Vapotherm®, Optiflow®*)

Relation entre la SaO_2 et la PaO_2.

PaO_2 (kPa)	4	5	6	7	8	9	10	11	12	13	14	15	16	> 17
PaO_2 (mm Hg)	30	37.5	45	52.5	60	67.5	75	82.5	90	97.5	104	112.5	120	> 127.5
SaO_2 (%)	57.4	71.4	80.7	86.8	90.7	93.2	94.9	96.2	97.0	97.8	98.2	98.6	98.8	> 99.0

3.2.2 Pose d'une voie veineuse de gros calibre

3.2.3 Assistance ventilatoire (Figure 1)

- *Principe :*
  - . *Apporter au patient un support ventilatoire (air + O_2) sous pression positive lors de l'inspiration*
  - . *À l'aide d'un respirateur*
- *Moyens :*
  - . *La pression positive inspiratoire (air $\pm O_2$) est administrée à l'aide d'une machine : le respirateur*
  - . *L'interface entre la machine et le patient peut être :*
    - *un masque : ventilation non invasive (VNI)*
    - *une sonde d'intubation trachéale : ventilation invasive (VI)*
- *Indication :*
  - . *Hypoventilation aiguë menaçant le pronostic vital ; en pratique :*
    - *respiration paradoxale*
    - *troubles de conscience*
    - *acidose respiratoire (hypercapnie et pH < 7.35)*
  - . *Hypoxémie réfractaire à l'oxygénothérapie.*

3.2.4 Ventilation invasive (VI) / ventilation non invasive (VNI)

- *VNI :*
  - . *Son intérêt majeur : ↘↘↘ infections nosocomiales respiratoires*[1]
  - . *Réservée aux défaillances respiratoires isolées chez les patients coopérants, en pratique essentiellement :*
    - *exacerbation de BPCO en acidose respiratoire (pH < 7,35)*
    - *OAP cardiogénique*
- *VI :*
  - . *D'emblée, chaque fois qu'il ne s'agit pas d'une défaillance respiratoire isolée (troubles de conscience, état de choc, polytraumatisme, IRA + défaillance d'autres organes)*
  - . *En 2e intention en cas d'échec de la VNI*

3.3 Mise en route immédiate des investigations à visée diagnostique

- Radiographie du thorax de face au lit (le plus tôt possible une fois le traitement symptomatique débuté).
- Gaz du sang et lactates artériels (orientation diagnostique)
- ECG (à la recherche d'une arythmie, de troubles de la repolarisation orientant vers un OAP, notamment s'il est d'origine ischémique, ou vers une embolie pulmonaire, un microvoltage ou une alternance électrique en cas de tamponnade, ...)
- NFS-plaquettes (hémoglobine, leucocytes)

---

1 Car le « verrou glottique » est préservé.

Figure 1 : Assistance ventilatoire.
À gauche via une sonde d'intubation, à droite l'interface est un masque naso-buccal (ventilation non invasive).

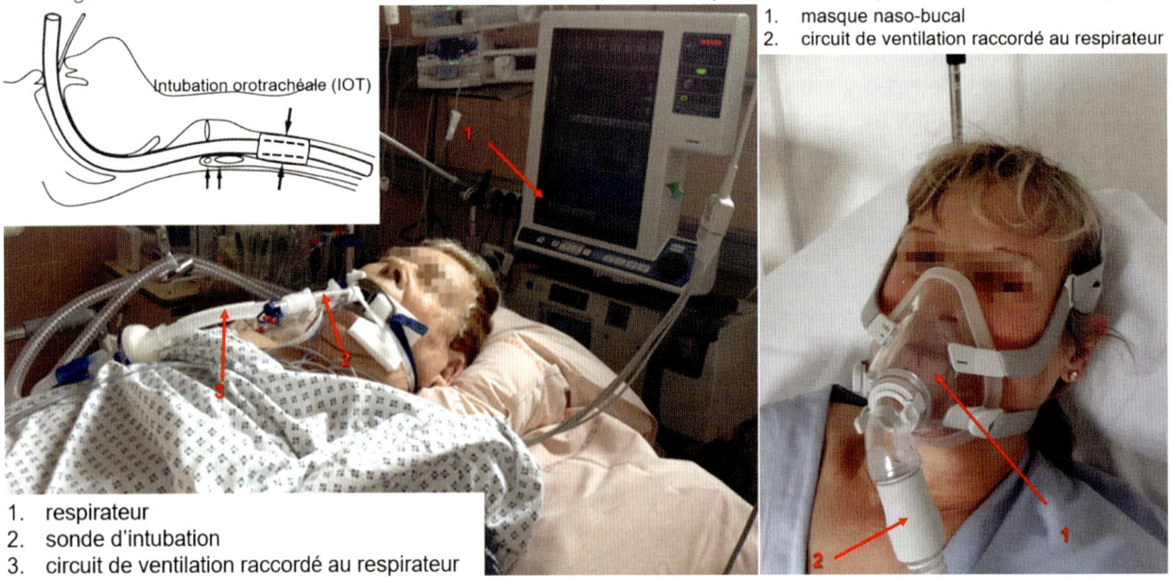

Figure 2 : Algorithme diagnostique face à une détresse respiratoire aiguë

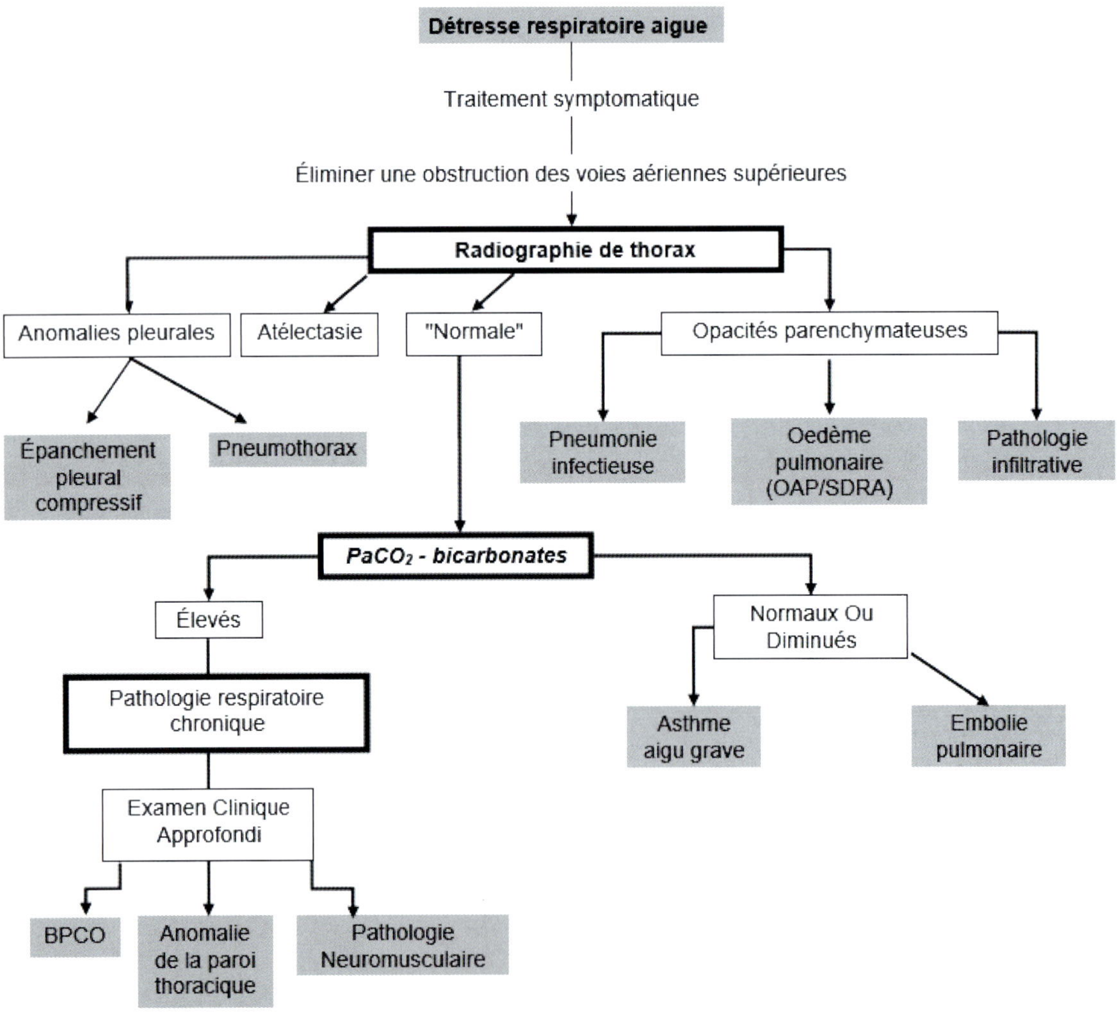

Ionogramme sanguin, urée, créatinine (rééquilibration hydroélectrolytique)

- BNP ou NT-proBNP :
  . Uniquement en cas de doute quant au diagnostic d'un œdème pulmonaire aigu cardiogénique
  . Un taux de BNP < 100 pg/mL exclut une dyspnée aiguë d'origine cardiaque
- Procalcitonine (PCT) :
  . Uniquement en cas de doute quant au diagnostic d'une pneumonie infectieuse
  . *La concentration de procalcitonine augmente de 10^2 à 10^4 en cas de pneumonie bactérienne avec une sensibilité de 88% et une spécificité de 81%.*

4. ÉTAPE 3 : POSER LE DIAGNOSTIC ÉTIOLOGIQUE

Le diagnostic étiologique de la détresse respiratoire aiguë repose ensuite sur un algorithme simple (Figure 2) qui, après avoir éliminé un corps étranger des voies aériennes supérieures, utilise la radiographie de thorax (présence ou non d'opacités parenchymateuses pulmonaires) et les gaz du sang artériel (hypercapnie ou non) comme éléments essentiels d'orientation.

4.1 Diagnostic d'une obstruction des voies aériennes supérieures

Il s'agit en fait de la 1ère étape en pratique, à la fois du fait de l'urgence extrême, et parce que sa prise en charge diffère radicalement de celle des autres étiologies de détresse respiratoire aiguë.

Il s'agit avant tout d'un diagnostic clinique.

- À l'inspection :
  . Patient paniqué, portant souvent les mains à son cou, et gesticulant, mais sans émettre de son
  . Bradypnée inspiratoire avec allongement du temps inspiratoire qui devient supérieur au temps expiratoire ; en cas d'obstruction totale (urgence vitale extrême), les mouvements respiratoires ne produisent aucun flux
  . Dysphonie (aphonie en cas d'obstruction totale)
  . Bruit inspiratoire dit de « cornage », stridor (Cf. *https://semiologiepneumologique.com*)

Principales causes d'obstruction des voies aériennes supérieures :

- Inhalation de corps étranger. Elle survient le plus souvent aux âges extrêmes de la vie :
  . Chez le petit enfant (80% ont moins de 3 ans)
  . Chez le sujet âgé porteur d'anomalies de la déglutition ou de la dentition
- Laryngite (chez l'enfant), épiglottite (devenue rarissime depuis la généralisation de la vaccination anti-*Haemophilus influenzae* chez le nourrisson)
- Œdème de Quincke
- Sténoses trachéales (bénignes ou non)
- Tumeur laryngée

4.2 Diagnostic d'une détresse respiratoire avec anomalies radiologiques

Trois principaux diagnostics sont à considérer en priorité (Figure 3 et tableau 1) :

- Pneumonie infectieuse, pouvant éventuellement évoluer vers un tableau de SDRA ; à suspecter en 1er en cas de fièvre
- Œdème pulmonaire aigu (OAP) cardiogénique, en particulier en l'absence de fièvre chez un sujet âgé et/ou présentant une pathologie cardiaque connue
- Pneumothorax sous tension (Cf. item 360), surtout si pathologie respiratoire chronique sous-jacente (Cf. Figure 7 - item 360) dont le diagnostic est évoqué en présence d'une asymétrie auscultatoire ± douleur latérothoracique

Dans un 2e temps on considère les hypothèses :

- SDRA (Cf. §5) : il existe dans ce cas une anamnèse et un tableau clinique compatibles avec l'une des étiologies du SDRA (Tableau 3)
  . Attention, une pneumonie infectieuse peut évoluer vers un SDRA
- Exacerbations des pneumopathies infiltratives diffuses (PID) :
  . La maladie infiltrative est en général connue
  . C'est pour cela qu'il est impératif de demander au patient et à la famille si des radiographies de thorax ou des scanners antérieurs sont en leur possession

Figure 3 : Profils radiologiques typiques des grandes causes de détresse respiratoire accompagnées d'anomalies radiologiques.

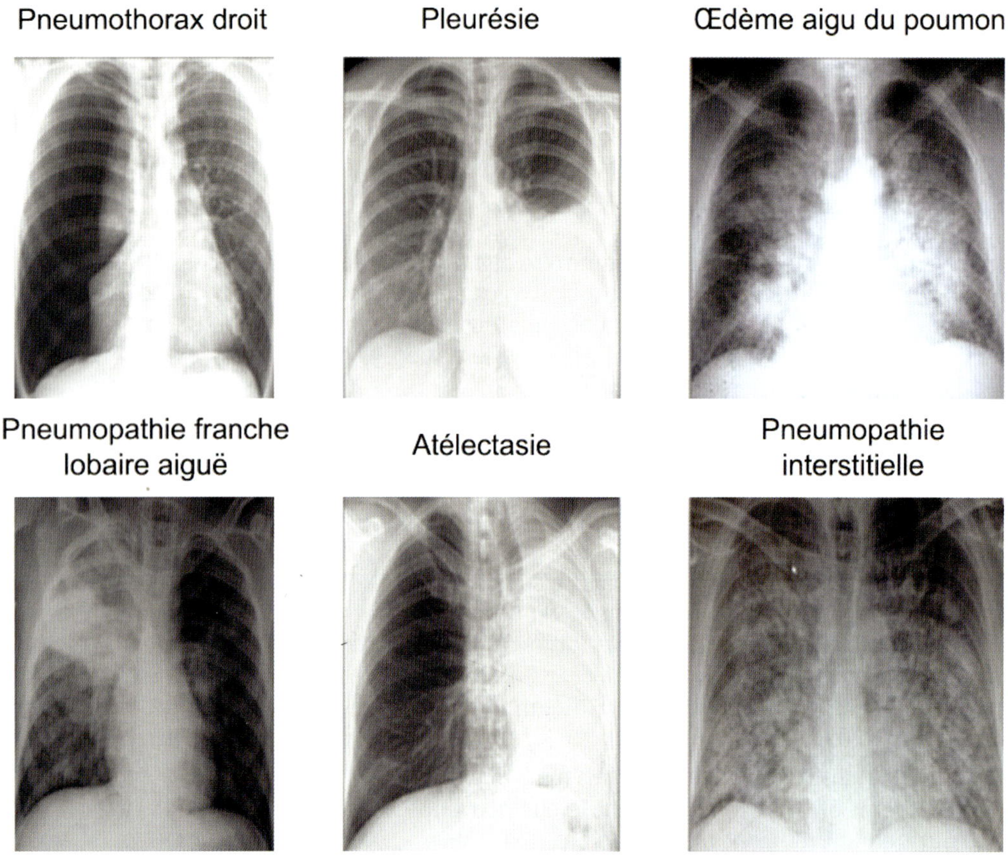

Tableau 1 : Arguments en faveur d'une pneumonie infectieuse ou d'un œdème pulmonaire aigu cardiogénique. Aucun de ces éléments n'est formel ou absolu.

	Pneumonie infectieuse	OAP cardiogénique
Antécédents	Aucun Parfois : immunodépression	Insuffisance cardiaque Facteurs de risque cardio-vasculaires (HTA, diabète...)
Mode de début	Brutal	Rapidement progressif
Signes généraux	Fièvre élevée, frissons	Aucun
Signes fonctionnels	Expectoration purulente Douleur thoracique rythmées par la respiration	Expectoration mousseuse, parfois rosée Orthopnée
Examen physique	Foyer de râles crépitants	HTA, tachycardie, râles crépitant bilatéraux prédominant à la partie inférieure des champs pulmonaires (sibilants possibles)
Signes radiologiques	Opacités alvéolaires souvent systématisées, mais pas toujours (Figure 3)	Opacités alvéolaires bilatérales, diffuses, péri-hilaires (Figure 3)
Signes biologiques	Syndrome inflammatoire Hyperleucocytose Antigénurie Légionelle et Pneumocoque Elévation de la PCT	Élévation du BNP ou du NT-proBNP
Examens Complémentaires		ECG Echographie cardiaque

4.3 Diagnostic d'une détresse respiratoire sans anomalies radiologiques

L'orientation diagnostique repose alors sur la clinique et les gaz du sang.

Ces derniers permettent d'orienter vers une pathologie respiratoire aiguë « de novo » ou au contraire vers la décompensation aiguë d'une pathologie respiratoire chronique.

Sont en faveur de la décompensation aiguë d'une pathologie respiratoire chronique :
- Une hypercapnie, définie par une $PaCO_2 \geq 45$ mmHg, avec un pH anormal
- Une élévation des bicarbonates (>30 mmol/L), qui elle-même témoigne d'une hypercapnie chronique

4.3.1 Décompensation aiguë d'une pathologie respiratoire chronique

Cf. l'orientation étiologique devant une probable insuffisance respiratoire chronique au §4de l'item 208.

4.3.2 Pathologie respiratoire aiguë « *de novo* »

Trois étiologies doivent être évoquées (Tableau 2) :
- Embolie pulmonaire (diagnostic affirmé par l'angioscanner)
- Pneumothorax
- Asthme aigu grave

Tableau 2 : Éléments en faveur d'une embolie pulmonaire, d'un pneumothorax ou d'un asthme aigu grave. Aucun de ces éléments n'est formel ou absolu.

	Embolie pulmonaire	Pneumothorax	Asthme aigu grave
Antécédents	Facteurs de risque de maladie thromboembolique veineuse	Sujet longiligne Tabagisme, Cannabis Pathologie respiratoire chronique "à risque" sous-jacente (lésions emphysémateuses ou kystiques)	Asthme connu
Mode de début	Rapide voire brutal	Brutal, parfois déclenché par un effort	Précédé en général d'une perte de contrôle de l'asthme ou d'une exacerbation
Signes généraux	Fébricule	Aucun	Aucun
Signes fonctionnels	Douleur latérothoracique majorée à l'inspiration Toux non productive Crachats hémoptoïques (rares)	Douleur latérothoracique majorée à l'inspiration Toux non productive	Freinage expiratoire
Examen physique	Auscultation normale Turgescence jugulaire ou reflux hépatojugulaire, en faveur d'une insuffisance ventriculaire droite	Abolition des vibrations vocales et du murmure vésiculaire Tympanisme à la percussion thoracique	Freinage Râles sibilants ou silence auscultatoire
Signes radiologiques	Radiographie normale ++ Ascension de coupole Atélectasie en bande Opacité périphérique (infarctus) Épanchement pleural de faible abondance	Hyperclarté délimitée par une ligne pleurale	Distension thoracique

5. SYNDROME DE DÉTRESSE RESPIRATOIRE AIGUË DE L'ADULTE (SDRA)

5.1 Définition du SDRA

Le SDRA est comme son nom l'indique un syndrome qui associe :

- *Une détresse respiratoire*
  - *. D'évolution aiguë : délai < 7 jours*
- *Des anomalies radiologiques bien définies :*
  - *. Opacités alvéolaires*
  - *. Bilatérales*
  - *. Diffuses*
  - *. Non complètement expliquées par un épanchement, une atélectasie, (Figure 4)*
- *Sans défaillance cardiaque ni surcharge volémique*

5.2 Niveaux de sévérité du SDRA

SDRA léger :

- *PaO_2/FiO_2 entre 200 et 300 mmHg avec PEP[2] ou CPAP ≥ 5 cm H_2O*

SDRA modéré :

- *PaO_2/FiO_2 entre 100 et 200 mmHg avec PEP ≥ 5 cm H_2O*

SDRA sévère :

- *PaO_2/FiO_2 ≤ 100 mmHg avec PEP ≥ 5 cm H_2O*

5.3 Mécanismes du SDRA

Œdème lésionnel du poumon dont les causes sont endogènes ou exogènes (extrapulmonaires) :

- *Sans augmentation de la pression hydrostatique microvasculaire (comme au cours de l'insuffisance cardiaque gauche où le mécanisme est une transsudation intra-alvéolaire)*
- *Avec augmentation de la perméabilité de la barrière endothéliale pulmonaire (induisant une exsudation intra-alvéolaire)*
- *Et avec des lésions anatomopathologiques de dommage alvéolaire diffus*

Deux ordres de conséquence sur le poumon (retrouvées également dans l'OAP cardiogénique) :

- *Altération des relations qui existent entre ventilation et perfusion, de façon hétérogène*
- *Diminution de la compliance pulmonaire, rendant l'expansion du parenchyme plus difficile*

5.4 Étiologies du SDRA

Les critères diagnostiques du SDRA sont larges et ses mécanismes sont communs à de multiples pathologies. Le terme « SDRA » recouvre ainsi un ensemble de situations très variées mais présentant des similitudes cliniques et une pathogénie commune.

Les multiples étiologies du SDRA sont résumées dans le tableau 3. Elles résultent soit d'une atteinte épithéliale alvéolaire, soit d'une atteinte endothéliale.

---

[2] *Sous réserve de l'application d'une pression positive de fin d'expiration qui a pour but de favoriser le recrutement alvéolaire. On parle de PEP (pression télé-expiratoire positive) quand on applique cette pression chez un malade sous ventilation assistée et de CPAP (continuous positive airway pressure) quand on l'applique chez un malade en ventilation spontanée à l'aide d'un masque spécial.*

Figure 4 : Syndrome de détresse respiratoire aiguë de l'adulte (SDRA).

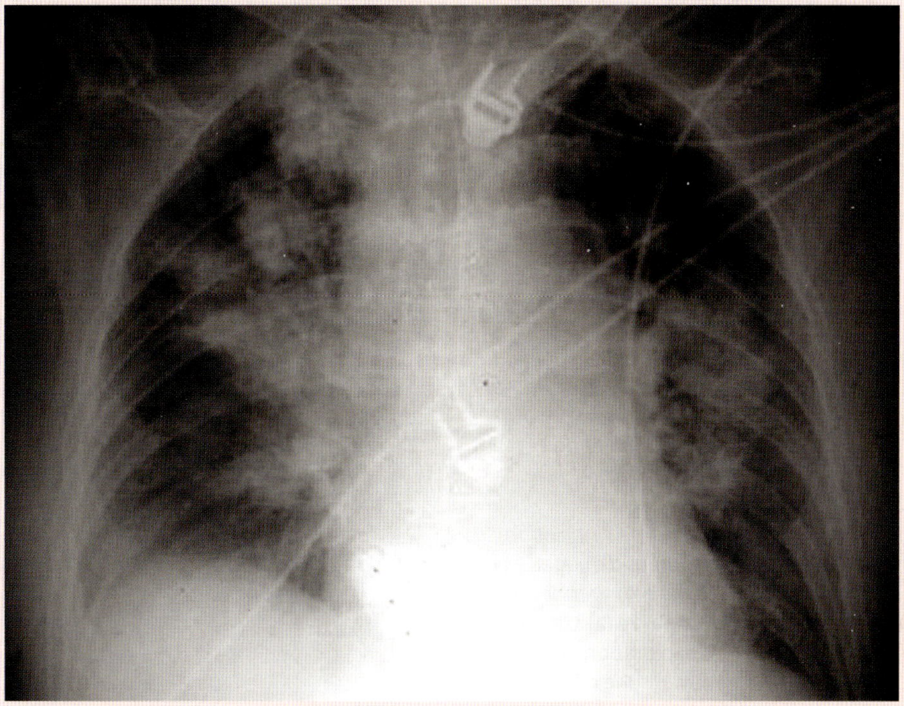

Tableau 3 : Principales étiologies du SDRA.

Agression exogène (« épithéliale »)	
Infectieuse	*Pneumonie bactérienne* *Pneumonie virale (grippe maligne, COVID-19, varicelle...)* *Pneumonie fungique (pneumocystose...)*
Toxique	*Inhalation de fumées toxiques* *Inhalation de liquide gastrique (syndrome de Mendelson)* *Noyade*
Agression endogène (« endothéliale »)	
Toute pathologie s'accompagnant d'un syndrome de réponse inflammatoire systémique, quelle qu'en soit la cause, est susceptible d'entraîner un SDRA	*Tout sepsis sévère, quel qu'en soit l'agent pathogène et la porte d'entrée (fréquence +++)* *Pancréatite aiguë* *Embolie amniotique* *Circulation extracorporelle* *Transfusions massives* *Polytraumatisme* *Brûlures étendues*

Item 359 - Corps étranger des voies aériennes

(Ex-item 354)

Rang	Rubrique	Intitulé	Descriptif
A	Diagnostic positif	Savoir rechercher les éléments d'orientation clinique et anamnestique devant une insuffisance respiratoire aiguë chez l'adulte et l'enfant	Décompensation de BPCO, OAP, EP, PNP, asthme, bronchiolites, pathologies des voies aériennes supérieures
A	Étiologies	Connaître les étiologies à l'origine de la détresse respiratoire aigüe du nourrisson et de l'enfant	Corps étranger, bronchiolite, laryngite, épiglottite, asthme, malformation, pneumothorax, pneumomédiastin, insuffisance cardiaque aiguë, pleurésie, maladie neuro-musculaire, laryngomalacie, paralysies, laryngées, sténoses sous-glottiques
B	*Examens complémentaires*	*Connaitre l'indication des examens d'imagerie devant un corps étranger bronchique*	*Radio du thorax inspi/expi en première intention, pas d'indication de scanner en première intention*
A	Examens complémentaires	Connaitre la stratégie d'exploration en imagerie devant une détresse respiratoire du nourrisson et de l'enfant	
A	Identifier une urgence	Savoir reconnaître les signes de détresse respiratoires suite à l'inhalation d'un corps étranger chez l'enfant et chez l'adulte, ou en cas d'épiglottite de l'enfant et de l'adulte	Corps étranger (syndrome de pénétration... sémiologie selon l'âge)
A	Identifier une urgence	Connaitre les premiers gestes chez l'enfant présentant une détresse respiratoire d'origine ORL	Décrire les mesures à mettre en œuvre en urgence dyspnée laryngée, épiglottite, bronchiolite : gestes (LVAS, position...) et manœuvres (Heimlich), mesures de surveillance immédiate, orientation du patient
A	Identifier une urgence	Connaitre les premiers gestes chez l'adulte présentant une inhalation de corps étranger	Décrire les mesures à mettre en œuvre en urgence : gestes (LVAS, position...) et manœuvres (Heimlich), mesures de surveillance immédiate, orientation du patient
A	Identifier une urgence	Savoir orienter en urgence un patient en détresse respiratoire aiguë pour un geste spécialisé	Connaître les indications urgentes de laryngoscopie, bronchoscopie, trachéotomie

Les objectifs de rang B apparaissent surlignés et en italiques dans le texte.

Points clés

1. L'obstruction aiguë accidentelle des voies aériennes supérieures par un corps étranger (CE) se traduit le plus souvent par un syndrome de pénétration.
2. Elle peut conduire au décès si le CE n'est pas expulsé ou si la prise en charge est inappropriée.
3. S'il n'est pas expulsé, le CE peut s'enclaver dans l'arbre bronchique et entraîner des symptômes et des complications qui varient en fonction du niveau anatomique de l'enclavement et de l'ancienneté de celui-ci.
4. Au décours d'un syndrome de pénétration, si l'expulsion du CE n'a pas été authentifiée, il faut considérer que le CE est toujours présent dans les voies respiratoires et envisager la réalisation d'une bronchoscopie, même en l'absence de symptômes.
5. L'inhalation du CE peut passer totalement inaperçue, notamment chez l'adulte. Tout symptôme respiratoire chronique ou récidivant dans le même territoire sans étiologie claire doit faire évoquer le diagnostic de CE et faire pratiquer une bronchoscopie au moindre doute.

1. I. DÉFINITION ET PHYSIOPATHOLOGIE

1.1 De quoi parle-t-on quand on parle de « corps étrangers des voies aériennes » ?

Il s'agit de l'ensemble des manifestations liées à l'inhalation accidentelle d'un corps étranger (CE) dans les voies aériennes.

1.2 Quels sont les corps étrangers (CE) que l'on inhale ?

Il s'agit le plus souvent de CE alimentaires inhalés lors du repas :
- Graines d'oléagineux (cacahuètes et autres petites noix d'apéritif) chez l'enfant (Figure 1)
- Morceaux de viande chez l'adulte édenté

Plus rarement matériaux métalliques ou plastiques (Figure 2) :
- Fragments de jouets chez l'enfant
- Clous, punaises ou petits objets en plastique tenus entre les lèvres lors d'activités de bricolage chez l'adulte ou l'adolescent

Fragments dentaires (dents, couronnes et bridges), voire matériels de dentisterie :
- Inhalés lors de soins dentaires ou lors d'un traumatisme facial avec fracture dentaire

Figure 1

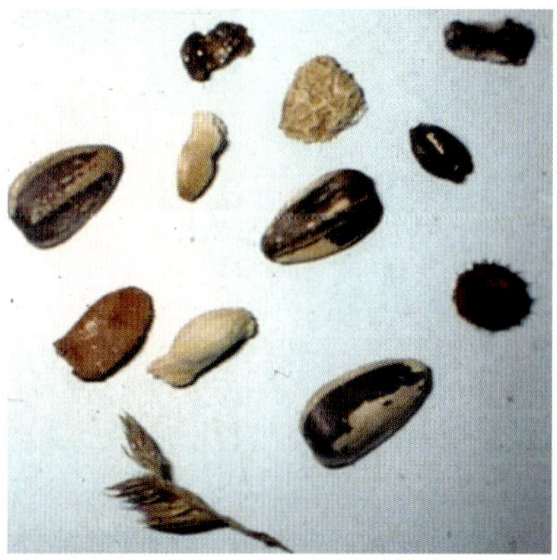

Figure 2

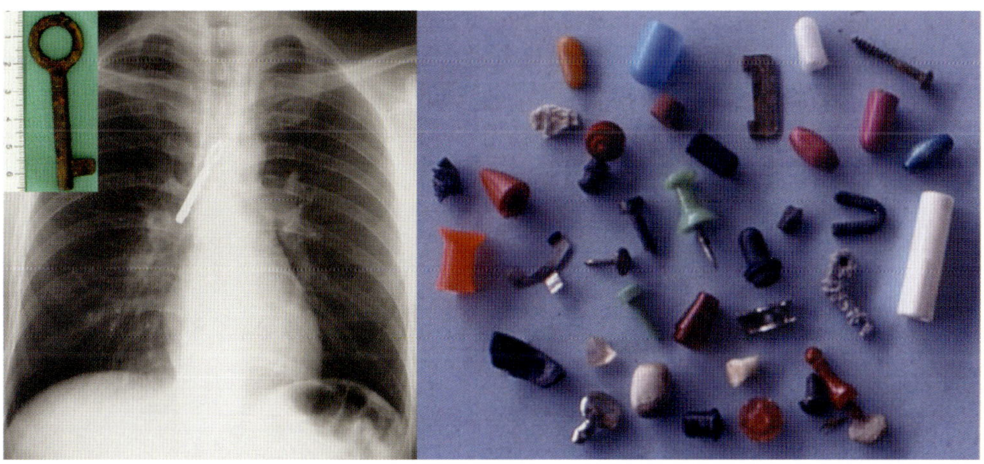

1.3 Que se passe-t-il quand on inhale accidentellement un CE ?

1.3.1 Obstruction aiguë des VAS

Obstruction aiguë des voies aériennes au niveau du larynx, de la trachée ou d'une bronche principale, dans les secondes qui suivent la pénétration du CE dans les voies aériennes

- Cette obstruction peut être transitoire, levée par les efforts de toux violents qui mobilisent le CE (Figure 3).
- Elle peut être définitive responsable d'un décès par asphyxie en cas d'enclavement laryngé ou trachéal. (7% des décès accidentels chez les enfants de moins de 4 ans sont dus à l'inhalation d'un CE).

*Figure 3 : Pendant le **syndrome de pénétration**, le CE est mobile dans la trachée, où il est par moment obstructif ; puis soit il est recraché (dans un peu plus de la moitié des cas), soit il s'enclave dans un tronc souche (bronche principale) où il obstrue partiellement la voie aérienne entraînant une diminution unilatérale du murmure vésiculaire parfois associée à un wheezing. Une fois le CE enclavé, la toux s'arrête le plus souvent.*

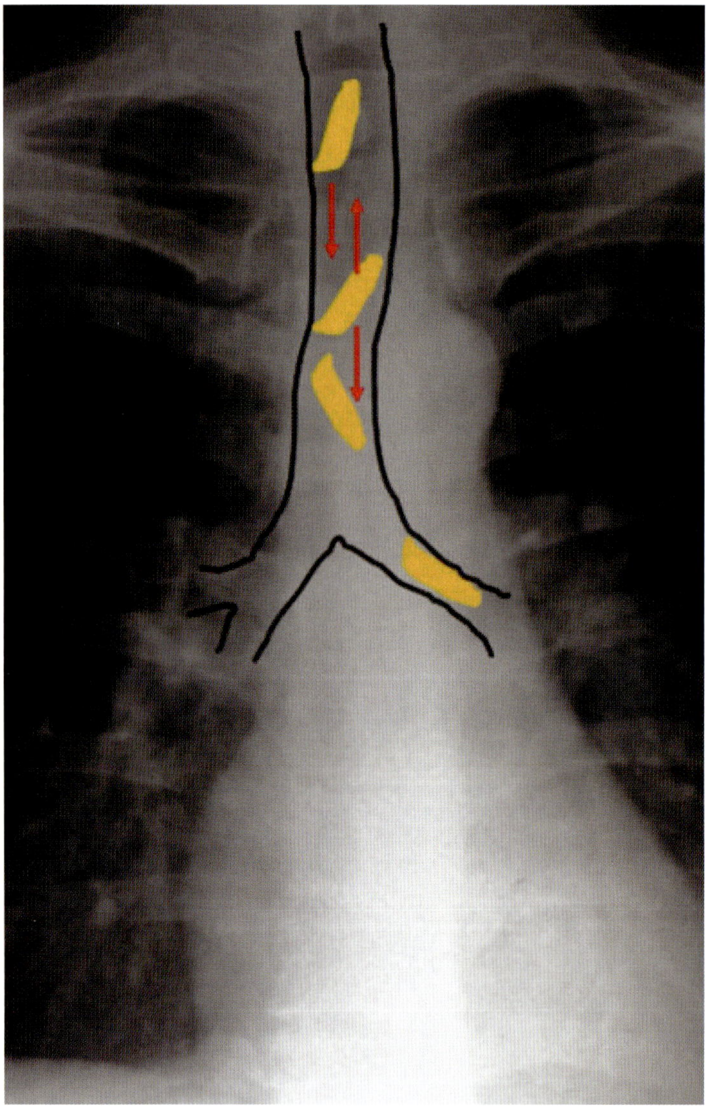

1.3.2 Expulsion du corps étranger

Survient dans plus de la moitié des cas à la suite d'efforts de toux violents.

Attention : cette expulsion n'est pas toujours constatée par l'entourage de l'enfant car le CE peut-être immédiatement dégluti, une fois qu'il est repassé au-dessus de la glotte.

1.3.3 Obstruction subaiguë ou chronique des VAS

S'il n'est pas expulsé des voies aériennes, le CE peut s'enclaver au-delà de la carène :

- Chez l'enfant le plus souvent au niveau d'une **bronche principale**
- Chez l'adulte le plus souvent au niveau d'une bronche lobaire ou segmentaire

Il peut obstruer la lumière en totalité ou partiellement et :

- Agir comme une valve unidirectionnelle. Ceci entraîne une hyperinflation du poumon par piégeage de l'air (Figures 4 et 5).
- Entraîner une infection d'aval (pneumonie obstructive)
- Entraîner une irritation de la muqueuse bronchique avec volumineux granulomes à leur contact (surtout pour les ce huileux comme les cacahuètes)
- Rester asymptomatique pendant des années
- Entraîner à la longue des lésions bronchiques irréversibles (sténose bronchique et bronchectasies d'aval).

Figure 4 : Corps étranger partiellement obstructif enclavé dans la bronche principale droite. L'inspiration étant un phénomène actif, l'air parvient à franchir l'obstacle et donc à entrer dans le poumon droit, comme dans le poumon gauche. Lors de l'expiration, l'évacuation de l'air résultant d'un phénomène passif, l'air sort moins bien du poumon droit que du poumon gauche. Ceci entraine un piégeage de l'air dans le poumon droit.

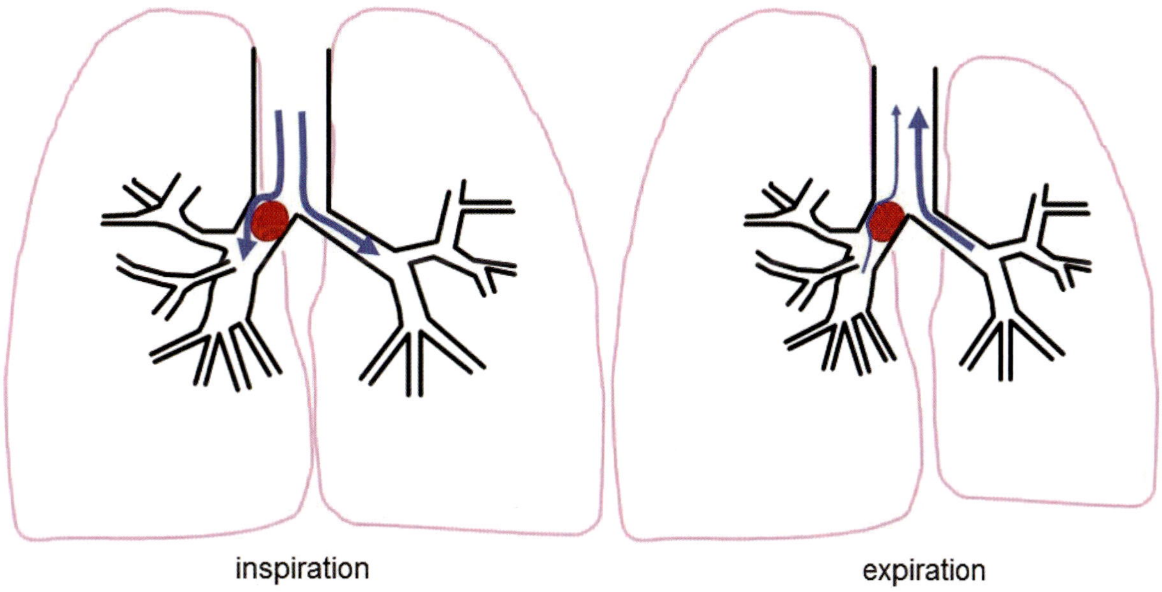

2. ÉPIDÉMIOLOGIE

2.1 Deux pics de fréquence dans la vie :

2.1.1 Enfant avant l'âge de trois ans

Quand l'enfant commence à porter les objets en bouche et lorsqu'il commence à marcher.

Le CE le plus fréquent est la cacahuète ou d'autres graines d'oléagineux que l'enfant met en bouche lors de l'apéritif familial.

La prépondérance de CE enclavés à droite, observée chez l'adulte, n'est pas retrouvée chez l'enfant car les bronches principales droite et gauche sont symétriques chez l'enfant.

2.1.2 Chez le sujet âgé

L'inhalation accidentelle d'un CE est le plus souvent due à la défaillance des mécanismes de protection des voies aériennes :

- Trouble de déglutition dans le cadre de maladies neurologiques (séquelles d'accident vasculaire cérébral...)
- Mauvaise dentition

On observe deux tableaux :

- Tableau d'asphyxie aiguë survenant notamment lors de l'inhalation accidentelle de morceaux de viande chez des sujets dont la dentition est mauvaise (le CE s'enclave en général au travers du larynx)
- Tableau de pneumonie à répétition ou de suppuration bronchique chronique en rapport avec l'enclavement bronchique distal d'un CE de plus petite taille.

2.2 *Rarement chez l'adulte et adolescent*

L'inhalation accidentelle du CE est rare.

Elle complique :

. soit un accident avec traumatisme facial (inhalation de fragments dentaires)

. soit des activités de bricolage au cours desquelles le sujet inhale accidentellement des objets (clous) qu'il tient entre ses dents.

. soit un trouble de conscience (crise convulsive, coma, intoxication éthylique aiguë...)

En raison de la disposition anatomique des bronches principales (la droite est plus verticale et son diamètre est plus gros), les CE s'enclavent plus fréquemment à droite chez l'adulte.

3. PRÉSENTATION CLINIQUE ET RADIOLOGIQUE

3.1 Syndrome de pénétration

Début brutal, dans les secondes et minutes qui suivent l'inhalation du CE

Correspond à la phase où le CE est mobile dans les voies aériennes (Figure 3) :

- Toux quinteuse
- Des accès de suffocation avec :
  . tirage
  . cornage (reprise inspiratoire difficile et bruyante)
  . cyanose
- Chez un individu antérieurement sain
- À l'occasion d'un repas ou d'un jeu
- Le plus souvent résolutif en quelques secondes

Le tableau est souvent typique et frappe l'entourage quand il se produit en présence de témoins.

Exceptionnellement le CE s'enclave dans le larynx ou la lumière trachéale

- Concerne les CE volumineux (fragment de viande, grosses perles).
- Le syndrome de pénétration est non régressif et entraine en quelque minutes le décès par asphyxie aiguë.

3.2 Au décours du syndrome de pénétration

Le plus souvent, le CE a été expulsé des voies aériennes :
- L'examen clinique respiratoire est normal.
- Les pétéchies sous-cutanées (visage et tronc) et muqueuses (bouche, conjonctives) :
  . sont fréquentes
  . témoignent de la violence des épisodes de toux
  . sont très évocatrices d'un syndrome de pénétration quand on n'y a pas assisté directement

Plus rarement le CE s'est enclavé dans les voies aériennes
- Enclavement proximal (bronches principales) surtout chez l'enfant :
  . diminution du murmure vésiculaire à l'auscultation du côté où le CE est enclavé
  . wheezing du côté où le CE est enclavé
- Enclavement distal (bronches lobaires ou segmentaires) surtout chez l'adulte :
  . asymptomatique

Radiographie de thorax

En cas d'enclavement dans les voies aériennes :
- La radiographie de thorax est le plus souvent normale
  . sauf si le CE est radio-opaque (10% seulement des CE sont radio-opaques)
- La radiographie de thorax est parfois anormale et montre alors
  . une atélectasie
  . une hyper clarté pulmonaire unilatérale qui se majore en expiration : hyperinflation unilatérale par piégeage (Figures 4 et 5)

Figure 5 : CE enclavé dans le tronc souche droit, radio normale en inspiration (haut), mise en évidence d'un piégeage de l'air en expiration (bas).

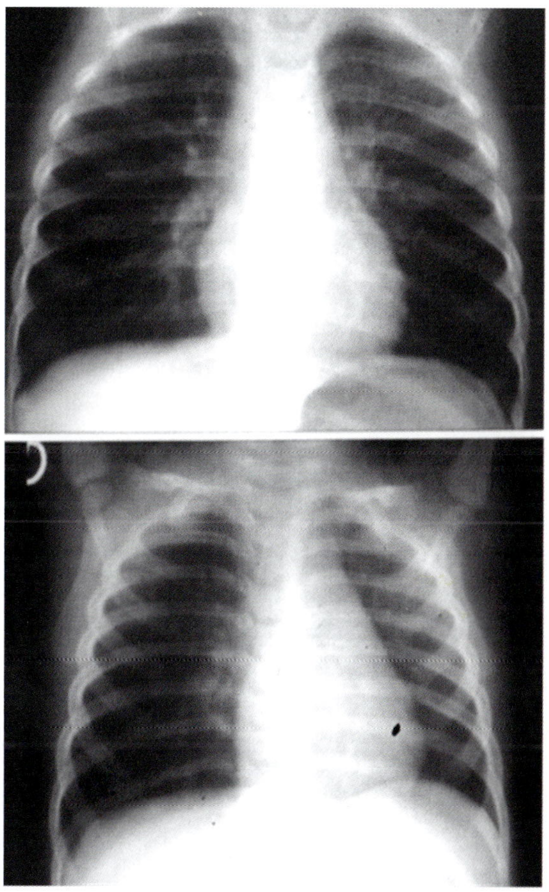

3.3 Dans les mois et années qui suivent l'inhalation du CE

Le syndrome de pénétration peut être passé complètement inaperçu, négligé ou oublié. Il faut savoir le rechercher à l'interrogatoire. L'absence de syndrome de pénétration à l'interrogatoire n'élimine pas le diagnostic de CE.

Le diagnostic de CE doit être évoqué devant les situations suivantes :

- *Manifestations respiratoires chroniques ou récidivantes ne répondant pas au traitement habituel :*
  - *. toux chronique*
  - *. bronchite sifflante*
  - *. bronchorrhée*
  - *. hémoptysie*
- *Anomalies radiologiques persistantes dans le même territoire :*
  - *. atélectasie ou hyper clarté radiologique unilatérale*
  - *. pneumopathies récidivantes dans le même territoire*
  - *. pleurésie*
  - *. abcès pulmonaire*
  - *. les bronchectasies sont la complication à distance la plus fréquente des CE des voies aériennes méconnus. Elles sont généralement localisées et peuvent se développer plusieurs années après l'inhalation du CE qui est passée inaperçue.*

4. DIAGNOSTIC DIFFÉRENTIEL

4.1 Dans sa présentation clinique aiguë ou subaiguë

4.1.1 C'est le diagnostic d'une détresse respiratoire aiguë à début brutal avec tirage et cornage

*C'est essentiellement l'**épiglottite aiguë** :*

- *En sa faveur : fièvre élevée, voix étouffée, hypersalivation, toux absente, bouche semi-ouverte, majoration de la dyspnée au décubitus*

4.1.2 C'est le diagnostic d'une infection respiratoire basse

Pneumonie aiguë communautaire ou bronchite aiguë sifflante chez un enfant de moins de 3 ans sans antécédents

4.2 Dans sa présentation clinique chronique ou récidivante

4.2.1 C'est le diagnostic d'un trouble de ventilation (atélectasie) persistant

Tumeur bronchique obstructive

4.2.2 C'est le diagnostic d'une infection respiratoire récidivant dans le même territoire

Tumeur bronchique obstructive

Foyer de bronchectasies

5. CONDUITE A TENIR EN PRATIQUE

5.1 Trois grandes situations cliniques

5.1.1 Syndrome de pénétration non régressif (tableau d'asphyxie aiguë)

Figure 6 : Manœuvre de Heimlich.

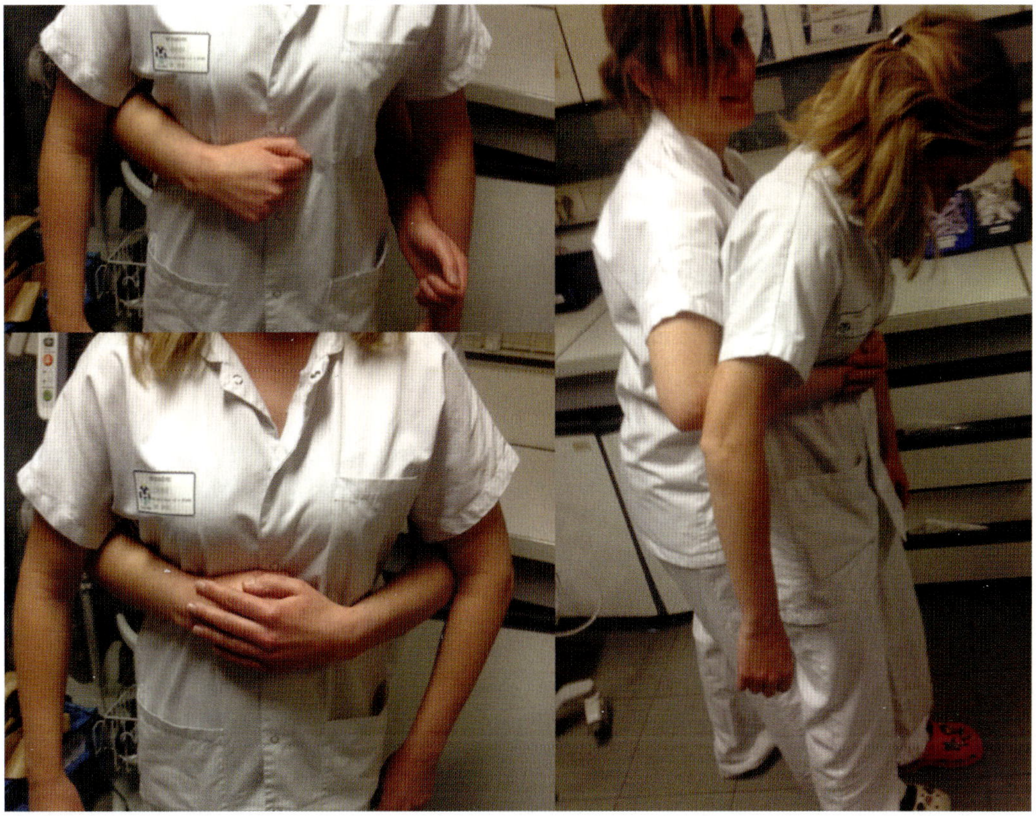

Cette manœuvre a pour but de provoquer une **hyperpression intrathoracique brutale** dans le but d'obtenir l'expulsion du corps étranger qui obstrue totalement les voies aériennes proximales (larynx ou trachée) chez un individu qui n'est plus capable de le faire par lui-même.

On se positionne derrière l'individu qui s'étouffe en plaçant sa jambe d'appui entre ses jambes. On met son poing fermé dans le creux épigastrique de l'individu. On vient saisir ce poing avec son autre main. Puis on tire brutalement vers le haut et vers soi. Cet appui brutal sur les viscères abdominaux entraine une remontée du diaphragme et une hyperpression intrathoracique soudaine.

ATTENTION, la fenêtre de tir pour effectuer la manœuvre de Heimlich est brève :

- Tant que le patient est conscient et tousse (obstruction incomplète) on respecte la toux du patient qui est de toute façon plus efficace que la manœuvre de Heimlich pour expulser le corps étranger.
- Si la personne qui s'étouffe perd conscience, il est trop tard pour faire une manœuvre de Heimlich car la personne est alors hypotonique (poupée de chiffon) et on ne peut à la fois faire la manœuvre tout en soutenant le patient. Dans ce cas on allonge la personne par terre, on recherche par un examen endobuccal au doigt, la présence d'un CE pharyngé volumineux puis on débute les manœuvres de réanimation. Le massage cardiaque externe sur un plan dur étant beaucoup plus efficace pour obtenir l'expulsion d'un corps étranger que la manœuvre de Heimlich.
- La manœuvre de Heimlich est donc à pratiquer pendant le court laps de temps où la personne qui s'étouffe ne parvient plus à tousser mais est encore consciente et tonique.

Figure 7 : Manœuvre de Mofenson (enfant < 2 ans).

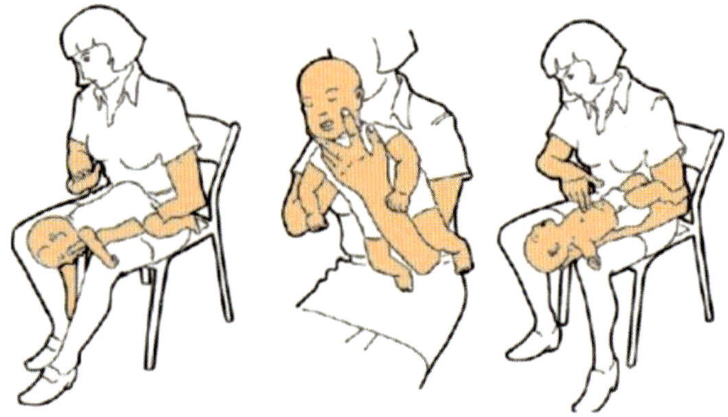

On couche l'enfant à plat ventre sur un de ses avant-bras, lui-même posé sur la jambe en lui tenant la tête avec la main sur laquelle il est couché. Avec l'autre main à plat, on applique jusqu'à 5 claques sur le dos. En cas d'inefficacité on retourne ensuite l'enfant sur le dos et on applique des pressions verticales sur son sternum.

5.1.2 *Syndrome de pénétration régressif*

Chaque fois que l'on a suspecté un CE des voies aériennes (sur la base de l'histoire clinique), il faut considérer que le CE est toujours présent dans les voies respiratoires et orienter le patient vers l'hôpital (Figure 8), même si l'enfant est asymptomatique

Seule exception à cette règle : l'expulsion du CE a été authentifiée par l'entourage

L'examen clinique s'attachera à rechercher :

- *Une diminution unilatérale du murmure vésiculaire*
- *Un wheezing*
- *La persistance d'une toux, d'une dyspnée, d'un cornage et d'un tirage qui doivent faire craindre la persistance d'un CE trachéal qui risque de s'enclaver*

*La **radiographie de thorax** en **inspiration** s'attachera à rechercher :*

- *Un CE radio-opaque (rare)*
- *Une distension unilatérale ou piégeage (le terme « emphysème post obstructif » ne devrait plus être utilisé)*
- *La radiographie expirée réalisée uniquement si le cliché inspiré est normal, permet de détecter plus sensiblement un piégeage unilatéral de l'air inspiré (Figures 4 et 5).*
- *Une complication liée à la présence du ce (atélectasie ou pneumonie notamment)*
- *Attention la radiographie de thorax est le plus souvent normale !*

Si l'on constate une diminution unilatérale du murmure vésiculaire et un piégeage ipsilatéral sur la radiographie, la probabilité qu'il y ait effectivement un CE endobronchique est > 90% et on procède à son extraction en bronchoscopie rigide.

Dans tous les autres cas un contrôle endoscopique souple est préconisé. L'alternative à l'endoscopie souple est le scanner thoracique basse dose

5.1.3 *Manifestations respiratoires chroniques ou récidivantes*

Le diagnostic de CE doit être évoqué devant tout symptôme respiratoire chronique ou récidivant sans étiologie claire, surtout s'il s'accompagne d'anomalies radiologiques récidivantes ou persistantes dans le même territoire (pneumonie, atélectasie, bronchectasies). L'endoscopie bronchique est indiquée au moindre doute.

Figure 8 : CAT au décours du syndrome de pénétration.

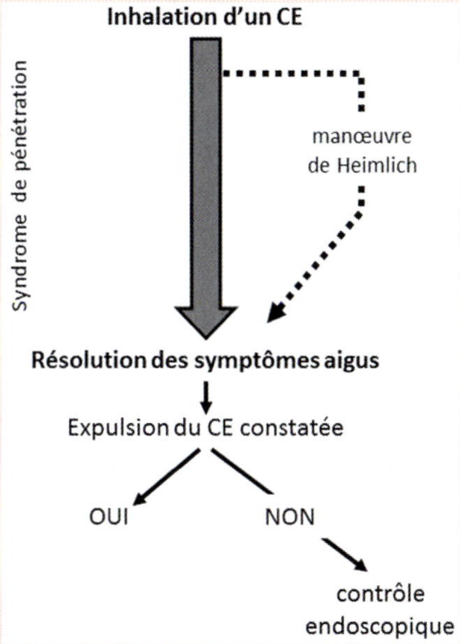

Figure 9 : Extraction d'un CE de la bronche principale droite en bronchoscopie rigide, sous anesthésie générale. Le CE est saisi à la pince rigide et on en assure l'extraction tout en assurant la ventilation du patient par le tube de bronchoscopie.

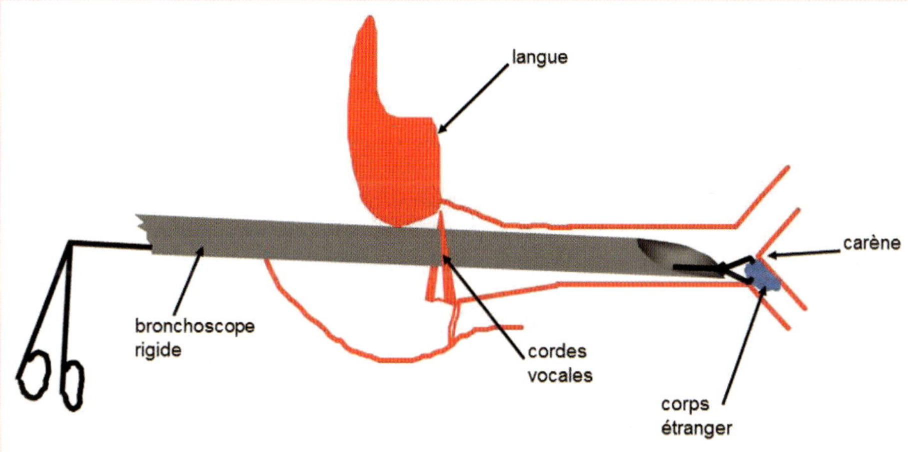

5.2 Organisation de la prise en charge d'un enfant suspect d'avoir inhalé un CE

5.2.1 Orientation du patient pour une prise en charge spécialisée

La bronchoscopie diagnostique et thérapeutique (pour l'extraction) est pratiquée dans des centres spécialisés (soit par les pédiatres, soit par les pneumologues, soit par les ORL).

Une tentative d'extraction du CE par du personnel non rompu à la technique n'est pas recommandée.

L'anesthésie nécessaire à la bronchoscopie rigide de l'enfant nécessite une expertise particulière.

5.2.2 Mode de transport approprié vers le centre de référence

Tout enfant suspect d'avoir inhalé un CE (sur la base d'un syndrome de pénétration) doit être référé sans attendre vers un centre spécialisé :

- Transport en position assise
- Si l'enfant est dyspnéique ou si doute sur une épiglottite le transport doit être médicalisé et capable d'intuber l'enfant immédiatement en cas de besoin (SMUR pédiatrique) en prévenant l'équipe

Item 360 - Pneumothorax

(Ex-item 356)

Rang	Rubrique	Intitulé	Descriptif
A	Contenu multimédia	Exemple de radiographie de face d'un pneumothorax spontané d'abondance modérée	
A	Contenu multimédia	Radiographie de thorax : pneumothorax complet	
A	Définition	Connaître la définition du pneumothorax	
A	Diagnostic positif	Connaître les éléments du diagnostic positif et du diagnostic différentiel d'un pneumothorax (PNO)	
A	Diagnostic positif	Connaître la sémiologie radiologique du pneumothorax	
B	*Éléments physiopathologiques*	*Physiopathologie pneumothorax primitifs et secondaires*	
A	Étiologies	Connaître les éléments du diagnostic étiologique d'un PNO : PNO traumatique, PNO spontané primaire, PNO spontané secondaire	
A	Identifier une urgence	Connaître les éléments du diagnostic de gravité d'un PNO	Renvoi à la question détresse respiratoire aiguë et insuffisance respiratoire aiguë. Item 359
A	Prise en charge	Connaître les grands principes de l'exsufflation pleurale et ses indications	
B	*Prise en charge*	*Connaître les grands principes du drainage pleural et ses indications*	
B	*Prise en charge*	*Connaître les mesures de prévention des récidives de PNO (arrêt du tabac, ±pleurodèse)*	

Les objectifs de rang B apparaissent surlignés et en italiques dans le texte.

Points clés

1. Le pneumothorax (PNO) est défini comme un épanchement pleural gazeux lié à l'irruption d'air dans la cavité pleurale.
2. Il peut être spontané et concerner des sujets jeunes longilignes, fumeurs, sans pathologie pulmonaire connue. On parle alors de PNO spontané primaire.
3. Il peut être spontané et concerner des sujets en général plus âgés porteurs d'une pathologie pulmonaire connue (BPCO, mucoviscidose, etc.). On parle alors de PNO spontané secondaire.
4. Il peut être provoqué (plaie de la plèvre viscérale sur traumatisme thoracique fermé ou ouvert, ou accident de ponction).
5. Le PNO se traduit par une douleur thoracique de type pleurale (augmentée à l'inspiration dite respiro-dépendante et à la toux).
6. Le diagnostic de certitude repose sur la radiographie de thorax de face.
7. L'évacuation de l'air de la cavité pleurale s'impose en cas de PNO mal toléré (dyspnée).
8. *Hormis dans les formes graves, le drainage thoracique « classique » peut être substitué par une simple exsufflation ou l'utilisation d'un cathéter de petit calibre.*
9. *La prévention des récidives fait appel à l'arrêt du tabac et à la pleurodèse (accolement du feuillet viscéral au feuillet pariétal).*

1. DÉFINITION ET PHYSIOPATHOLOGIE

Défini par la présence d'air dans l'espace pleural, avec en conséquence un collapsus partiel ou complet du poumon.

1.1 Physiopathologie

Plèvre : séreuse comprenant, en continuité, un feuillet pariétal (plèvres costale, diaphragmatique et médiastinale) tapissant le contenant de la cage thoracique et le médiastin et un feuillet viscéral en tapissant le contenu

Entre ces deux feuillets se trouve l'espace pleural rendu virtuel par la pression négative ('vide pleural') qui y règne assurant le maintien de l'expansion pulmonaire.

Figure 1 : collapsus pulmonaire suite à la perte du « vide » intra-pleural.

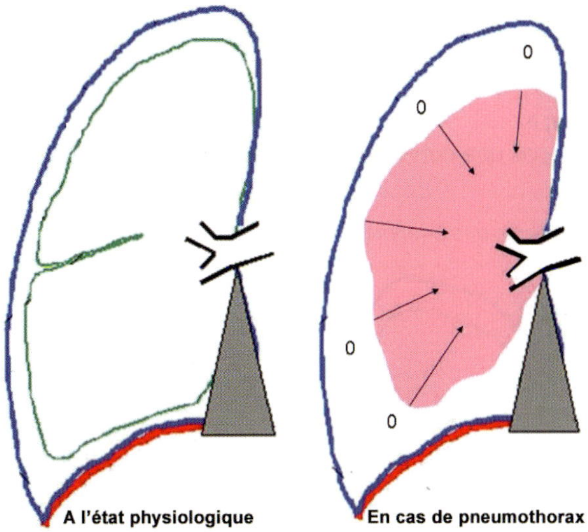

En cas de PNO, le poumon se désolidarise de la paroi thoracique et se rétracte sur le hile

Le pronostic vital peut être mis en jeu :
- Lorsque le **pneumothorax** est **compressif** (« tension pneumothorax » des anglo-saxons) en cas de fistule à soupape (Figure 11)
- Ou lorsqu'il existe une insuffisance respiratoire préexistante

1.2 PNO de survenue spontanée

PNO spontané primaire = PSP
- *Poumon en apparence sain*
- *Lié à une anomalie microscopique de la plèvre viscérale la rendant « poreuse »*

PNO spontané secondaire = PSS
- *Poumon pathologique avec rupture dans la cavité pleurale :*
  - *d'une bulle (emphysème)*
  - *de lésions kystiques ou nécrosantes du parenchyme (mucoviscidose, fibroses pulmonaires, tuberculose, ...)*

Figure 2 : Bulle d'emphysème de l'apex pulmonaire.

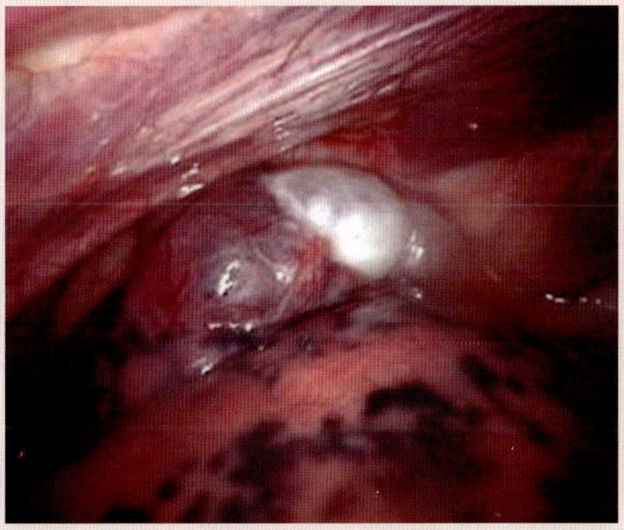

1.3 PNO traumatique

Consécutif à une effraction de la plèvre viscérale :
- Par traumatisme direct ou indirect
- Iatrogène (ponction transthoracique, ponction pleurale, voie veineuse centrale, etc.)

Traumatismes fermés du thorax :
- Plaie de la plèvre viscérale par une côte fracturée (cas le plus fréquent) (Figure 3)
- Blast pulmonaire (Figure 4)

Figure 3 : Principal mécanisme des pneumothorax traumatiques à thorax fermé [fracture(s) costale(s)].

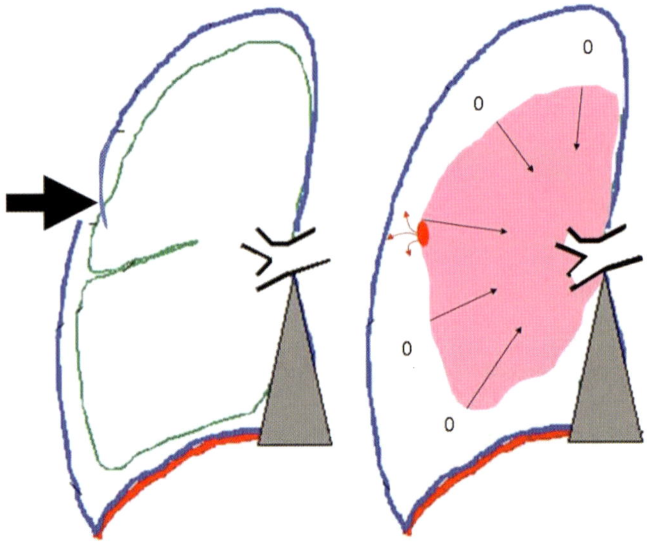

Figure 4 : Ruptures alvéolaires multiples par hyperpression intra thoracique. Bas gauche : emphysème sous cutanée et pneumomédiastin (flèches) / Milieu : emphysème sous cutanée (flèches noires), pneumomédiastin (flèches noires fines) et pneumothorax (flèche blanche) / Bas droite : emphysème sous cutanée (flèches noires), pneumopéricarde (flèches noires fines) et pneumothorax (flèche blanche).

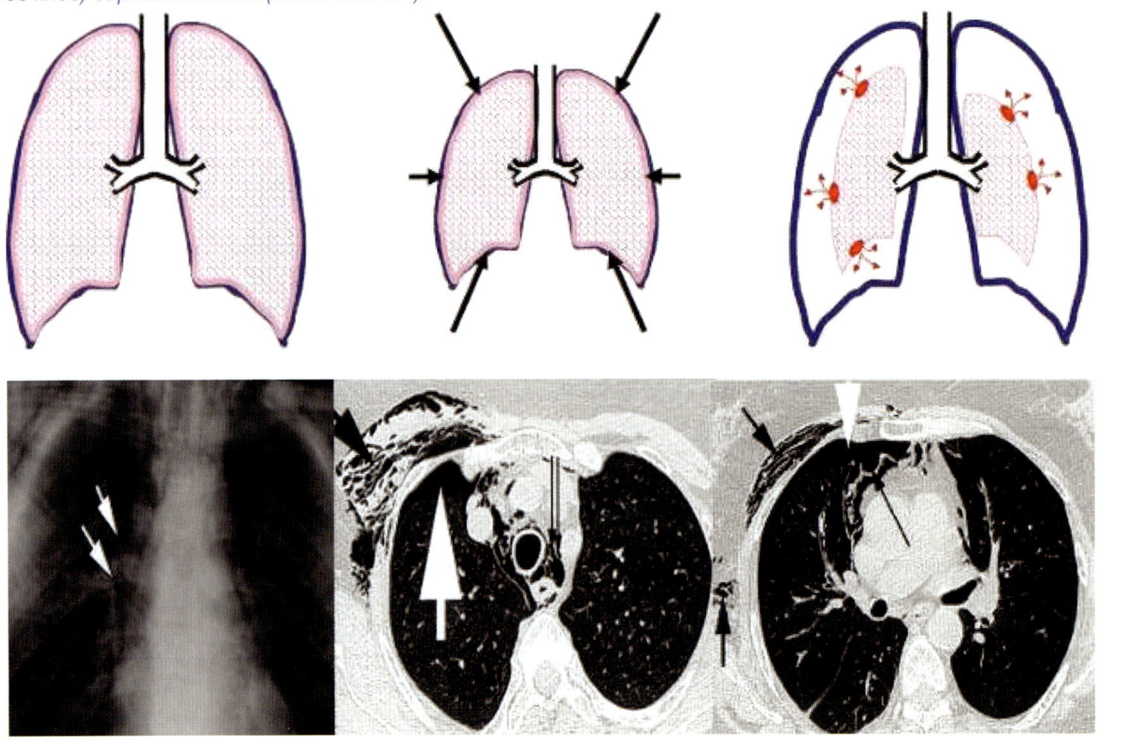

Traumatismes <u>ouverts</u> du thorax

Figure 5 : Plaie pénétrante de la plèvre viscérale par arme blanche ou par balle.

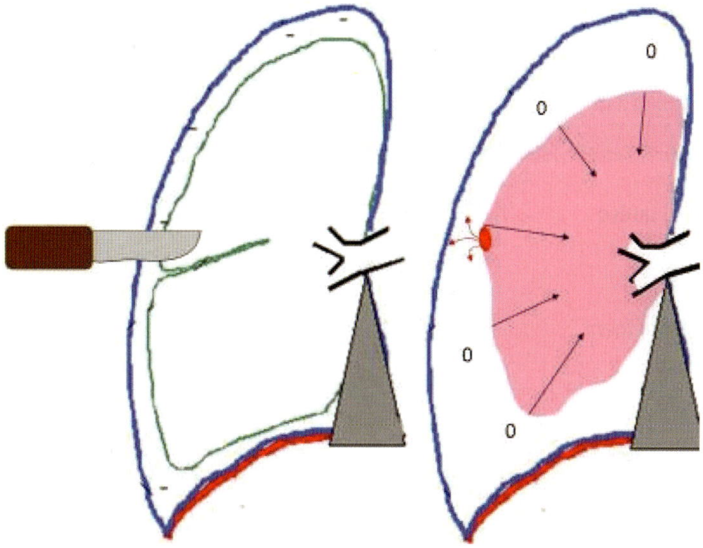

2. ÉPIDÉMIOLOGIE DESCRIPTIVE

2.1 *Qui fait un PNO spontané primaire ?*

Essentiellement l'adulte de moins de 35 ans, le plus souvent de sexe masculin

Avec un morphotype particulier :
- *Longiligne et de grande taille*
- *Fumeur 3 fois sur 4.*
- *Le lien de causalité avec le tabagisme est démontré et justifie sa prévention primaire.*

2.2 *Qui fait un PNO spontané secondaire ?*

Essentiellement les patients atteints de BPCO

Plus rarement les patients atteints d'asthme ou de mucoviscidose

2.3 Quels sont les facteurs favorisant les PNO ?

- Vols aériens ou plongée subaquatique = **NON**, ne créent pas de novo des PNO mais majorent un pneumothorax préexistant
- Efforts physiques et efforts à glotte fermée = **<u>NON</u>**, contrairement à une croyance communément admise
- Tabagisme actif

3. ÉLÉMENTS DU DIAGNOSTIC

3.1 Diagnostic positif

Le diagnostic du pneumothorax repose sur :
- Les signes cliniques
- La radiographie du thorax de face en inspiration

Tableau 1 : Signes cliniques et signes de gravité d'un PNO.

Signes fonctionnels	Signes physiques	Signes de gravité
Douleur thoracique : – Brutale, homolatérale, latéro-thoracique ou postérieure – Rythmée par la respiration (↗ à la toux) – S'estompe souvent rapidement Dyspnée d'intensité variable, inconstante Toux sèche irritative Parfois il n'y a aucun symptôme	– Hémithorax normal ou distendu et moins mobile – Diminution ou abolition du murmure vésiculaire – Abolition de vibrations vocales – Tympanisme à la percussion – Orientation étiologique (traumatisme)	– Hypotension : PAS ≤ 90 mmHg – Bradycardie – Désaturation – Déplacement médiastinal (pointe du cœur)

La radiographie :
- La radiographie en **expiration** ne doit plus être réalisée[1]
- La radiographie standard apprécie la taille du PNO (Figure 6)

Figure 6 : Pneumothorax droit (de gauche à droite : petit décollement apical, décollement sur toute la hauteur de la ligne axillaire, PNO complet avec un poumon tassé sur le hile).

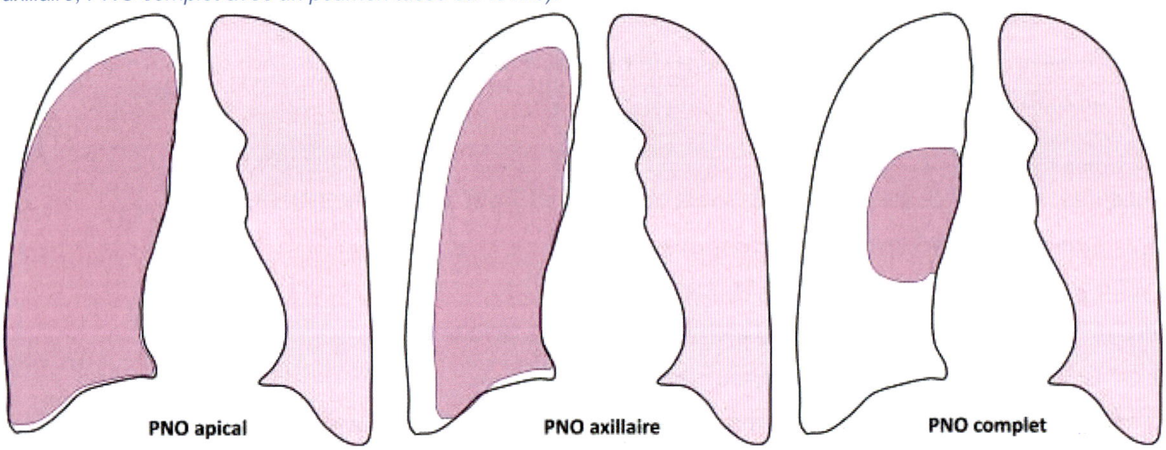

Le scanner thoracique :
- Non systématique : à réserver aux formes traumatiques, secondaires, ou en cas de doute diagnostique ou à la recherche d'une pathologie sous-jacente

L'échographie pleurale permet aussi le diagnostic immédiat d'un PNO au lit même du patient.

[1] En cas de doute radiologique, il faut recourir au scanner thoracique sans injection

Figure 7 : Pneumothorax droit et pneumothorax gauche complets.

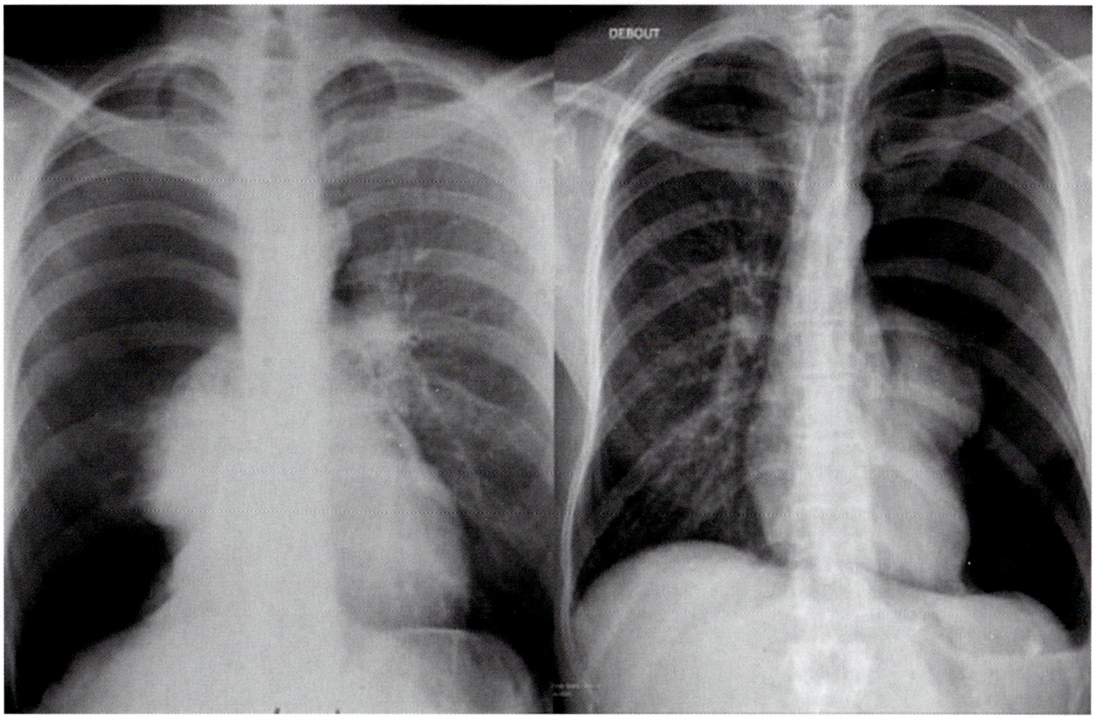

Figure 8 : Pneumothorax droit incomplet.

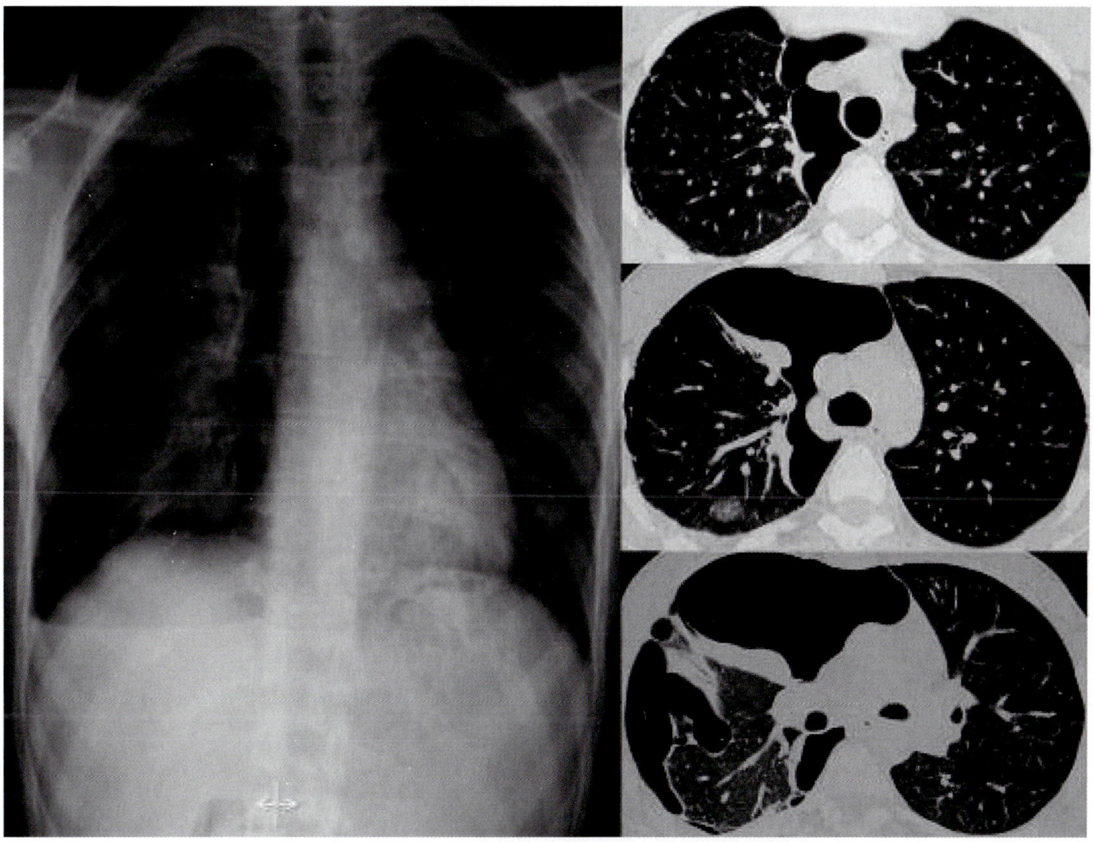

Figure 9 : Pneumothorax gauche partiel.

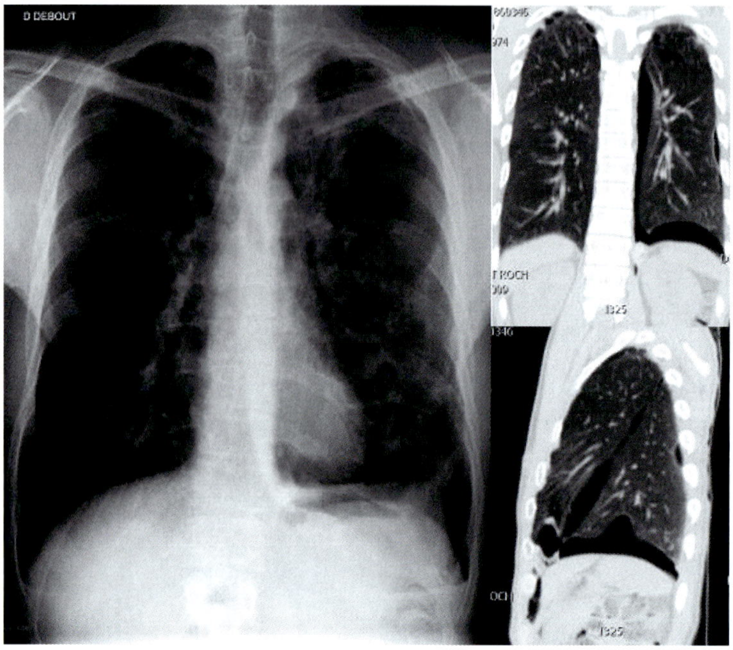

3.2 Diagnostic de gravité

PNO grave :

- La définition est clinique = PNO avec dyspnée sévère et/ou collapsus tensionnel, quelle que soit l'importance du décollement pleural

Correspond :

- À un PNO compressif avec fistule bronchopleurale réalisant une valve unidirectionnelle laissant passer l'air dans la plèvre à l'inspiration mais empêchant sa sortie à l'expiration (Figure 10)
- Ou à un PNO survenant chez un patient dont la réserve ventilatoire est réduite en raison de la pathologie respiratoire préexistante.

Figure 10 : Déviation du médiastin (pneumothorax compressif).

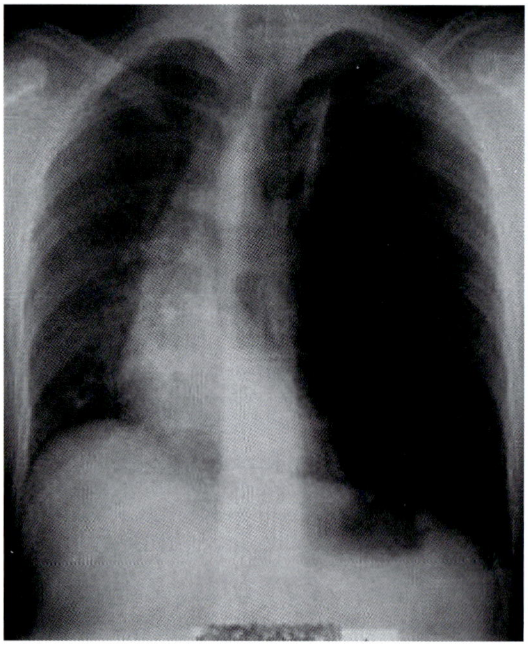

Figure 11 : En cas de pression pleurale positive, il y a gène au retour veineux (« tamponnade gazeuse ») avec chute tensionnelle et signes d'insuffisance ventriculaire droite, notamment turgescence des veines jugulaires.

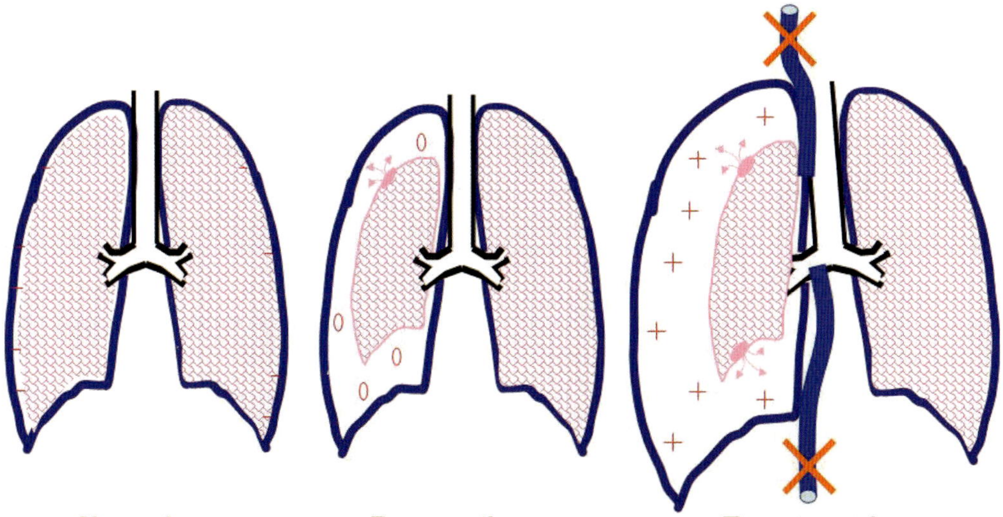

3.3 Formes évolutives, formes atypiques ou formes compliquées

3.3.1 *Pneumothorax récidivant*

À moyen et long terme :

- *Un peu moins de 30% des PSP et plus de 50 % des PSS récidivent après un 1er épisode*
- *La récidive est le plus souvent homolatérale, parfois controlatérale*

3.3.2 *Pneumothorax associé à un pneumomédiastin*

Quand le pneumothorax se développe en plèvre partiellement cloisonnée, canalisant l'épanchement en direction du hile pulmonaire puis vers le médiastin ou secondaire à une brèche pleurale située au niveau du hile pulmonaire, caractérisé par un emphysème sous-cutané de la région cervicale.

3.3.3 *Pneumothorax sous ventilation mécanique*

Patient en réanimation, sous ventilation mécanique :

Y penser devant :

- *Devant toute augmentation brutale des pressions d'insufflation du respirateur*
- *Devant tout collapsus brutal sous ventilation assistée (pneumothorax compressif)*
- *Si une plaie de la plèvre viscérale a pu être produite (tentative de mise en place d'une voie veineuse sous clavière)*

3.4 Diagnostic différentiel

3.4.1 Situation aisée

C'est le tableau d'une douleur thoracique « respiro-dépendante » chez un sujet sain (Cf. item 230)

3.4.2 Situations plus difficiles

Dyspnée aiguë sans syndrome pleural typique (Cf. item 203)

Décompensation aiguë d'une pathologie respiratoire chronique (BPCO notamment)

Bulles géantes d'emphysème chez un patient BPCO sévère

- Dans certains cas les bulles peuvent être prises à tort pour un PNO
- Intérêt du signe du raccordement sur la radiographie thoracique et de la tomodensitométrie thoracique.

Figure 12 : bulle géante de l'apex droit.

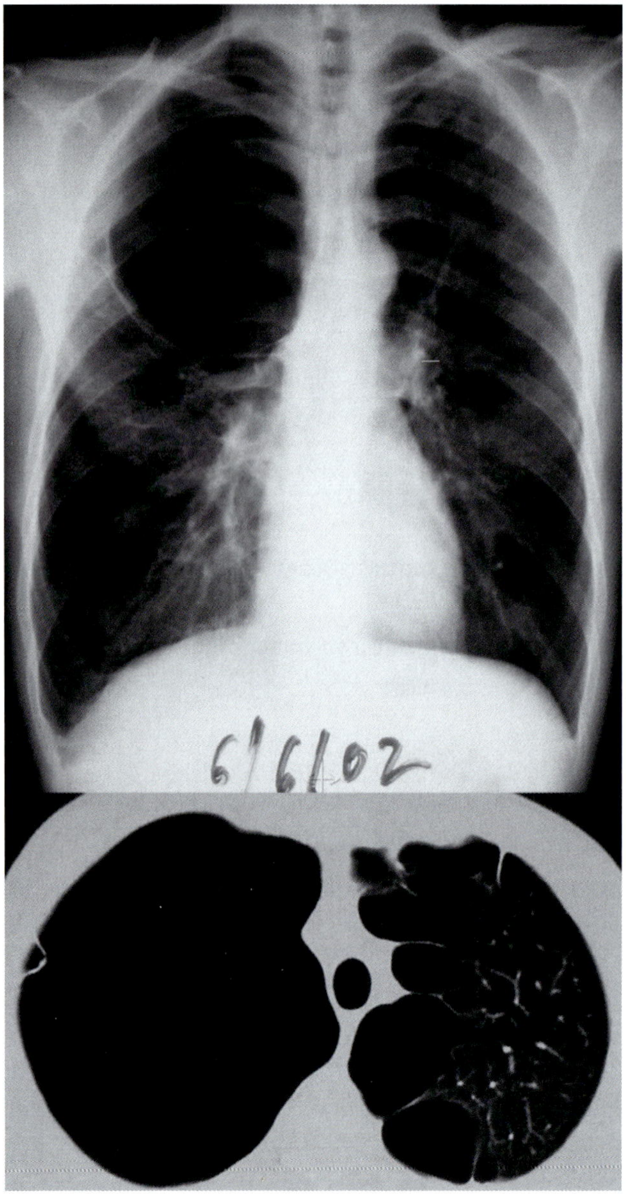

4. TRAITEMENT DES PNEUMOTHORAX

4.1 Principes du traitement

Jusqu'à un passé récent, ce qui guidait le traitement des pneumothorax c'était sa taille : on évacuait l'épanchement gazeux de la cavité pleurale des grands PNO (Figure 13) et on n'intervenait pas sur les petits PNO (sachant qu'un PNO se résorbe spontanément à raison de 1% de son volume/jour).

L'évacuation faisait appel à des gros drains qui étaient mis en aspiration.

Depuis plusieurs années une approche moins invasive basée sur les symptômes est privilégiée On évacue l'épanchement gazeux de la cavité pleurale des PNO mal tolérés et on n'intervient pas sur les PNO bien tolérés tout en les surveillant.

L'évacuation fait appel à l'insertion de drains de petits calibres mis en siphonage.

Figure 13 : PNO de grande taille.

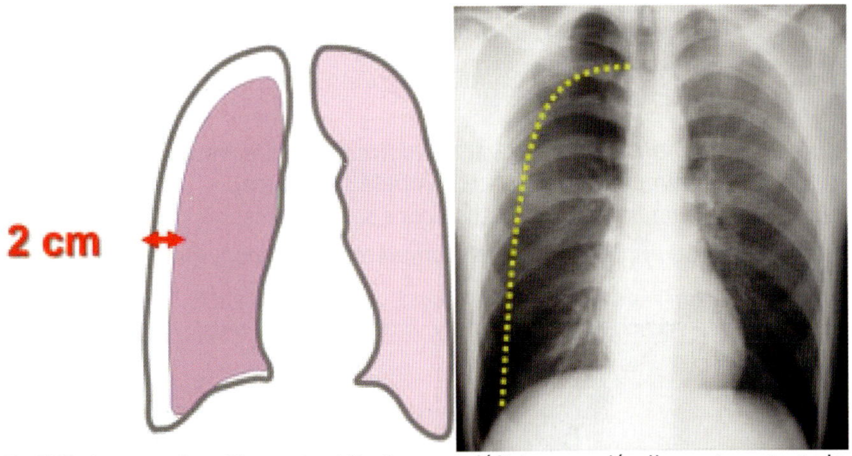

Un PNO de « grande taille » est arbitrairement défini par un décollement sur toute la hauteur de la ligne axillaire, d'une largeur ≥ 2 cm au niveau du hile. Avec cette définition on est en condition de sécurité pour introduire un cathéter d'exsufflation ou un drain pleural, sans embrocher le poumon.

4.2 Évacuation de l'épanchement gazeux

4.2.1 Exsufflation

Figure 14 : Exsufflation pleurale.

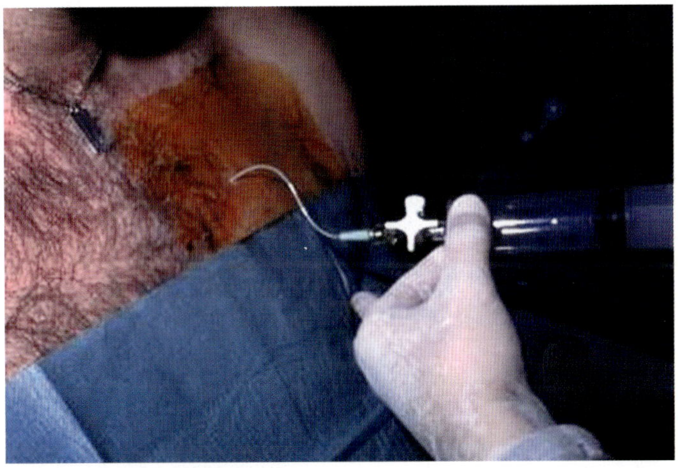

Petit cathéter introduit sur la voie thoracique antérieure, juste en dehors de la ligne médioclaviculaire (pour éviter l'artère mammaire interne), dans le 2e ou 3e espace intercostal chez un patient en position semi-assise ou en décubitus dorsal (Figure 15)

Exsufflation :

- Manuelle (en aspirant à la seringue de 50 ml)
- Cathéter retiré au terme de l'exsufflation, résultat jugé sur contrôle radiologique

Méthode bien tolérée, durée d'hospitalisation brève (réalisable en ambulatoire)

Proposée comme seul et unique traitement dans les PNO spontanés

Taux de succès de l'ordre de 50 %, indépendant de la taille du PNO

N'empêche pas la mise en place d'un drain pleural de petit calibre en 2nde intention en cas d'échec.

4.3 Drainage pleural

4.3.1 Le calibre du drain importe peu (pas d'avantage des drains de gros calibre)

- Voie d'abord antérieures (Figure 15) ou axillaire (Figure 16)

L'évacuation de l'air se fait :

- Soit spontanément par le drain relié à une valve unidirectionnelle (valve anti-retour) ou à un bocal qui agit comme une valve unidirectionnelle (encore appelé siphonage)
- Soit activement, par le drain mis en aspiration douce sur le bocal

L'ablation du drain s'effectue après réexpansion complète du poumon, en l'absence de fuite persistante

Figure 15 : Voie thoracique antérieure pour l'exsufflation ou le drainage pleural ; ligne médioclaviculaire (en noir), 2e et 3e EIC (en rouge).

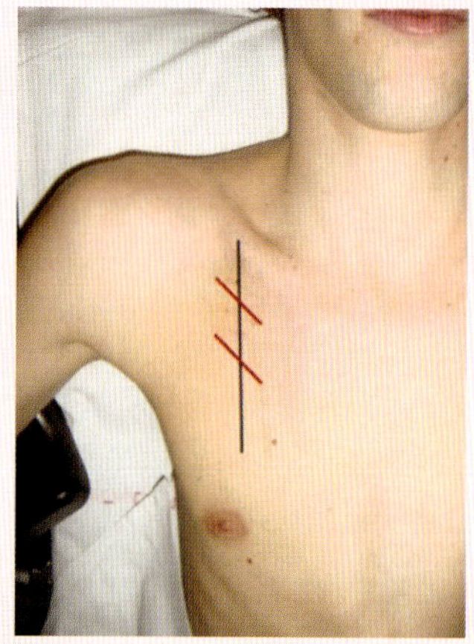

Figure 16 : Voie thoracique axillaire pour l'exsufflation ou le drainage pleural au niveau des 4e ou 5e EIC sur la ligne axillaire moyenne. La ligne horizontale passant par le mamelon chez l'homme délimite le 5e ou le 6e EIC sur la ligne axillaire moyenne). On appelle cette voie le « triangle de sécurité ».

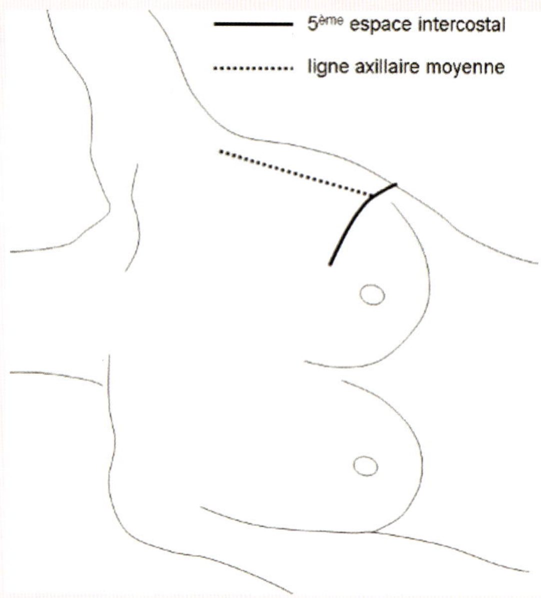

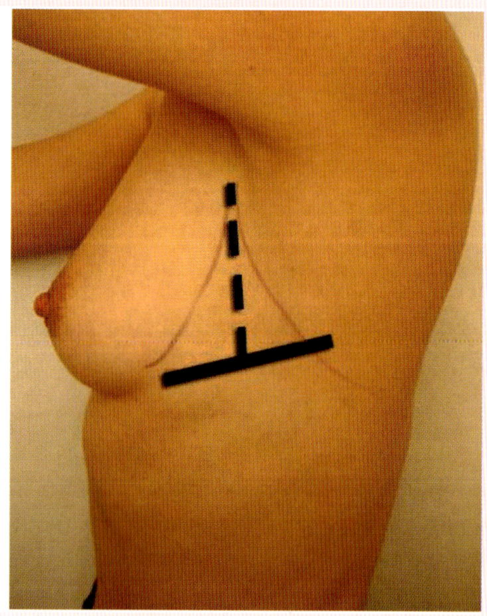

4.4 Le choix du traitement

Le volume du pneumothorax n'est plus l'élément décisionnel pour la prise en charge. Elle dépend de la réponse à 3 questions, dans l'ordre :

1. Le PNO est-il bien toléré ?
- Dyspnée ?
- ↘ SpO_2 ?

Quelle est la cause/terrain du PNO ?
- *PNO spontané primaire (Cf. supra) = PSP ?*
- *PNO spontané secondaire = PSS ?*
- *PNO traumatique*

Conduite à tenir si PNO mal toléré :
- *PSP :*
  - *. exsufflation, puis si échec, mise en place d'un drain de petit calibre*
- *PSS :*
  - *. mise en place d'un drain*
- *PNO traumatique :*
  - *. mise en place d'un drain*

Conduite à tenir si PNO bien toléré :
- *PSP :*
  - *. surveillance ou exsufflation*
- *PSS :*
  - *. drain, sauf si tout petit décollement*
- *PNO traumatique :*
  - *. surveillance ou drain si le patient est sous ventilation assistée (ex polytraumatisé)*

4.5 Prévention des récidives

La symphyse du feuillet pariétal et viscéral de la plèvre (pleurodèse) après réexpansion pulmonaire permet la prévention des récidives.

Elle est réalisée sous thoracoscopie et obtenue par différentes techniques (abrasion mécanique ou instillation de produit irritant. Ex : talc).

4.6 Quand envisage-t-on la prévention des récidives ?

4.6.1 Quand propose-t-on une pleurodèse ?

Récidive de PNO ou

PNO persistant après 3-5 jours de drainage

4.6.2 Quels conseils donner aux patients ?

Le sevrage tabagique :
- *Le tabac est clairement identifié comme facteur de risque de survenue d'un PNO spontané ainsi que de sa récidive → sevrage du tabagisme systématiquement recommandé.*

Repos ou limitation des activités physiques :
- *Non, il n'y a pas de preuve pour limiter l'activité physique des patients dans les suites d'un PNO*

Que recommander pour les voyages en avion ?
- *L'altitude ne favorise pas les PNO. En revanche, l'hypobarie d'altitude expose donc à une majoration de la taille d'un PNO préexistant dans une proportion qui va environ de 20 % entre 3000 (914 m) et 5 000 pieds (1524 m), à 30 % à 8 000 pieds d'altitude cabine (2 438 mètres). Pour les vols en avion pressurisé, un délai de 2 à 3 semaines est recommandé après un PNO sans toutefois de preuve formelle sur ce délai.*

Que recommander pour la plongée ?
- *La Fédération Française d'Etudes et de Sports Sous-marins et la Marine Nationale Française ont adopté une attitude claire : la détection de lésions bulleuses chez des plongeurs aux antécédents de PNO spontanés, même traités chirurgicalement, contre-indique définitivement la plongée.*

Index

Impression & brochage sepec - France
Numéro d'impression : 04575210101 - Dépôt légal : février 2021

IMPRIM'VERT®

PEFC™ 10-31-1470 / Certifié PEFC / Ce produit est issu de forêts gérées durablement et de sources contrôlées. / pefc-france.org